Diagnostics infirmiers, interventions et résultats

❯ Classifications infirmières et plans de soins

CHEZ LE MÊME ÉDITEUR

Diagnostics infirmiers. Définitions et classification 2015–2017, par NANDA International Inc. Traduction française par l'AFEDI. 2016, 520 pages.

Classification des interventions de soins infirmiers. CISI/NIC, par G.M. Bulechek, H.K. Butcher, J. McCloskey Dochterman. Traduction française par l'AFEDI. 3e édition française. 2010, 1158 pages.

Classification des résultats de soins infirmiers. CRSI/NOC, par S. Moorhead, M. Johnson, M.L. Maas, E. Swanson. Traduction française par l'AFEDI. 2e édition française. 2014, 770 pages.

Diagnostics infirmiers, interventions et résultats

 Classifications infirmières et plans de soins

Annie Pascal
Éliane Frécon Valentin

6ᵉ édition

Elsevier Masson

Ce logo a pour objet d'alerter le lecteur sur la menace que représente pour l'avenir de l'écrit, tout particulièrement dans le domaine universitaire, le développement massif du «photo-copillage». Cette pratique qui s'est généralisée, notamment dans les établissements d'enseignement, provoque une baisse brutale des achats de livres, au point que la possibilité même pour les auteurs de créer des œuvres nouvelles et de les faire éditer correctement est aujourd'hui menacée. Nous rappelons donc que la reproduction et la vente sans autorisation, ainsi que le recel, sont passibles de poursuites. Les demandes d'autorisation de photocopier doivent être adressées à l'éditeur ou au Centre français d'exploitation du droit de copie : 20, rue des Grands-Augustins, 75006 Paris. Tél. 01 44 07 47 70.

Cet ouvrage utilise les trois classifications infirmières suivantes :
- les diagnostics infirmiers sont issus de *Diagnostics infirmiers. Définitions et classification 2015–2017*, par NANDA International Inc. Traduction française par l'AFEDI. © Elsevier Masson, 2016 ;

All Rights Reserved. Official translation from the English language edition published by John Wiley & Sons: Nursing Diagnoses - Definitions and Classification 2015–2017 copyright © 2014, 2012, 2009, 2007, 2005, 2003, 2001, 1998, 1996, 1994 NANDA International. Responsibility for the accuracy of the translation rests solely with Elsevier Masson and is not the responsibility of John Wiley & Sons Inc. No part of this book may be reproduced or retranslated in any form without the written permission of John Wiley & Sons Inc.
- les interventions de soins infirmiers sont issues de :
– *Classification des interventions de soins infirmiers. CISI/NIC,* par G.M. Bulechek, H.K. Butcher, J. McCloskey Dochterman. Traduction française par l'AFEDI. © Elsevier Masson, 3e édition 2010 ;
– *Nursing Interventions Classification (NIC)*, par G.M. Bulechek, H.K. Butcher, J.M. Dochterman, C.M. Wagner. © Mosby Elsevier, 6e édition 2013.
- les résultats de soins infirmiers sont issus de :
– *Classification des résultats de soins infirmiers. CRSI/NOC*, par S. Moorhead, M. Johnson, M.L. Maas, E. Swanson. Traduction française par l'AFEDI. 2e édition française. © Elsevier Masson, 2014.

Tous droits de traduction, d'adaptation et de reproduction par tous procédés, réservés pour tous pays.

Toute reproduction ou représentation intégrale ou partielle, par quelque procédé que ce soit, des pages publiées dans le présent –ouvrage, faite sans l'autorisation de l'éditeur est illicite et constitue une contrefaçon. Seules sont autorisées, d'une part, les reproductions strictement réservées à l'usage privé du copiste et non destinées à une utilisation collective et, d'autre part, les courtes citations justifiées par le caractère scientifique ou d'information de l'œuvre dans laquelle elles sont incorporées (art. L. 122-4, L. 122-5 et L. 335-2 du Code de la propriété intellectuelle).

© 2016, Elsevier Masson SAS. Tous droits réservés
ISBN : 978-2-294-74758-8
e-ISBN : 978-2-294-74869-1

Elsevier Masson SAS, 62, rue Camille-Desmoulins, 92442 Issy-les-Moulineaux cedex
www.elsevier-masson.fr

SOMMAIRE

Préface	VII
Avant-propos	XI
Objectifs de l'ouvrage	XV
Mode d'emploi de l'ouvrage	XVII

Partie I. Définitions, histoire et applications 1

Chapitre 1 – Démarche soignante : raisonnements, définitions et classifications	3
Chapitre 2 – Histoire des classifications	16
Chapitre 3 – Les transmissions	27
Chapitre 4 – Du papier à l'ordinateur : intérêt des classifications infirmières (diagnostics, interventions, résultats)	39
Chapitre 5 – L'apport des classifications infirmières dans la démarche qualité/gestion des risques	55

Partie II. Diagnostics infirmiers et plans de soins 67

Partie III. Interventions 511

Partie IV. Résultats 617

Partie V. Cas concrets et retour d'expérience 679

Cas concrets	681
Retour d'expérience	690
Diagnostics infirmiers de la taxonomie II en lien avec les 14 besoins de V. Henderson	694
Bibliographie	703

Annexes 705

NANDA International - Liste alphabétique complète des diagnostics	706
NIC-CISI – Liste alphabétique complète des interventions	712
NOC-CRSI – Liste alphabétique complète des résultats	728
Index général	739

PRÉFACE DE LA PREMIÈRE ÉDITION

Voici un ouvrage extraordinaire, élaboré avec beaucoup d'intelligence et de pragmatisme qui relie la théorie à la pratique. Éliane Frécon Valentin et Annie Pascal ont énormément travaillé sur un sujet à la fois d'actualité et prospectif.

Au vu de cette période très riche où se rencontrent de nombreuses réformes dans les établissements hospitaliers : gouvernance avec la mise en place des pôles, réforme de financement avec la tarification à l'activité, réforme du système universitaire, certification avec l'évaluation des pratiques professionnelles, voici de belles opportunités pour étayer et développer la substance et le langage des soins, et ainsi conforter les compétences infirmières.

Depuis quelques années, de nombreux livres ont été publiés sur les classifications des diagnostics infirmiers, puis sur les interventions infirmières et aujourd'hui sur les résultats. Les infirmières ont tous les outils, dont les transmissions ciblées, les plans de soins guides, pour véritablement entrer dans une démarche qualité et approfondir la langue du soin.

Depuis de nombreuses années, les diagnostics sont enseignés dans les Instituts de formation en soins infirmiers (IFSI) et mis en application dans les unités de soins avec les plans de soins guides. Les interventions infirmières correspondent à l'action, donc ne sont pas étrangères à l'activité infirmière ; elles aident les équipes à structurer leur organisation. Les résultats sont un domaine d'avenir, car la profession, peu encline à évaluer, devra s'efforcer de définir des indicateurs de résultats, c'est-à-dire de donner du sens à la fois à la démarche et aux soins infirmiers. Cet ouvrage procure aux infirmières les différentes classifications anglo-saxonnes et leur propose une aide à l'utilisation avec des outils appropriés. Ce contenu renvoie au domaine de la pratique professionnelle et favorise un langage consensuel. Voilà une nouvelle chance donnée aux infirmières d'approfondir leurs connaissances et compétences sur les situations de soins, afin de participer aux décisions concernant les personnes soignées en tant qu'acteurs du système de santé. La recherche d'économie va peut-être donner de la valeur et une reconnaissance au travail infirmier.

L'évaluation de la qualité des soins, qui est une obligation légale pour tous et en particulier pour la direction de soins, incite à assurer une amélioration constante de la qualité des soins prodigués en cette époque de restructurations budgétaires, d'accroissements d'activités, de réductions de personnel imposés dans le secteur de la santé. La complexité des soins infirmiers avec l'accroissement de la technique, la mise en œuvre des alternatives à l'hospitalisation ont un impact sur la qualité de ces soins infirmiers.

L'évaluation de la qualité des soins infirmiers porte sur les résultats des soins dispensés en tenant compte des interventions infirmières. Cette démarche alimente la réflexion des professionnels en regard des moyens proposés.

Les auteurs peuvent être fiers de présenter un ouvrage qui propose à toutes les infirmières, quel que soit le secteur d'activité (étudiantes, enseignantes, hospitalières, extrahospitalières, etc.), de réfléchir sur les pratiques soignantes, sur la clinique, en mettant en application des concepts, le tout alimenté par des situations concrètes provenant de nombreuses équipes qui illustrent le réalisme des expériences. Voici une dynamique pour les soins infirmiers modernes du XXIe siècle.

Merci aux auteurs et aux équipes qui ont relaté leurs expériences et proposent un beau chemin de dialogue.

Ce livre va aider les infirmières à élargir le contenu des soins infirmiers, à enrichir le savoir et la sémiologie infirmière, à donner de la valeur à la démarche clinique et à relier les différentes étapes en termes de diagnostics infirmiers et d'interventions infirmières allant jusqu'aux résultats.

Voilà de quoi faire vivre la discipline des soins infirmiers vers la science.

Catherine Duboys Fresney
Ancienne directrice des soins
Ancienne présidente de l'ANFIIDE
(Association nationale française des infirmières
et infirmiers diplômés et étudiants)

PRÉFACE DE LA PREMIÈRE ÉDITION

Pourquoi un ouvrage sur les langages et pratiques en soins infirmiers ? C'est dans l'analyse de l'évolution de notre science et de notre pratique infirmières que se trouve la réponse à cette question.

Resté traditionnellement dans l'ombre du savoir et du pouvoir médical, sans minimiser l'importance de son rôle de collaboration avec le médecin, l'infirmier se veut aujourd'hui autonome et responsable dans sa dimension spécifique (rôle propre). Depuis quelques décennies, les législations et règlements officiels différents, écrits tant en Europe qu'ailleurs, entérinent ce point de vue. Malgré ces affirmations et prises de position théorique, dans les faits, sur le terrain, les professionnels semblent encore aujourd'hui avoir beaucoup de peine à définir, comprendre, assurer et assumer ce rôle propre ; à l'enseigner ; à l'appréhender comme un outil au service du client et de la gestion des biens de santé, comme un facteur de qualité du service rendu ; à l'utiliser comme preuve indiscutable de l'unicité de ce rôle propre ; à l'enrichir. Ce sont là, pourtant, des défis que notre profession doit relever en tous lieux, pays et continents.

Outre-Atlantique, les chercheurs infirmiers ont pris une certaine avance en matière de réflexion et d'écrits infirmiers, avantagés en cela par des exigences de formation initiale et continue, un accès aux crédits, moyens et outils de recherche dont nous n'avons pas encore l'équivalent dans nos pays européens. Ces conditions favorisent, entre autres, une production littéraire et scientifique beaucoup plus importante que la nôtre, qui nous sert dès lors bien souvent de références tant dans notre enseignement que dans l'exercice et/ou pour l'affirmation professionnelle. Bien utilisées, elles nous permettent en effet d'employer notre énergie non pas à « réinventer le fil à couper le beurre » mais bien à enrichir la science et la clinique infirmières dans notre sphère d'activité, mais aussi, et c'est important de ne pas l'oublier, dans un souci d'internationalisation.

Bien utiliser ces références, c'est donc tenir compte des différences culturelles, environnementales, sociétales, et y adapter les théories, concepts, outils, méthodes, proposés parce que scientifiquement validés, à notre réalité temporelle.

C'est à cet exercice que se sont employées en étroite collaboration Éliane Frécon Valentin et Annie Pascal.

Grâce à un travail fouillé, de recherche documentaire, d'analyse, de confrontation avec la réalité du terrain, d'adaptation sémantique, de synthèse de données conceptuelles, terminologiques et légales, elles nous livrent aujourd'hui un document qui sera certainement apprécié tant par les formateurs que les praticiens, novices comme experts.

Cet ouvrage est centré sur le contenu du «rôle propre», tel qu'il est défini dans le décret de compétence de l'infirmière française de 1993[1]. Il permet de le circonscrire, en favorise la compréhension et la reconnaissance, essentielle pour la pérennité de la profession. Dépassant les frontières de l'Hexagone, il sera pour les infirmières européennes francophones un outil au service de l'efficacité et de la qualité de leurs interventions spécifiques.

En effet, partant des diagnostics infirmiers validés, il met l'accent sur le processus de raisonnement clinique, sur les divers choix d'action possibles qu'il suscite, sur les résultats à atteindre, avec le souci d'adapter cette démarche à la réalité de notre contexte occidental de soin.

Au nom de l'Association francophone européenne des diagnostics infirmiers (AFEDI) dont les auteurs sont membres, nous sommes particulièrement heureuses de voir aboutir ce projet d'écriture. Inspiré et enrichi par leur expertise clinique, il vient opportunément compléter la panoplie des écrits infirmiers de notre continent. Couronnement d'une démarche de réflexion approfondie et argumentée, nous les remercions pour cette pierre apportée à la construction de l'identité infirmière et qui répond aux préoccupations professionnelles d'aujourd'hui.

Bernadette Stinglhamber-Vander Borght
Ancienne vice-présidente de l'Association francophone européenne des diagnostics infirmiers, interventions et résultats

---

1. Puis de 2004 (NdE).

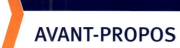

AVANT-PROPOS

La réalisation d'un projet d'écriture n'est pas à considérer comme allant de soi. Il n'est pas définitif et évolue au fur et à mesure du temps des expériences et des nouvelles éditions.

Lors de la 1re édition, ce travail avait pour but de publier le plan de soins guide élaboré et utilisé au sein d'un établissement de type centre hospitalier. Celui-ci était le résultat de l'appropriation, par les équipes de soins, de données théoriques nord-américaines (diagnostics infirmiers, objectifs et actions infirmières), à partir de nombreux ouvrages traduits en français. En effet, l'objectif était de rendre compte de l'expérience conduite depuis plusieurs années auprès des équipes soignantes, des étudiants et des professionnels de santé en formation. C'est à travers ces expériences professionnelles que la nécessité de créer et d'utiliser des outils pragmatiques pour faciliter l'articulation entre la théorie (les classifications) et la pratique (les transmissions par exemple) est apparue.

La perplexité des équipes devant des plans de soins proposant de donner du « jus de canneberge », de « placer les ridelles du lit », etc., ou encore une organisation des soins peu propice à la démarche jugée très théorique illustrent en partie le rejet de nombreux soignants de ces manuels et la connotation négative liée à ces derniers. Le travail réalisé par les chercheurs nord-américains constitue pour les infirmières francophones une base de réflexion intéressante, car il s'agit de productions reconnues et validées scientifiquement. Toutefois, celles-ci doivent être abordées avec un filtre culturel et professionnel spécifique.

Le guide de plans de soins initial s'appuyait sur les bases acquises lors des formations et l'expertise clinique de nombreux professionnels exerçant dans divers secteurs : médecine, chirurgie, gériatrie, psychiatrie, pédiatrie, réanimation, Institut de formation en soins infirmiers (IFSI), etc.

Au cours des éditions suivantes, de nouvelles expériences de formation, l'étude d'ouvrages inédits concernant les classifications sur les interventions (*Nursing Interventions Classification* [NIC] de G.M. Bulechek, H.K. Butcher et J. McCloskey Dochterman, 2010[2]) et les résultats (*Nursing Outcomes Classification* [NOC] de

---

2. G.M. Bulechek, H.K. Butcher, J. McCloskey Dochterman, *Classification des interventions de soins infirmiers. CISI/NIC*, 3e éd. française, Paris, Masson, 2010. Traduction française par C. Debout et l'AFEDI.

S. Moorhead, M. Johnson, M.L. Maas, E. Swanson, 2014[3]) ainsi que la participation à de nombreux groupes de travail devaient réorienter le projet et lui donner un axe de développement différent. Les divers travaux consistaient notamment à proposer, à expliquer ces nouvelles classifications et à accompagner les soignants dans la poursuite de la mise en application de ces concepts. L'utilisation des dernières recherches a été un atout important et tout aussi inattendu. Comment ne pas communiquer ces récentes données qui paraissaient alors fondamentales ?

Aussi, ce cheminement explique le choix des propositions d'interventions ou de résultats issus de ces ouvrages de classification, ainsi que les commentaires ou compléments d'informations puisés dans le guide initial. Cette démarche induit notamment le fait que, dans la deuxième partie, certains plans de soins ne sont pas développés. Dans la troisième partie, concernant les interventions, le renvoi aux références législatives françaises, ou des notes relatives à des articles ou ouvrages diffusés dans la francophonie résultent de la même logique.

Par ailleurs, la pratique quotidienne met en évidence qu'une infirmière n'utilise pas l'ensemble des diagnostics, des interventions ou des résultats. À l'évidence, chaque équipe fait référence seulement à une petite partie des différentes classifications. Marjorie Gordon commentait avec humour, dans l'une de ses conférences : « Ce n'est pas parce que je possède un annuaire téléphonique que j'appelle tout le monde au téléphone ! »

En fonction du milieu clinique, les soignants se centrent sur un nombre restreint de diagnostics, d'interventions et de résultats. Dans une unité de soins, une équipe peut, par exemple, s'engager pour une année à mettre l'accent sur les diagnostics infirmiers Douleur chronique, Risque d'escarre et Atteinte à l'intégrité de la peau, ainsi que sur les actions et les résultats qui en découlent. Ce choix peut se justifier en raison d'une part du projet du site hospitalier (médical et infirmier) ou de la structure de santé, et d'autre part de la réalité du contexte du lieu de soins, des problèmes de santé des personnes et des priorités de soins. Le travail d'appropriation s'intègre donc dans un projet plus global et reste au service de l'usager, dans un souci d'amélioration de la pratique et de la qualité des soins.

Entre la rédaction du premier ouvrage et cette présente édition, presque 20 ans se sont écoulés. En France, l'enseignement du raisonnement clinique est inscrit dans le référentiel de compétences du programme de formation relatif au diplôme d'État d'infirmier (arrêté du 31 juillet 2009). La compétence 1 est

---

3. S. Moorhead, M. Johnson, M.L. Maas, E. Swanson, *Classification des résultats de soins infirmiers. Mesure des résultats de santé*, 2ᵉ éd. fr., Paris, Elsevier Masson, 2014. Traduction française par l'AFEDI.

centrée sur «évaluer une situation clinique et établir un diagnostic dans le domaine infirmier». Les classifications des diagnostics infirmiers, interventions et résultats sont accessibles dans de nombreux ouvrages et en partie intégrées aux logiciels de gestion du dossier patient informatisé. Aussi, l'objectif global de favoriser une meilleure appropriation dans les pratiques soignantes reste constant et toujours d'actualité.

Avec cette 6e édition, une mise à jour des différentes classifications a été réalisée, en particulier de l'ensemble des diagnostics infirmiers et des résultats proposés, dont de nouvelles traductions sont parues ; les plans de soins ont été entièrement révisés pour tenir compte des changements d'intitulés des interventions et des résultats ; enfin, les sélections des interventions et des résultats ont été revues. Là encore, le contexte professionnel et la réalité du terrain, les différentes expériences des équipes et leurs demandes ont influencé cette sélection.

OBJECTIFS DE L'OUVRAGE

En ce qui concerne l'ensemble de ces classifications, aucun ouvrage en France ne les décrit simultanément. Cela oblige les infirmières et les étudiants à poursuivre un travail de construction difficile, fastidieux, voire impossible. Les liens qui existent entre diagnostics infirmiers, interventions et résultats ne s'établissent pas spontanément lorsque l'on dispose d'ouvrages différents dans ce domaine. Cette réalité est un facteur supplémentaire de rejet attribué souvent à une différence culturelle ou à un langage trop complexe ou hermétique.

Ainsi, les objectifs de ce guide sont :
- de procurer aux infirmières et aux étudiants plusieurs classifications dans un même et seul ouvrage ;
- d'enrichir les systèmes d'élaboration de plan de soins (élaboration, application et évaluation) en intégrant les recherches infirmières les plus récentes ;
- de permettre la création d'une base de données pour faciliter l'informatisation des informations en soins infirmiers ;
- d'élargir les connaissances relatives aux concepts de diagnostic, d'intervention et de résultat pour les étudiants en soins infirmiers.

Ce guide s'utilise comme un outil susceptible d'aider à la prise de décision, mais en aucun cas comme un livre de « recettes ». L'expérience donne à penser que la référence excessive à un ouvrage ou à un écrit conduit souvent à l'abandon, à un rejet massif de la part des praticiennes. L'échec est souvent consécutif à une dérive : celle de l'application excessive de plans de soins issus intégralement d'un manuel. L'absence de recul entraîne souvent une insatisfaction qui fait dire aux professionnelles : « ... ce n'est que de la théorie... ». La réflexion, le travail d'intégration et d'appropriation, la clinique sont essentiels, indispensables au quotidien. En pratique, l'infirmière, l'étudiant puiseront les éléments nécessaires afin de construire leurs propres plans de soins, leurs grilles d'évaluation des résultats. La pertinence et l'adéquation avec la situation de soins sont à rechercher.

La première partie de l'ouvrage est consacrée aux concepts de base à connaître sur ces classifications. La deuxième partie de l'ouvrage est dédiée aux relations entre les diagnostics, les interventions et les résultats. La troisième et la quatrième parties abordent les bases de données relatives aux classifications des interventions infirmières (Nursing Interventions Classification [NIC]) et aux résultats en soins infirmiers (Nursing Outcomes Classification [NOC]). Ces deux parties peuvent s'utiliser de façon séparée.

En effet, le lecteur peut se référer dans une situation donnée à une intervention, par exemple : «Conduite à tenir devant la douleur», afin de choisir des actions infirmières s'y rapportant. Il peut aussi, dans le cadre de l'évaluation des effets d'une prescription, s'inspirer uniquement des grilles de résultats, en l'occurrence : «Douleur : effets perturbateurs». Enfin, dernier cas de figure, le lecteur peut utiliser les trois classifications et ainsi utiliser le diagnostic, le plan de soins et les résultats proposés, dans le cas d'un patient présentant une douleur chronique.

Dans la première partie, un chapitre entier est consacré à la méthode des transmissions ciblées. Il s'agit d'un outil de synthèse qui mobilise l'ensemble des données présentées : diagnostics infirmiers, interventions et résultats. Son caractère opérationnel est une aide précieuse au quotidien, quel que soit le lieu d'exercice. La démarche proposée prend en compte l'aspect organisationnel des soins.

Enfin, dans la cinquième partie, des cas concrets et un retour d'expérience sont proposés. Ainsi, une analyse de situations de soins permet d'éclairer la mise en application des différents concepts proposés dans cet ouvrage. Cependant, le plan de soins proposé ne convient pas nécessairement aux autres problèmes de soins infirmiers qui peuvent s'appliquer pour une même personne; s'il s'agit d'une situation proche de la réalité, celle-ci n'en reste pas moins un exemple.

Au-delà de tous ces supports, une telle démarche s'inscrit dans une réflexion soignante intégrant les valeurs professionnelles et les concepts relatifs aux soins.

Dans cette perspective, chacun doit se référer à son propre cadre conceptuel; l'utilisation des classifications le permet.

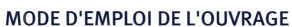

MODE D'EMPLOI DE L'OUVRAGE
(voir double page suivante)

Les diagnostics infirmiers : partie II

Les diagnostics infirmiers sont le point de départ des plans de soins présentés dans la partie II (pages 67 à 509).

À l'aide du classement par ordre alphabétique, on accède rapidement au diagnostic infirmier, qui se présente schématiquement de la manière suivante : intitulé, définition, caractéristiques, facteurs favorisants, et pour les diagnostics de type risque : intitulé, définition et facteurs de risque.

Chaque diagnostic infirmier est mis en lien avec des interventions et résultats pertinents face au problème de santé identifié, l'ensemble constituant le plan de soins.

Les interventions : partie III

Les interventions sont regroupées par domaines de soins selon la Taxonomie NIC (voir partie I). Ce sont les tableaux des pages 516 à 533.

58 interventions ont été sélectionnées par les auteurs et sont données dans leur intégralité : intitulé, définition, activités, avec également des références législatives et des notes.

Les résultats : partie IV

Les résultats sont répartis en domaines puis en classes, selon la Taxonomie NOC (voir partie I). Ce sont les tableaux des pages 620 à 636.

52 résultats ont été sélectionnés par les auteurs, donnés dans leur intégralité : définition, score global du résultat, indicateurs.

Annexes

En annexe sont fournies trois listes alphabétiques afin de retrouver la totalité des 235 diagnostics de la classification NANDA, des 554 interventions de la classification NIC et des 490 résultats de la classification NOC.

Un index alphabétique général permet également de retrouver l'intitulé souhaité.

La double page suivante permet de bien comprendre et identifier ces différents éléments à partir de l'exemple d'un diagnostic infirmier : « Douleur aiguë ».

Intitulé du domaine de santé (taxonomie NANDA)

Intitulé du diagnostic (concept diagnostique en gras)

Code du diagnostic

D

Domaine 12 : Bien-être
Classe 1 : Bien-être physique

00132
DOULEUR AIGUË
(1996, 2013 ; N.P. 2.2)

DÉFINITION – *Expérience sensorielle et émotionnelle désagréable, associée à une lésion tissulaire réelle ou potentielle, ou décrite dans des termes évoquant une telle lésion (Association internationale pour l'étude de la douleur). Le début est brusque ou lent ; l'intensité varie de légère à sévère ; l'arrêt est attendu ou prévisible.*

CARACTÉRISTIQUES
- Attitude de défense.
- Autoévaluation de l'intensité de la douleur au moyen d'un outil standardisé (par ex. échelle des visages de Wong-Baker, échelle visuelle analogique, échelle numérique).
- Autoévaluation des caractéristiques de la douleur au moyen d'un outil standardisé (par ex. Questionnaire de douleur de [...], Brief Pain Inventory, [...]).

INTERVENTIONS

Soins de base
- Acupression.
- Amélioration du sommeil.
- Application de chaleur ou de froid.
- Bain.
- Conduite à tenir devant la douleur. **P**
- Diminution de la flatulence.
- Électrostimulation transcutanée.
- Incitation à faire de l'exercice.
- Incitation à faire de l'exercice : étirement.
- Incitation à faire de l'exercice : entraînement.
- Limitation de la dépense énergétique.

Intervention :
P *prioritaire*
O *optionnelle*

Interventions proposées regroupées par domaine de soins

RÉSULTATS

Résultats proposés

- Contrôle de la douleur.
- Niveau de la douleur.

Autres résultats
- Bien-être physique.
- Niveau d'inconfort.
- Niveau de stress.
- État des signes vitaux.
- Niveau d'anxiété.
- Appétit.
- Rétablissement après une brûlure.
- Satisfaction du client : gestion de la douleur.
- Satisfaction du client : contrôle des symptômes.
- Bien-être.

II. Diagnostics infirmiers et plans de soin

Intitulé du domaine de soins (taxonomie NIC)

Intitulé de l'intervention (concept en gras)

Code de l'intervention

Soins de base

1400
CONDUITE À TENIR DEVANT LA DOULEUR

Apaisement de la douleur ou diminution de la douleur à un seuil tolérable par le patient.

ACTIVITÉS

Liste des activités

- Réaliser une évaluation globale de la douleur : localisation, caractéristiques, début, durée, fréquence, qualité, intensité/sévérité de la douleur et de ses facteurs déclenchants.

Activité :
▽ *peu fréquente ou spécifique*
+ *ajoutée par les auteurs*

- … la volonté du patient de participer, sa …, ses préférences, le soutien apporté par … à la méthode employée ainsi que les contre-… dre en considération lors du choix d'une stratégie antalgique.
- Choisir et mettre en œuvre des mesures diversifiées (pharmacologiques, non pharmacologiques, interpersonnelles) pour favoriser le soulagement de la douleur, si besoin.
- Enseigner au patient les principes de la prise en charge de la douleur.
- Prendre en compte le type et l'origine de la douleur lors du choix d'une stratégie pour soulager la douleur.
- Encourager le patient à évaluer lui-même sa douleur et à intervenir sur elle de manière appropriée.
- Enseigner les techniques non pharmacologiques (biofeedback, stimulation transcutanée, hypnose, relaxation, visualisation, musicothérapie, distraction, thérapie par le jeu, thérapie occupationnelle, accupression, application de chaleur/de froid et massage) avant, pendant (si possible) et après des activités douloureuses, avant la survenue de la douleur ou son augmentation et en association avec d'autres moyens de soulager la …
- Rechercher les … la doul…

III. Interventions

Intitulé du domaine de santé (taxonomie NOC)

Comportement et connaissance de l'état de santé

1605
CONTRÔLE DE LA DOULEUR

Code du résultat

Intitulé du résultat (concept en gras)

Actions personnelles mises en œuvre pour contrôler la douleur.

SCORE GLOBAL DU RÉSULTAT

Échelle

1	2	3	4	5
Jamais démontré	Rarement démontré	Quelquefois démontré	Souvent démontré	Constamment démontré

INDICATEURS

Liste des indicateurs

- Reconnaît le début de la douleur
- Décrit les facteurs favorisants
- Tient un journal de la douleur pour surveiller les symptômes au fil du temps
- Utilise des mesures préventives
- Utilise des moyens de soulagement non médicamenteux
- Utilise des analgésiques à bon escient
- Signale des changements dans les symptômes de la douleur au professionnel de la santé
- Signale les symptômes non contrôlés au professionnel de la santé
- Utilise les ressources disponibles
- Reconnaît les symptômes associés à la douleur
- Exprime un soulagement de la douleur

IV. Résultats

Partie I
Définitions, histoire et applications

Depuis des années, les théoriciennes œuvrent à l'évolution de la connaissance de la pratique infirmière.

La profession s'oriente vers une démarche de qualification du service qu'elle rend à la société.

Le triptyque **Identifier, Nommer, Définir** s'inscrit dans cette perspective et les classifications se présentent comme des réponses possibles. Dans la pratique au sein d'une équipe, les soignants utilisent un vocabulaire riche et varié.

Toutefois, les mots utilisés manquent parfois de précision et ne correspondent pas toujours à un langage professionnel; comment comprendre par exemple : « plaie bien jolie » ? La signification de l'intervention « prévention des escarres de décubitus » est-elle identique pour l'ensemble des soignants d'une même unité de soins ? Il n'est pas rare de mettre des définitions différentes sous un même terme. Cela ne facilite pas la communication. Le langage naturel ou vernaculaire actuellement utilisé par les infirmières est un frein à la formalisation des données, à la description des différentes actions qui composent un soin ainsi qu'à leur prise en compte.

Les soins infirmiers sont diversifiés, nombreux, discrets et de ce fait invisibles. Comment dans ces conditions mettre en valeur la compétence infirmière et la spécificité des soins dispensés ? Au-delà des problèmes sémantiques se greffent des différences de conceptions, de valeurs, de cultures. Ces divergences, que la profession n'a pas su expliciter jusqu'à ces dernières années, ralentissent considérablement l'avancée de la recherche, de la connaissance et de l'évaluation quantitative et qualitative des soins infirmiers ainsi que leur informatisation. À ce stade, il n'est pas étonnant de voir d'autres professionnels investir ces domaines.

L'usage des classifications ne représente pas une entrave à la bonne pratique des soins infirmiers. Ces classifications ponctuent les étapes du jugement clinique et du jugement thérapeutique, mais ne les remplacent pas. Au quotidien, l'utilisation du langage « naturel » n'exclut pas l'aide apportée par les classifications. Celles-ci permettent d'appréhender plus finement certains éléments fondamentaux de la pratique infirmière : diagnostics, interventions et résultats.

CHAPITRE 1

DÉMARCHE SOIGNANTE : RAISONNEMENTS, DÉFINITIONS ET CLASSIFICATIONS

Diagnostic infirmier et raisonnement diagnostique : la pensée précède l'action

```
                    DIAGNOSTIC INFIRMIER
                    /                \
                   /                  \
         une façon de PENSER      une façon de DIRE
         Le raisonnement             Le dossier patient
         diagnostique                et la planification
             et                      et programmation des soins
         le jugement thérapeutique
```

Source : Cécile Lambert, Actes des journées d'étude AFEDI : « Enseigner les diagnostics infirmiers », Rennes, novembre 1992.

Le diagnostic infirmier est une façon de penser (et non un « prêt à penser ») résultant d'une démarche clinique auprès du patient et implique la mobilisation de connaissances acquises notamment par la formation et l'expérience professionnelle.

C'est également une façon de dire qui s'appuie sur un langage compréhensible par tout professionnel infirmier et sur la transmission de ce message par oral ou par écrit. Le support de ces informations est le dossier de soins « papier » ou le dossier informatisé.

Le diagnostic infirmier précise le problème. Il est « au centre des décisions de soins permettant d'atteindre les résultats escomptés… » (Gordon, 1991).

Le diagnostic infirmier sans plan de soins reste un exercice théorique abstrait d'un intérêt restreint. Dans la pratique professionnelle, ces deux éléments restent indissociables. Dans cette perspective, cela conduit à associer au raisonnement diagnostique (jugement clinique) un jugement thérapeutique et à planifier les interventions de soins. La programmation de ces soins est décrite et validée dans le dossier de soins « papier » ou informatisé.

LE RAISONNEMENT DIAGNOSTIQUE ET LE DIAGNOSTIC INFIRMIER

Le raisonnement diagnostique

Le jugement clinique repose sur le recueil d'informations, l'analyse et la définition du problème. Cette démarche n'est ni linéaire, ni figée. Chaque élément la constituant est en interrelation et s'appuie sur des connaissances spécifiques ainsi que sur l'expérience professionnelle. C'est une étape fondamentale de réflexion qui permet d'établir des liens entre les différents éléments recueillis par l'observation et l'entretien. Ce processus se met en place devant toute situation nouvelle, il ne s'écrit pas. Seuls les éléments clés qui résultent de l'analyse sont mis en évidence et retranscrits.

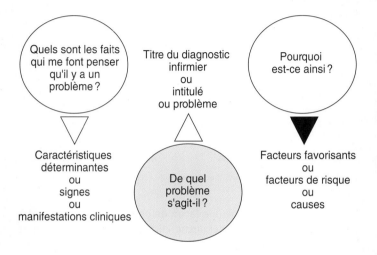

Diagnostic infirmier : définition et différentes composantes
Afin de mieux comprendre le concept de diagnostic infirmier, il est nécessaire d'en examiner les principales composantes. Pour cela, nous reprendrons la définition entérinée par la NANDA (North American Nursing Diagnosis Association) lors de la IXe conférence : « Un diagnostic infirmier est un jugement clinique sur une réaction humaine aux problèmes de santé/aux processus de vie, ou une vulnérabilité à cette réaction d'un individu, d'une famille ou d'une collectivité. Un diagnostic infirmier sert de base pour choisir les interventions de soins visant l'atteinte des résultats dont l'infirmier(e) a la responsabilité. »

Dans leur ouvrage *Traité de diagnostic infirmier*[1] en 1995, G.K. McFarland et E.A. McFarlane soulignent que la NANDA a retenu la définition suivante : « Le diagnostic infirmier est l'énoncé d'un jugement clinique sur les réactions d'une personne, d'une famille ou d'une collectivité à un problème de santé présent ou potentiel ou à un processus biologique. Le diagnostic infirmier

---

1. Tous les ouvrages cités dans le texte sont référencés dans la bibliographie en fin d'ouvrage.

sert de modèle à l'infirmière lorsqu'elle choisit les interventions qui doivent permettre à une personne d'atteindre ses objectifs de soins. »

La seconde définition introduit dans sa deuxième partie des notions différentes. Elle induit notamment la participation du patient sous forme de partenariat. En effet, les objectifs sont centrés sur le patient et non sur l'équipe soignante.

Les diagnostics infirmiers peuvent être de trois types :
- « diagnostic infirmier focalisé sur un problème [...] : un jugement clinique qui décrit une réaction humaine indésirable à des problèmes de santé ou des processus de vie qui est présente chez un individu, une famille, un groupe ou une collectivité ;
- diagnostic infirmier de promotion de la santé [...] : jugement clinique qui décrit la motivation et le désir d'augmenter son bien-être et de réaliser son potentiel de santé [...] ;
- diagnostic de type risque [...] : jugement clinique qui décrit la vulnérabilité d'un individu, d'une famille, d'un groupe ou d'une collectivité à développer une réaction humaine indésirable à des problèmes de santé ou des processus de vie[2] ».

L'intitulé

Le problème est énoncé de façon synthétique à l'aide d'un mot, d'un groupe de mots ou d'une phrase. Il peut s'agir d'un problème réel et présent (par exemple : « Atteinte à l'intégrité de la peau ») ou de type risque (par exemple : « Risque d'automutilation »).

La définition

La définition précise l'intitulé du diagnostic et le distingue des autres.

Les caractéristiques

Les caractéristiques, encore appelées signes, manifestations ou données (voir le chapitre 3), sont des manifestations cliniques qui précisent des données objectives ou des données subjectives.

Les facteurs favorisants

Les facteurs favorisants correspondent aux causes qui contribuent au développement du problème. Cet énoncé doit être bref. Il sert de repère afin de choisir les interventions les plus appropriées. Les facteurs favorisants permettent d'orienter de façon plus personnelle le plan de soins et de prendre en compte les besoins de la personne. Contrairement à ce que l'on pourrait croire, McFarlane et McFarland précisent que la formulation des facteurs favorisants exige une grande expérience clinique (1993).

---

2. NANDA International, Inc., *Diagnostics infirmiers. Définitions et classification 2015–2017*, Paris, Elsevier Masson, 2016.

Les facteurs de risque

Les facteurs de risque sont des facteurs environnementaux et des éléments physiologiques, psychologiques, génétiques ou chimiques qui rendent une personne, une famille ou une collectivité plus vulnérable que d'autres à un problème, dans une situation identique.

En résumé, un diagnostic infirmier peut être formulé de la façon suivante.

Diagnostic infirmier
=
1 – Diagnostic focalisé sur un problème : intitulé + facteurs favorisants + caractéristiques déterminantes
ou
2 – Diagnostic de type risque : intitulé + facteurs de risque
ou
3 – Diagnostic de promotion de la santé : intitulé + caractéristiques

---

Exemples de diagnostics infirmiers

Diagnostic focalisé sur un problème
- Déficit de soins personnels : s'alimenter *relié à* une faiblesse, un inconfort, *se manifestant par* une incapacité de terminer un repas et de manger suffisamment.

Diagnostic de type risque
- Risque d'atteinte à l'intégrité de la peau *relié à* une immobilisation physique et une altération de la sensibilité.

Diagnostic de type promotion de la santé
- Motivation à améliorer la prise en charge de la santé (exemples de caractéristiques : exprime le désir d'améliorer la gestion des facteurs de risque, exprime le désir d'améliorer la gestion du traitement prescrit, exprime le désir d'améliorer le choix d'activités quotidiennes permettant d'atteindre les buts).

RAISONNEMENT THÉRAPEUTIQUE : OBJECTIFS, INTERVENTIONS, RÉSULTATS

Le raisonnement thérapeutique est enclenché par le raisonnement diagnostique. En d'autres termes, la démarche de résolution de problèmes dégagés lors de l'analyse permet de proposer des solutions adaptées et personnalisées. Ce processus s'appuie sur la connaissance de la personne soignée, de ses ressources, mais aussi sur la réflexion professionnelle. La démarche intègre la détermination des objectifs de soins, le choix des interventions et leur planification ainsi que l'évaluation.

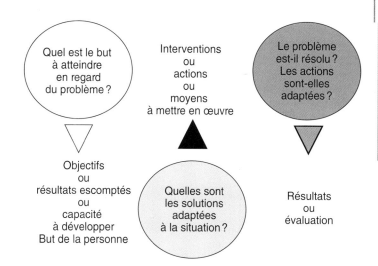

Objectif de soins : généralités, définition et caractéristiques

L'objectif de soins est un résultat à atteindre dans un délai déterminé. C'est l'énoncé de ce que la personne soignée et/ou sa famille doivent être capables de réaliser et non des tâches que l'infirmière doit accomplir. Les objectifs se différencient des résultats car ils ne permettent pas d'obtenir des éléments précis en ce qui concerne l'évaluation des interventions infirmières. Ils sont centrés sur la résolution du problème et les ressources du patient. Les objectifs de soins doivent :

- s'adapter à la personne soignée (pertinents) ;
- prendre en considération les capacités et les motivations de la personne, ainsi que les compétences professionnelles disponibles (réalisables) ;
- permettre de voir le comportement de la personne soignée (observables) ;
- pouvoir être évalués (mesurables) ;
- être précis, c'est-à-dire être fixés dans le temps à court, moyen ou long terme.

Intervention : généralités, définition et différentes composantes

Le choix des interventions relève de la prescription infirmière. Celle-ci s'appuie sur l'état des connaissances professionnelles, l'évaluation des compétences disponibles dans l'unité de soins et la capacité de la personne de participer ou non aux actions de soins. Une prescription infirmière est une instruction écrite donnée par une infirmière, précisant les actes infirmiers à effectuer dans le cadre de son rôle propre.

« Une intervention est un traitement qu'une infirmière effectue pour le compte d'un client. Ces traitements comprennent les traitements sur prescription infirmière résultant des diagnostics infirmiers, les traitements sur prescription médicale qui résultent des diagnostics médicaux et les activités quotidiennes essentielles que le patient ne peut accomplir par lui-même... » (J.C. McCloskey et G.M. Bulechek, 1996.)

En référence à la Classification des interventions infirmières (NIC), décrite par J.C. McCloskey et G.M. Bulechek, une intervention comprend : un intitulé, une définition et des activités (ou actions).

L'intitulé
Il s'agit d'un mot ou d'un groupe de mots.

Exemples :
- Accueil dans un établissement de soins.
- Aide aux soins personnels.
- Administration de médicaments.
- Écoute active, etc.

La définition
La définition précise l'intitulé et elle est formulée en termes compréhensibles par tous.

Exemple :
- Aide aux soins personnels : aide apportée à une personne dans ses activités de la vie quotidienne.

Les activités (ou actions)
Les activités se présentent sous la forme d'une liste exhaustive d'activités ou de soins réalisés.

Exemple : Aide aux soins personnels
Actions :
- Évaluer la capacité du patient à effectuer ses soins personnels de façon indépendante.
- Déterminer si le patient a besoin de dispositifs adaptés pour son hygiène personnelle, son habillement, sa mise personnelle, ses fonctions d'élimination et son alimentation.
- Fournir les articles personnels désirés par le patient (ex. : déodorant, brosse à dents, savon pour le bain, etc.).
- Fournir une assistance au patient jusqu'à ce qu'il soit entièrement capable d'assumer ses soins personnels.
- Aider le patient à accepter sa situation de dépendance, etc.

Résultats : généralités, définition et différentes composantes
L'évaluation est une phase qui permet de vérifier l'efficacité des soins donnés. C'est une mesure qui autorise l'infirmière à mettre en place de nouvelles interventions de soins, à fixer de nouveaux objectifs, à énoncer d'autres diagnostics ou à revoir le recueil d'informations.

Selon Meridean Maas et Marion Johnson (1997), un résultat est «une variable qui chez un patient ou une famille représente un état, un problème ou une perception susceptible d'être influencée par les interventions de soins».

En référence à la classification des résultats en soins infirmiers (NOC), un résultat comprend :
- un intitulé ;
- une définition ;
- des indicateurs ;
- un score global du résultat.

L'intitulé
C'est un énoncé qui décrit le résultat en 5 mots (voire moins).
Exemples :
- Bien-être.
- Niveau de la douleur.
- Contrôle de la douleur.
- Détection des risques.

La définition
La définition précise le titre du résultat et le distingue des autres.

Exemples :
- Niveau de la douleur : gravité de la douleur signalée ou observée.
- Contrôle de la douleur : actions personnelles mises en œuvre pour contrôler la douleur.

Les indicateurs
Ce sont des éléments spécifiques qui reflètent le comportement ou les actions du patient.

Exemple : Niveau de la douleur
- Douleur rapportée.
- Agitation.
- Durée des épisodes douloureux.
- Expression faciale de la douleur.
- Perte d'appétit.
- Etc.

Les échelles de mesure
Elles se regroupent sous la forme d'une échelle numérique allant de 1 à 5. Elles diffèrent selon le type de résultat identifié. Certains indicateurs proposent deux échelles de mesure.

Exemples
Niveau de la douleur
   1 = Grave, 2 = Important, 3 = Modéré, 4 = Léger, 5 = Aucun
Contrôle de la douleur
   1 = Jamais démontré ; 2 = Rarement démontré ; 3 = Quelquefois démontré ; 4 = Souvent démontré ; 5 = Constamment démontré

CLASSIFICATIONS ET CONNAISSANCES INFIRMIÈRES

Depuis de nombreuses années, la volonté de décrire la pratique en soins infirmiers existe. En 1909, Isabel Hampton Robb (Conseil international infirmier) déclare : « Alors que je participais à une réunion extraordinaire du Conseil international à Paris, j'ai été brutalement frappée par le fait qu'à bien des égards il semblait y avoir autant de méthodes et de façons de considérer les problèmes de la profession infirmière que de langues parlées par les différentes délégations ; et l'idée m'est alors venue que si... nous voulions un jour atteindre les objectifs du Conseil international, dont l'un consiste à discuter ensemble des questions relatives au bien-être des patients, il nous faudrait tôt ou tard nous placer nous-mêmes dans une perspective commune et mettre au point ce que nous pourrions appeler un espéranto des soins infirmiers qui petit à petit deviendrait pour nous un langage universel et une base de travail commune à tous les pays affiliés au Conseil[3]. »

En 1994, Norma Lang (Conseil international infirmier) affirme : «... il est primordial de nommer ce que nous faisons, sinon comment pourrions-nous le contrôler, le financer, l'enseigner, l'étudier ou le voir inclus dans les politiques de santé... ? »

La communication au sein du système d'informations de santé ne peut s'envisager sans une standardisation des sous-systèmes qui le composent : système d'information hospitalier, système d'information médical, système d'information en soins infirmiers (voir chapitre 4), etc. La formalisation des données infirmières est nécessaire afin de les exploiter et de permettre leurs échanges au travers des réseaux. Un langage commun passe par l'élaboration de classifications, de nomenclatures et de systèmes de codification.

Une classification est une distribution par classes, par catégories, selon un certain ordre et une certaine méthode. « Les classifications mono-axiales répartissent en plusieurs classes disjointes un ensemble d'objets (exemple : Classification internationale des maladies [CIM]). La construction des classifications multi-axiales (ou à facettes) est fondée sur l'idée de combiner des termes appartenant à des classes différentes, elles-mêmes pouvant être organisées de façon hiérarchique (exemple : SNOMED [Systematised Nomenclature of Medicine[4]]).

« Une nomenclature est constituée par l'ensemble des termes d'un domaine (par exemple : nomenclature des actes de laboratoire), qui peuvent être organisés suivant une classification mono- ou multi-axiale ».

---

3. F.A. Affara, « Utilité sociale du diagnostic infirmier », *Diagnostics infirmiers et efficacité infirmière*, Actes des journées d'études AFEDI, Paris, novembre 1994.
4. CIHS (Conseil de l'informatique hospitalière et de santé), *L'Interopérabilité des systèmes d'information de santé. Aspects syntaxiques et sémantiques*, mars 1997.

La classification n'est pas un phénomène actuel. Nombreuses sont les sciences qui ont eu recours à la classification ; citons la biologie (taxinomies botaniques et zoologiques), ou la médecine dont la classification des maladies remonte à 1893 (Nomenclature internationale des causes de décès de Bertillon).

Une classification se réalise en trois étapes : recueil des différents éléments, regroupement par catégories et enfin hiérarchisation des éléments. Elle se présente sous la forme d'une pyramide qui va du concept le plus abstrait (sommet de la pyramide) au concept le plus spécifique (base de la pyramide). L'exemple ci-dessous permet de mieux comprendre ce qu'est une classification.

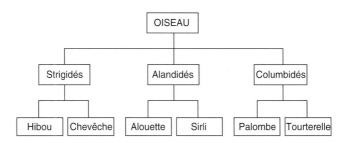

La pratique des soins infirmiers peut être décrite dans trois domaines :
- les problèmes ou diagnostics infirmiers ;
- les interventions infirmières ;
- les variations des résultats cliniques des soins infirmiers.

Dans le domaine des soins infirmiers, plusieurs classifications sont proposées, mais elles ne sont pas toujours complètes car tous les principes « architecturaux » ne sont pas totalement identifiés. L'organisation des diagnostics infirmiers de NANDA International est réalisée à partir d'un système conceptuel qui guide la classification des diagnostics infirmiers dans le cadre d'une taxonomie. Depuis 2000, la Taxonomie II regroupe les domaines, classes, concepts diagnostiques et diagnostics infirmiers et se présente sous forme multiaxiale (voir exemple de classification p. 12 et 13).

Des révisions et des modifications ont été apportées au classement des diagnostics pour apporter un maximum de cohérence entre le domaine, la classe et les diagnostics (voir exemple p. 14).

Si la connaissance clinique de l'infirmière repose sur une méthode, le contenu est tout aussi important. Aussi, les infirmières ont axé leurs recherches sur les éléments de la connaissance (interventions mais également évaluation des résultats) et l'équipe universitaire de l'Iowa, sous l'égide de Gloria M. Bulechek et Joanne C. McCloskey, publie une classification des interventions infirmières : Nursing Interventions Classification (NIC).

Taxinomie II : Domaines et classes

- **Promotion de la santé**
  - Connaissance de l'état de santé
  - Prise en charge de la santé

- **Nutrition**
  - Ingestion
  - Digestion
  - Absorption
  - Métabolisme
  - Hydratation

- **Élimination / échange**
  - Fonction urinaire
  - Fonction gastro-intestinale
  - Fonction tégumentaire
  - Fonction respiratoire

- **Activité / Repos**
  - Sommeil / repos
  - Activité / exercice
  - Équilibre énergétique
  - Réponses cardiovasculaires / respiratoires
  - Soins personnels

- **Perception / cognition**
  - Attention
  - Orientation
  - Sensation / perception
  - Cognition
  - Communication

- **Perception de soi**
  - Conception de soi
  - Estime de soi
  - Image corporelle

Taxinomie II : Domaines et classes (suite)

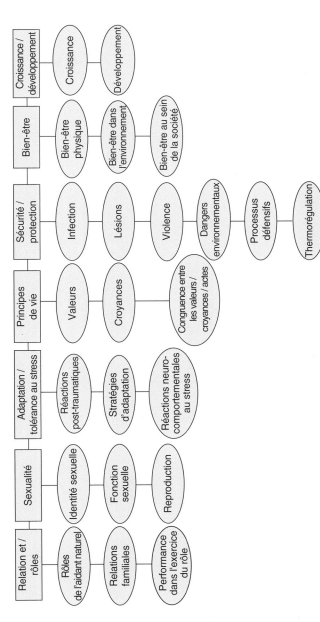

I. Définitions, histoire et applications

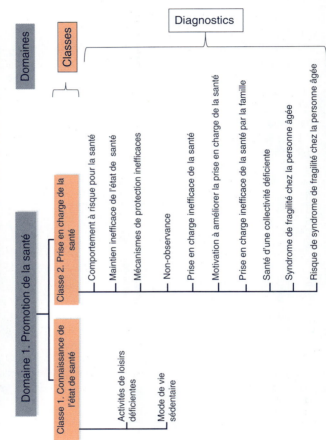

Domaines, classes et diagnostics infirmiers dans la Taxonomie II NANDA-I

En lien avec les classifications existantes NANDA (classification des diagnostics infirmiers) et NIC ou CISI (classification des interventions infirmières), la classification des résultats (Nursing Outcomes Classification [NOC]) proposée par S. Moorhead, M. Johnson, M.L. Maas et E. Swanson vient compléter les travaux de recherche de ces vingt dernières années.

Selon J.C. McCloskey et G.M. Bulecheck (1996) : «... il peut être utile de considérer les classifications existantes et émergentes des diagnostics, des interventions et des résultats dans le domaine des soins infirmiers sous forme de structures verticales surplombées par les connaissances en soins infirmiers... Les structures horizontales illustrent la prise de décisions cliniques par l'infirmière et constituent les zones de rencontre entre les structures verticales...» Selon ces auteurs, les classifications sont nécessaires autant pour les diagnostics que pour les interventions et les résultats escomptés. Elles servent notamment aux infirmières pour documenter leurs soins.

L'équipe de l'Iowa propose de considérer les relations entre les différentes classifications selon le schéma ci-après.

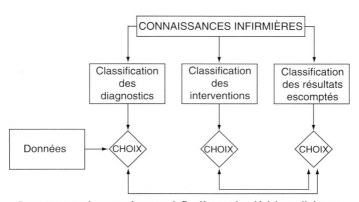

Rapports entre les connaissances infirmières et les décisions cliniques.

Source : J.C. McCloskey, G.M. Bulechek, *Nursing Interventions Classification (NIC)*, 2nd ed., Saint Louis, Mosby, 1996. Traduction française par C. Debout : *Classification des interventions de soins infirmiers CISI/NIC*, 2e éd., Paris, Masson, 2000.

CHAPITRE 2

HISTOIRE DES CLASSIFICATIONS

LES DIAGNOSTICS INFIRMIERS

Historique du concept au niveau international : États-Unis

Dès 1973, l'identification et la classification des diagnostics infirmiers se structurent aux États-Unis grâce au travail de centaines d'infirmières. En 1982, la North American Nursing Diagnosis Association (NANDA) voit le jour de façon officielle et donne la première définition du diagnostic infirmier.

V. Henderson en 1955 et F. Abdellah en 1961 ont proposé d'organiser l'enseignement des soins infirmiers en fonction des problèmes infirmiers et des besoins des clients plus qu'en fonction des problèmes médicaux. Ainsi, jusqu'en 1970, les infirmières centrent leur pratique en fonction des modèles théoriques ou conceptuels.

Entre 1973 et 1975, deux conférences sont programmées. Selon Gebbie (1976), elles ont pour objectif « d'approfondir tous les aspects touchant la conception d'une nomenclature et d'une taxinomie pour les problèmes de santé diagnostiqués par les infirmières, revoir ou évaluer les diagnostics infirmiers proposés lors de la première conférence nationale, créer et définir de nouveaux diagnostics infirmiers… » Au cours de ces journées, l'élaboration d'une taxinomie est au centre des discussions. Selon Gebbie et Lavin (1975), les participantes prétendent que cette classification a pour intérêt « d'amorcer le processus qui conduira à l'élaboration d'un système de classification organisé, logique et complet regroupant les problèmes ou les états de santé que les infirmières peuvent diagnostiquer et traiter par leurs interventions… » Des théoriciennes comme Callista Roy, Marjory Gordon ou Dorothea Orem participent à ces journées qui ont lieu à l'Université du Missouri. Elles permettent de mettre en évidence le travail d'infirmières cliniciennes qui participent à la description de nombreux diagnostics infirmiers à partir notamment d'analyses de situations de soins de patients.

En 1982, la NANDA s'organise. Cette association nord-américaine pour le diagnostic infirmier a pour objectif de développer une taxonomie des diagnostics qui soit utile à l'ensemble des infirmières.

En 1983, fidèle à son projet, la NANDA propose la Taxonomie I de diagnostics infirmiers.

Cette dernière est révisée en 1988 ; elle contient environ 110 diagnostics infirmiers. Il s'agit d'un système de classification numérique qui permet de faciliter la recherche mais aussi la codification. La NANDA propose une classification à partir de 9 *patterns* (ou modes de réactions humaines), mais n'intègre pas de modèle conceptuel en soins infirmiers. Les 9 *patterns* sont :

- Échanges.
- Communication.
- Relations.
- Valeurs.
- Choix.
- Mouvement.
- Perceptions.
- Connaissances.
- Sensations et sentiments.

En 1986, L.J. Carpenito publie un premier ouvrage, *Nursing Diagnosis Application to Clinical Practice*; plusieurs éditions viendront actualiser cet ouvrage.

En 1987, une première Conférence internationale est organisée. Trente-six pays sont représentés. En France, les infirmières ne sont pas inactives. Certes, si en 1969 le terme rapporté par C. Mordacq paraît impossible à mettre en pratique dans le contexte hospitalier français, le concept fait du chemin. G. Dechanoz réalise la première étude épidémiologique sur les diagnostics infirmiers. Dès 1980 à l'Institut Gustave-Roussy, les infirmières utilisent le diagnostic infirmier. En 1983, le Groupe de recherche et d'information pour l'éducation permanente des professionnels de la santé (GRIEPS) propose une formation qui intègre les diagnostics infirmiers (C. Boisvert). Les articles et les livres professionnels centrés sur le thème affluent. Il s'agit essentiellement d'ouvrages traduits par les infirmières canadiennes.

La définition suivante sert de référence en France à l'heure actuelle : « Un diagnostic infirmier est un jugement clinique sur une réaction humaine aux problèmes de santé/aux processus de vie, ou une vulnérabilité à cette réaction d'un individu, d'une famille ou d'une collectivité. Un diagnostic infirmier sert de base pour choisir les interventions de soins visant l'atteinte des résultats dont l'infirmier(e) a la responsabilité. »

En 1991, l'AFEDI (alors Association francophone européenne des diagnostics infirmiers; aujourd'hui Association francophone européenne des diagnostics, interventions et résultats infirmiers) est créée. Elle collabore avec la NANDA pour la validation et l'adaptation des diagnostics infirmiers en France. Les buts de cette association sont :

- de développer le diagnostic infirmier comme un concept contribuant à la promotion de la qualité, de la reconnaissance et de la gestion des soins infirmiers ;
- de participer à la recherche internationale sur les diagnostics infirmiers ;
- de développer des réseaux d'échanges et d'être garante de la scientificité des diagnostics infirmiers de langue française. Depuis lors, chaque année, l'AFEDI organise un congrès

européen. En 1998, la NANDA fête son 25e anniversaire à Saint Louis (Missouri) et confirme l'impact des diagnostics infirmiers en proposant les bases d'une nouvelle Taxonomie (II) et en privilégiant l'ouverture internationale. En avril 2000, lors de la 14e Conférence biennale, la structure de la Taxonomie II est présentée. En 2002, cette classification comprend 155 diagnostics au sein de 13 domaines et 106 classes. Les titres de plusieurs diagnostics ont dû être modifiés. Enfin, la classification 2015-2017 se compose de 235 diagnostics infirmiers. Cette édition prend en compte ces changements et propose 26 nouveaux diagnostics et 14 révisions. Enfin, certains diagnostics ont été retirés.

Historique du concept au niveau national français

En France, depuis 1992, plusieurs textes officialisent l'utilisation du diagnostic infirmier. L'arrêté du 23 mars 1992, relatif au programme des études conduisant au diplôme d'État d'infirmier, introduit le terme de diagnostic infirmier dans le module transversal intitulé « soins infirmiers » et fait référence à la taxinomie de la NANDA. En février 1993, le guide du service infirmier n° 15 intitulé « Démarche pédagogique pour l'apprentissage et l'enseignement des diagnostics infirmiers » traite également le concept de diagnostic infirmier. Le *Dictionnaire des soins infirmiers* de l'AMIEC (Association des amis de l'École internationale d'enseignement infirmier supérieur) propose pour sa part en 1995 la première définition française : « Jugement clinique énoncé par l'infirmier dans le cadre de son rôle propre, sur l'état de santé d'une personne avec sa participation et/ou celle de son entourage. Ce jugement résulte de l'analyse des signes observés et de la recherche des causes réelles ou présumées du problème de santé considéré. »

Le Décret n° 2004-802 du 29 juillet 2004 relatif aux parties IV et V du Code de la santé publique (CSP) concernant la profession d'infirmier ou d'infirmière précise dans l'article R. 4311-3 : « Relèvent du rôle propre de l'infirmier ou de l'infirmière les soins liés aux fonctions d'entretien et de continuité de la vie et visant à compenser partiellement ou totalement un manque ou une diminution d'autonomie d'une personne ou d'un groupe de personnes. Dans ce cadre, l'infirmier ou l'infirmière a compétence pour prendre les initiatives et accomplir les soins qu'il juge nécessaires conformément aux dispositions des articles R. 4311-5 et R. 4311-6. Il identifie les besoins de la personne, pose un diagnostic infirmier, formule des objectifs de soins, met en œuvre les actions appropriées et les évalue. Il peut élaborer, avec la participation des membres de l'équipe soignante, des protocoles de soins infirmiers relevant de son initiative. Il est chargé de la conception, de l'utilisation et de la gestion du dossier de soins infirmiers… ».

L'étude de validation de quatre diagnostics infirmiers (Dégagement inefficace des voies respiratoires, Douleur, Perturbation des habitudes de sommeil, Risque élevé d'automutilation), réalisée par l'AFEDI en 1992, crée une première sensibilisation. Le ministère de la Santé propose dans cette dynamique la même étude mais à une plus grande échelle. Plus de 4000 infirmières participent à ce travail conduit par la direction des hôpitaux. Aucun pays n'avait réalisé auparavant une telle étude à un échelon national.

Le concept de *diagnostic* a toujours suscité des réactions auprès des infirmières car elles ont lié historiquement de façon exclusive le mot *diagnostic* à la médecine. Certaines s'interrogent : ne s'agit-il pas d'un exercice illégal de la médecine ? D'autres pensent que ce produit d'origine nord-américaine peut les entraîner dans une situation aussi difficile que celle connue lors de l'introduction de la démarche de soins. Certes, ce terme fut longtemps réservé au corps médical, mais dès le début du XXe siècle, des tentatives sont faites pour différencier les soins infirmiers des soins médicaux. L'étymologie, quant à elle, apporte des précisions utiles : *diagnostic* vient du grec *diagnôsis* qui signifie connaissance ; de même, dans le dictionnaire Larousse (1989), nous pouvons lire : « Diagnostic : idée, jugement porté sur une situation ». Si ce concept est officialisé depuis une vingtaine d'années seulement en France, il est utilisé aux États-Unis depuis plus de 40 ans.

Évolution de la définition

L'expression « diagnostic infirmier » a été utilisée pour la première fois dans les années 1950, plus particulièrement par Virginia Fry (McFarlane et McFarland, 1993). Durant 40 ans, les théoriciennes débattent de la terminologie des soins infirmiers et s'interrogent : « Qu'est-ce qu'un diagnostic ? » Le diagnostic a tout d'abord été considéré comme une méthode (processus) puis, au fil du temps, comme un résultat et enfin, aujourd'hui, il est entendu comme une méthode et un résultat. Les définitions ci-dessous nous permettent de suivre cette évolution.

Le diagnostic : une méthode

Selon J. Rothberg (États-Unis, 1967) : « Le diagnostic infirmier est le processus qui identifie les besoins, les ressources, les déficits du malade afin de découvrir l'aide dont il a besoin de la part du service infirmier ». Une quinzaine d'années plus tard, le diagnostic devient une catégorie, un résultat.

Le diagnostic : une catégorie, un résultat

Ainsi, selon C. Roy (États-Unis, 1982) : « Le diagnostic infirmier est une phrase ou un énoncé concis d'indicateurs empiriques représentant des modèles de la personne unitaire globale... »

Selon L. Riopelle, L. Grondin et M. Phaneuf (Canada, 1986) : « Le diagnostic infirmier est un énoncé concis actuel ou probable des manifestations d'indépendance de la personne, regroupées ou non reliées à une source de difficulté. Le diagnostic infirmier constitue le rôle autonome de l'infirmière».

Selon L.J. Carpenito (États-Unis, 1987) : «Le diagnostic infirmier décrit la réponse humaine (état de santé ou mode d'interaction réel ou potentiel altéré) d'un individu ou d'un groupe, que les infirmières peuvent légalement identifier et pour laquelle elles peuvent prescrire des interventions curatives visant à maintenir l'état de santé ou à en réduire, à en éliminer ou à en prévenir les altérations».

Le diagnostic : une catégorie et un processus
À partir de 1975, l'évolution des définitions met en évidence que le diagnostic est entendu comme une catégorie (résultat) et un processus (méthode). Ainsi, M. Gordon propose la définition suivante : «Problèmes de santé réels ou potentiels que les infirmières par leur formation et leur expérience ont la capacité et le droit de traiter...»

LES INTERVENTIONS

Historique du concept au niveau international : États-Unis
Il existe de nombreuses classifications infirmières : le projet de classification des interventions d'Omaha, les catégories d'activités infirmières du National Council of State Boards, la Classification internationale pour la pratique en soins infirmiers (CIPSI), les composantes des soins infirmiers de base de Henderson (1961), la taxinomie des soins infirmiers pour services ambulatoires de Verran (1981), les huit domaines des soins infirmiers de Benner (1984), etc. Peu sont complètes et validées par la clinique, et de ce fait approuvées. Cette étape qui consiste à identifier, nommer puis classifier les interventions est fondamentale puisqu'elle permet aux praticiennes de faire référence à leurs actes de façon précise et rigoureuse.

La classification de J.C. McCloskey et de G.M. Bulechek
Parmi toutes ces classifications, la classification proposée par l'Université de l'Iowa mérite une attention particulière, et ce pour plusieurs raisons. Tout d'abord, la majorité des classifications se présente sous forme de catégories générales, sans intérêt réel au niveau clinique, et elles ne sont pas toujours validées. Le projet de J.C. McCloskey et de G.M. Bulechek, créé par des équipes universitaires, ne s'inscrit pas dans ce schéma. Ensuite, les interventions proposées par ces auteurs comprennent des actions pouvant faire suite à un diagnostic infirmier, à une prescription médicale ou à un problème traité en collaboration. Dans cette perspective, leur projet peut concerner l'ensemble des soignants indépendamment de leur façon d'exercer, à travers un langage spécifique aux soins infirmiers.

Selon J.C. McCloskey et G.M. Bulechek[5], la classification des interventions est indispensable. Tout d'abord, elle repose sur l'harmonisation de la terminologie des soins infirmiers. Nombreux sont les ouvrages de soins infirmiers qui comportent des listes exhaustives d'actions, dénommées « interventions ». Comment réussir à fixer des priorités dans ces ensembles ? La dérive consiste à réaliser des plans de soins longs et inutilisables, qui découragent les étudiants et les professionnels, et les invitent à abandonner rapidement la retranscription de leur jugement clinique et thérapeutique. Le premier travail de ces auteurs a donc consisté à distinguer plusieurs termes : actions, activités, interventions, traitement, thérapeutique. La recherche était influencée par la conception selon laquelle l'infirmière peut décrire les soins réalisés à partir d'un nombre restreint d'interventions. Parmi les autres raisons, les auteurs précisent : l'expansion des connaissances en soins infirmiers, le développement des bases de données informatiques, l'enseignement de la prise de décisions, l'évaluation du coût des soins infirmiers, la facilitation de l'affectation des ressources en soins infirmiers, l'harmonisation du contenu avec celui des systèmes existants et enfin la possibilité d'avoir un langage permettant de communiquer la fonction spécifique des soins infirmiers.

La 6e édition américaine recense 554 interventions, contre 336 lors de la 1re édition. Selon J.C. McCloskey et G. Bulechek (1996), une intervention se définit comme suit : « Tout soin réalisé par une infirmière fondé sur la connaissance et le jugement clinique destiné à améliorer l'état du patient/client... » La classification intègre des activités de soins directs (par exemple, soins personnels : transferts, bain, éducation en matière de santé) qui nécessitent la présence du patient. Celles-ci incluent à la fois les actions infirmières d'ordre physiologique et psychosociologique. Les interventions de soins indirects comportent les actions nécessaires à l'organisation des soins apportés au patient et à son environnement. Elles comprennent également des actions de collaboration en interdisciplinarité. Elles sont réalisées en l'absence du patient (par exemple transmissions interéquipes, gestion du matériel, vérification du chariot d'urgences). Les prescriptions infirmières dépendent de son initiative et sont une réponse à un diagnostic infirmier. Une intervention se décline en activités infirmières : comportements spécifiques ou actions mises en place afin d'aider le patient/client à atteindre un résultat souhaité. Les activités infirmières se situent à un niveau concret de

---

5. G.M. Bulechek, H.K. Butcher, J. McCloskey Dochterman, *Classification des interventions de soins infirmiers. CISI/NIC*, 3e éd. française, Paris, Masson, 2010. Traduction française par C. Debout et l'AFEDI.

mise en œuvre. Une série d'activités est nécessaire pour définir une intervention.

Chaque intervention est composée d'un intitulé, d'une définition et d'une liste d'activités ou d'actions réalisées par l'infirmière dans le cadre de l'intervention (voir partie III). Les interventions sont classées à l'intérieur de 7 domaines et 30 classes.

- Domaine 1 : physiologique de base – intègre les soins pour un état physique fonctionnel.
- Domaine 2 : physiologique complexe – comprend les soins en lien avec la régulation de l'homéostasie.
- Domaine 3 : comportemental – englobe les soins du domaine psychosocial et ceux centrés sur les changements du style de vie.
- Domaine 4 : sécurité – répertorie les soins pour la protection contre les dangers.
- Domaine 5 : famille – propose les soins pour maintenir l'unité de la cellule familiale.
- Domaine 6 : système de santé – en lien avec les soins visant à favoriser l'utilisation efficace du système de prestation des soins de santé.
- Domaine 7 : collectivité – décrit les soins qui soutiennent la santé de la collectivité.

Dans un souci de simplification et d'intégration de cette classification au quotidien, les domaines précités sont intitulés de la façon suivante :

Proposition de classes de niveau 2 :
1. Soins de base (SB)
2. Soins techniques complexes (STC)
3. Soins relationnels (SR)
4. Soins de sécurité (SS)
5. Soins à la famille (SF)
6. Système de santé (SDS)
7. Collectivité (SC)

La taxinomie proposée par G.M. Bulechek et J.C. McCloskey est divisée en trois niveaux :

- Niveau 1 : il regroupe les domaines (1 à 7).
- Niveau 2 : il regroupe les classes (A à Z).
- Niveau 3 : il regroupe les interventions (0100 à 9099).

Ces trois niveaux sont développés dans la partie III (Interventions infirmières).

Utilisation du concept au niveau national français

Un groupe national d'infirmières françaises sous l'égide du ministère du Travail et des Affaires sociales a réalisé une étude en 1996. L'objectif de ce groupe était de poursuivre les recherches dans le cadre du *Résumé de soins infirmiers* et d'effectuer un travail à propos de la faisabilité de la classification proposée par

J.C. McCloskey et G.M. Bulechek. Les huit interventions suivantes ont été étudiées :
- Accueil.
- Administration d'analgésiques.
- Diminution de l'anxiété.
- Écoute active.
- Bain.
- Soins à apporter à un patient alité.
- Soins cardiaques à la phase aiguë.
- Planification du départ.

Sept cent vingt et une infirmières ont participé à l'étude et deux interventions ont été évaluées par 100 infirmières expertes. Dans l'ensemble, les infirmières ont manifesté de l'intérêt à cette étude et à l'utilisation de la classification, mais elles remarquent parfois une approche culturelle différente et une formulation pas toujours bien compréhensible. À travers cette étape analytique, la démarche clinique est renforcée et les soins infirmiers sont élargis. Dans son ouvrage *Le résumé de soins infirmiers*, C. Duboys Fresney (1997[6]) rend compte de ce travail réalisé à l'échelon national et livre l'ensemble des résultats.

LES RÉSULTATS

Utilisation du concept au niveau international : États-Unis

Une équipe de l'Université de l'Iowa composée de 21 infirmiers et dirigée par M. Johnson et M. Maas[7] a proposé plus récemment une ébauche de classification des résultats de soins. Les intentions de la recherche sont :
- d'identifier, de valider et de classer les résultats et indicateurs de santé influencés par les soins infirmiers ;
- d'évaluer la validité et l'utilité de cette classification dans les différents milieux cliniques ;
- de définir et d'élaborer des outils afin de mesurer ces résultats et indicateurs.

Le terme de résultat est défini par ces chercheurs de la façon suivante : «Évaluation de l'état d'un patient ou d'un aidant naturel (famille), de leur comportement ou de leur perception qui est conceptualisée sous la forme d'une variable largement influencée et répondant à une intervention infirmière. Un résultat de soins infirmiers se situe au niveau conceptuel. Pour être mesuré, il nécessite la mise en évidence d'une série d'indicateurs plus spécifiques. Les résultats de soins infirmiers définissent l'état général du patient, son comportement ou sa perception au terme de la réalisation d'une intervention infirmière.»

---

6. C. Duboys Fresney, *Le Résumé de soins infirmiers*, Paris, Maloine, 1997.
7. M. Johnson, M. Maas, *Nursing Outcomes Classification (NOC)*, Saint Louis, Mosby, 1997.

Dans leur premier ouvrage, Meridean Maas et Marion Johnson décrivent 197 résultats (490 dans la 5e édition), par exemple : mobilité, niveau de la douleur, intégrité tissulaire : peau et muqueuses, etc. Chaque résultat est décrit à partir d'un titre, d'une définition, d'indicateurs et d'échelles de mesure.

Un résultat est la mesure de l'état, du comportement ou des perceptions d'un patient ou de la famille aidante naturelle. Cette mesure est une variable qui peut être largement modifiée et sensible aux interventions infirmières. Afin d'être mesuré, un résultat requiert l'identification d'une série d'indicateurs plus spécifiques. Sur les 490 résultats de l'édition actuelle de la classification NOC, 398 d'entre eux – c'est-à-dire la grande majorité – n'utilisent qu'une seule échelle. Celles-ci sont au nombre de treize ; par exemple :

- Échelle 1 : va de « extrêmement perturbé(e) » à « non perturbé(e) ». Elle est employée pour évaluer les résultats d'ordre physiologique et psychologique qui ne disposent pas de valeurs normales quantifiables et standardisées (exemples : bien être, communication, capacité d'effectuer ses soins personnels).
- Échelle 2 : va de « écart majeur par rapport aux normes » à « aucun écart par rapport aux normes ». Elle est employée pour évaluer des valeurs physiologiques comportant des normes établies (exemples : mouvement articulaire, état nutritionnel).
- Échelle 6 : mesure le degré d'adéquation des résultats liés aux capacités du patient et à sa sécurité. Elle va de « inadéquat(e) » à « totalement adéquat(e) » (exemples : performance de l'aidant naturel : soins directs, état nutritionnel de l'enfant, soutien social).
- Échelle 7 : mesure la fréquence de situations à risque. Les variations sont échelonnées de « 10 et plus », « 7–9 », « 4–6 », « 1–3 » à « aucun(e) » : fréquence des chutes et fréquence des fugues.
- Échelle 9 : évalue l'étendue d'un phénomène. Elle va de « aucun(e) » à « total(e) ». Cinq résultats sont concernés : arrêt de la maltraitance, rétablissement après maltraitance, rétablissement après maltraitance : exploitation financière, rétablissement après maltraitance : physique, arrêt de la négligence.
- Échelle 13 : employée pour mesurer les résultats relatifs aux comportements du patient en regard d'une situation et de son adéquation. Elle va de « jamais démontré » à « constamment démontré » (parmi les 137 résultats, citons : acceptation de son propre état de santé, comportement d'adhésion, observance, autocontrôle d'une crise, détection des risques, contrôle de la douleur, participation à des loisirs, prévention des chutes).

La nouvelle édition (5ᵉ édition) intègre les éléments d'une véritable taxonomie, très proche de celle des interventions en soins infirmiers, développée par leurs collègues de l'Université de l'Iowa. Au total, la classification est structurée en trois niveaux.

Le premier niveau se compose de 7 domaines.

- Domaine I : santé fonctionnelle – rassemble les résultats décrivant la capacité et la compétence pour exécuter les tâches élémentaires de la vie.
- Domaine II : santé physiologique – rassemble les résultats décrivant le fonctionnement des organes.
- Domaine III : santé psychosociale – regroupe les résultats décrivant le fonctionnement psychologique et social.
- Domaine IV : connaissances et comportements en santé – composé des résultats qui décrivent les aptitudes, la compréhension et les actions d'un individu concernant la santé et la maladie.
- Domaine V : santé perçue – regroupe les résultats décrivant l'impression qu'a un individu de sa santé et des soins de santé.
- Domaine VI : santé de la famille – rassemble les résultats concernant l'état de santé, les comportements et le fonctionnement d'une famille dans son ensemble ou d'un individu en tant que membre de la famille.
- Domaine VII : santé de la collectivité – regroupe les résultats décrivant la santé, le bien-être et le fonctionnement d'une collectivité ou d'une population.

Le deuxième niveau comprend 32 classes (A à Z).

Le troisième niveau regroupe les résultats de soins (de 0001 à 3111).

Comme le précisent les auteurs, cette classification n'est ni exhaustive, ni «focalisée uniquement sur les diagnostics infirmiers ou la collecte des données infirmières[8]». Elle concerne les résultats de soins, incluant les soins infirmiers, mais pas exclusivement.

Marion Johnson et Meridean Maas proposent plusieurs règles afin de standardiser les résultats sensibles aux soins infirmiers :

- «Les titres de résultats doivent être concis (5 mots voire moins).
- Les titres de résultats doivent être formulés en employant des termes n'ayant pas un caractère évaluatif plutôt que comme un état diminué, augmenté ou amélioré.
- Les titres de résultats doivent utiliser autant que possible les termes du langage commun infirmier.
- Les résultats *ne doivent pas* décrire une intervention ou un comportement infirmier.

---

8. Nursing Outcomes Classification. Sue Moorhead, Marion Johnson, Meridean L. Maas, Elizabeth Swanson, *Classification des résultats de soins infirmiers. Mesure des résultats de santé*, 2ᵉ éd. fr., Paris, Elsevier Masson, 2014. Traduction française par l'AFEDI.

- Les titres de résultats *ne doivent pas* être formulés comme ceux d'un diagnostic infirmier.
- Les résultats doivent décrire un état, un comportement ou une perception, donc une variable en soi pouvant être mesurée et quantifiée.
- Les titres de résultats doivent représenter un concept et être rédigés à un niveau moyen d'abstraction.
- Les résultats peuvent être développés en utilisant une ou deux échelles de mesure.
- Les définitions des résultats doivent correspondre aux échelles de mesure.
- Le vocabulaire employé pour les indicateurs doit être standardisé autant que possible pour les résultats qui utilisent la même échelle de mesure.
- La ponctuation ":" est employée pour rendre des concepts généraux plus spécifiques ; cependant, l'intitulé général est tout d'abord présenté suivi d'intitulés plus spécifiques (par exemple *État nutritionnel : apport nutritifs*, *Soin personnels : toilette*)[9] ».

Utilisation du concept au niveau national français

En France, les hôpitaux sont dans l'obligation d'évaluer pratiques, personnels, qualité, organisation du travail et système d'information depuis la loi hospitalière du 31 juillet 1991. A. Donabian propose d'envisager les composantes de l'évaluation à trois niveaux :
- l'évaluation des moyens ;
- l'évaluation des procédures ;
- l'évaluation des résultats.

Plusieurs centres hospitaliers tentent d'évaluer les résultats des actions de soins, notamment dans le cadre de l'évaluation des pratiques professionnelles qui fait partie intégrante de la démarche qualité – gestion des risques et de certification conduite par la Haute autorité de santé (HAS). La classification des résultats de soins infirmiers peut s'avérer pertinente dans ce contexte.

---

9. *Ibid.*

CHAPITRE 3

LES TRANSMISSIONS

I. Définitions, histoire et applications

LES INTENTIONS

- Énoncer les principes sur lesquels repose la communication des informations.
- Décrire les bases d'une méthode de transmission des informations.
- Identifier, sur le lieu d'exercice professionnel, les préalables nécessaires à l'implantation de nouveaux outils de transmission.
- Mettre en place un système d'amélioration des transmissions qui vise à :
  - avoir une approche globale du malade ;
  - obtenir un classement des informations ;
  - dégager les problèmes de soins en temps réel pour faciliter le suivi du patient ;
  - ne pas perdre l'information.
- Évaluer l'efficacité et la pertinence des outils existants.

LE CADRE DE RÉFÉRENCE ET LES NORMES DE QUALITÉ

Ce chapitre s'articule autour de trois axes principaux : la terminologie infirmière, les textes réglementaires et les normes de qualité.

La terminologie infirmière

Le *Dictionnaire des soins infirmiers* (1995) précise que les transmissions sont : «… des informations orales et/ou écrites permettant à chaque membre de l'équipe soignante de connaître les éléments nécessaires pour dispenser des soins infirmiers adaptés à l'évolution de l'état de santé de la personne soignée. Elles sont indispensables à la continuité des soins…»

Le *Guide du service infirmier n° 14*[10] (1992) spécifie à propos de la fiche observations/transmissions : «Elle contient les informations consignées tout au long du séjour sur la personne soignée. Elle sert de "main-courante" pour la communication entre les équipes : chaque infirmière est capable d'y trouver la trace de tous les événements, qui ont été consignés lors des relèves précédentes. Elle sert également à l'équipe médicale pour le suivi de la personne soignée. Les informations sont notées en texte libre et/ou structuré, datées et signées…»

Les textes officiels en France

Le dossier de soins est une pièce qui peut être saisie par le juge d'instruction. Sa valeur juridique est incontestable. Plusieurs éléments sont indispensables. L'identification de la personne à partir de son nom et de sa fonction est primordiale. Mais attention, les abréviations telles que «AS» ou «IDE» ne permettent pas d'identifier

---

[10]. «Étude d'orientation pour informatiser la démarche de soins infirmiers», n° 14, série *Soins infirmiers*, ministère de la Santé et de l'Action humanitaire, 1992.

l'auteur! La date et l'heure sont à signaler également, car ces données autorisent un suivi chronologique pour un patient lors d'un séjour.

L'élaboration, l'utilisation et la gestion du dossier de soins relèvent de l'initiative et de la responsabilité de l'infirmière, comme le stipule l'article R. 4311-3 du décret n° 2004-802 du 29 juillet 2004 relatif aux parties IV et V du Code de la santé publique – Livre III ; auxiliaires médicaux – Titre I : profession d'infirmier ou d'infirmière.

Les aides-soignants et les auxiliaires de puériculture sont également concernés par les transmissions. Le décret n° 94-626 du 22 juillet 1994 modifié par le décret n° 96-729 du 19 août 1996 relatif au diplôme professionnel d'aide-soignant et au diplôme professionnel d'auxiliaire de puériculture précise : « La formation a pour objectif de permettre à chaque élève de transmettre ses observations par oral ou par écrit... »

La nécessité de protéger les informations est soulignée par l'article R. 4312-28 du décret n° 2004-802 du 29 juillet 2004 : « L'infirmier ou l'infirmière, quel que soit son mode d'exercice, doit veiller à la protection contre toute indiscrétion de ses fiches de soins et des documents qu'il peut détenir concernant les patients qu'il prend en charge... »

Les normes de qualité

La création d'un système d'information de qualité sous-tend l'implantation de transmissions fiables et performantes. Les normes de qualité offrent à l'ensemble de la profession un cadre de référence commun. Elles précisent le niveau d'exigence des pratiques infirmières à atteindre.

Aux États-Unis, l'évaluation de la qualité des soins s'appuie sur des normes de compétence et de pratique depuis de nombreuses années.

Dans cette dynamique, des normes de qualité pour le dossier ciblé ont été élaborées. Susan Lampe, dans son ouvrage *Focus Charting*[11], fait référence à ces normes de qualité du dossier ciblé.

- Refléter toutes les étapes de la démarche de soins.
- Contenir toutes les observations de l'infirmière, les traitements réalisés, ainsi que les résultats atteints à la suite des soins et des traitements médicaux.
- Être un outil de communication utile pour les différentes disciplines.
- Être intégré, c'est-à-dire que le dossier de soins et les plans de soins sont complémentaires.
- Permettre aux soignants de retrouver facilement et rapidement l'information nécessaire pour la recherche et/ou la qualité des soins.
- Fournir une description complète, concise et à jour de l'état du malade avec un minimum de répétitions.
- Pouvoir être utilisé à des fins légales.

---

[11]. S. Lampe, *Focus Charting*, *Creative Nursing Management*, Minneapolis, MN, 1986.

En France, les infirmières se préoccupent de l'évaluation de la qualité des soins. Les normes de qualité pour la pratique des soins infirmiers ont fait l'objet de travaux de réflexion. Ces travaux constituent une ressource pour les soignants, ce qui n'est pas encore une réalité pour l'ensemble de la Communauté européenne.

Les recommandations proposées par le Guide du service infirmier du ministère des Affaires sociales et de la Santé s'inscrivent dans la même logique que celles proposées par nos collègues américaines.

Dans ce guide, les normes de qualité pour la pratique des soins infirmiers ont été classées[12] en trois registres :
- la politique de soins ;
- la politique d'organisation et de gestion ;
- la politique de formation et de recherche.

Le premier registre, intitulé «Politique de soins», se caractérise par cinq normes. Chacune de ces normes est découpée en caractéristiques. Certaines pourraient guider la mise en place d'un dossier de qualité :

Normes de qualité : «Politique de soins»	Caractéristiques
3.1.1. La pratique infirmière s'appuie sur la démarche de soins pour dispenser des soins personnalisés.	3.1.1.4. Les soins infirmiers sont programmés et effectués en fonction des objectifs de soins infirmiers et des prescriptions médicales. 3.1.1.5. La démarche de soins est écrite dans le dossier de soins afin de permettre le suivi de chaque personne soignée. 3.1.1.6. L'évaluation des résultats est prévue et réalisée, elle permet d'éventuels réajustements avec la participation de la personne soignée.
3.1.5. L'infirmier(e) assume ses responsabilités au sein d'une institution en tant que membre d'une équipe	3.1.5.3. L'infirmière fait appel à d'autres professionnels de la santé toutes les fois que la situation l'exige. 3.1.5.5. L'infirmière note dans le dossier de soins les observations et les interventions indispensables à la continuité des soins et les signe.

Élargissant volontairement les normes de qualité à la traçabilité des soins en général et au dossier patient en particulier, soulignons les indicateurs qualité nationaux du dossier patient mesurés à travers les enquêtes IPAQSS (indicateur pour l'amélioration de la qualité et de la sécurité des soins). De même, dans le cadre de la certification des établissements de santé, la HAS réserve dans le chapitre 2 deux critères relatifs à la gestion du dossier patient et à l'accès de celui-ci à son dossier.

MÉTHODE DES TRANSMISSIONS CIBLÉES

Pendant de nombreuses années, la méthode narrative chronologique a été la plus utilisée. L'infirmière ou l'aide-soignante réalisait une

---

12. «Normes de qualité pour la pratique des soins infirmiers. Guide du service infirmier», n° 12, Série *Soins infirmiers*, *BO*, n° 91/10bis.

synthèse des événements au terme de son poste de travail et datait ces informations. Différents supports existaient et certains perdurent encore, du simple cahier pour un ensemble de malades, à un outil plus élaboré centré sur un seul patient (dossier de soins).

Aujourd'hui, les professionnels recherchent une méthode plus conforme au schéma du processus de soins, favorisant la cohérence entre le dossier de soins et le plan de soins. Dans la littérature, plusieurs systèmes d'enregistrement des données sont décrits : les systèmes SOAP, PIE et SOAPIE (Potter et Perry, 1990), mais aussi le *Focus Charting*[13].

Dans les années 1980, Susan Lampe a travaillé sur le *Focus Charting* : dossier ciblé, afin de rendre le mode d'organisation du dossier de soins plus pertinent et plus pratique.

En France, depuis plus d'une décennie, cette méthode s'implante à l'initiative d'organismes de formation continue[14]. Un grand nombre d'établissements ou de structures de soins ont ainsi formé leurs agents. Les publications d'articles et d'ouvrages ainsi que les interventions lors de congrès témoignent de l'intérêt porté par les soignants à ce thème. Grâce à de nombreux travaux, la méthode a évolué de façon progressive. Notamment, Florence Dancausse et Élisabeth Chaumat ont réalisé un guide méthodologique qui permet de faciliter le « transfert de la théorie à la pratique[15] ».

Principes organisationnels/contenu des notes

Il faut distinguer deux types d'informations : les données répétitives, régulières et les données ponctuelles en lien avec l'évolution de l'état de santé de la personne, de son hospitalisation.

Organiser les données répétitives

Afin d'éviter la retranscription quotidienne des soins répétitifs et d'alléger les observations, des supports doivent être créés. Ces outils de synthèse permettent de programmer et valider les interventions soignantes. Il est possible de distinguer :
- les fiches de programmation, validation des soins : fiches d'activités quotidiennes ;
- les fiches de surveillance spécifiques : les paramètres vitaux (pulsations, tension artérielle, etc.), les résultats d'examens biologiques ;
- les fiches de surveillance, programmation et validation : feuille de température ou de réanimation, etc.

Ces outils sont connus sous l'appellation « diagrammes ».

Consigner l'information en temps réel

Le but recherché est d'éviter d'écrire en différé. Ce principe permet de « libérer la mémoire » des soignants et de ne pas perdre d'informations.

---

13. S. Lampe, *Focus Charting*, op. cit.
14. Comme le GRIEPS.
15. F. Dancausse, E. Chaumat, *Les Transmissions ciblées au service de la qualité des soins. Guide méthodologique*, 2ᵉ éd., Paris, Masson, 2003.

Suivant l'organisation des services, il est recommandé de mettre les diagrammes dans le dossier de soins (souci de centralisation de l'information et de discrétion).

Ce principe est à argumenter dans les unités, avec les équipes, en distinguant ce qui est de l'ordre d'un outil de programmation des soins et d'un outil de validation des soins.

Les feuilles de température ou pancartes, qui facilitent la validation d'un soin après son exécution, subissent l'influence des organisations : par exemple pour une organisation des soins en série, tous les soins de la journée sont cochés en une seule fois. Cette pratique est une source d'erreur si des modifications sont faites en cours de journée.

Structurer les données narratives

Ces informations présentent un intérêt limité à la retranscription de données importantes, pour le patient et/ou son entourage. Elles ne tolèrent aucune interprétation. *Exemple :* si le malade a dit quelque chose et que cela a de l'importance pour lui, noter : Dit : «.................». Dans les autres cas, elles entravent la recherche rapide des informations.

Il est nécessaire d'apporter quelques précisions en lien avec la rédaction narrative des notes infirmières. Le choix d'un vocabulaire professionnel et de termes objectifs évite les jugements de valeur ou les conclusions hâtives. *Exemple :* noter « Ne reconnaît pas sa famille » plutôt que « Malade confus ».

L'enregistrement des informations à caractère privé ou issues des confidences du patient reste délicat, car tout n'est pas à retranscrire. L'infirmière doit faire preuve de vigilance sur le contenu de ce type d'informations.

De plus, les informations recueillies auprès de tiers n'intervenant pas dans la prise en charge thérapeutique sont à noter à part. Afin de pouvoir être extraites du dossier en cas de demande de communication, ces informations doivent figurer sur une fiche bien identifiable. Ces recommandations ont été publiées par l'Agence nationale d'accréditation et d'évaluation en santé (Anaes) en juin 2003 dans un document intitulé « Dossier du patient : amélioration de la qualité de la tenue et du contenu. Réglementation et recommandations[16] ». Ces informations doivent être utiles à la prise en charge du patient et être partageables entre les professionnels de santé. Il ne s'agit pas de notes personnelles. Depuis, dans le cadre de la certification, le dossier patient fait partie des pratiques exigibles prioritaires (PEP). Le manuel de certification précise cette thématique dans les critères 14a et 14b[17].

---

16. Dossier pouvant être téléchargé à l'adresse http://www.has-sante.fr/portail/plugins/ModuleXitiKLEE/types/FileDocument/doXiti.jsp?id=c_835620.
17. Haute autorité de santé, Manuel de certification des établissements de santé V2010 – Direction de l'amélioration de la qualité et de la sécurité des soins, janvier 2014.

Pour conclure, seules les données nécessaires aux soins peuvent figurer dans les dossiers.

Définition et principes d'utilisation[18]

Les transmissions ciblées constituent une méthode pour organiser la partie narrative du dossier de soins. Cette méthode est conforme au schéma du processus de soins et favorise la cohérence entre le dossier de soins et le plan de soins. Elles comprennent plusieurs éléments : la macrocible, la cible, les données, les actions et les résultats.

La macrocible

C'est une étape de synthèse : elle permet d'établir un résumé de la situation à un moment défini de l'hospitalisation, et jalonne le séjour du patient. Dans la pratique, il peut être utile d'introduire les éléments de transmission par les termes : «En résumé, ... ». *Exemples* : Admission, Bilan opératoire, Projet de sortie, etc. La macrocible se compose de 5 items (MTEVD) :

- **Maladie** – regroupe des informations relatives au motif d'hospitalisation, les antécédents pertinents dans la situation présente, les allergies, les symptômes actuels, etc. ;
- **Thérapeutique** – concerne le traitement médicamenteux sous forme de classes pharmaceutiques, les régimes et autres prescriptions médicales ou paramédicales ;
- **Environnement familial et social** – porte sur les conditions de vie et les activités de la personne, les aides éventuelles ;
- **Vécu** de la personne face à sa maladie, son hospitalisation ;
- **Développement** – repère le niveau d'autonomie de la personne.

En fonction des choix des établissements, soit une fiche préétablie intégrant les items à renseigner permet de recueillir les informations, soit ces dernières sont énoncées sur une feuille vierge utilisée habituellement pour les cibles. Il suffit dans ce cas de spécifier pour chaque élément l'item concerné.

La cible

La cible doit être l'élément le plus important à mettre en évidence. Elle décrit le problème présenté par le patient :

- Une préoccupation de la personne soignée à un moment donné. *Exemples :* Impossibilité d'uriner, Inquiétude, Pleurs, Refus de s'alimenter.
- Un comportement de la personne. *Exemples :* Agitation, Confusion, Repli sur soi, Nausées, etc.
- Un changement dans l'état du malade. *Exemples :* Hypoglycémie, Dyspnée, Hyperthermie, etc.
- Un diagnostic infirmier. *Exemples :* Constipation, Risque de chute.

---

18. C. Boisvert, journées AFEDI Sud-Est.

- Un événement significatif dans la prise en charge ou le traitement du malade. *Exemples :* Changement de traitement, Changement des résultats biologiques, Début de chimiothérapie.

Une cible ne peut s'énoncer par un diagnostic médical ou un acte infirmier.

- Un diagnostic médical : en effet, le diagnostic médical est la cible principale, il ne peut pas être utilisé comme cible car toutes les cibles se rapportent à lui.
- Un acte infirmier : les soins sont déjà notés plusieurs fois sur les feuilles de température, diagrammes. En revanche, il est intéressant de noter un changement ou une modification de cet acte... *Exemple :* ne pas écrire : « Pansement » mais plutôt : « Écoulement de la plaie » (la réalisation du pansement est déjà notée sur le diagramme).

La cible peut correspondre à une situation positive, par exemple : Recherche d'un meilleur niveau de santé, Maîtrise des gestes d'autosurveillance du diabète.

L'information est classée en fonction de trois rubriques :
- Données.
- Interventions ou actions.
- Résultats.

Les données

D : Données. Ce sont des informations d'ordre subjectif ou objectif. Elles précisent la cible ou décrivent les observations concernant un événement important quant à l'évolution ou le traitement. Pour les diagnostics infirmiers, ce sont les caractéristiques ou signes observés.

Les informations subjectives portent sur ce que dit le malade : ressenti, symptômes. Les données objectives rendent compte de l'observation : signes, manifestations, etc. *Exemple :* A pleuré pendant la toilette..., N'arrive pas à parler...

Les interventions

I : Interventions. Ce sont les actions en soins infirmiers présentes ou futures fondées sur l'analyse de la situation faite par l'infirmière. Elles découlent d'une prescription médicale (ordonnance), du rôle en collaboration ou du rôle propre (en référence aux intitulés de la classification des interventions infirmières). *Exemple :* Administration d'antalgiques : Surveillance de l'état respiratoire, Soutien à la famille.

S'il s'agit d'une prescription médicale, il est préférable de renvoyer à la fiche de prescription médicale ou à l'ordonnance. Cela évite les recopiages, sources d'erreurs.

De la même manière, si un plan de soins a été élaboré, il est suffisant de se référer à la fiche correspondante.

Les résultats
R : Résultats. Ils décrivent la réaction du malade aux soins infirmiers et médicaux, ou bien les résultats du plan de soins mis en place. *Exemple :* En fin de matinée, dit être soulagé par le traitement.

Afin de faciliter l'évaluation, il est recommandé d'utiliser les indicateurs proposés dans la classification des résultats infirmiers (NOC) (par exemple : Niveau de la douleur, Douleur : effets perturbateurs, Contrôle de la douleur, etc.).

Les trois rubriques peuvent être présentes dans les notes rédigées, mais selon les cas, seuls la cible, les données et les interventions seront décrits, ou bien la cible et les résultats.

La fiche de transmissions

Nom, Prénom Signature	CIBLE	Date et heure	Observations – transmissions
	Intitulé de la cible	Matin	Données _D: Interventions _I: Résultats _R:

Exemple de présentation de la fiche de transmissions, observations.

Si aucun événement nouveau ou particulier n'a eu lieu durant le poste, il suffit d'indiquer la date et les nom, prénom, fonction des soignants. C'est aussi pertinent que d'écrire RAS (rien à signaler). Il faut veiller à ne pas «encombrer» l'observation par des informations ayant trait à l'organisation du service. *Exemple :* «Penser à commander des bons d'examens spéciaux...»

La formulation n'est pas toujours simple mais, lorsqu'une cible est posée, il convient de ne pas changer la formulation, pour faciliter le suivi et retrouver facilement et rapidement l'information en regard d'un problème précis. Pour pallier cette difficulté, certaines équipes listent et définissent les cibles couramment employées dans l'unité.

On distingue plusieurs sortes de cibles :
- les cibles de premier niveau correspondent à l'observation : Pleurs, Repli sur soi, Plaintes/sommeil, Perte de l'appétit, Refus/Alimentation, etc. ;
- les cibles de deuxième niveau résultent de l'analyse faite par l'infirmière : Perturbation des habitudes de sommeil, Manque d'autonomie dans les soins personnels, Perte d'espoir, etc.

Le diagramme de soins

Un diagramme est avant tout un outil de validation (fonction contrôle) des interventions réalisées. Il peut également s'utiliser comme un outil de programmation. Le principe est fondé sur la non-redondance des informations régulières ou répétitives.

Dans cette logique, une réflexion sur les interventions les plus couramment pratiquées s'impose. À l'issue de ce travail, les diagrammes apparaissent sous la forme d'une liste préétablie d'interventions (planification).

Les composantes d'un diagramme

- Les dates précisent le jour, le mois, l'année.
- Les différents postes ponctuent les épisodes de soins : M : matin, S : soir, N : nuit.

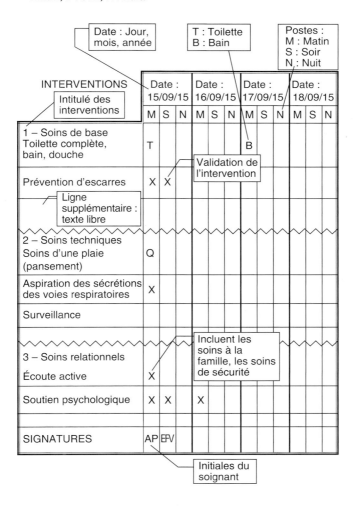

- Les listes de soins ou des intitulés des interventions infirmières facilitent l'utilisation au quotidien. Il est possible d'établir une correspondance entre la classification des interventions infirmières (NIC) et les termes utilisés dans la structure de soins (langage courant). *Par exemple :* Aide aux soins personnels : toilette, soins d'hygiène, bain = Aide à la toilette ; Soins d'une incision = pansement.
- La signature du soignant qui a effectué les soins.

Les codes utilisés

Astérisque* : ce petit signe, inscrit sur le diagramme, indique un événement précis. Il oblige à se référer au dossier de soins. Sur la fiche observations/transmissions, une cible ou une donnée supplémentaire est notée.

LA STRATÉGIE ET L'IMPLANTATION DU PROJET

L'implantation d'un dossier ciblé s'appuie sur une démarche spécifique. Le projet est sous-tendu par un cadre conceptuel et s'inscrit dans la politique du service de soins.

Autrement dit, mettre en place les transmissions ciblées nécessite que le projet soit partagé dans un secteur, un site, voire un établissement. Dans cette perspective, il est utile de créer un groupe de pilotage. Celui-ci peut être constitué par un ou plusieurs cadre(s) de santé, des infirmières, des aides-soignantes de chaque unité de soins, et enfin par un cadre de santé chargé de mission transversale si le poste existe dans l'établissement, ou par un coordinateur infirmier. En fonction des liens existants entre l'établissement et l'Institut de formation en soins infirmiers le plus proche, une collaboration étroite à travers la participation d'un cadre formateur à ce groupe est un élément susceptible de favoriser l'apprentissage des étudiants. L'utilisation d'un travail et d'un langage communs laisse imaginer qu'il serait possible d'œuvrer à une formation professionnelle qui tendrait vers un modèle centré sur l'analyse et peut-être de réduire l'écart tant décrié entre la théorie et la pratique.

Afin de mener à bien les différentes étapes de ce projet, le comité de pilotage doit en organiser la mise en œuvre :
- la structure : localisation de l'établissement, architecture, nombre de lits, les qualifications des agents et leurs rôles, etc. ;
- l'organisation générale : organisation des services, organisation du travail des soignants (secteurs, référents, etc.) ;
- le système d'information : les documents de transmission des informations existants, leur utilisation (plan fonctionnel, technique, matériel, etc.).

De plus, il est important de dégager les bénéfices et/ou résultats attendus : plus grande disponibilité des soignants, sécurité et fiabilité des données pour le patient, accès rapide à l'information, etc.

Les freins liés à l'implantation du système sont à identifier : redondance des outils, dispersion des dossiers, organisation inadéquate des professionnels, etc.

Il est indispensable notamment d'inventorier les outils « concurrents » : par exemple, la feuille de température et le diagramme. Ils incluent parfois les mêmes rubriques (par exemple : soins techniques) et de ce fait risquent d'interférer l'un sur l'autre. À terme, ceux-ci seront rejetés car ils feront double emploi et, à l'extrême, aucun ne sera fonctionnel. L'harmonisation de ces outils est également à rechercher afin d'obtenir d'une part une cohérence institutionnelle, et d'autre part une facilitation de l'exercice professionnel des soignants au sein de leur unité fonctionnelle ou lors du passage d'une unité à l'autre.

Les objectifs opérationnels qui accompagnent le projet tentent de répondre aux questions suivantes :
- que faut-il transmettre ? et pourquoi ?
- quelles sont les priorités, les responsabilités ?
- quels sont les avantages attendus ?

Les conditions de réalisation sont principalement axées sur l'organisation et l'intégration du dossier de soins ciblé, sur plusieurs plans :
- identification des besoins en formation et des conditions d'acceptabilité de l'outil ;
- description d'une organisation du travail liée à l'implantation du nouvel outil (nouvel outil, nouvelle organisation) ;
- définition des rôles des personnes impliquées dans le projet, coordonnateur, utilisateurs, personnes ressources chargées du suivi et de la maintenance ;
- adéquation du projet avec le projet de service, la politique de la direction des soins ;
- conformité aux exigences ou recommandations ministérielles, aux normes et nomenclatures en vigueur ;
- adéquation moyens/mise en œuvre du projet (budget formation, remplacements, frais d'imprimerie et de logistique).

Afin de définir plus facilement les besoins de chacun, il est possible de réaliser des questionnaires d'évaluation. Des points très spécifiques peuvent être inventoriés dès le départ – le type de prescription : nominatives, datées, signées, qualité des transmissions, etc. Les normes et les critères de qualité sont des aides précieuses pour les réaliser.

En amont, un travail de définition des pratiques de l'unité de soin est à envisager. Cette réflexion d'équipe met l'accent sur les interventions de soins de l'unité, les textes qui réglementent la profession, les problèmes en soins infirmiers les plus fréquemment rencontrés. Elle se concrétise par l'élaboration de documents de référence :

- liste et définition des cibles (document de référence interne à l'établissement) ;
- diagnostics infirmiers les plus fréquemment posés (référence à la classification NANDA) ;
- liste et définition des interventions infirmières (référence à la classification des interventions infirmières).

Le calendrier sert à jalonner les différentes étapes. Il permet de visualiser le découpage et les différentes phases de mise en place du projet.

Quel que soit le suivi institué par le comité de pilotage, il doit s'accompagner d'une démarche de guidance auprès des cadres de santé. Très rapidement, les équipes notent les progrès réels qui s'opèrent. À plus long terme, il est nécessaire de rappeler les bases de cette méthode et de pérenniser les outils élaborés (réajustements). La «façon de penser» précède toujours la «façon de dire», et c'est de la qualité de l'observation et de l'analyse que dépendront les transmissions, qu'elles soient ciblées ou non.

En conclusion, consigner la programmation, la réalisation et l'évaluation des soins est une possibilité pour le soignant d'individualiser les soins, d'identifier les priorités, mais aussi de réaliser un suivi précis de l'évolution de l'état du patient. Cette démarche soignante permet à chacun de se diriger vers plus de qualité, plus de professionnalisme.

Au sein d'un établissement, le travail à l'intérieur du groupe de pilotage permet de développer un esprit d'appartenance à une institution, ce qui aujourd'hui, dans un contexte de contraintes économiques, représente un élément non négligeable de motivation et de valorisation pour chaque agent.

CHAPITRE 4

DU PAPIER À L'ORDINATEUR : INTÉRÊT DES CLASSIFICATIONS INFIRMIÈRES (DIAGNOSTICS, INTERVENTIONS, RÉSULTATS)

Comme cela apparaît dans les chapitres précédents, force est de constater que, dès le début du XXe siècle, à l'échelle internationale, quelques infirmières ont axé leurs activités sur le développement d'un corpus de données spécifiques à la pratique des soins afin de pouvoir « discuter ensemble des questions relatives aux patients[19] ». Il a fallu attendre l'entrée dans le nouveau millénaire pour en mesurer l'évolution, notamment l'essor des classifications observé ces 25 dernières années.

De la même manière, l'informatique, dans le domaine de la santé, a commencé à s'implanter[20]. Concernant l'association entre informatique et classifications de soins infirmiers, d'aucuns diront qu'il s'agit d'un domaine très en marge des préoccupations de l'exercice quotidien. Pourtant, la formalisation des savoirs reste indispensable et complémentaire si l'on veut qualifier le service rendu en réponse aux besoins de santé des populations et rendre visible l'apport des soins infirmiers.

En parallèle, dans de nombreuses structures de santé, l'informatisation du dossier patient se concrétise. Dès lors, comment favoriser l'utilisation des classifications infirmières ? Partant du principe que « ce qui fonctionne sur papier fonctionnera sur ordinateur », quels sont les préalables à leur intégration dans le système d'information de santé ? Mais aussi, comment éviter certains écueils, car, comme le précise Philippe Hecketsweiler : « face à l'impératif technicien, selon lequel tout ce qui est techniquement faisable doit être réalisé, il faut peser le véritable bénéfice d'un dossier de santé informatisé qui nous suivrait toute notre vie, comme une ombre, effaçant l'oubli, l'imprécision,

---

19. I. Hampton Robb, membre du Conseil international des infirmières, 1909.
20. Il est vrai qu'en 2004 : « 29 % des hôpitaux européens consacraient moins de 1 % de leur budget aux dépenses informatiques et 70 % dépensaient moins de 2 %. En termes de niveau d'informatisation, si près de 99 % des hôpitaux avaient mis en place la gestion administrative des patients, environ 2 % disposaient d'une prescription électronique ou d'un outil d'aide à la décision clinique », D. Alain, Caroline Le Gloan, *Création de valeur par les technologies de l'information et de la communication pour les structures de santé. Synthèse des connaissances*, ANAP (Agence nationale d'appui à la performance), avril 2010.

l'ambiguïté, le secret. Ne risque-t-il pas, en fin de compte, d'effacer une certaine part de notre humanité[21] ? »

Aussi, après des réflexions liminaires, abordant les liens entre les classifications et le raisonnement infirmier, la complexité associée à l'utilisation d'un nouveau langage et les enjeux des systèmes d'informations et de l'informatique, nous aborderons les atouts et les faiblesses du système classifications/informatique.

Enfin, suivront des recommandations ou propositions de plans d'actions pour favoriser le passage du papier à l'ordinateur.

QUELQUES RÉFLEXIONS LIMINAIRES

Les classifications : raisonnement clinique et langage

La réflexion précède l'action

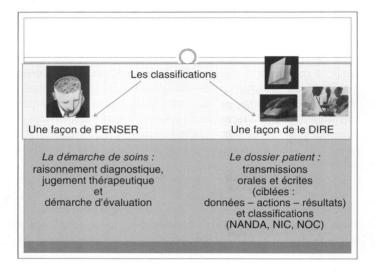

Pour rappel, le diagnostic infirmier est une façon de penser (et non un « prêt à penser ») qui résulte d'une démarche clinique auprès du patient et implique la mobilisation de connaissances acquises notamment par la formation et l'expérience professionnelle.

C'est également une façon de dire qui s'appuie sur un langage compréhensible par tout professionnel infirmier et sur la transmission de ce message par oral ou par écrit. Le support de ces informations est le dossier de soins « papier » ou informatisé.

Le diagnostic infirmier sans plan de soins reste un exercice théorique abstrait sans grand intérêt. Dans la pratique professionnelle, ces deux éléments restent indissociables. Dans cette perspective,

---

21. P. Hecketsweiler, Éditorial, *La Lettre du CIHS* (Conseil de l'informatique hospitalière et de santé), n° 8, juillet-août 1995.

cela conduit à associer au raisonnement diagnostique (jugement clinique) un jugement thérapeutique et une démarche d'évaluation. La programmation des soins est également décrite et validée sur le dossier de soins «papier» ou informatisé.

Nonobstant, la mise en mot de la démarche de soins ne s'acquiert pas grâce à l'informatisation... Les systèmes experts les plus sophistiqués ne permettent pas d'appréhender une situation fondée sur la relation du malade en présence du soignant. C'est pourquoi de nombreux auteurs recommandent de passer par une étape papier avant d'aborder l'informatisation, de façon à acquérir toutes les phases du raisonnement clinique.

Une double traduction

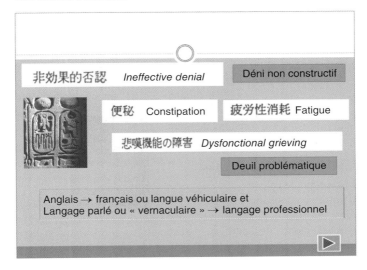

Parmi les nombreuses nomenclatures existantes – l'ICPN[22], prônée par certains pays européens (Allemagne, Pays-Bas par exemple); la Classification internationale des handicaps : déficiences, incapacités et désavantages (ICIDH[23]), pluridisciplinaire et proposée par l'Organisation mondiale de la santé (OMS); le système OMAHA, etc. –, les plus finalisées (validées et certifiées) concernent les diagnostics infirmiers (NANDA), les interventions (NIC), les résultats (NOC). Et c'est ce choix que l'AFEDI a fait dès sa création en 1991, en réalisant une première traduction française de la classification NANDA en collaboration avec l'association québécoise AQCSI[24].

---

22. International Classification of Nursing Practice, ou Classification internationale des pratiques infirmières, développée par le Conseil international infirmier.
23. International Classification of Impairments, Disabilities and Handicaps.
24. Association québécoise des classifications de soins infirmiers.

Mais le passage de l'oral à l'écrit ressemble également à une traduction. En effet, il s'agit de s'exprimer dans un nouveau langage, loin du mode de communication habituel, lors des relèves, au quotidien – où il n'est pas surprenant d'entendre : « le pansement est joli », ou bien de lire : « KT enlevé, a vomi ++ ».

En se référant à un autre domaine très proche, celui de la communication du langage de la qualité, Mouna El Gaied[25] parle aussi d'un travail de traduction.

Par transposition, il est possible de déduire que, pour les infirmières, s'exprimer dans le langage des classifications reviendrait à se sentir totalement dépossédées de la maîtrise de leurs transmissions et, donc, à nommer leurs pratiques au moyen d'un langage « plaqué » dont elles ne perçoivent pas toujours l'utilité.

Cela s'apparente, dans ce cadre, à une double traduction, la première faisant appel à une langue véhiculaire compréhensible dans le pays où elle est pratiquée (ici le français), et la seconde résultant d'une appropriation du langage scientifique professionnel en regard du langage vernaculaire ou habituel utilisé dans le lieu de soins. Parfois même, le langage utilisé est compréhensible seulement localement. Là encore, la traduction est réservée aux seuls initiés... Cela constitue un premier obstacle. Aussi, le passage au langage informatique ne peut que paraître complexe !

Les enjeux de l'informatisation

La création de valeur[26]

D'autres composantes se greffent sur la difficulté de traduction. Ainsi, en France, l'Agence nationale d'appui à la performance des établissements de santé et médico-sociaux (ANAP), qui a pour mission d'accompagner les établissements de santé et médico-sociaux ainsi que les Agences régionales de santé (ARS) afin d'améliorer leur performance, a publié une synthèse des connaissances sur l'analyse économique des impacts des technologies de l'information et de la communication (TIC) dans le domaine de la santé.

L'introduction de ce document précise : « les études et la théorie économiques montrent que les TIC ont un impact net, direct et indirect sur la performance des entreprises. Dans le domaine de la santé, les TIC ont également démontré leur impact positif : gains qualitatifs et d'efficience, et rentabilité économique[27] ».

---

25. M. El Gaied, « Démarches qualité à l'hôpital, changements symboliques des mentalités et nouveaux rapports au travail » (document disponible en ligne, par exemple à l'adresse https://www.yumpu.com/fr/document/view/17132291/el-gaied-mouna-universite-nancy-2), qui se réfère à S. Olivesi, *La Communication au travail*, Grenoble, Presses Universitaires de Grenoble, 2002, p. 142.

26. D. Alain, C. Le Gloan, *Création de valeur par les technologies de l'information et de la communication pour les structures de santé, op. cit.*

27. *Ibid.*

Toutefois, ce même rapport indique que : « 74 % des projets TIC en 2008 ont échoué, c'est-à-dire qu'ils ont dépassé les délais et/ou les budgets prévus. Près du tiers des projets ont totalement échoué ».

On peut alors comprendre que, dans le contexte actuel de rationalisation des dépenses, les décideurs espèrent un « retour sur investissement », en termes financiers mais aussi opérationnels, et les choix ne peuvent se faire sans prendre en compte la valeur ajoutée de tels systèmes. D'autant que les auteurs précisent que « le gain net n'apparaît que tardivement, car il est lié à l'adoption des outils par les professionnels et aux transformations organisationnelles qui en découlent. En moyenne, les gains nets apparaissent 4 ans après le début du projet et au moins 8 ans pour les dossiers patients électroniques ».

L'informatique et les organisations

D'autres auteurs se sont centrés sur l'analyse de systèmes existants, opérationnels depuis de nombreuses années dans des secteurs industriels, pour vérifier, au-delà des répercussions immédiates, quel était l'impact de l'informatique sur les organisations.

Francis Pavé qualifie la situation « d'hyperfonctionnalisme et d'illusion informaticienne » et pense que « les technologies ne peuvent résoudre des problèmes que les hommes, en s'organisant, ne savent pas ou mal régler eux-mêmes »[28].

Il est donc illusoire de vouloir prêter à l'informatique un pouvoir qu'elle n'a pas, c'est-à-dire répondre aux « carences des organisations ».

En d'autres termes, en faisant le parallèle avec le dossier patient informatisé, on peut en déduire que : ce qui fonctionne sur papier fonctionnera sur informatique. Ce point permet de conforter le fait que l'implantation de l'outil ne dispense en aucune façon d'une analyse des circuits de l'information et des interrelations entre les différents acteurs au sein des organisations de travail en place. « Ce qui est en jeu, ce n'est pas l'ordinateur mais la programmation et la conception moyenne et homogène de l'information. L'informatique déstabilise les jeux anciens pour en induire de nouveaux[29]. »

Négliger ces aspects préalables paraît dommageable, car ils peuvent conduire au rejet de l'outil et des classifications, et aller à l'encontre des objectifs visés.

L'innovation et le changement

La vague innovatrice que constitue l'informatisation heurte de plein fouet les organisations existantes et place les acteurs professionnels

---

28. F. Pavé, *L'Illusion informaticienne*, Paris, L'Harmattan, coll. « Logiques Sociales », 1989.
29. M. Crozier, Préface, *ibid.*

dans une dynamique en mouvement. Ces notions d'innovation et de changement sont très liées et elles seront développées successivement.

Le questionnement principal face à un nouvel outil consiste à distinguer l'opportunité de sa mise en place et les transformations qu'il entraîne. L'innovation technologique que représente l'informatique est interprétée de différentes façons par les professionnels des unités de soins. Pour beaucoup, l'outil est investi et représente la solution sur laquelle ils fondent leurs espoirs. Mais en même temps il les amène à analyser leurs pratiques, leurs organisations de travail et constitue le révélateur de dysfonctionnements.

L'histoire de l'informatique hospitalière illustre ce concept d'innovation. En effet, dès l'introduction de l'informatique dans les hôpitaux, les attentes se sont cristallisées sur les potentiels et les avantages que peut apporter la machine. Or, 30 ans plus tard, son impact au cœur des unités de soins n'est pas optimal, et si le logiciel ad hoc existait, cela se saurait...

Norbert Alter aborde, quant à lui, la notion d'innovation ordinaire : « L'innovation représente l'histoire d'un état de tension permanente entre les possibilités que représente l'invention et les choix collectifs qui en sont progressivement tirés[30]. »

Ainsi, la notion de temps semble prépondérante et n'est en aucune manière liée à la qualité de l'invention. Entre l'outil et son utilisateur, il existe une relation d'intégration sociale complexe. En effet, certains projets très élaborés, souvent éprouvés dans un autre contexte ou dans un autre pays, les États-Unis notamment, n'ont pas pu voir le jour, ou se sont conclus par de douloureux échecs. Au contraire, des applications non programmées ont largement contribué à l'amélioration des systèmes existants.

De plus, ces expériences sont parfois préjudiciables car elles créent des frustrations, des investissements coûteux, et laissent une image peu convaincante des performances de l'outil. Il est peu étonnant, ensuite, de constater, en retour, une frilosité voire un refus des utilisateurs échaudés.

C'est pourquoi l'analyse des conditions d'implantation, quelle qu'en soit l'issue – échec ou réussite –, constitue un élément positif d'évolution.

Norbert Alter[31] dégage chronologiquement trois phases qui caractérisent le processus d'innovation, en regard du développement de la micro-informatique :

---

30. N. Alter, *L'Innovation ordinaire*, 2ᵉ éd., Paris, PUF, coll. « Sociologies », 2001.
31. *Ibid.*, p. 16.

- la phase d'*incitation*, où les matériels sont implantés de façon anarchique, et où seuls quelques acteurs engagés prennent le risque ;
- la phase d'*appropriation* entretenue par une « population pionnière » qui trouve, par le biais de l'outil, un « moyen pour réaliser ses tâches de manière plus autonome » ;
- la phase d'*institutionnalisation*, « reprise par les directions pour tirer parti des pratiques novatrices » et dans un souci de rationalisation de l'ensemble du système d'information.

D'autres auteurs ont analysé ce processus et ses facteurs de réussite. Ils s'accordent à dire qu'il existe un phénomène sociologique concomitant avec les phases citées précédemment, celui de la *diffusion* de l'innovation. Cette dernière, pour être efficace, doit s'appuyer sur un *réseau*, lui-même corrélé à des personnes *relais*. Par exemple, des phénomènes d'informatisation « sauvage » s'observent encore dans les hôpitaux et correspondent à ce schéma.

En ce qui concerne l'implantation d'un système dans l'ensemble d'un établissement, l'incitation émane de la direction mais elle ne s'impose pas, car elle n'en est qu'au stade initial. Michel Crozier précise que « l'incitation ne se décrète pas ». Dans ce cas précis, l'innovation se caractérise plus particulièrement par l'amorce de nouvelles organisations face à l'introduction d'un nouvel outil.

Le changement qui accompagne l'innovation traduit le passage d'un état à un autre et génère des transformations dans les organisations. Or, cet état est devenu instable. Norbert Alter le qualifie « de changement permanent ou de mouvement dont les composantes sont de nature hétérogène. Il s'ensuit une sorte de dilution de la rationalité organisationnelle[32] ».

La résistance au changement est une composante limitée par le flux accéléré des changements, mais ce qui suscite des interrogations, c'est le sens du changement. Le manque de contrôle des situations de travail semble plus problématique pour les acteurs que le changement en lui-même. Le fait que ce « mouvement permanent » intéresse tout le monde dans l'hôpital, et à tous les niveaux, laisse à penser que cette notion doit s'installer dans la vision et le raisonnement des équipes de direction.

De plus, le contexte dans lequel évoluent les TIC est en complète turbulence : les matériels sont très vite obsolescents, les technologies changent et cette évolution constante entraîne les décideurs dans des situations de choix délicates. Cet état de « mouvement

---

32. *Ibid.*

permanent», qui fait qu'un logiciel ne sera plus conforme aux standards qu'imposent les nouvelles réglementations, entraîne un climat d'incertitude pour les professionnels. Leur investissement premier lors de l'implantation est-il mobilisable à nouveau pour d'autres transformations des systèmes en place ?

Aussi, ces notions de mouvement permanent et d'incertitude sont présentes à double titre dans le cadre de l'informatisation des classifications infirmières, et ne sont pas à négliger pour faciliter leur implantation.

Les systèmes d'information et l'informatisation du dossier patient

La production d'informations ne constitue pas une fin en soi ; elle s'appuie sur un meilleur suivi et une connaissance personnalisée des problèmes de santé des usagers. Mais, « le trop d'information peut coûter cher en temps, conduire à tout et à rien. Le manque d'informations peut coûter aussi cher et conduire à de gros risques[33] ».

C'est pour cette raison que l'informatisation du système d'informations de santé (SIS) ne peut s'envisager sans une définition de ses finalités et de ses composantes.

Ainsi, le SIS est « un ensemble organisé de flux d'informations échangées à travers différents supports, au sein d'un hôpital et avec l'extérieur pour mener une ou plusieurs activités définies[34] ». Le système d'information hospitalier (SIH) représente en ce sens un des éléments du SIS.

Pendant de nombreuses années, le SIS apparaît comme un ensemble découpé en plusieurs volets formant un ensemble peu globalisant, ce qui s'explique par la compilation de couches successives au fil de son évolution :
- le système d'information administratif ;
- le système d'information médico-technique ;
- le système d'information médical, etc.

Cette répartition par secteurs d'activité n'est pas satisfaisante car elle amène à fractionner l'information. Par exemple, chaque professionnel qui prend en charge un patient utilise certains paramètres pour alimenter son propre système d'information. Il s'ensuit des saisies multiples concernant une donnée unique. Le système d'information, pour être fondé à partir des besoins de santé de la population, même si ceux-ci restent difficiles à mesurer pour le moment, sous-entend que les systèmes d'information soient décloisonnés.

---

33. A. Berdugo, *L'Évolution des idées concernant les relations entre « Système d'Information et Management des Entreprises »*, rédacteurs : M. Fieschi, P. Dujols et R. Beuscart, Paris, Springer-Verlag, coll. « Informatique et Santé », vol. 6, 1993.
34. Circulaire n° 16 du 18 novembre 1982 et n° 275 du 6 janvier 1989 relatives à l'informatisation des hôpitaux publics.

Ce modèle complexe d'imbrication entre chaque sous-système composant le SIS et le SIH peut être comparé à l'agencement d'un Rubiks' Cube®.

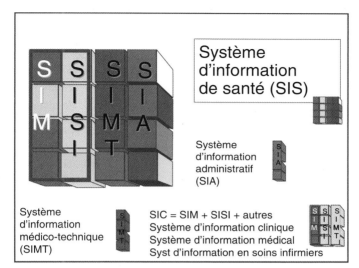

Le SIS ne peut donc s'envisager sans communication entre les différents sous-systèmes qui le composent : système d'information de santé régional, système d'information hospitalier, système d'information médical, système d'information en soins infirmiers, etc.

Ainsi, le système d'information clinique est composé du système d'information médical et du système d'information de soins infirmiers, de rééducation et médico-technique. C'est dans ce cadre que se situent les classifications de soins infirmiers.

Pourtant, le patient est au cœur des pratiques médicales et soignantes. De fait, les informations le concernant constituent l'élément fédérateur du système d'information et sont collectées dans le lieu de soins (unité de soins, cabinet libéral, centre de soins, etc.). Pour mieux l'appréhender, il convient, ensuite, de définir les processus informatisables dans les étapes de prise en charge d'un patient, au sein du SIS.

Ainsi, l'état de recensement des projets d'informatisation en France, réalisé en 2002 par le GMSIH[35], montre que les domaines les plus investis sont les suivants : gestion des rendez-vous, gestion des mouvements, prescription médicamenteuse, demande d'actes de laboratoires, plans de soins, gestion des comptes rendus, résultats

---

35. S. Carli-Bacher, *Analyse des projets de production de soins*, Paris, 3ᵉ Journée annuelle des adhérents du GMSIH (Groupement pour la modernisation du système d'information hospitalier), www.gmsih.fr, 4 juillet 2002.

d'examens biologiques, PMSI (programme de médicalisation des systèmes d'information), charge en soins.

La figure suivante illustre les domaines d'informatisation de l'unité de soins.

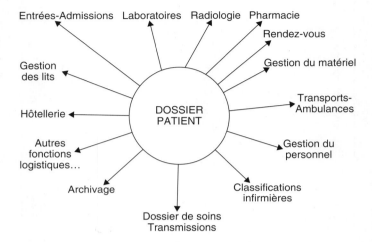

Plus globalement, cette répartition s'articule autour d'un triptyque soins–gestion–évaluation.

La *fonction «soins»* regroupe les éléments qui permettent une meilleure prise en charge du patient, un accès en temps réel et un suivi efficace de l'évolution de son état de santé. Les informations touchent les services en lien direct avec les activités thérapeutiques et diagnostiques médicales, tels que les laboratoires, la pharmacie, la radiologie, etc., mais aussi les données relatives aux pratiques : protocoles médicaux, infirmiers, accès Intranet ou Internet, etc.

Le dossier patient permet de centraliser la plupart des données disponibles et comprend :

- le dossier administratif : identité du patient, données administratives, sociales, professionnelles, etc.
  L'identification permanente du patient (IPP), premier maillon du dossier, est spécifique à chaque établissement et doit, à terme, aboutir à un identifiant unique au sein du SIS, sous forme d'un identifiant national ;
- le dossier médical : observation, examens, diagnostics médicaux, traitements, suivi, transmissions (courriers, ordonnances, résumé médical, etc.), et observations des autres intervenants (psychologues, sages-femmes, etc.) ;
- le dossier de soins : recueil des données infirmières, problèmes de soins, diagnostics infirmiers, soins sur prescription médicale ou infirmière, résultats des soins, transmissions, suivi et liaison, etc. ; et observations, bilans et

actions des autres soignants (masseurs-kinésithérapeutes, diététiciennes, ergothérapeutes, assistantes sociales, etc.).

Le dossier de soins, ou plus exactement le dossier patient, dans son volet soins infirmiers, est incontournable, mais son informatisation est souvent incomplète ; elle concerne principalement le rôle sur prescription médicale (médicamenteuse et examens diagnostiques) ou rôle en collaboration, comme le définit L.J. Carpenito-Moyet[36]. L'informatisation du circuit du médicament devient obligatoire et s'inscrit dans les priorités actuelles d'informatisation.

L'information concernant le patient est actuellement encore, dans de nombreuses structures, selon la taille, consignée sur support papier et répartie en sous-dossiers : dossier médical, dossier de soins, dossier administratif, dossier transfusionnel, etc.

La *fonction « gestion »* concerne l'activité en soins indirects, c'est-à-dire la gestion des mouvements des patients, des transports, des rendez-vous, du matériel et des stocks, des ressources humaines et de la facturation des actes, ainsi que les tableaux de bord de suivi des commandes. Elle est en général assez bien informatisée et maîtrisée depuis plusieurs années.

La gestion informatisée des plannings vise une simplification de la gestion des ressources humaines au sein des unités de soins et est présente dans de nombreuses structures.

La *fonction « évaluation »* couvre les domaines quantitatifs et qualitatifs : PMSI, indicateurs de charge temporelle en soins et évaluation de la qualité, des pratiques professionnelles.

La charge temporelle en soins et le calcul des effectifs peuvent s'appuyer sur les indicateurs d'activités soignantes. Les plus courants sont les soins infirmiers individualisés à la personne soignée (SIIPS), méthode française d'évaluation de la charge en soins, et le projet de recherche en nursing (PRN), méthode canadienne de charge de travail, qui permettent de calculer, à partir des plans de soins, la charge temporelle en soins, et par ce biais l'adéquation avec les effectifs requis. Les finalités de cette évaluation quantitative sont « d'adapter l'effectif au recrutement, [de] négocier les effectifs en fonction des variations de l'activité d'une année à l'autre, mais aussi [de] favoriser les réflexions sur les pratiques[37] ». Ce sont donc des outils de pilotage que l'on peut coupler à d'autres applications et notamment aux classifications infirmières.

Sur ce point, il faut se référer aux démarches déjà entreprises concernant les résumés de soins infirmiers.

En effet, des études américaines (Halloran et Killeg en 1987) ont montré que l'inclusion d'un facteur soins et dépendance par le biais

---

36. L.J. Carpenito-Moyet, *Manuel de diagnostics infirmiers*, Paris, Masson, 2009.
37. S. Gaubert, « Indicateurs en soins infirmiers et système d'information : le PRN », ENSP, filière Directeurs des soins, juin 2002.

des diagnostics infirmiers explique de façon significative la durée de séjour et également le coût de l'activité infirmière et soignante.

En France, le résumé de soins infirmiers (RSI), associé au résumé standardisé de sortie (RSS), a fait l'objet de travaux spécifiques initiés par C. Duboys Fresney[38], dans les années 1990, mais n'a pas abouti à des recommandations nationales. Le RSI est composé de diagnostics infirmiers, d'interventions, d'intensité des soins (SIIPS, PRN, etc.) et de résultats des soins.

En Belgique, en revanche, le résumé infirmier minimum (RIM), couplé au résumé clinique minimum (RCM), remplacé en 2007 par les données infirmières du résumé hospitalier minimum (DI-RHM ou RIM II), « permet de donner une image des interventions infirmières réalisées par des prestataires de soins[39] ». Il est fondé sur l'utilisation de la classification des interventions infirmières (NIC).

L'évaluation des pratiques professionnelles (EPP) s'appuie également sur les données des classifications, et leur traitement permet de mieux évaluer la qualité des soins dispensés à partir du référentiel spécifique que constitue le diagnostic infirmier (Risque de chute, Risque d'escarres, par exemple).

LES CLASSIFICATIONS ET L'INFORMATIQUE : ATOUTS ET FAIBLESSES

La grille d'analyse fournie au tableau suivant constitue une approche synthétique des atouts et des faiblesses du système classifications et informatique, interne à la structure, ou des opportunités et menaces externes.

Atouts et faiblesses des classifications et des systèmes informatiques

Atouts	Faiblesses
Système d'information en soins infirmiers (SISI) et accès à l'information	
– L'informatisation et les classifications apportent des bénéfices qualitatifs prégnants en qualité/sécurité/accessibilité et continuité des soins. – La recherche de l'antériorité, l'accès et le traitement d'informations sont facilités par l'outil informatique (suppression des recopiages, sources d'erreur, gain de temps), avec aussi l'assurance de l'unicité de l'information et donc de sa fiabilité.	– Le SISI est peu défini et reconnu. – Rareté des expériences d'une utilisation routinière et systématique des classifications dans les unités de soins (papier ou ordinateur). – Difficultés de coordination des écrits professionnels (dossiers médical, kinésithérapique, psychologique) ; entraînent un morcellement de l'information). – Formalisation et traçabilité de la démarche de soins souvent incomplètes (résultats). – Évaluation de la qualité des soins infirmiers ponctuelle par le biais de démarches spécifiques (par exemple : évaluation des pratiques professionnelles [EPP]).

---

38. C. Duboys Fresney, *Le Résumé de soins infirmiers*, Paris, Maloine, 1995.
39. M.-T. Celis-Geradin, « Les classifications de la pratique des soins infirmiers », avril 2009 ; http://www.infirmiers.com/ressources-infirmieres/documentation/les-classifications-de-la-pratique-des-soins-infirmiers.html.

Atouts	Faiblesses
Classification et langage	
– Il existe des classifications internationales reliées pour les diagnostics infirmiers, interventions et résultats (NANDA, NIC, NOC [NNN]) traduites en français (AFEDI). – Il existe ainsi un langage commun et connu de tous. – Certains logiciels proposent des classifications infirmières standardisées.	Il est constaté : – un manque de connaissances des classifications : démarche jugée contraignante, chronophage, pas assez descriptive ; – une utilisation par chaque professionnel de son « jargon » ou langage vernaculaire, plus facile à utiliser ; – une cohabitation avec d'autres classifications ou nomenclatures trop peu formalisée.
Enseignement et formations	
– La démarche soignante est enseignée dans les IFSI et formations infirmières depuis plus de 15 ans. – Les transmissions ciblées sont un outil de traçabilité reconnu tant dans les formations de base que professionnelles.	L'enseignement de la démarche de soins n'est pas toujours relayé par les professionnels. – Les transmissions ciblées retracent parfois une utilisation chronologique et linéaire. – Les classifications sont méconnues et rarement utilisées par les infirmières. Les demandes de formation continue sur ce thème ne sont pas souvent retenues.
Financement des soins et politiques de santé	
INTERNE	
– Les classifications permettent l'élaboration d'outils de pilotage intéressants pour les décideurs à partir des données exploitables des bases de données.	– Les résumés de soins infirmiers (RSI) sont présents en Belgique (DI-RHM), mais pas finalisés en France (travaux concernant le RSI). – Les outils sont plutôt quantitatifs, et n'inventorient pas toutes les dimensions du soin.
EXTERNE	
– NANDA, NIC, NOC et AFEDI proposent la traduction des classifications internationales et développent les échanges dans la francophonie et leurs mises à jour. – Des projets nationaux reliés aux « systèmes d'informations » et à l'« interopérabilité sémantique », surtout pour les classifications médicales, sont publiés (Rapport Pr Fieschi en France*)	– Le suivi de l'évolution des systèmes d'information et des classifications reste peu opérant. – Le système évolue lentement et le suivi des mises à jour des versions en regard des classifications s'avère lourd et coûteux. – Les liens entre les classifications restent limités.

* M. Fieschi, « La Gouvernance de l'interopérabilité sémantique est au cœur du développement des systèmes d'information en santé », Rapport à la ministre de la Santé et des Sports, 9 juin 2009.

STRATÉGIE ET RECOMMANDATIONS

Face à ces constats, des décisions sont à prendre en ce qui concerne les orientations, les changements à opérer en priorité, les choix et la gestion du matériel. Pour autant, il est important, compte tenu de l'optimisation des moyens matériels et humains existants, de ne pas engager les équipes dans des situations qui alourdissent leur charge de travail. Dans ce sens, des préalables s'imposent en termes de projet concerté avec les utilisateurs, de formalisation des données à informatiser, d'analyse des organisations de soins en place, et d'informations ou formations à dispenser.

De ce préalable, peuvent découler un projet et une stratégie spécifiques vers lesquels il faut tendre, en tenant compte des priorités suivantes.

- *Définir la stratégie et le pilotage du projet d'informatisation du dossier patient.* Pour ce faire, il est nécessaire :
  - d'inscrire des infirmières au sein du comité de pilotage regroupant les décideurs, les informaticiens et les représentants des professionnels utilisateurs pour l'élaboration d'un cahier des charges et de suivi du projet. La direction des soins doit être présente dans le comité de pilotage et favoriser l'intégration des soins infirmiers de rééducation et médico-techniques en interrelation avec les autres composantes du dossier patient ;
  - de coanimer un groupe opérationnel de référents professionnels chargé de la mise en place du dossier de soins informatisé au sein du dossier patient.
- *Inclure le projet d'informatisation des données de soins dans le projet d'établissement.* L'objectif est d'inscrire les composantes du SISI et l'utilisation des classifications infirmières dans le projet du service de soins infirmiers, de rééducation et médico-techniques (PSIRMT) qui est intégré au projet d'établissement. En France, la validation du PSIRMT, qui est élaboré par le coordonnateur général des soins, appartient à la Commission de soins infirmiers, de rééducation et médico-technique (CSIRMT) et elle doit être la résultante d'un travail de synthèse incluant la participation des infirmières et des soignants.
- *Accompagner le processus d'innovation.* L'appropriation de l'outil et l'institutionnalisation du projet sont portées par un groupe opérationnel qui s'appuie sur :
  - des relais ou référents pour avoir des interlocuteurs sur le terrain et aider les équipes ;
  - au moins un professionnel en position transversale qui assure le relais, selon la taille de l'établissement.

Ces actions ont pour but d'informer et de lever les inquiétudes ou incertitudes, et aussi de planifier les formations nécessaires.

- *Mettre à disposition des outils et une méthodologie appropriée.* La méthode et les moyens spécifiques, complémentaires, supposent :
  - d'évaluer et de réviser les organisations existantes ;
  - d'élaborer les outils pour l'harmonisation des diagrammes d'activités par exemple, la mise en place de listes et de glossaires de cibles, l'élaboration de plans de soins guides, etc. ;
  - de mettre à disposition des ouvrages pour les définitions des diagnostics infirmiers, des interventions et des résultats.

- *Favoriser la formation et les échanges, être partie prenante des démarches qualité.* La recherche autour d'un diagnostic infirmier commun, dans le cadre de l'EPP, favorise les échanges au sein de l'établissement et avec les établissements extérieurs (par exemple : Risque d'escarres, Risque de chute). En parallèle, la planification de formations et de journées d'échanges interétablissements, centrées sur les transmissions soignantes et l'application pratique des classifications, s'impose. Pour cela, les projets du service de soins intégrés au projet d'établissement doivent également aborder la formation et la qualification dans les domaines cliniques en réponse aux besoins de santé des patients. En effet, un soignant bien formé saura choisir les bonnes interventions et sera plus confiant et sécurisé dans sa pratique.
- *Identifier les coûts des soins infirmiers.* Dans ce cadre, il s'agit de développer progressivement les composantes du RSI : diagnostics infirmiers, interventions, résultats. Pour cela, il convient :
  - de définir, avec le département d'informations médicales, les données infirmières minimales à recueillir et de cibler les interventions infirmières associées à l'évaluation PMSI et T2A (tarification à l'activité) en France, DI-RHM en Belgique, voire MDS (Minimum Data Set) en Europe ;
  - de réaliser des études de charge en soins et de les coupler avec les interventions infirmières effectuées en favorisant ainsi les liens entre le quantitatif et le qualitatif, pour revoir, notamment, les affectations précises d'effectifs et les qualifications requises.

Pour conclure, cette démarche de distanciation de l'existant, bien que peu habituelle, est bénéfique. En effet, s'obliger à réaliser la démarche basique de description de nos organisations, ou de leur pilotage, et analyser leur fonctionnement n'est pas toujours aisé. Mais cela permet de mesurer le chemin parcouru et d'entrevoir les pistes d'améliorations à suivre.

Depuis plus de 20 ans, les classifications infirmières s'infiltrent dans nos pratiques et il est possible de dire qu'elles sont connues par un nombre croissant de professionnels. Toutefois, la retranscription du raisonnement diagnostique et thérapeutique et l'adaptation à un nouveau langage, en particulier, limitent leur généralisation.

S'il est possible d'affirmer que l'informatisation apporte des bénéfices qualitatifs prégnants en matière de qualité, de sécurité, d'accessibilité et de continuité des soins, en contrepartie, elle ne résoudra pas les dysfonctionnements dont souffrent nos organisations.

Néanmoins, les lignes qui précèdent permettent de penser que l'informatisation des classifications infirmières est devenue de plus en plus nécessaire pour nommer les pratiques, rendre visible le service rendu aux patients et améliorer la qualité des soins.

Sur ce dernier point, les conseils de Donald M. Berwick[40], président de l'Institute for Healthcare Improvement (IHI), qui pilote la politique de qualité des soins mise en œuvre aux États-Unis, paraissent tout à fait opportuns et transposables : « Simplifier tout ce qui peut l'être, attacher toute l'importance souhaitable à la notion d'équipe, ne pas négliger les aspects politiques, aider les patients à jouer un rôle, aller vite, commencer maintenant, diffuser et s'étendre continuellement, et surtout, *ne pas se plaindre !* »

Dont acte...

---

40. D.M. Berwick, « Lessons from developing nations on improving health care », *BMJ*, n° 328, 2004, p. 1124–1129.

CHAPITRE 5

L'APPORT DES CLASSIFICATIONS INFIRMIÈRES DANS LA DÉMARCHE QUALITÉ/GESTION DES RISQUES

Comme l'affirme Ulrich Beck[41], les dangers sont présents « en tout et en chacun ». Ils prennent tout leur sens dans le cadre des vigilances et des soins (interventions chirurgicales, infections nosocomiales ou associées aux soins, iatrogénie médicamenteuse, etc.), mais encore dans celui des risques liés à la vie hospitalière (sécurité des biens et des personnes, de l'environnement) ou aux conditions de travail. Aussi, le cheminement qui s'opère actuellement afin de rendre visibles les dangers, permettant de mieux les appréhender afin de mieux les maîtriser, semble incontournable.

Force est de constater que l'exposition au danger crée le risque. Il est donc important de définir, dans la pratique infirmière, quelles sont les situations à risque et comment assurer la sécurité des soins aux patients.

L'utilisation des classifications infirmières doit permettre de mieux appréhender les données cliniques. En effet, les trois taxonomies des diagnostics infirmiers, interventions et résultats de soins abordent largement le concept de risque.

En France, notamment, dans le cadre des démarches qualité gestion des risques et de la certification des établissements de santé ou de l'évaluation externe dans le secteur médico-social, l'évaluation des pratiques professionnelles (EPP) peut également s'appuyer sur des référentiels issus des classifications.

L'objectif de ce chapitre est de cerner davantage la notion de risque au sein des classifications de soins infirmiers, ainsi que les préalables et les facteurs favorisants leur implantation dans la pratique soignante.

LA GESTION DES RISQUES ET LES CLASSIFICATIONS DE SOINS INFIRMIERS

D'après l'ENEIS, une enquête récente, 300 000 événements indésirables graves (EIG) liés aux soins sont recensés chaque année en France[42].

---

41. U. Beck, *La société du risque*, Paris, Flammarion, coll. Champs Essais, 2003 : « Les dangers deviennent les passagers aveugles de la consommation normale. Ils se déplacent dans le vent et l'eau, sont présents en tout et en chacun, et pénètrent avec ce qu'il y a de plus vital – l'air que l'on respire, la nourriture, les vêtements, l'aménagement de nos lieux d'habitation – toutes les zones protégées du monde moderne, si bien contrôlées d'ordinaire. »

42. Enquête nationale sur les événements indésirables liés aux soins (ENEIS), Direction de la recherche, des études, de l'évaluation et des statistiques (DREES), 2005 et 2009, 8 juin 2010.

Cela correspond à 6,2 pour 1000 hospitalisations dont un tiers sont évitables et environ un EIG tous les 5 jours dans un service de 30 lits (court séjour). Il est estimé également que 1,5 % des hospitalisations sont liées à une erreur médicamenteuse. Enfin, une enquête menée par l'IRDES[43] en 2011 estime à 700 millions d'euros, pour la seule année 2007, le coût des EIG en France.

Ainsi, la Haute autorité de santé (HAS) s'est associée à la Direction générale de l'offre de soins (DGOS) dans le cadre de la semaine sécurité des soins afin d'inciter les professionnels de la santé à respecter les protocoles et les référentiels de bonnes pratiques.

Les indicateurs pour l'amélioration de la qualité sécurité des soins (IPAQSS) recueillis chaque année par les établissements de santé apportent d'autres paramètres de suivi de la qualité des prises en charge. Ainsi, dans seulement 60 % des cas, la traçabilité relative à la douleur postopératoire apparaît dans des dossiers patients. Pour le risque d'escarre chez l'adulte, elle avoisine 40 %. En revanche, la tenue du dossier patient s'améliore progressivement, notamment grâce à l'informatisation[44].

Les grandes catégories de risques

L'HAS impulse des actions qui visent l'amélioration de la qualité et de la sécurité des soins. Pour ce faire, il est mis à disposition une typologie des risques. Au total, il est possible de distinguer trois grandes catégories de risques :

- « la première directement associée aux soins (organisation et coordination des soins, actes médicaux, hygiène, utilisation d'un produit de santé, gestion de l'information, etc.) » – le lien entre la gestion des risques associés aux soins et les classifications de soins infirmiers se situe prioritairement dans cette première catégorie ;
- « la deuxième liée aux activités dites de soutien sans lesquelles les soins ne pourraient être correctement mis en œuvre (effectif de personnel et gestion des compétences, équipements et leur maintenance, achats et logistique, système d'information, etc.) ;
- la troisième liée à la vie hospitalière et à l'environnement (sécurité des personnes et des biens, etc.) »[45].

Les événements précurseurs de risques

Il convient au préalable de préciser que la mise en évidence d'événements indésirables dits précurseurs doit faire l'objet d'une

---

43. Institut de recherche et documentation en économie de la santé. Enquête sur la santé et la protection sociale 2010, juillet 2012.
44. Données 2010. Tous ces résultats sont mis à jour et peuvent être consultés sur le site : scopesante.fr.
45. Guide HAS, La sécurité des patients. Mettre en œuvre la gestion des risques associés aux soins en établissement de santé. Des concepts à la pratique, mars 2012.

analyse précise afin de mettre en œuvre des mesures barrières. En effet, la référence à la pyramide de Bird permet de comprendre l'importance de ces situations à risque (voir figure).

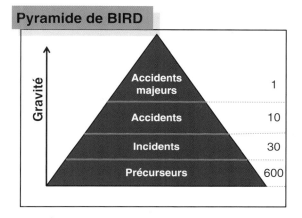

LA GESTION DES RISQUES DANS LES CLASSIFICATIONS INFIRMIÈRES

Classification de NANDA International

Diagnostics infirmiers de type « risque »

Pour rappel, un diagnostic infirmier « est un jugement clinique sur une réaction humaine aux problèmes de santé/aux processus de vie, ou une vulnérabilité à cette réaction d'un individu, d'une famille ou d'une collectivité[46] ».

Les diagnostics infirmiers peuvent être de trois types :
- focalisé sur un problème ;
- de promotion de la santé ;
- de type risque.

Les définitions
- Le diagnostic focalisé sur un problème est « un jugement clinique qui décrit une réaction humaine indésirable à des problèmes de santé ou des processus de vie qui est présente chez un individu, une famille, un groupe ou une collectivité[47] ».
- Le diagnostic de promotion de la santé est « un jugement clinique qui décrit la motivation et le désir d'augmenter son bien-être et de réaliser son potentiel de santé. Ces réactions sont exprimées par la motivation à adopter des conduites spécifiques favorables à la santé. Les diagnostics de promotion de la santé peuvent être utilisés quel que soit l'état de santé. Les réactions de promotion de la santé peuvent être

---

46. NANDA International, Inc., *Diagnostics infirmiers. Définitions et classification 2015–2017*, Paris, Elsevier Masson, 2016.
47. *Ibid.*

présentes chez un individu, une famille, un groupe ou une collectivité[48] ».
- Le diagnostic de type risque est « un jugement clinique qui décrit la vulnérabilité d'un individu, d'une famille, d'un groupe ou d'une collectivité à développer une réaction humaine indésirable à des problèmes de santé ou des processus de vie[49] ».

Les facteurs de risque sont « des facteurs environnementaux et des éléments physiologiques, psychologiques, génétiques ou chimiques qui augmentent la vulnérabilité d'un individu, d'une famille, d'un groupe ou d'une collectivité à un événement nuisible pour la santé[50] ».

Seuls, les diagnostics de risque ont des facteurs de risque.

Les diagnostics focalisés sur un problème de santé se distinguent donc des diagnostics de type risque par plusieurs critères repris dans le tableau suivant :

	Diagnostic infirmier focalisé sur un problème	Diagnostic infirmier de type risque
Quoi ?	Un intitulé et une définition	
Quand ?	Sont présents	Peuvent survenir
Comment ?	Caractéristiques : manifestations, signes Facteurs favorisants	– Facteurs de risque
Qui ?	Individus, familles et collectivités	

Au total la Taxonomie des diagnostics infirmiers NANDA International 2015-2017 compte 235 diagnostics dont environ un tiers sont des diagnostics de type risque.

Cette dernière édition de la classification des diagnostics infirmiers propose 14 nouveaux diagnostics infirmiers de type risque ainsi que 2 diagnostics infirmiers de type risque révisés.

La Taxonomie II de NANDA International est structurée par domaines eux-mêmes subdivisés en classes. Au total, la Taxonomie II comprend 13 domaines. Ainsi le domaine 11, intitulé « Sécurité/Protection », compte pas moins de 33 diagnostics infirmiers de type risque répartis en 6 classes : Classe 1, Infection ; Classe 2, Lésions ; Classe 3, Violence ; Classe 4, Dangers environnementaux ; Classe 5, Processus défensifs ; Classe 6, Thermorégulation.

Citons quelques exemples de diagnostics infirmiers issus de ce domaine 11 :
- Risque de chutes
- Risque de contamination
- Risque d'escarre

---

48. *Ibid.*
49. *Ibid.*
50. *Ibid.*

- Risque de fausse route (d'aspiration)
- Risque d'infection
- Risque d'atteinte à l'intégrité de la peau
- Risque d'intoxication
- Risque de suicide
- Risque de traumatisme
- Risque de violence envers les autres

Le lecteur trouvera également dans l'index général du livre, au mot « Risque », une liste complète des diagnostics infirmiers de type risque.

La formulation

Les diagnostics infirmiers de type risque sont étayés par des facteurs de risque et leur définition est introduite par le terme de « vulnérabilité », un risque étant ici conçu comme une « vulnérabilité à développer dans le futur une réaction humaine indésirable à un état de santé ou un processus de vie[51] ».

Chaque intitulé de risque commence par : « Risque de … ».

Nous donnons ci-après l'exemple du diagnostic infirmier « Risque de chutes » (00155) (exemple qui sera à mettre en vis-à-vis des interventions et des résultats donnés plus bas).

Extrait 1

Domaine 11 : Sécurité/protection
Classe 2 : Lésions

00155
RISQUE DE CHUTES

DÉFINITION – Vulnérabilité à une prédisposition accrue aux chutes qui peut causer des blessures et compromettre la santé.

FACTEURS DE RISQUE

Facteurs liés à l'âge adulte
- Antécédents de chutes.
- Personne âgée de 65 ans ou plus.
- Personne vivant seule.
- Prothèse d'un membre inférieur.
- Utilisation de moyens auxiliaires de marche (par ex. déambulateur, fauteuil roulant, canne).

Facteurs liés à l'enfance
- Absence de barrière de sécurité dans l'escalier.
- Absence de protection aux fenêtres.
- […]

---

51. *Ibid.*

Facteur cognitif
- Altération des fonctions cognitives.

Facteurs environnementaux
- Cadre non familier.
- Éclairage insuffisant.
- Environnement encombré.
- Exposition à des facteurs dangereux liés aux conditions météorologiques (par ex. sol mouillé, glace).
- [...]

Facteurs liés aux médicaments
- Consommation d'alcool.
- Médicaments.

Facteurs physiologiques
- Anémie.
- Arthrite
- Besoin impérieux d'uriner ou incontinence.
- Cancer.
- Diarrhée.
- Difficulté à la marche.
- Diminution de l'audition.
- Diminution de la force des membres inférieurs.
- Diminution de la vision.
- Hypotension orthostatique.
- Insomnie.
- Maladie affectant les pieds.
- Maladie aiguë.
- [...]

Classification NIC/CISI

La classification NIC/CISI (Nursing Interventions Classification, ou Classification des interventions de soins infirmiers) est également structurée par domaines (1 à 7) et classes (A à Z).

Le domaine 4, intitulé «Sécurité», concerne les «soins qui aident à la protection contre les dangers». Ce domaine est particulièrement axé sur :
- la gestion de la crise (classe U), définie comme suit : «interventions visant à apporter une aide immédiate et à court terme lors de crises psychologiques et physiologiques» (exemples : Premiers soins, Soins d'urgence) ;
- et la gestion du risque (classe V), définie comme suit : «interventions visant à mener des actions de réduction des risques et à poursuivre la surveillance des risques dans la durée» (exemples : Aménagement du milieu ambiant : sécurité, Prévention des chutes).

La majorité des interventions sont en lien avec les plans de soins relevant des diagnostics infirmiers de type risque.

D'autres domaines peuvent contenir des actions de prévention ou d'éducation, utilisées dans les plans d'actions des situations à risque. Ainsi, le domaine 2, « Physiologique complexe », comprend la gestion des médicaments (classe H), et le domaine 3, « Comportemental », rassemble les soins éducatifs.

Le plan de soins relié au diagnostic infirmier Risque de chutes, pris en exemple plus haut, peut être le suivant :

Extrait 2

INTERVENTIONS

Soins de base
- Aide aux soins d'hygiène d'une personne présentant une démence.
- Aide aux soins personnels : transfert.
- Aide aux soins personnels : utilisation des toilettes.
- Enseignement des règles de la mécanique corporelle.
- Positionnement.
- Positionnement en fauteuil roulant.
- Régulation de l'élimination urinaire.
- Surveillance des signes vitaux.
- Thérapie par l'exercice : équilibre.
- Thérapie par l'exercice : maîtrise musculaire.
- Transfert.

Soins de sécurité
- Aménagement du milieu ambiant : sécurité. ❶
- Conduite à tenir face à une démence.
- Limitation du territoire.
- Prévention des chutes. ❶

Soins techniques complexes
- Gestion de la médication.
- Précaution en cas de crise convulsive.

Soins à la famille
- Enseignement : sécurité du nourrisson de 0 à 3 mois [...] de 25 à 36 mois.

Dans cet exemple, les deux interventions prioritaires sont : Aménagement du milieu ambiant : sécurité et Prévention des chutes. Cependant, d'autres interventions sont suggérées afin de répondre à chaque plan de soins individualisé.

L'intervention « Prévention des chutes » (6490), pour sa part, se décline en une définition et les activités suivantes :

Extrait 3

Soins de sécurité

6490
PRÉVENTION DES CHUTES

Emploi de précautions particulières dans le cas où un patient présente des risques de blessures dues à des chutes.

ACTIVITÉS
- Déterminer les déficits cognitifs ou physiques susceptibles d'augmenter les risques de chutes dans un environnement particulier.
- Identifier les comportements et les facteurs qui influencent le risque de chute.
- Passer en revue l'histoire des chutes avec le patient et sa famille.
- Déterminer les caractéristiques de l'environnement susceptibles de causer des chutes (ex. : planchers glissants, escaliers).
- Observer la démarche, l'équilibre et le degré de fatigue lors de la marche.
- Interroger le patient à propos de sa sensation d'équilibre, si nécessaire.
- Discuter avec le patient des observations sur sa démarche et ses mouvements.
- Suggérer des changements dans la démarche.
- Accompagner le patient dans son adaptation aux changements de démarche suggérés.
- Aider le patient instable quand il marche.
- Fournir un appareil de marche (ex. : canne, déambulateur) afin de stabiliser la démarche.
- Encourager le patient à utiliser une canne ou un déambulateur.
- Enseigner au patient l'emploi de la canne ou du déambulateur.
- Maintenir l'appareil en bon état.
- Verrouiller les roues du fauteuil roulant, du lit ou du chariot à brancard lors du transfert.
- Placer les objets dont il a besoin à la portée du patient. […]

Classification NOC/CRSI

Comme la classification de NANDA International et la classification NIC/CISI, la classification NOC/CRSI (Nursing Outcomes Classification, ou Classification des résultats de soins infirmiers) se découpe en domaines et classes. Elle comprend 7 domaines, et particulièrement le domaine 4, intitulé : « Connaissances et comportement relatifs à la santé ». Ce domaine inclut la classe T, intitulée « Contrôle des risques et sécurité » qui rassemble les résultats « qui décrivent l'état de sécurité d'un individu et/ou les actions pour éviter, limiter ou contrôler les menaces identifiables pour sa santé ». Le lecteur trouvera page 631–632 le détail de l'ensemble des résultats de cette classe (exemples : Fréquence des chutes, Prévention des chutes, Errance sans danger, Contrôle des risques, Sécurité du domicile).

Pour notre exemple de diagnostic infirmier Risque de chutes, les deux résultats de soins infirmiers possibles sont Fréquence des chutes (1912 ; détaillé ci-dessous) et Prévention des chutes.

FRÉQUENCE DES CHUTES

Nombre de fois qu'un individu chute.

SCORE GLOBAL DU RÉSULTAT

10 et plus	7–9	4–6	1–3	Aucune
1	2	3	4	5

INDICATEURS

- Nombre de chutes en position debout
- Nombre de chutes en marchant
- Nombre de chutes en position assise
- Nombre de chutes du lit
- Nombre de chutes pendant un transfert
- Nombre de chutes en montant un escalier
- Nombre de chutes en descendant un escalier
- Nombre de chutes en allant à la salle de bains
- Nombre de chutes survenues en se penchant

APPLICATIONS PRATIQUES : QUALITÉ GESTION DES RISQUES ET ÉVALUATION DES PRATIQUES PROFESSIONNELLES (EPP)

Les applications dans la pratique quotidienne découlent du projet et de la politique qualité gestion des risques. Plusieurs orientations peuvent être posées dans le cadre de la qualité et de la sécurité des soins.

Inspirer la confiance, favoriser l'adhésion, être partie prenante des démarches qualité

Pour parvenir à ces objectifs de confiance et d'adhésion, l'engagement de la direction est essentiel. Il s'appuie sur la mise en œuvre d'une politique qualité gestion des risques (PQGR) en lien avec les équipes médicales et soignantes.

Certains préalables sont cependant indispensables :
- la diffusion d'une charte de confiance, signée de la direction et du président de la commission médicale montre l'engagement de l'établissement dans la démarche ;
- une équipe dédiée à la qualité gestion des risques répond aux sollicitations des équipes en termes d'apprentissage des méthodes, de conseil, ou encore d'appui dans la gestion documentaire ;
- des ouvrages de référence facilement accessibles et mis à disposition des équipes renforcent notamment les revues de la littérature nécessaires à l'élaboration d'un référentiel ;
- des formations et enseignements spécifiques permettent d'appréhender plus efficacement l'élaboration des référentiels requis.

Le développement de l'expertise et de la qualification soignantes s'inscrit dans la même politique générale.

Développer la traçabilité et l'évaluation des données soignantes

La traçabilité des données infirmières a pour support le dossier de soins et repose sur les transmissions. Un groupe dédié à ce suivi peut proposer des listes de cibles avec les définitions s'y rattachant.

L'évaluation des pratiques de transmissions reste un moyen efficace pour améliorer les données cliniques centrées sur le patient.

L'amélioration du circuit de l'information et le passage du dossier papier au dossier informatisé doivent être l'occasion, comme nous l'avons vu précédemment, de « revisiter » les organisations et par là même les modes de transmissions pour les améliorer. Un audit ciblé sur les transmissions ciblées crée une dynamique à partir de l'évaluation de l'existant.

Mettre à disposition des outils et une méthodologie appropriés

L'évaluation des pratiques professionnelles (EPP) réalisée à partir d'un référentiel adapté se fait selon une méthode et des moyens spécifiques.

Plus largement, l'EPP réalisée à partir de diagnostics infirmiers prévalents dans un secteur ou un pôle d'activités constitue un objectif à inscrire dans le projet du service de soins. Risque d'escarre, Risque de chutes, Risque d'infection sont autant d'exemples de diagnostics infirmiers prévalents, et constituent les supports d'une réflexion commune à partir d'un référentiel reconnu et centré sur des données cliniques.

Des équipes formées à l'utilisation des outils d'analyse de la qualité et des risques peuvent construire des supports reproductibles sur l'ensemble de l'établissement ou de la structure de soins où elles gravitent en liaison avec les professionnels de la qualité.

Dans le cas du diagnostic infirmier Risque de chutes, pris en exemple tout au long de ce chapitre, l'utilisation d'un diagramme d'Ishikawa[52] incite à l'analyse à partir de situations fréquemment rencontrées et dont la gravité peut varier. Avec cette matrice, élaborée en équipe, chaque professionnel s'ajustera à la situation de soins rencontrée et mettra en œuvre des actions personnalisées. Ce diagramme s'intègre aisément dans un recueil de données à partir des facteurs favorisants reliés au diagnostic infirmier, comme le montre l'exemple suivant :

Diagramme d'Ishikawa – Risque de chutes (adulte)

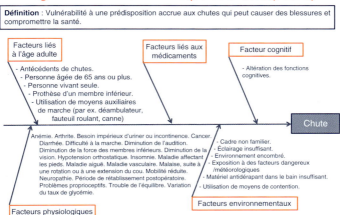

En résumé, la politique prévention et gestion des risques est très imbriquée avec la pratique des lieux de soins. Une organisation s'est ainsi tissée au fil des années, axée sur la qualité puis progressivement sur la gestion des risques.

Les classifications de soins infirmiers et les outils de la qualité peuvent se compléter dans une démarche d'EPP.

Toutefois, des axes de progression s'avèrent nécessaires pour renforcer le processus. Il s'agit de parvenir à adapter la démarche générale et théorique aux réalités des structures de soins et de susciter de nouveaux comportements qui mettent le domaine

---

52. Ce type de diagramme s'appuie sur le recensement des causes et des effets et en fournit une représentation synthétique. Il est fondé sur la règle des 5 M (matière, matériel, méthode, moyens et milieu).

de l'expertise à la portée de tous en intensifiant l'information, la formation, la systématisation du questionnement devant des situations récurrentes.

Cela renvoie à un préalable important, fondé sur la perception du risque par les professionnels hospitaliers : pour «favoriser l'adhésion de ceux-ci et l'appropriation de concepts communs partagés localement, une communication spécifique doit être développée, notamment sur les idées de menace et de vulnérabilité, de typologie et de responsabilité des différents acteurs[53]».

Cela amène à conclure que la communication et la diffusion transversales demeurent, sans nul doute, des axes méthodologiques prioritaires pour progresser, encore, vers une gestion des risques plus maîtrisée et maîtrisable, sans en sous-estimer les aspects humains.

---

53. A. Hugerot, A. Devillard, T. Monneret, N. Villenet, «Perception du risque : exploration des définitions et des représentations chez les personnels hospitaliers», *Risques et Qualité*, vol. VII, n° 2, 2010.

Partie II
Diagnostics infirmiers et plans de soins

Cette partie est entièrement consacrée à la mise en lien entre les **diagnostics infirmiers** et les **plans de soins**, c'est-à-dire les **interventions et résultats**.

Tous ces diagnostics infirmiers ont été acceptés lors des dernières conférences de la NANDA[1] et traduits en français par l'AFEDI[2]. La définition, les caractéristiques ou les facteurs de risque, les facteurs favorisants permettent de préciser le diagnostic infirmier et s'intègrent dans une « démarche diagnostique ».

Vingt-six nouveaux diagnostics infirmiers et 14 diagnostics infirmiers révisés sont inclus dans la présente édition. Des interventions infirmières, extraites de la 5ᵉ édition de la classification[3], sont proposées et constituent une aide au plan de soins et à la « démarche thérapeutique » qui est validée avec le patient toutes les fois que cela est possible.

De la même manière, de nouveaux résultats décrits dans la 5ᵉ édition américaine de la NOC[4] sont intégrés et s'inscrivent dans la « démarche d'évaluation ».

Dans la pratique, cette démarche s'appuie sur l'observation, le jugement clinique, les connaissances infirmières, et ne suit en aucun cas la construction linéaire de ces plans de soins. Chaque élément est en interrelation avec les autres. Même si une certaine logique place l'observation avant l'action, des interventions infirmières peuvent être entreprises à partir d'une hypothèse de diagnostic. Lors de la validation du diagnostic infirmier, un plan de soins spécifique viendra enrichir les premières actions mises en place avec le patient.

LE CONTENU DES FICHES : DIAGNOSTICS INFIRMIERS ET PLANS DE SOINS

Les 235 **diagnostics infirmiers** se présentent tels que NANDA International les a proposés. Chaque diagnostic comprend : la définition, les caractéristiques, les facteurs favorisants ou de risque.

Les **plans de soins** sont composés des interventions et des résultats. Ils ne sont pas décrits lorsqu'ils correspondent à des diagnostics infirmiers utilisés de façon exceptionnelle ou dans des domaines très spécifiques (par exemple : Débit cardiaque diminué, Ictère néonatal, Risque d'altération de l'irrigation cérébrale/

---

1. North American Nursing Diagnosis Association.
2. Association francophone européenne des diagnostics, interventions, résultats infirmiers.
3. Gloria M. Bulechek, Howard K. Butcher, Joanne McCloskey Dochterman, *Classification des interventions de soins infirmiers. CISI/NIC*, 3ᵉ éd. française, Paris, Masson, 2010. Traduction française par C. Debout et l'AFEDI.
4. Nursing Outcomes Classification. Sue Moorhead, Marion Johnson, Meridean L. Maas, Elizabeth Swanson, *Classification des résultats de soins infirmiers. Mesure des résultats de santé*, 2ᵉ éd. fr., Paris, Elsevier Masson, 2014. Traduction française par l'AFEDI.

gastro-intestinale/rénale). En effet, le champ d'intervention élargi des infirmières nord-américaines leur permet d'autres pratiques qui ne sont pas reconnues dans le champ d'exercice francophone européen et principalement en France.

Afin de ne pas influencer la démarche de formalisation, nous avons fait le choix d'exclure les propositions d'objectifs «standard» dans cette édition. L'étudiant ou l'infirmière les formulera et les adaptera à la situation particulière du patient, lors de la rédaction du plan de soins.

Les **interventions** intégrées dans le plan de soins sont issues de la Classification des interventions infirmières (NIC[5]), développée par l'équipe de recherche de l'Université de l'Iowa (2008). La 5e édition est accessible depuis 2010 en français[6]. Les interventions proposées correspondent à celles listées dans la dernière partie de la 6e édition américaine.

Ce sont des **propositions** d'intervention en lien avec les diagnostics infirmiers. Certaines de ces interventions sont **prioritaires** (**P**). Ces interventions sont très fortement reliées à ce diagnostic. Ainsi, pour le diagnostic infirmier Risque d'atteinte à l'intégrité de la peau, sur 47 interventions suggérées, 2 sont prioritaires : Prévention des escarres de décubitus, Limitation des pressions sur le corps. D'autres interventions sont **optionnelles** (**O**); elles sont mentionnées pour enrichir l'élaboration du plan de soins personnalisé.

Les **résultats** sont ceux proposés dans la 5e édition de la NOC, citée précédemment. En tout, ce ne sont pas moins de 490 résultats qui sont traduits et certains sont développés avec leurs indicateurs dans la quatrième partie de cet ouvrage. Les 490 résultats sont liés à 235 diagnostics infirmiers.

Une distinction est faite entre trois types de résultats : les résultats proposés pour mesurer la résolution du diagnostic, les résultats pour évaluer et mesurer la présence du risque et les autres résultats. Pour les diagnostics de promotion de la santé, les résultats sont centrés sur la mesure des caractéristiques identifiées. On trouve par exemple, pour le diagnostic Atteinte à l'intégrité de la peau, les résultats proposés suivants : réaction allergique localisée; cicatrisation d'une brûlure; intégrité tissulaire : peau et muqueuses; cicatrisation : 1re intention; cicatrisation : 2e intention; une rubrique «Autres résultats» complète le plan de soins – par exemple : conséquences de l'immobilité : physiologiques, ou état nutritionnel. Ces résultats supplémentaires sont à choisir en fonction des caractéristiques et des facteurs favorisants ou résultats intermédiaires. Pour le diagnostic Risque de syndrome d'immobilité, le résultat proposé pour évaluer et mesurer la présence du risque est : conséquences de l'immobilité : physiologiques, et pour le résultat associé aux facteurs de risque : attention portée au côté atteint.

---

5. Nursing Interventions Classification.
6. Gloria M. Bulecheck, Howard K. Butcher, Joanne McCloskey Dochterman, *Classification des interventions de soins infirmiers. CISI/NIC, op. cit.*

Comment utiliser ces fiches ?
Afin de faciliter l'écriture des données fondamentales recueillies lors des épisodes de soins et de la prise en charge du patient, il est possible de construire des outils synthétiques et adaptés à la structure de soins ou plans de soins guides. Les plans de soins proposés dans cette partie en regard des diagnostics infirmiers constituent des recommandations à l'usage des équipes soignantes et ont été conçus pour répondre à cet objectif. Toutefois, ils doivent être adaptés et définis au préalable, en équipe, en fonction de la discipline, de la structure de soins, des ressources matérielles et humaines, etc. Il est nécessaire de réaliser des fiches synthétiques qui peuvent être dupliquées et glissées dans le dossier du patient.

Ces outils servent de base à l'élaboration de plans de soins personnalisés et adaptés à chaque patient. Ils constituent des documents de référence, fondés sur la réflexion d'un groupe de soignants. Par exemple, après avoir identifié les diagnostics infirmiers le plus souvent posés dans une unité de soins (une vingtaine environ), une fiche plan de soins guide est élaborée pour chaque diagnostic infirmier à partir de la liste proposée. Cette fiche doit contenir les éléments suivants :
- Intitulé
- Définition
- Caractéristiques ⎫
- Facteurs de risque ⎬ selon le type de diagnostic
- Facteurs favorisants ⎭
- Objectifs spécifiques (rubrique à personnaliser)
- Intitulés des interventions infirmières possibles (à déterminer)
- Intitulés des résultats (à déterminer).

Ces plans de soins guides doivent être testés puis réajustés et validés.

L'utilisation quotidienne de ces documents se fait sur la base des référentiels et après élaboration d'une maquette ergonomique (voir fiche suivante).

La présentation sous forme de fiche, par diagnostic infirmier, facilite l'intégration éventuelle au dossier de soins.

Dans le cas d'un support dossier de soins papier, la lecture rapide de ces plans de soins guides est renforcée par un système à cocher ou de surlignage en face de chaque intervention et information. Cette méthode permet de personnaliser le plan de soins de chaque patient.

Bien évidemment, lorsqu'il s'agit d'un dossier de soins informatisé, il est possible de sélectionner uniquement les interventions adaptées et de masquer les autres interventions non sélectionnées.

Les transmissions renvoient à ce plan de soins et permettent de suivre l'évolution de l'état du patient.

Modèle de maquette

Date :

Nom Prénom :

INTITULÉ
Déficit de soins personnels = se laver/effectuer les soins d'hygiène.

CARACTÉRISTIQUES
Incapacité de prendre le nécessaire pour le bain.
Incapacité de se laver, complètement ou en partie.
Incapacité de se procurer de l'eau ou de se rendre vers un point d'eau.
Incapacité de régler la température ou le débit de l'eau.
Incapacité d'entrer et de sortir de la salle de bains.
Incapacité de se sécher le corps.

FACTEURS FAVORISANTS
Diminution ou absence de motivation
Faiblesse et fatigue
Anxiété grave
Mauvaise perception du schéma corporel et de son rapport avec l'espace
Trouble de perception ou déficit cognitif
Douleurs
Troubles neuromusculaires
Troubles musculosquelettiques
Barrières environnementales

OBJECTIFS
Court terme
Long terme
Spécifique
(à préciser)

INTERVENTIONS
Aide à la prise de responsabilité
Éducation individuelle
Hygiène buccodentaire
Bain
Entretien des lentilles cornéennes
Soins au nourrisson
Soins des cheveux et du cuir chevelu
Soins des ongles
Soins des oreilles
Soins des pieds
Soins des yeux
Soins périnéaux

Aide à la prise de décisions
Aide aux soins personnels
Aide aux soins personnels : AVQ
Amélioration de l'estime de soi
Amélioration de l'image corporelle
Détermination d'objectifs communs
Incitation à faire de l'exercice
Incitation à faire de l'exercice : étirements
Limitation de la dépense énergétique
Maîtrise du comportement
Modification du comportement
Négociation d'un contrat avec le patient
Planification de la sortie
Positionnement
Prévention des chutes
Soutien psychologique

RÉSULTATS

Soins personnels : toilette
Soins personnels : hygiène

Autres résultats

Déplacement : fauteuil roulant
Marche
Mobilité
Respect des règles de la mécanique corporelle
Adaptation à un handicap physique
Attention portée au côté atteint
Bien-être environnemental
Capacité cognitive
Connaissances : mécanique corporelle
Endurance
Énergie psychomotrice
État neurologique : fonction sensorimotrice des nerfs rachidiens
État neurologique : système nerveux périphérique
Fonction sensorielle : proprioception
Fonction sensorielle : vision
Fonction squelettique
Motivation
Niveau d'anxiété
Niveau de la démence
Niveau de la douleur
Niveau de la fatigue
Niveau du délire
Satisfaction du client : environnement physique
Sécurité du domicile
Niveau d'inconfort

Coordonnées de la structure de soins et des auteurs, date de validation (mois, année)

L'ensemble des références en lien avec les diagnostics infirmiers de NANDA International repris dans cette partie sont disponibles à l'adresse : http://www.em-consulte.com/e-complement/474758/.

> Domaine 1. Promotion de la santé
> Classe1. Connaissance de l'état de santé
>
> 00097
> # ACTIVITÉS DE LOISIRS DÉFICIENTES[7]
> (1980)

DÉFINITION – Ennui résultant d'une baisse d'intérêt pour les activités de loisirs ou de l'impossibilité d'en avoir.

CARACTÉRISTIQUES
- Ennui.
- Environnement actuel qui ne permet pas d'avoir des activités.

FACTEURS FAVORISANTS
- Activités de loisirs insuffisantes.
- Extrêmes d'âge.
- Hospitalisation prolongée.
- Institutionnalisation prolongée.

INTERVENTIONS

Soins relationnels
- Aide à la responsabilisation. ⓟ
- Amélioration de l'estime de soi.
- Art-thérapie.
- Détermination d'objectifs communs.
- Éducation individuelle.
- Exploitation du milieu.
- Groupe de soutien.

---

7. Le classement suit bien l'ordre alphabétique. Toutefois, dans le cas où le titre du diagnostic est composé de plusieurs mots, par exemple Risque d'accident, le classement se fait selon le « mot clé » ; dans l'exemple pris : Accident.

- Médiation par la présence d'un animal.
- Musicothérapie.
- Négociation d'un contrat avec le patient.
- Thérapie occupationnelle.
- Thérapie par la réminiscence.
- Thérapie par le jeu.
- Thérapie récréactionnelle.

Système de santé
- Facilitation des visites.
- Organisation d'une permission.

Soins de base
- Conduite à tenir devant la douleur.
- Incitation à faire de l'exercice.
- Limitation de la dépense énergétique.

Soins à la famille
- Conduite à tenir face à une grossesse à risque.
- Déclenchement du travail.
- Maintien de la dynamique familiale.

Soins de sécurité
- Aménagement du milieu ambiant.

 RÉSULTATS

- Participation à des loisirs.
- Participation au jeu.

Autres résultats
- Motivation.
- Implication sociale.
- Adaptation à un changement d'environnement.
- Adaptation de l'enfant à l'hospitalisation.
- Satisfaction du client : environnement physique.

Domaine 2 : Nutrition
Classe 1 : Ingestion

00002
ALIMENTATION DÉFICIENTE
(1975, 2000)

DÉFINITION – Apport nutritionnel inférieur aux besoins métaboliques.

CARACTÉRISTIQUES
- Altération du sens du goût.
- Aversion pour la nourriture.

- Borborygmes.
- Crampes abdominales.
- Diarrhée.
- Douleur abdominale.
- Faiblesse des muscles intervenant dans la déglutition ou la mastication.
- Fragilité capillaire.
- Idées fausses.
- Impression d'incapacité d'ingérer de la nourriture.
- Information insuffisante, information erronée.
- Manque d'intérêt pour la nourriture.
- Manque de tonus musculaire.
- Pâleur des muqueuses.
- Perte de poids malgré une ration alimentaire adéquate.
- Perte excessive de cheveux.
- Plaie à la cavité buccale.
- Poids corporel inférieur de 20 % ou plus au poids idéal.
- Ration alimentaire inférieure aux apports quotidiens recommandés.
- Satiété immédiate après l'ingestion de nourriture.

FACTEURS FAVORISANTS
- Apport alimentaire insuffisant.
- Classe socio-économique défavorisée.
- Facteurs biologiques.
- Facteurs psychologiques.
- Incapacité d'absorber les aliments.
- Incapacité d'ingérer la nourriture.
- Incapacité de digérer la nourriture.

INTERVENTIONS

Soins de base
- Aide à la prise de poids. ⓟ
- Aide aux soins personnels : alimentation.
- Alimentation.
- Alimentation entérale par sonde.
- Assistance nutritionnelle. ⓟ
- Conduite à tenir en cas de troubles de l'alimentation. ⓟ
- Consultation de diététique.
- Établissement d'un régime alimentaire progressif.
- Gestion du poids.
- Incitation à faire de l'exercice.
- Intubation gastro-intestinale.
- Limitation de la dépense énergétique.
- Positionnement.
- Rééducation de la déglutition.

- Surveillance de l'état nutritionnel.
- Thérapie alimentaire.

Soins techniques complexes
- Alimentation parentérale totale.
- Gestion de la médication.
- Mise en place d'une intraveineuse.
- Phlébotomie : prélèvement de sang veineux.
- Surveillance de l'équilibre hydrique.
- Thérapie intraveineuse.
- Traitement d'un déséquilibre hydrique.
- Traitement d'un déséquilibre hydroélectrolytique.
- Traitement de l'hyperglycémie.
- Traitement de l'hypoglycémie.

Soins à la famille
- Alimentation au biberon.
- Conseils relatifs à la conduite d'un allaitement.
- Soins à un enfant : nouveau-né.

Soins de sécurité
- Conduite à tenir face à une démence.
- Surveillance des signes vitaux.
- Traitement des allergies.

Soins relationnels
- Détermination d'objectifs communs.
- Éducation : régime alimentaire prescrit.
- Éducation individuelle.

Système de santé
- Orientation vers un autre soignant ou un autre établissement.

RÉSULTATS

- État nutritionnel.
- État nutritionnel : apports nutritifs.
- État nutritionnel de l'enfant.

Autres résultats
- État nutritionnel : aliments et liquides ingérés.
- Fonction gastro-intestinale.
- Soins personnels : alimentation.
- Poids : masse corporelle.
- Appétit.
- Mise en route de l'allaitement maternel : nouveau-né.
- Comportement d'adhésion.
- Comportement d'adhésion : alimentation saine.
- Image corporelle.
- Élimination intestinale.
- Observance.
- Observance : régime alimentaire prescrit.

- Niveau de l'état dépressif.
- Endurance.
- Niveau de la fatigue.
- Croyances en matière de santé.
- Hydratation.
- Connaissances : alimentation saine.
- Connaissances : gestion du poids.
- Gravité des nausées et vomissements.
- État nutritionnel : analyses biochimiques.
- État nutritionnel : capacités énergétiques.
- Comportement de santé pendant la grossesse.
- Fonction sensorielle : goût et odorat.
- Contrôle des symptômes.
- Gravité des symptômes.
- Prise de poids.
- Maintien du poids.

Domaine 2 : Nutrition
Classe 1 : Ingestion

00163
MOTIVATION À AMÉLIORER SON ALIMENTATION
(2002, 2013 ; N.P. 2.1)

DÉFINITION – Habitudes alimentaires qui peuvent être renforcées.

CARACTÉRISTIQUE
- Exprime le désir d'améliorer son alimentation.

INTERVENTIONS

Soins de base
- Aide à la perte de poids.
- Aide aux soins personnels : alimentation.
- Assistance nutritionnelle.
- Consultation de diététique. ⓟ
- Gestion du poids.
- Surveillance de l'état nutritionnel.

Soins à la famille
- Enseignement : nutrition du nourrisson de 0 à 3 mois.
- Enseignement : nutrition du nourrisson de 4 à 6 mois.
- Enseignement : nutrition du nourrisson de 7 à 9 mois.
- Enseignement : nutrition du nourrisson de 10 à 12 mois.
- Enseignement : nutrition de l'enfant de 13 à 18 mois.

- Enseignement : nutrition de l'enfant de 19 à 24 mois.
- Enseignement : nutrition de l'enfant de 25 à 36 mois.

Soins techniques complexes
- Traitement de l'hyperglycémie.
- Traitement de l'hypoglycémie.

Soins relationnels
- Aide à la responsabilisation.
- Aide au changement souhaité par le patient.
- Augmentation du sentiment d'efficacité personnelle.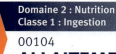
- Détermination d'objectifs communs.
- Négociation d'un contrat avec le patient.
- Éducation : régime alimentaire prescrit.

RÉSULTATS

- Comportement d'adhésion : alimentation saine.
- Connaissances : alimentation saine.
- Connaissances : gestion du poids.
- État nutritionnel.
- État nutritionnel : aliments et liquides ingérés.
- État nutritionnel : apports nutritifs.

Domaine 2 : Nutrition
Classe 1 : Ingestion

00104
ALLAITEMENT MATERNEL INEFFICACE
(1988, 2010, 2013 ; N.P. 2.2)

DÉFINITION – Difficulté d'allaiter un bébé ou un enfant qui peut compromettre son état nutritionnel.

CARACTÉRISTIQUES
- Allaitement non continu.
- Échec des autres mesures pour le consoler.
- Gain de poids insuffisant.
- Incapacité pour le bébé de saisir correctement le sein.
- Irritabilité du bébé dans l'heure qui suit la tétée.
- Perception d'un apport lacté inadéquat.
- Perte de poids soutenue chez le bébé.
- Plaie au mamelon persistant après la première semaine d'allaitement.
- Pleurs du bébé dans l'heure qui suit la tétée.

- Pleurs lors de l'allaitement.
- Raidissement lors de l'allaitement.
- Refus de saisir le sein.
- Selles du bébé anormales.
- Signes de libération d'ocytocine insuffisants.
- Vidage insuffisant de chaque sein après l'allaitement.

FACTEURS FAVORISANTS
- Alimentation d'appoint au biberon.
- Allaitement interrompu.
- Ambivalence de la mère.
- Anomalie mammaire.
- Anomalie oropharyngée.
- Anxiété de la mère.
- Apport lacté inadéquat.
- Chirurgie mammaire antérieure.
- Connaissances parentales sur l'importance de l'allaitement insuffisantes.
- Connaissances parentales sur les techniques d'allaitement insuffisantes.
- Douleur de la mère.
- Échec antérieur de l'allaitement au sein.
- Fatigue de la mère.
- Lactogenèse de stade II retardée.
- Obésité de la mère.
- Opportunités d'allaiter insuffisantes.
- Prématurité.
- Réflexe de succion faible.
- Séjour à la maternité de courte durée.
- Soutien de la famille insuffisant.
- Utilisation de tétine.

INTERVENTIONS

Soins à la famille
- Conseils relatifs à la conduite d'un allaitement. ℗
- Éducation des parents qui élèvent un enfant.
- Interruption artificielle de la lactation.
- Enseignement : nutrition du nourrisson de 0 à 3 mois. Ⓞ
- Enseignement : nutrition du nourrisson de 4 à 6 mois. Ⓞ
- Enseignement : nutrition du nourrisson de 7 à 9 mois. Ⓞ
- Enseignement : nutrition du nourrisson de 10 à 12 mois. Ⓞ
- Enseignement : sécurité du nourrisson de 0 à 3 mois. Ⓞ
- Enseignement : sécurité du nourrisson de 4 à 6 mois. Ⓞ
- Enseignement : sécurité du nourrisson de 7 à 9 mois. Ⓞ
- Enseignement : sécurité du nourrisson de 10 à 12 mois. Ⓞ
- Enseignement : stimulation du nourrisson de 0 à 4 mois. Ⓞ

- Enseignement : stimulation du nourrisson de 5 à 8 mois. ⓘ
- Enseignement : stimulation du nourrisson de 9 à 12 mois. ⓘ
- Soins kangourou.

Soins relationnels
- Éducation individuelle.
- Groupe de soutien.

Soins de base
- Assistance nutritionnelle.
- Gestion du poids.

Système de santé
- Consultation téléphonique.
- Protection des droits du patient.

RÉSULTATS

- Mise en route de l'allaitement maternel : nouveau-né.
- Mise en route de l'allaitement maternel : mère.

Autres résultats
- Poursuite de l'allaitement maternel.
- Sevrage de l'allaitement maternel.
- Autocontrôle de l'anxiété.
- Développement de l'enfant : à 1 mois.
- Développement de l'enfant : à 2 mois.
- Capacités cognitives.
- Hydratation.
- Connaissances : allaitement maternel.
- État nutritionnel : aliments et liquides ingérés.
- Attachement parent–enfant.
- Comportement de santé de la mère en post-partum.
- Soutien social.
- Déglutition.

Domaine 2 : Nutrition
Classe 1 : Ingestion

00105
ALLAITEMENT MATERNEL INTERROMPU
(1992, 2013 ; N.P. 2.2)

DÉFINITION – Suspension de l'allaitement maternel à un bébé ou un enfant qui peut compromettre son état nutritionnel ou le succès de l'allaitement.

CARACTÉRISTIQUE
- Allaitement maternel non exclusif.

FACTEURS FAVORISANTS
- Contre-indications à l'allaitement maternel (par ex. médicaments).
- Hospitalisation du bébé.
- Maladie de la mère.
- Maladie du bébé.
- Nécessité de sevrer brusquement le bébé.
- Prématurité.
- Retour de la mère au travail.
- Séparation mère–enfant.

INTERVENTIONS

Soins à la famille
- Allaitement au biberon. **P**
- Conseils relatifs à la conduite d'un allaitement. **P**
- Éducation des parents qui élèvent un enfant.
- Enseignement : sécurité du nourrisson de 0 à 3 mois. **O**
- Enseignement : sécurité du nourrisson de 4 à 6 mois. **O**
- Enseignement : sécurité du nourrisson de 7 à 9 mois. **O**
- Enseignement : sécurité du nourrisson de 10 à 12 mois. **O**
- Enseignement : stimulation du nourrisson de 0 à 4 mois. **O**
- Enseignement : stimulation du nourrisson de 5 à 8 mois. **O**
- Enseignement : stimulation du nourrisson de 9 à 12 mois. **O**
- Aide au développement de la relation parent–enfant. **O**
- Satisfaction du besoin de succion. **O**

Soins techniques complexes
- Soins des plaies.

Soins relationnels
- Amélioration de l'image corporelle.
- Amélioration de la capacité d'adaptation.
- Conduite à tenir devant une réaction d'anticipation.
- Diminution de l'anxiété.
- Écoute active.
- Éducation individuelle.
- Groupe de soutien.
- Modification du comportement.
- Soutien psychologique.
- Thérapie par la relaxation.

Soins de base
- Consultation de diététique.

Système de santé
- Orientation dans le réseau de la santé et de la Sécurité sociale.
- Orientation vers un autre soignant ou un autre établissement.
- Planification de la sortie.

RÉSULTATS
- Poursuite de l'allaitement maternel.

Autres résultats
- Mise en route de l'allaitement maternel : nouveau-né.
- Mise en route de l'allaitement maternel : mère.
- Sevrage de l'allaitement maternel.
- Connaissances : allaitement maternel.
- Autocontrôle de l'anxiété.
- Développement de l'enfant : à 1 mois.
- Développement de l'enfant : à 2 mois.
- Capacités cognitives.
- Niveau de la fatigue.
- Équilibre électrolytique.
- Équilibre hydrique.
- Croissance.
- Hydratation.
- Connaissances : soins à un enfant.
- État nutritionnel : aliments et liquides ingérés.
- Niveau de la douleur.
- Attachement parent–enfant.
- Comportement de santé de la mère en post-partum.
- Soutien social.
- Déglutition.

Domaine 2 : Nutrition
Classe 1 : Ingestion

00106

MOTIVATION À AMÉLIORER L'ALLAITEMENT MATERNEL

(1990, 2010, 2013 ; N.P. 2.2)

DÉFINITION – Processus d'allaitement maternel à un bébé ou un enfant qui peut être renforcé.

CARACTÉRISTIQUES
- La mère exprime le désir d'améliorer l'allaitement maternel pour répondre aux besoins nutritionnels de l'enfant.
- La mère exprime le désir de se consacrer exclusivement à l'allaitement maternel.

INTERVENTIONS

Soins à la famille
- Aide au développement de la relation parent-enfant.
- Allaitement au biberon.
- Amélioration de la capacité d'adaptation (*coping*).

- Conseils relatifs à la conduite d'un allaitement. **P**
- Enseignement : sécurité du nourrisson de 0 à 3 mois.
- Enseignement : sécurité du nourrisson de 4 à 6 mois.
- Enseignement : sécurité du nourrisson de 7 à 9 mois.
- Enseignement : sécurité du nourrisson de 10 à 12 mois.
- Enseignement : stimulation du nourrisson de 0 à 4 mois. **O**
- Enseignement : stimulation du nourrisson de 5 à 8 mois. **O**
- Enseignement : stimulation du nourrisson de 9 à 12 mois. **O**

Soins relationnels
- Amélioration de l'image corporelle.
- Conduite à tenir devant une réaction d'anticipation.
- Diminution de l'anxiété.
- Écoute active.
- Éducation individuelle.
- Groupe de soutien.
- Modification du comportement.
- Soutien psychologique. **P**
- Thérapie par la relaxation.

Soins de base
- Consultation de diététique.
- Soins d'une plaie.

Système de santé
- Orientation dans le réseau de la santé et de la Sécurité sociale.
- Orientation vers un autre soignant ou un autre établissement.
- Planification de la sortie.

RÉSULTATS

- Adaptation du nouveau-né.
- Attachement parent–enfant.
- Autocontrôle de l'anxiété.
- Comportement de santé de la mère en post-partum.
- Connaissances : allaitement maternel.
- Croissance.
- Déglutition.
- Développement de l'enfant : à 1 mois.
- Développement de l'enfant : à 2 mois.
- Élimination intestinale.
- Élimination urinaire.
- Équilibre hydrique.
- État nutritionnel : aliments et liquides ingérés.
- État nutritionnel de l'enfant.
- Exercice du rôle parental.
- Hydratation.
- Mise en route de l'allaitement maternel : mère.
- Mise en route de l'allaitement maternel : nouveau-né.

- Organisation comportementale du prématuré.
- Poursuite de l'allaitement maternel.
- Repos.
- Sevrage de l'allaitement maternel.
- Sommeil.
- Soutien social.

> Domaine 9 : Adaptation/tolérance au stress
> Classe 2 : Stratégies d'adaptation
>
> 00147
> # ANGOISSE FACE À LA MORT
> (1998, 2006 ; N.P. 2.1)

DÉFINITION – Sentiment vague d'inconfort ou de peur engendré par la perception réelle ou imaginaire d'une menace quant à sa propre existence.

CARACTÉRISTIQUES
- Inquiétude concernant l'impact de sa mort sur ses proches.
- Pensées négatives face à l'agonie et la mort.
- Peur d'un décès prématuré.
- Peur d'une longue agonie.
- Peur de développer une maladie en phase terminale.
- Peur de perdre ses facultés mentales pendant l'agonie.
- Peur des douleurs associées à l'agonie.
- Peur des souffrances associées à l'agonie.
- Peur du processus de la mort.
- Préoccupation concernant la surcharge de travail des aidants naturels.
- Sentiment d'impuissance.
- Tristesse profonde.

FACTEURS FAVORISANTS
- Anticipation de l'impact de sa mort sur les autres.
- Anticipation de la douleur.
- Anticipation de la souffrance.
- Anticipation des effets secondaires de l'anesthésie.
- Confrontation avec la réalité d'une maladie en phase terminale.
- Discussion sur les sujets relatifs à la mort.
- Fait d'avoir vécu la mort de près.
- Fait de vivre le processus de la mort.
- Incertitude à propos d'une vie après la mort.
- Incertitude concernant le pronostic.
- Incertitude quant à l'existence d'une force supérieure.

- Incertitude quant à la rencontre avec une force supérieure.
- Non-acceptation de sa propre finitude.
- Observations sur la mort.
- Perception de l'imminence de la mort.

INTERVENTIONS

Soins relationnels
- Aide à la croissance spirituelle.
- Aide à la prise de décisions.
- Aide au travail de deuil.
- Amélioration de la capacité d'adaptation (*coping*).
- Amélioration des rituels religieux.
- Bibliothérapie.
- Clarification des valeurs.
- Détermination d'objectifs communs.
- Diminution de l'anxiété.
- Écoute active.
- Facilitation du pardon.
- Insufflation d'espoir.
- Médiation culturelle.
- Médiation par la présence d'un animal.
- Musicothérapie.
- Présence.
- Soins à un mourant. ℗
- Soutien à un aidant naturel.
- Soutien psychologique.
- Soutien spirituel. ℗
- Thérapie par la relaxation.
- Thérapie par la réminiscence.
- Visualisation.

Soins techniques complexes
- Aide à l'analgésie contrôlée par le patient (PCA).
- Conduite à tenir devant la douleur.
- Gestion de la médication.

Système de santé
- Facilitation des visites.
- Orientation vers un autre soignant ou un autre établissement.
- Protection des droits du patient.

Soins à la famille
- Aide à la préservation de l'intégrité familiale.
- Maintien de la dynamique familiale.
- Soutien à la famille.

RÉSULTATS

- Espoir.
- Mort paisible.

- Dignité en fin de vie.
- Santé spirituelle.

Autres résultats
- Acceptation de son propre état de santé.
- Niveau d'anxiété.
- Niveau de la peur.
- Niveau de la peur chez l'enfant.
- Adaptation psychosociale : transition de la vie.
- Stratégies d'adaptation.
- Autocontrôle de l'anxiété.
- Niveau de l'état dépressif.
- Bien-être psychospirituel.
- Développement : adulte d'âge avancé.
- Niveau d'inconfort.
- Autocontrôle de la peur.
- Travail de deuil.
- Croyances en matière de santé : perception de la menace.
- Bien-être.
- Gravité de la souffrance.
- Contrôle de la douleur.
- Participation aux décisions de soins de santé.
- Autonomie.
- Résilience individuelle.
- Soutien social.
- Niveau de stress.

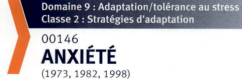

Domaine 9 : Adaptation/tolérance au stress
Classe 2 : Stratégies d'adaptation

00146
ANXIÉTÉ
(1973, 1982, 1998)

DÉFINITION – Vague sentiment de malaise, d'inconfort ou de crainte accompagné d'une réponse du système nerveux autonome ; sa source est souvent non spécifique ou inconnue pour la personne. Sentiment d'appréhension généré par l'anticipation du danger. Il s'agit d'un signal qui prévient d'un danger imminent et qui permet à l'individu de réagir face à la menace.

CARACTÉRISTIQUES

Caractéristiques comportementales
- Agitation.
- Diminution de la productivité.
- Hypervigilance.

- Incapacité de rester en place.
- Inquiétude face aux changements de vie.
- Insomnie.
- Mouvements incessants.
- Peu de contact visuel.
- Scrutation.
- Surveillance des alentours.

Caractéristiques affectives
- Angoisse.
- Appréhension.
- Est déconcerté.
- Détresse.
- Égocentrisme.
- Impuissance.
- Incertitude.
- Irritabilité.
- Méfiance.
- Nervosité.
- Peur.
- Regrets.
- Sentiment d'incompétence.
- Surexcitation.

Caractéristiques physiologiques
- Augmentation de la tension.
- Augmentation de la transpiration.
- Tension faciale.
- Tremblement des mains.
- Tremblement.
- Voix tremblotante.

Effets du système nerveux sympathique
- Altération du mode de respiration.
- Anorexie.
- Augmentation de l'activité cardiovasculaire.
- Augmentation de la fréquence cardiaque.
- Augmentation de la fréquence respiratoire.
- Augmentation de la pression artérielle.
- Bouche sèche.
- Bouffées vasomotrices.
- Crispation.
- Diarrhée.
- Dilatation des pupilles.
- Faiblesse.
- Palpitations cardiaques.
- Réflexes vifs.
- Vasoconstriction périphérique.

Effets du système nerveux parasympathique
- Altération des habitudes de sommeil.
- Diarrhée.
- Diminution de la pression artérielle.
- Douleur abdominale.
- Fatigue.
- Fourmillement des extrémités.
- Malaise.
- Miction impérieuse.
- Miction retardée.
- Nausées.
- Pollakiurie.
- Ralentissement de la fréquence cardiaque.

Caractéristiques cognitives
- Blocage de la pensée.
- Confusion.
- Diminution de la capacité de résoudre les problèmes.
- Diminution des capacités d'apprentissage.
- Diminution du champ de perception.
- Modification de l'attention.
- Modification de la concentration.
- Préoccupation.
- Prise de conscience des symptômes physiologiques.
- Rumination.
- Tendance à blâmer autrui.
- Tendance à l'oubli.

FACTEURS FAVORISANTS
- Besoins non satisfaits.
- Changement important (par ex. statut économique, environnement, état de santé, fonction, statut).
- Conflit face aux valeurs et aux buts de la vie.
- Contagion, transmission de l'anxiété.
- Crise de croissance.
- Crise de situation.
- Exposition à des toxines.
- Facteurs de stress.
- Hérédité, antécédents familiaux d'anxiété.
- Menace de mort.
- Menace pour l'état actuel.
- Toxicomanie.

INTERVENTIONS

Soins relationnels
- Aide à la maîtrise de la colère.
- Aide au travail de deuil : décès périnatal.

- Amélioration de la capacité d'adaptation (*coping*).
- Amélioration de la sécurité.
- Art-thérapie.
- Biofeedback (rétroaction).
- Conduite à tenir devant une réaction d'anticipation.
- Conduite à tenir face à un comportement d'automutilation.
- Consultation psychosociale.
- Diminution de l'anxiété. ❾
- Distraction.
- Éducation : médication prescrite.
- Éducation individuelle.
- Facilitation de l'autohypnose.
- Groupe de soutien.
- Humour.
- Hypnose.
- Information : intervention ou traitement.
- Information préopératoire.
- Médiation par la présence d'un animal.
- Musicothérapie.
- Présence.
- Réduction du stress lié au déménagement.
- Soutien psychologique.
- Technique d'apaisement.
- Thérapie chez un enfant ayant subi un traumatisme.
- Thérapie de validation.
- Thérapie par la relaxation.
- Thérapie par la réminiscence.
- Training autogène.
- Visualisation.

Système de santé
- Aide à la réalisation d'un examen.
- Consultation téléphonique.
- Facilitation des visites.

Soins de sécurité
- Aménagement du milieu ambiant.
- Conduite à tenir en cas de fugue d'un patient.
- Conduite à tenir face à une démence.
- Intervention en situation de crise.
- Surveillance des signes vitaux.
- Traitement des allergies.

Soins de base
- Aide aux soins d'hygiène d'une personne présentant une démence.
- Conduite à tenir face à un syndrome prémenstruel.
- Incitation à faire de l'exercice : étirement.
- Limitation de la dépense énergétique.

- Relaxation musculaire progressive.
- Traitement de l'incontinence urinaire : énurésie.

Soins à la famille
- Conduite à tenir en cas de procréation médicalement assistée.
- Conduite à tenir face à une grossesse à risque.
- Consultation de génétique.
- Déclenchement du travail.
- Interruption du travail.
- Préparation à l'accouchement.

Soins techniques complexes
- Conduite à tenir face à l'état asthmatique.
- Prescription médicamenteuse.

RÉSULTATS

- Niveau d'anxiété.
- Niveau d'anxiété sociale.

Autres résultats
- Autocontrôle de l'anxiété.
- Concentration.
- Stratégies d'adaptation.
- Niveau d'hyperactivité.
- Acceptation de son propre état de santé.
- Maîtrise de l'agressivité.
- Niveau d'agitation.
- Adaptation de l'enfant à l'hospitalisation.
- Satisfaction du client : sollicitude (*caring*).
- Satisfaction du client : soutien psychologique.
- Risque de propension aux fugues.
- Niveau de la fatigue.
- Travail de deuil.
- Traitement de l'information.
- Contrôle des nausées et des vomissements.
- Gravité des nausées et vomissements.
- État neurologique : système nerveux autonome.
- Attachement parent–enfant.
- Adaptation psychosociale : transition de la vie.
- Errance sans danger.
- Contrôle de l'automutilation.
- Sommeil.
- Niveau de stress.
- Gravité des symptômes lors du sevrage.
- Contrôle des symptômes.
- État des signes vitaux.

Domaine 7 : Relations et rôles
Classe 2 : Relations familiales

00058

RISQUE DE PERTURBATION DE L'ATTACHEMENT

(1994, 2008, 2013 ; N.P. 2.1)

DÉFINITION – Vulnérabilité à une perturbation du processus interactif favorisant la création d'une relation de protection et d'éducation entre un parent, une personne affectivement importante et l'enfant.

FACTEURS DE RISQUE

- Anxiété.
- Conflit parental résultant de la désorganisation comportementale du nourrisson.
- Désorganisation comportementale du nourrisson.
- Incapacité des parents de répondre aux besoins personnels de l'enfant.
- Intimité insuffisante.
- La maladie de l'enfant empêche d'établir efficacement le contact avec ses parents.
- Obstacles physiques (par ex. enfant en incubateur/couveuse).
- Prématurité.
- Séparation parent–enfant.
- Toxicomanie.

INTERVENTIONS

Soins relationnels

- Aide à la normalisation.
- Aide à la responsabilisation.
- Aide au développement de la relation parent–enfant. Ⓟ
- Amélioration de l'estime de soi.
- Amélioration de la capacité d'adaptation (*coping*).
- Amélioration de la conscience de soi.
- Amélioration de la socialisation.
- Amélioration du rôle.
- Conduite à tenir devant une réaction d'anticipation.
- Conduite à tenir face à un comportement de suractivité/inattention.
- Développement de la parentalité. Ⓟ
- Diminution de l'anxiété.
- Élargissement du réseau de soutien.
- Groupe de soutien.
- Maîtrise du comportement.
- Modification du comportement.

- Prévention de la toxicomanie.
- Thérapie de groupe.
- Traitement de la toxicomanie.

Soins à la famille
- Aide au développement de la relation parent-enfant.
- Développement de la parentalité.
- Éducation des parents qui élèvent un nourrisson.
- Maintien de la dynamique familiale.
- Mise à contribution de la famille.
- Mobilisation des ressources familiales.
- Soutien à la famille.
- Soutien aux frères et aux sœurs d'un patient.
- Stimulation du développement.
- Thérapie chez un enfant ayant subi un traumatisme.
- Thérapie familiale.
- Enseignement : nutrition du nourrisson de 0 à 3 mois. Ⓞ
- Enseignement : nutrition du nourrisson de 4 à 6 mois. Ⓞ
- Enseignement : nutrition du nourrisson de 7 à 9 mois. Ⓞ
- Enseignement : nutrition du nourrisson de 10 à 12 mois. Ⓞ
- Enseignement : sécurité du nourrisson de 0 à 3 mois. Ⓞ
- Enseignement : sécurité du nourrisson de 4 à 6 mois. Ⓞ
- Enseignement : sécurité du nourrisson de 7 à 9 mois. Ⓞ
- Enseignement : sécurité du nourrisson de 10 à 12 mois. Ⓞ
- Enseignement : stimulation du nourrisson de 0 à 4 mois. Ⓞ
- Enseignement : stimulation du nourrisson de 5 à 8 mois. Ⓞ
- Enseignement : stimulation du nourrisson de 9 à 12 mois. Ⓞ

Soins de sécurité
- Aménagement du milieu ambiant.

RÉSULTATS

- Attachement parent–enfant.

Autres résultats
- Développement de l'enfant : à 1 mois.
- Développement de l'enfant : à 2 mois.
- Développement de l'enfant : à 4 mois.
- Développement de l'enfant : à 6 mois.
- Développement de l'enfant : à 12 mois.
- Stratégies d'adaptation.
- Connaissances : rôle parental.
- Connaissances : soins au prématuré.
- Exercice du rôle parental.
- Contrôle des risques.
- Détection des risques.
- Aptitudes aux relations sociales.
- Niveau de stress.
- Conséquences de la toxicomanie.

Domaine 11 : Sécurité/protection
Classe 3 : Violence

00151
AUTOMUTILATION
(2000)

DÉFINITION – Acte délibéré de se blesser sans intention de se tuer, produisant des lésions tissulaires et une sensation de soulagement de ses tensions.

CARACTÉRISTIQUES
- Amputation.
- Brûlures infligées à soi-même.
- Constriction d'une partie du corps.
- Coups.
- Coupures/griffures corporelles.
- Écorchures.
- Grattage des plaies.
- Ingestion/inhalation de substances ou d'objets dangereux.
- Insertion d'objets dans un (des) orifice(s) corporel(s).
- Morsures.

FACTEURS FAVORISANTS
- Absence de confident dans la famille.
- Adolescence.
- Altération de l'image corporelle.
- Antécédents de maltraitance dans l'enfance (par ex. physique, psychologique, sexuelle).
- Antécédents familiaux de comportement autodestructeur.
- Autisme.
- Besoin de diminuer rapidement son stress.
- Besoin irrésistible de se blesser ou de se faire du mal.
- Communication parent–adolescent inefficace.
- Crise d'identité sexuelle.
- Dépersonnalisation.
- Dissociation.
- Faible estime de soi.
- Famille divorcée.
- Humeur labile.
- Impulsivité.
- Incapacité d'exprimer ses tensions verbalement.
- Incapacité de supporter une augmentation de tension.
- Incapacité habituelle de planifier des solutions ou de voir les conséquences à long terme.
- Incarcération.
- Isolement de ses pairs.
- Maladie ou chirurgie infantiles.
- Manipulations afin d'entretenir les relations avec les autres.
- Pairs qui s'automutilent.

- Perfectionnisme.
- Personne ayant des antécédents d'automutilation.
- Perturbation de l'estime de soi.
- Perturbation émotionnelle.
- Relations interpersonnelles perturbées.
- Retard dans le développement.
- Sentiment de menace lié à la perte de relations importantes.
- Sentiments négatifs (par ex. dépression, rejet, dégoût de soi, anxiété de la séparation, culpabilité et dépersonnalisation).
- Stratégies d'adaptation inefficaces.
- Toxicomanie au sein de la famille.
- Toxicomanie.
- Trouble de personnalité limite.
- Trouble psychotique.
- Troubles alimentaires.
- Troubles caractériels.
- Vie dans un milieu non traditionnel (par ex. placement en institution de soins, dans un groupe ou dans une famille d'accueil).
- Violence entre les personnes représentant l'image parentale.

INTERVENTIONS

Soins techniques complexes
- Administration de médicaments.
- Soins d'une plaie. ⓟ

Soins relationnels
- Aide à la maîtrise de la colère.
- Aide à la responsabilisation.
- Aide au changement souhaité par le patient.
- Amélioration de l'estime de soi.
- Amélioration de l'image corporelle.
- Amélioration de la conscience de soi.
- Amélioration de la socialisation.
- Consultation psychosociale. ⓟ
- Détermination d'objectifs communs.
- Diminution de l'anxiété.
- Écoute active.
- Entraînement du contrôle des impulsions. ⓟ
- Établissement des limites.
- Exploitation du milieu.
- Gestion de l'humeur.
- Maîtrise du comportement.
- Médiation par la présence d'un animal.
- Négociation d'un contrat avec le patient.
- Présence.
- Restructuration cognitive.
- Technique d'apaisement.

- Thérapie familiale.
- Thérapie occupationnelle.
- Aide au travail de deuil. O
- Art-thérapie. O
- Bibliothérapie. O
- Conduite à tenir devant une réaction d'anticipation. O
- Entraînement à l'affirmation de soi. O
- Soutien psychologique. O
- Thérapie de groupe. O

Soins à la famille
- Thérapie familiale.

Soins de sécurité
- Amélioration de la sécurité.
- Aménagement du milieu ambiant : prévention de la violence.
- Aménagement du milieu ambiant : sécurité. P
- Conduite à tenir en présence d'hallucinations.
- Conduite à tenir face à un comportement d'automutilation. P
- Contention chimique.
- Contention physique.
- Identification des risques.
- Isolement.
- Limitation du territoire.
- Prévention du suicide.

RÉSULTATS

- Contrôle de l'automutilation.

Autres résultats
- Autocontrôle des impulsions.
- Rétablissement après maltraitance.
- Rétablissement après maltraitance : émotionnel.
- Rétablissement après maltraitance : physique.
- Rétablissement après maltraitance : abus sexuel.
- Arrêt de la consommation d'alcool.
- Niveau d'anxiété.
- Image corporelle.
- Identité.
- Stratégies d'adaptation.
- Autocontrôle des altérations de la pensée.
- Arrêt de la toxicomanie.
- Identité sexuelle.
- Gravité de la solitude.
- Résilience individuelle.
- Estime de soi.
- Identité sexuelle.
- Soutien social.
- Niveau de stress.

Domaine 11 : Sécurité/protection
Classe 3 : Violence

00139

RISQUE D'AUTOMUTILATION
(1992, 2000, 2013)

DÉFINITION – Vulnérabilité à une tentative délibérée de se blesser sans intention de se tuer, produisant des lésions tissulaires en vue du soulagement de ses tensions.

FACTEURS DE RISQUE

- Adolescence.
- Altération de l'image corporelle.
- Antécédents de maltraitance dans l'enfance (par ex. physique, psychologique, sexuelle).
- Antécédents familiaux de comportement autodestructeur.
- Autisme.
- Besoin de diminuer rapidement son stress.
- Besoin irrésistible de se faire du mal.
- Crise d'identité sexuelle.
- Dépersonnalisation.
- Dissociation.
- Enfant maltraité.
- Faible estime de soi.
- Famille divorcée.
- Impulsivité.
- Incapacité d'exprimer ses tensions verbalement.
- Incapacité de supporter une augmentation de tension.
- Incapacité habituelle de planifier des solutions ou de voir les conséquences à long terme.
- Incarcération.
- Isolement de ses pairs.
- Maladie ou chirurgie infantiles.
- Manipulations afin d'établir les relations avec les autres.
- Pairs qui s'automutilent.
- Perfectionnisme.
- Personne ayant des antécédents d'automutilation.
- Perte de contrôle dans une situation de résolution de problèmes.
- Perte d'une relation affectivement importante.
- Perturbation de l'estime de soi.
- Perturbation émotionnelle.
- Relations interpersonnelles perturbées.
- Retard dans le développement.
- Sentiment de menace lié à la perte de relations importantes.
- Sentiments négatifs (par ex. dépression, rejet, dégoût de soi, anxiété de séparation, culpabilité et dépersonnalisation).
- Stratégies d'adaptation inefficaces.

- Toxicomanie au sein de la famille.
- Toxicomanie.
- Trouble de la personnalité limite.
- Trouble psychotique.
- Troubles alimentaires.
- Troubles caractériels.
- Vie dans un milieu non traditionnel (par ex. placement en institution de soins, dans un groupe ou dans une famille d'accueil).
- Violence entre les personnes représentant l'image parentale.

INTERVENTIONS

Soins relationnels
- Aide à la maîtrise de la colère. **P**
- Aide à la responsabilisation.
- Aide au changement souhaité par le patient.
- Aide au travail de deuil.
- Amélioration de l'image corporelle.
- Amélioration de la conscience de soi.
- Amélioration de la socialisation.
- Amélioration de l'estime de soi.
- Amélioration de la sécurité.
- Art-thérapie.
- Bibliothérapie.
- Conduite à tenir devant une réaction d'anticipation.
- Conduite à tenir face à un comportement d'automutilation. **P**
- Consultation psychosociale.
- Détermination d'objectifs communs.
- Diminution de l'anxiété.
- Écoute active.
- Entraînement à l'affirmation de soi.
- Entraînement au contrôle des impulsions.
- Établissement des limites.
- Exploitation du milieu.
- Gestion de l'humeur.
- Maîtrise du comportement.
- Médiation par la présence d'un animal.
- Modification du comportement.
- Négociation d'un contrat avec le patient.
- Présence.
- Restructuration cognitive.
- Soutien psychologique.
- Technique d'apaisement.
- Thérapie de groupe.
- Thérapie occupationnelle.

Soins de sécurité
- Aménagement du milieu ambiant : prévention de la violence.
- Aménagement du milieu ambiant : sécurité.
- Conduite à tenir en présence d'hallucinations.
- Contention physique.
- Identification des risques.
- Limitation du territoire.
- Prévention du suicide.

Soins à la famille
- Thérapie familiale.

Soins techniques complexes
- Administration de médicaments.

RÉSULTATS

- Contrôle de l'automutilation.

Autres résultats
- Rétablissement après maltraitance.
- Rétablissement après maltraitance : émotionnel.
- Rétablissement après maltraitance : physique.
- Rétablissement après maltraitance : abus sexuel.
- Niveau d'anxiété.
- Image corporelle.
- Autocontrôle des altérations de la pensée.
- Autocontrôle des impulsions.
- Régulation de l'humeur.
- Résilience individuelle.
- Contrôle des risques.
- Contrôle des risques : consommation d'alcool.
- Contrôle des risques : consommation de drogues.
- Détection des risques.
- Estime de soi.
- Identité sexuelle.
- Niveau de stress.
- Conséquences de la toxicomanie.

Domaine 4 : Activité/repos
Classe 5 : Soins personnels

00193
AUTO-NÉGLIGENCE
(2008 ; N.P. 2.1)

DÉFINITION – Un ensemble d'habitudes acquises concernant une ou plusieurs activités de soins personnels qui ne permet pas de maintenir des niveaux de santé et de bien-être conformes aux normes acceptées socialement (Gibbons, Lauder et Ludwick, 2006).

CARACTÉRISTIQUES
- Hygiène environnementale insuffisante.
- Hygiène personnelle insuffisante.
- Refus d'adhérer à des pratiques favorables à la santé.

FACTEURS FAVORISANTS
- Altération des fonctions cognitives.
- Capacité pour exécuter une tâche déficiente.
- Choix d'un style de vie.
- Difficulté d'apprentissage.
- Dysfonctionnement du lobe frontal affectant la capacité d'exécuter une tâche.
- Facteurs de stress.
- Impotence fonctionnelle.
- Incapacité de maintenir le contrôle.
- Peur d'être placé dans un établissement.
- Simulation.
- Syndrome de Capgras.
- Toxicomanie.
- Trouble psychiatrique.
- Trouble psychotique.

RÉFÉRENCE
Gibbons S, Lauder W, Ludwick R. Self-neglect : A proposed new NANDA diagnosis. International Journal of Nursing Terminologies and Classification 2006 ; 17(1) : 10–8.

Domaine 12 : Bien-être
Classe 1 : Bien-être physique
Classe 2 : Bien-être dans l'environnement
Classe 3 : Bien-être au sein de la société

00214
BIEN-ÊTRE ALTÉRÉ
(2008, 2010 ; N.P. 2.1)

DÉFINITION – Sentiments de malaise, d'une absence d'apaisement et de transcendance sur les plans physique, psychologique, spirituel, environnemental, culturel et social.

CARACTÉRISTIQUES
- Agitation.
- Altération des habitudes de sommeil.

- Anxiété.
- Gémissements.
- Incapacité de se détendre.
- Irritabilité.
- Mal à l'aise dans la situation.
- Mécontentement dans la situation.
- Peur.
- Pleurs.
- Prurit.
- Sensation d'avoir chaud.
- Sensation d'avoir faim.
- Sensation d'avoir froid.
- Sensation d'inconfort.
- Soupirs.
- Symptômes désagréables.

FACTEURS FAVORISANTS
- Contrôle de l'environnement insuffisant.
- Contrôle de la situation insuffisante.
- Intimité insuffisante.
- Programme thérapeutique.
- Ressources insuffisantes (par ex. financières, sociales, connaissance).
- Stimuli environnementaux nuisibles.
- Symptômes de la maladie.

Domaine 12 : Bien-être
Classe 1 : Bien-être physique
Classe 2 : Bien-être dans l'environnement
Classe 3 : Bien-être au sein de la société

00183
MOTIVATION À AMÉLIORER SON BIEN-ÊTRE
(2006, 2013 ; N.P. 2.1)

DÉFINITION – Un ensemble de sentiments de sérénité, d'apaisement et de transcendance dans les domaines physique, psychologique, spirituel, environnemental et/ou social, qui peut être renforcé.

CARACTÉRISTIQUES
- Exprime le désir d'améliorer la résolution de difficultés.
- Exprime le désir d'augmenter son bien-être.
- Exprime le désir d'augmenter son état de relaxation.
- Exprime le désir d'augmenter son sentiment de satisfaction.

INTERVENTIONS

Soins relationnels
- Aide à la croissance spirituelle.
- Aide à la déculpabilisation.
- Aide à la prise de décisions.
- Aide au travail de deuil.
- Amélioration de l'estime de soi.
- Amélioration de la conscience de soi.
- Amélioration de la socialisation.
- Amélioration des capacités d'adaptation.
- Clarification des valeurs.
- Facilitation du pardon.
- Insufflation d'espoir.
- Soutien psychologique.
- Soutien spirituel.
- Thérapie par la relaxation.
- Conduite à tenir devant une réaction d'anticipation. ⓞ
- Consultation psychosociale. ⓞ
- Diminution de l'anxiété. ⓞ
- Gestion de l'humeur. ⓞ
- Groupe de soutien. ⓞ
- Humour. ⓞ
- Thérapie de groupe. ⓞ
- Thérapie récréationnelle. ⓞ
- Visualisation. ⓞ

Soins de sécurité
- Aménagement du milieu ambiant.

Soins de base
- Conduite à tenir devant la douleur.
- Aménagement du milieu ambiant : bien-être. ⓞ
- Relaxation musculaire progressive. ⓞ

RÉSULTATS

- Adaptation à un changement d'environnement.
- Adaptation psychosociale : transition de la vie.
- Aptitudes aux relations sociales.
- Autonomie.
- Bien-être.
- Bien-être environnemental.
- Bien-être personnel.
- Bien-être physique.
- Bien-être psychospirituel.
- Bien-être socioculturel.
- Contrôle des risques.
- Détection des risques.
- Dignité en fin de vie.

- Espoir.
- État de santé personnel.
- Implication sociale.
- Mort paisible.
- Motivation.
- Niveau d'anxiété.
- Niveau d'inconfort.
- Niveau de stress.
- Qualité de vie.
- Recherche d'un meilleur niveau de santé.
- Régulation de l'humeur.
- Repos.
- Résilience individuelle.
- Résolution de la culpabilité.
- Rétablissement après maltraitance.
- Santé spirituelle.
- Sommeil.
- Soutien social.
- Stratégies d'adaptation.
- Travail de deuil.

Domaine 10 : Principes de vie
Classe 2 : Croyances

00068
MOTIVATION À AMÉLIORER SON BIEN-ÊTRE SPIRITUEL
(1994, 2002, 2013 ; N.P. 2.1)

DÉFINITION – Capacité de ressentir et d'intégrer le sens et le but de la vie à travers les liens avec soi, les autres, l'art, la musique, la littérature, la nature, ou une force supérieure, qui peut être renforcée.

CARACTÉRISTIQUES

Liens avec soi-même
- Exprime le désir :
  - d'accroître l'amour ;
  - d'accroître l'espoir ;
  - d'accroître la joie ;
  - d'accroître la satisfaction de sa philosophie de la vie ;
  - d'accroître la sérénité (par ex. paix) ;
  - d'accroître le pardon de soi ;
  - d'améliorer ses stratégies d'adaptation ;

- d'augmenter la méditation ;
- d'augmenter le courage ;
- de renforcer l'acceptation ;
- de renforcer la soumission ;
- de renforcer le sens et but de la vie.

Liens avec les autres
- Exprime le désir d'améliorer l'aide aux autres.
- Exprime le désir d'améliorer la recherche du pardon des autres.
- Exprime le désir d'améliorer la relation avec des guides spirituels.
- Exprime le désir d'améliorer ses interactions avec la personne affectivement importante.

Liens avec l'art, la musique, la littérature, la nature
- Exprime le désir d'accroître son énergie créative (par ex. dans l'écriture, la poésie, la musique).
- Exprime le désir d'améliorer les lectures d'ouvrages spirituels.
- Exprime le désir d'augmenter ses sorties dans la nature.

Liens avec une force supérieure
- Exprime le désir d'accroître la révérence.
- Exprime le désir d'améliorer sa participation à des activités religieuses.
- Exprime le désir d'augmenter les expériences mystiques.
- Exprime le désir d'augmenter ses prières.

INTERVENTIONS

Soins relationnels
- Aide à la croissance spirituelle. **P**
- Aide à la responsabilisation.
- Aide au changement souhaité par le patient.
- Amélioration de l'estime de soi.
- Amélioration de l'image corporelle.
- Amélioration de la conscience de soi.
- Amélioration des rituels religieux.
- Amélioration du rôle.
- Bibliothérapie.
- Clarification des valeurs.
- Développement de la résilience.
- Méditation.
- Musicothérapie.
- Prévention de l'addiction religieuse.
- Soutien spirituel.
- Thérapie par la réminiscence.
- Training autogène.
- Visualisation.

RÉSULTATS

- Espoir.
- Bien-être personnel.
- Qualité de vie.
- Santé spirituelle.
- Bien-être socioculturel.
- Dignité en fin de vie.
- État de santé personnel.
- Résilience individuelle.
- Adaptation psychosociale : transition de la vie.
- Implication sociale.

Domaine 11 : Sécurité/protection
Classe 2 : Lésions

00035
RISQUE DE **BLESSURE**
(1978, 2013)

DÉFINITION – Vulnérabilité à une lésion due à des conditions environnementales dépassant les capacités d'adaptation et de défense d'une personne, qui peut compromettre sa santé.

FACTEURS DE RISQUE

Facteurs extrinsèques
- Agent nosocomial.
- Altération des fonctions cognitives.
- Altération des fonctions psychomotrices.
- Exposition à des agents pathogènes.
- Exposition à des produits chimiques toxiques.
- Modes de transport dangereux.
- Obstacles physiques (par ex. organisation, structure et aménagement du quartier, de l'immeuble et/ou des équipements).
- Source nutritionnelle périmée (par ex. vitamines, différents types d'aliments).
- Taux d'immunisation au sein de la collectivité.

Facteurs intrinsèques
- Altération de la sensibilité (résultant d'une lésion au niveau de la moelle épinière, diabète, etc.).
- Dysfonctionnement auto-immunitaire.
- Dysfonctionnement biochimique.

- Dysfonctionnement d'intégration sensorielle.
- Dysfonctionnement des organes effecteurs.
- Dysfonctionnement du système immunitaire.
- Extrêmes d'âge.
- Hémogramme anormal.
- Hypoxie tissulaire.
- Malnutrition.
- Mécanismes de défenses primaires diminués (effraction cutanée).
- Modification de l'orientation affective.

INTERVENTIONS

Soins de sécurité
- Aménagement du milieu ambiant.
- Aménagement du milieu ambiant : prévention de la violence.
- Aménagement du milieu ambiant : sécurité. ⓟ
- Conduite à tenir en cas de fugue d'un patient.
- Conduite à tenir en cas de persistance d'une idée délirante.
- Conduite à tenir face à une démence.
- Contention physique.
- Contrôle de l'infection.
- Identification des risques.
- Isolement.
- Précautions à prendre lors de l'utilisation d'un laser.
- Précautions face au risque incendiaire.
- Précautions liées à l'utilisation d'un garrot pneumatique.
- Précautions lors de l'emploi de dérivés du latex. ⓟ
- Prévention des chutes. ⓟ
- Prévention des lésions sportives chez les jeunes.
- Protection contre les infections.
- Réanimation du fœtus.
- Surveillance.
- Traitement des allergies.

Soins de base
- Aide aux soins d'hygiène d'une personne présentant une démence.
- Alimentation.

Soins à la famille
- Aide dans l'organisation et l'entretien du domicile.
- Conduite à tenir en cas d'accouchement à risque.
- Conduite à tenir face à une grossesse à risque.
- Déclenchement du travail.
- Échographie obstétricale.
- Monitorage fœtal durant l'accouchement. ⓟ
- Monitorage fœtal durant la grossesse. ⓟ

- Photothérapie : nouveau-né.
- Réanimation d'un nouveau-né.
- Remplacement temporaire de l'aidant naturel.
- Soins durant le travail et l'accouchement.

Soins relationnels
- Aide à la maîtrise de la colère.
- Amélioration de la sécurité.
- Éducation à la santé.
- Enseignement : processus de la maladie.
- Entraînement au contrôle des impulsions.
- Orientation dans la réalité.
- Présence.

Soins techniques complexes
- Administration de médicaments.
- Aspiration des sécrétions des voies aériennes.
- Conduite à tenir en cas d'œdème cérébral.
- Conduite à tenir en cas de crise convulsive.
- Conduite à tenir en cas de survenue d'hyperthermie maligne. ⓟ
- Conduite à tenir face à l'état asthmatique.
- Conduite à tenir lors d'une électroconvulsivothérapie (ECT).
- Gestion de la médication.
- Limitation des pertes sanguines.
- Positionnement peropératoire.
- Précautions à prendre lors d'une intervention chirurgicale.
- Précautions en cas de crise convulsive.
- Prévention des saignements.
- Soins à un patient intubé.
- Soins des voies respiratoires.
- Soins postanesthésiques.
- Surveillance de l'état neurologique.

Système de santé
- Facilitation des visites.
- Orientation vers un autre soignant ou un autre établissement.

RÉSULTATS

- Réaction allergique systémique.
- Équilibre.
- Glycémie.
- Coordination des mouvements.
- Risque de propension aux fugues.
- Prévention des chutes.
- Fréquence des chutes.
- Niveau de la fatigue.
- Connaissances : mécanique corporelle.

- Connaissances : sécurité physique de l'enfant.
- Connaissances : prévention des chutes.
- Connaissances : sécurité personnelle.
- Mobilité.
- État nutritionnel : apports nutritifs.
- Exercice du rôle parental : sécurité physique de l'adolescent.
- Exercice du rôle parental : sécurité physique de l'enfant.
- Exercice du rôle parental : sécurité physique du nourrisson/jeune enfant.
- Exercice du rôle parental : sécurité des relations sociales.
- Comportement personnel de sécurité.
- Contrôle des risques.
- Détection des risques.
- Sécurité du domicile.
- Errance sans danger.
- Autocontrôle d'une crise.
- Fonction sensorielle.
- Intégrité tissulaire : peau et muqueuses.
- Aptitude à effectuer des transferts.

Domaine 11 : Sécurité/protection
Classe 2 : Lésions

00245
RISQUE DE BLESSURE DE LA CORNÉE
(2013 ; N.P. 2.1)

DÉFINITION – Vulnérabilité à une infection ou une lésion inflammatoire du tissu cornéen pouvant affecter les couches profondes ou superficielles, qui peut compromettre la santé.

FACTEURS DE RISQUE
- Clignement des paupières < 5 fois par minute.
- Exposition du globe oculaire.
- Hospitalisation prolongée.
- Intubation.
- Médicament.
- Œdème péri-orbitaire.
- Oxygénothérapie.
- Score de l'échelle Glasgow du coma < 7.
- Trachéostomie.
- Ventilation artificielle.

Domaine 11 : Sécurité/protection
Classe 2 : Lésions

00087

RISQUE DE BLESSURE EN PÉRI-OPÉRATOIRE
(1994, 2006, 2013 ; N.P. 2.1)

DÉFINITION – Vulnérabilité à des changements anatomiques et physiques involontaires résultant du positionnement ou de l'équipement médical utilisé pendant un procédé invasif ou une intervention chirurgicale, qui peut compromettre la santé.

FACTEURS DE RISQUE
- Désorientation.
- Faiblesse musculaire.
- Immobilisation.
- Maigreur.
- Obésité.
- Œdème.
- Troubles de la perception sensorielle secondaires à l'anesthésie.

INTERVENTIONS

Soins de base
- Entretien d'un plâtre humide.
- Positionnement peropératoire. 🅿

Soins techniques complexes
- Amélioration de la perfusion cérébrale.
- Conduite à tenir en cas d'altération de la sensibilité périphérique.
- Contrôle de l'infection peropératoire.
- Limitation des pertes sanguines : saignement d'une plaie.
- Limitation des pressions sur le corps.
- Précautions à prendre lors d'une intervention chirurgicale.
- Prévention de l'embolie.
- Prévention des fausses routes.
- Prévention des troubles circulatoires.
- Régulation de la température peropératoire.
- Soin d'une incision.
- Soins circulatoires : insuffisance artérielle.
- Soins circulatoires : insuffisance veineuse.
- Surveillance de l'état de la peau. 🅿
- Traitement de l'embolie périphérique.
- Traitement de l'embolie pulmonaire.

RÉSULTATS
- Intégrité tissulaire : peau et muqueuses.
- Gravité d'une blessure physique.

Autres résultats
- Prévention des fausses routes.
- État circulatoire.
- Orientation.
- Gravité de l'excès de volume liquidien.
- État neurologique : fonction sensorimotrice des nerfs rachidiens.
- Contrôle des risques.
- Détection des risques.
- Thermorégulation.
- Perfusion tissulaire : cellulaire.
- Perfusion tissulaire : périphérique.

Domaine 11 : Sécurité/protection
Classe 2 : Lésions

00250
RISQUE DE **BLESSURE** DES VOIES URINAIRES
(2013 ; N.P. 2.1)

DÉFINITION – Vulnérabilité à une lésion des voies urinaires causée par l'utilisation de sondes, qui peut compromettre la santé.

FACTEURS DE RISQUE
- Allergie au latex.
- Ballonnet gonflé à 30 ml ou plus.
- Confusion.
- Connaissances insuffisantes du patient ou de l'aidant naturel concernant les soins à une sonde urinaire.
- Dyssynergie du détrusor.
- État empêchant la possibilité de protéger la sonde (par ex. brûlure, traumatisme, amputation).
- Extrêmes d'âge.
- Lésion médullaire.
- Modification anatomique des organes pelviens.
- Obésité.
- Sondages multiples.
- Troubles cognitifs.
- Utilisation de sonde urinaire de gros calibre.
- Utilisation prolongée de sondes urinaires.

Domaine 11 : Sécurité/protection
Classe 2 : Lésions

00220
RISQUE DE **BRÛLURE THERMIQUE**
(2010, 2013 ; N.P. 2.1)

DÉFINITION – Vulnérabilité à des lésions à la peau et aux muqueuses consécutives à des extrêmes de température, qui peut compromettre la santé.

FACTEURS DE RISQUE
- Absence de vêtements protecteurs adéquats (par ex. vêtements de nuit ignifugé, gants, cache-oreilles).
- Altération des fonctions cognitives.
- Connaissances insuffisantes sur les précautions relatives à la sécurité (patient, aidant naturel).
- Environnement dangereux.
- Extrêmes d'âge.
- Fatigue.
- Inattention.
- Intoxication (alcool, drogues).
- Neuropathie.
- Programme thérapeutique.
- Surveillance inadéquate.
- Tabagisme.
- Températures ambiantes extrêmes.
- Trouble neuromusculaire.

Domaine 9 : Adaptation/tolérance au stress
Classe 3 : Réactions neurocomportementales au stress

00049
CAPACITÉ ADAPTATIVE INTRACRÂNIENNE DIMINUÉE
(1994)

DÉFINITION – Déficience des mécanismes qui compensent normalement l'augmentation des volumes liquidiens intracrâniens, entraînant des augmentations disproportionnées et répétées de la pression intracrânienne ; elle est provoquée par divers stimuli, nociceptifs ou non.

CARACTÉRISTIQUES
- Augmentation disproportionnée de la pression intracrânienne (PIC) en réponse à des stimuli.

- Augmentations répétées de la pression intracrânienne (PIC) ≥ 10 mmHg pendant 5 minutes ou plus en réponse à des stimuli externes.
- Élévation de l'onde P2 (onde reflux ou raz-de-marée) de la pression intracrânienne (PIC P2).
- Grande amplitude de l'onde de la pression intracrânienne.
- Pression intracrânienne (PIC) de base ≥ 10 mmHg.
- Variation de la réponse à l'épreuve pression-volume (rapport pression/volume 2, pression – index volumique < 10).

FACTEURS FAVORISANTS

- Augmentation soutenue de la pression intracrânienne (PIC) de 10 à 15 mmHg.
- Diminution de la pression de l'irrigation cérébrale ≤ 50 à 60 mmHg.
- Hypotension systémique avec hypertension intracrânienne.
- Lésion cérébrale (par ex. déficience cérébrovasculaire, maladie neurologique, traumatisme, tumeur).

INTERVENTIONS

Soins techniques complexes
- Administration de médicaments.
- Amélioration de la perfusion cérébrale. **P**
- Conduite à tenir en cas d'altération de la sensibilité périphérique.
- Conduite à tenir en présence d'un œdème cérébral. **P**
- Entretien d'un drain de ventriculostomie ou lombaire.
- Gestion médicamenteuse.
- Interprétation de valeurs de laboratoire.
- Mise en place d'une intraveineuse.
- Monitorage de la pression intracrânienne. **P**
- Positionnement en cas de lésion cervicale.
- Surveillance de l'équilibre hydrique.
- Surveillance de l'état neurologique. **P**
- Traitement d'un déséquilibre hydrique.
- Traitement d'un déséquilibre hydroélectrolytique.
- Soins des voies respiratoires. **O**
- Traitement d'un déséquilibre acidobasique. **O**

Soins de sécurité
- Surveillance.
- Surveillance des signes vitaux.
- Précaution en cas de crise convulsive. **O**
- Protection contre les infections. **O**

Soins de base
- Positionnement. **O**
- Toucher. **O**

Système de santé
- Protection des droits des patients. Ⓞ

Soins relationnels
- Diminution de l'anxiété. Ⓞ
- Présence. Ⓞ

RÉSULTATS

- Autocontrôle d'une crise.
- État neurologique : système nerveux autonome.
- État neurologique : conscience.

Autres résultats
- État neurologique.
- Perfusion tissulaire : cérébrale.
- Capacités cognitives.
- Communication.
- Élimination intestinale.
- Élimination urinaire.
- Équilibre électrolytique et acidobasique
- Équilibre hydrique.
- État neurologique : contrôle de la motricité centrale.
- État neurologique : fonction sensorimotrice des nerfs crâniens.
- État neurologique : fonction sensorimotrice des nerfs rachidiens.
- État respiratoire.
- Gravité de l'hypotension.
- Hydratation.
- Orientation.

Domaine 9 : Adaptation/tolérance au stress
Classe 2 : Stratégies d'adaptation

00137
CHAGRIN CHRONIQUE
(1998)

DÉFINITION – Schéma cyclique récurrent et potentiellement évolutif de tristesse, vécu par la personne (parent, aidant naturel ou individu atteint d'une maladie chronique ou d'un handicap), en réaction à des pertes tout au long de la trajectoire d'une maladie ou d'une déficience.

CARACTÉRISTIQUES
- Sentiment qui interfère avec le bien-être (par ex. personnel et social).
- Sentiments négatifs accablants.
- Tristesse (par ex. périodique, récurrente).

FACTEURS FAVORISANTS

- Crise liée à la gestion de la maladie, du handicap, aux étapes de développement.
- Durée des soins comme aidant naturel.
- Handicap chronique (par ex. physique, mental).
- Maladie chronique.
- Mort de la personne affectivement importante.
- Opportunités ou événements importants manqués.

INTERVENTIONS

Soins à la famille
- Remplacement temporaire de l'aidant naturel.

Soins relationnels
- Aide à la maîtrise de la colère.
- Aide à la prise de décisions.
- Aide au travail de deuil. ❶
- Amélioration de la capacité d'adaptation (*coping*).
- Amélioration de la socialisation.
- Amélioration du sommeil.
- Consultation de génétique.
- Consultation psychosociale.
- Facilitation du pardon.
- Groupe de soutien.
- Humour.
- Incitation à faire de l'exercice.
- Insufflation d'espoir. ❶
- Limitation de la dépense énergétique.
- Médiation par la présence d'un animal.
- Musicothérapie.
- Prévention de la toxicomanie.
- Soins à un mourant.
- Soutien psychologique.
- Thérapie occupationnelle.

RÉSULTATS

- Gravité de la souffrance.
- Travail de deuil.
- Niveau de l'état dépressif.

Autres résultats
- Adaptation à un handicap physique.
- Stratégies d'adaptation.
- Niveau de la peur.
- Résilience individuelle.
- État de vieillissement physique.
- Qualité de vie.

- Implication sociale.
- Aptitude aux relations sociales.
- Autocontrôle de la dépression.
- Autocontrôle de la peur.
- Bien-être personnel.
- Capacités cognitives.
- Espoir.
- Estime de soi.
- Gravité de la solitude.
- Maîtrise de la colère.
- Niveau d'agitation.
- Niveau d'inconfort.
- Niveau de stress.
- Prise de décision.
- Régulation de l'humeur.
- Résolution de la culpabilité.
- Traitement de l'information.
- Acceptation de son propre état de santé.
- Adaptation à un handicap physique.
- Adaptation psychosociale : transition de la vie.
- Autogestion : maladie aiguë.
- Autogestion : maladie chronique.
- Endurance dans le rôle d'aidant naturel.
- État de vieillissement physique.
- Facteurs de stress pour l'aidant naturel.
- Mode de vie équilibré.
- Qualité de vie.
- Résilience individuelle.
- Santé spirituelle.

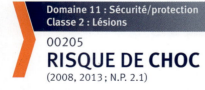

Domaine 11 : Sécurité/protection
Classe 2 : Lésions

00205
RISQUE DE CHOC
(2008, 2013 ; N.P. 2.1)

DÉFINITION – Vulnérabilité à une insuffisance du flux sanguin dans les tissus pouvant mener à un dysfonctionnement cellulaire menaçant la vie, qui peut compromettre la santé.

FACTEURS DE RISQUE
- Hypotension.
- Hypovolémie.
- Hypoxémie.

- Hypoxie.
- Infection.
- Septicémie.
- Syndrome de réponse inflammatoire systémique.

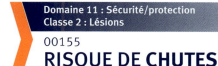

Domaine 11 : Sécurité/protection
Classe 2 : Lésions

00155
RISQUE DE CHUTES
(2000, 2013)

DÉFINITION – Vulnérabilité à une prédisposition accrue aux chutes qui peut causer des blessures et compromettre la santé.

FACTEURS DE RISQUE

Facteurs liés à l'âge adulte
- Antécédents de chutes.
- Personne âgée de 65 ans ou plus.
- Personne vivant seule.
- Prothèse d'un membre inférieur.
- Utilisation de moyens auxiliaires de marche (par ex. déambulateur, fauteuil roulant, canne).

Facteurs liés à l'enfance
- Absence de barrière de sécurité dans l'escalier.
- Absence de protection aux fenêtres.
- Bébé ≤ 2 ans.
- Bébé de sexe masculin et de moins de 1 an.
- Dispositif de sécurité dans l'automobile insuffisant.
- Surveillance inadéquate.

Facteur cognitif
- Altération des fonctions cognitives.

Facteurs environnementaux
- Cadre non familier.
- Éclairage insuffisant.
- Environnement encombré.
- Exposition à des facteurs dangereux liés aux conditions météorologiques (par ex. sol mouillé, glace).
- Matériel antidérapant dans le bain insuffisant.
- Utilisation de carpettes.
- Utilisation de moyens de contention.

Facteurs liés aux médicaments
- Consommation d'alcool.
- Médicaments.

Facteurs physiologiques
- Anémie.
- Arthrite.
- Besoin impérieux d'uriner ou incontinence.
- Cancer.
- Diarrhée.
- Difficulté à la marche.
- Diminution de l'audition.
- Diminution de la force des membres inférieurs.
- Diminution de la vision.
- Hypotension orthostatique.
- Insomnie.
- Maladie affectant les pieds.
- Maladie aiguë.
- Maladie vasculaire.
- Malaise, suite à une rotation ou à une extension du cou.
- Mobilité réduite.
- Neuropathie.
- Période de rétablissement postopératoire.
- Problèmes proprioceptifs.
- Trouble de l'équilibre.
- Variation du taux de glycémie.

INTERVENTIONS

Soins de base
- Aide aux soins d'hygiène d'une personne présentant une démence.
- Aide aux soins personnels : transfert.
- Aide aux soins personnels : utilisation des toilettes.
- Enseignement des règles de la mécanique corporelle.
- Positionnement.
- Positionnement en fauteuil roulant.
- Régulation de l'élimination urinaire.
- Surveillance des signes vitaux.
- Thérapie par l'exercice : équilibre.
- Thérapie par l'exercice : maîtrise musculaire.
- Transfert.

Soins de sécurité
- Aménagement du milieu ambiant : sécurité. P
- Conduite à tenir face à une démence.
- Limitation du territoire.
- Prévention des chutes. P

Soins techniques complexes
- Gestion de la médication.
- Précaution en cas de crise convulsive.

Soins à la famille
- Enseignement : sécurité du nourrisson de 0 à 3 mois.
- Enseignement : sécurité du nourrisson de 4 à 6 mois.
- Enseignement : sécurité du nourrisson de 7 à 9 mois.
- Enseignement : sécurité du nourrisson de 10 à 12 mois.
- Enseignement : sécurité du nourrisson de 13 à 18 mois.
- Enseignement : sécurité du nourrisson de 19 à 24 mois.
- Enseignement : sécurité du nourrisson de 25 à 36 mois.

RÉSULTATS
- Fréquence des chutes.

Autres résultats
- Niveau du délire.
- Marche.
- Équilibre.
- Glycémie.
- Capacités cognitives.
- Coordination des mouvements.
- Endurance.
- Prévention des chutes.
- Niveau de la fatigue.
- Attention portée au côté atteint.
- Connaissances : sécurité physique de l'enfant.
- Connaissances : prévention des chutes.
- Réaction à un médicament.
- Mobilité.
- État neurologique : contrôle de la motricité centrale.
- État nutritionnel.
- Exercice du rôle parental : sécurité physique de l'enfant.
- Exercice du rôle parental : sécurité physique du nourrisson/jeune enfant.
- Rétablissement après une intervention.
- Contrôle des risques.
- Détection des risques.
- Sécurité du domicile.
- Errance sans danger.
- Autocontrôle d'une crise.
- Fonction sensorielle.
- Fonction sensorielle : audition.
- Fonction sensorielle : vision.
- Fonction squelettique.
- Aptitude à effectuer des transferts.

Domaine 5 : Perception/cognition
Classe 5 : Communication

00051

COMMUNICATION VERBALE ALTÉRÉE
(1983, 1996, 1998)

DÉFINITION – Difficulté, retard ou inaptitude à recevoir, à traiter, à transmettre et à utiliser un système de symboles.

CARACTÉRISTIQUES
- Absence de contact visuel ou déficit d'attention sélective.
- Bégaiement.
- Déficit visuel partiel ou total.
- Désorientation spatiotemporelle et incapacité de reconnaître les personnes.
- Difficulté à comprendre et maintenir une communication.
- Difficulté à exprimer ses pensées verbalement (par ex. aphasie, dysphasie, apraxie, dyslexie).
- Difficulté à former des mots (par ex. aphonie, dyslalie, dysarthrie).
- Difficulté à parler la langue.
- Difficulté à parler ou à verbaliser.
- Dysarthrie.
- Dyspnée.
- Incapacité de parler.
- Incapacité de, ou difficulté à utiliser les modes d'expression corporelle ou faciale.
- Ne parle pas.
- Refus de parler.
- Verbalisation inappropriée.

FACTEURS FAVORISANTS
- Absence d'une personne affectivement importante.
- Altération des perceptions.
- Altération du concept de soi.
- Altération du développement.
- Anomalie orpoharyngée.
- Atteinte du système nerveux central.
- Faible estime de soi.
- Incompatibilité culturelle.
- Information insuffisante.
- Manque de stimuli.
- Obstacle environnemental.
- Obstacle physique (par ex. trachéotomie, intubation).
- Problème physiologique (par ex. tumeur cérébrale, diminution de la circulation cérébrale, affaiblissement du système musculosquelettique).

- Programme thérapeutique.
- Trouble émotionnel.
- Trouble psychotique.
- Vulnérabilité.

INTERVENTIONS

Soins relationnels
- Amélioration de la communication : déficience auditive. P
- Amélioration de la communication : déficience visuelle.
- Amélioration de la communication : déficit du langage, de la parole. P
- Art-thérapie.
- Diminution de l'anxiété.
- Écoute active. P
- Élargissement du réseau de soutien.
- Entraînement de la mémoire.
- Facilitation de l'apprentissage.
- Facilitation de l'apprentissage.
- Médiation culturelle.
- Présence.
- Réduction du stress lié à un déménagement.
- Thérapie de validation.
- Toucher.

Soins de sécurité
- Conduite à tenir face à une démence.

Soins de base
- Aide aux soins personnels : AVQ.
- Limitation de la dépense énergétique.
- Soins des oreilles.

Soins techniques complexes
- Gestion de la médication.

Système de santé
- Aide à la prise de décisions.
- Orientation vers un autre soignant ou un autre établissement.

RÉSULTATS

- Communication.
- Communication : expression.
- Communication : compréhension.

Autres résultats
- Niveau du délire.
- Développement de l'enfant : à 3 ans.
- Développement de l'enfant : à 4 ans.
- Développement de l'enfant : à 5 ans.

- Développement de l'enfant : de 6 à 11 ans.
- Satisfaction du client : communication.
- Capacités cognitives.
- Orientation.
- Autocontrôle des altérations de la pensée.
- Traitement de l'information.
- État neurologique.
- État neurologique : fonction sensorimotrice des nerfs crâniens.
- État respiratoire.
- Estime de soi.
- Fonction sensorielle : audition.
- Fonction sensorielle : vision.
- Niveau de stress.
- Perfusion tissulaire : cérébrale.

> **Domaine 5 : Perception/cognition**
> **Classe 5 : Communication**

00157
MOTIVATION À AMÉLIORER SA COMMUNICATION
(2002, 2013 ; N.P. 2.1)

DÉFINITION – Mode d'échanges d'informations et d'idées avec les autres, qui peut être renforcé.

CARACTÉRISTIQUE
- Exprime le désir d'améliorer sa communication.

INTERVENTIONS

Soins relationnels
- Amélioration de la communication : déficience auditive.
- Amélioration de la communication : déficience visuelle.
- Amélioration de la communication : déficit du langage, de la parole.
- Amélioration de la socialisation.
- Art-thérapie.
- Bibliothérapie.
- Diminution de l'anxiété.
- Écoute active.
- Entraînement à l'affirmation de soi.
- Établissement d'une relation complexe.
- Médiation.

- Musicothérapie.
- Orientation dans la réalité.
- Rédaction d'un récit de vie/journal intime.
- Thérapie par la réminiscence.
- Thérapie récréationnelle.

SYSTÈME DE SANTÉ
- Aide à la prise de décisions.

RÉSULTATS

- Communication.
- Communication : expression.
- Communication : compréhension.
- Conscience de soi.
- Développement : adulte d'âge avancé.
- Développement : adulte d'âge moyen.
- Développement : jeune adulte.
- Développement de l'enfant : de 6 à 11 ans.
- Développement de l'adolescent : de 12 à 17 ans.
- Motivation.
- Satisfaction du client : communication.
- Traitement de l'information.

Domaine 1 : Promotion de la santé
Classe 2 : Prise en charge de la santé

00188
COMPORTEMENT À RISQUE POUR LA SANTÉ
(1986, 1998, 2006, 2008 ; N.P. 2.1)

DÉFINITION – Incapacité de modifier ses habitudes de vie ou ses comportements de manière à pouvoir améliorer sa santé.

CARACTÉRISTIQUES
- Incapacité d'acquérir un sentiment de maîtrise optimal sur la situation.
- Incapacité d'agir de manière à prévenir d'autres problèmes de santé.
- Minimise le changement de l'état de santé.
- Refus d'accepter les changements dans l'état de santé.

FACTEURS FAVORISANTS
- Attitude négative face aux soins de santé.
- Baisse de son efficacité.

- Classe socio-économique défavorisée.
- Défaut de compréhension.
- Facteurs de stress.
- Soutien social insuffisant.
- Tabagisme.
- Toxicomanie.

INTERVENTIONS

Soins relationnels
- Amélioration de la capacité d'adaptation (*coping*). **P**
- Amélioration du rôle.
- Augmentation du sentiment d'efficacité personnelle. **P**
- Clarification des valeurs.
- Consultation psychosociale.
- Détermination d'objectifs communs. **P**
- Diminution de l'anxiété.
- Enseignement : processus de la maladie.
- Établissement d'une relation complexe.
- Facilitation de l'apprentissage.
- Modification du comportement.
- Stimulation de la volonté d'apprendre.
- Aide au sevrage tabagique. **O**
- Conduite à tenir devant une réaction d'anticipation. **O**
- Diminution de l'anxiété. **O**
- Groupe de soutien. **O**
- Thérapie de groupe. **O**
- Traitement de la toxicomanie. **O**

Système de santé
- Aide à la prise de décisions.
- Assistance à la gestion des ressources financières.
- Orientation dans le réseau de la santé et de la Sécurité sociale.

Soins à la famille
- Soutien à un aidant naturel. **O**

RÉSULTATS

- Croyances en matière de santé : perception du contrôle.
- Mode de vie équilibré.
- Résilience individuelle.

Autres résultats
- Adaptation à un handicap physique.
- Observance.
- Stratégies d'adaptation.
- Recherche d'un meilleur niveau de santé.
- Motivation.
- Participation aux décisions de soins de santé.

Domaine 9 : Adaptation/tolérance au stress
Classe 3 : Réactions neurocomportementales au stress

00116

DÉSORGANISATION COMPORTEMENTALE CHEZ LE NOUVEAU-NÉ/NOURRISSON

(1994, 1998)

DÉFINITION – Perturbation de l'intégration des systèmes physiologiques et du comportement neurologique chez un nouveau-né/nourrisson en réponse aux stimuli externes.

CARACTÉRISTIQUES

Organisation des états de vigilance
- Activité diffuse de l'onde alpha de l'électroencéphalogramme avec yeux clos.
- État d'oscillation.
- Phase d'éveil actif (par ex. irritable, regard inquiet).
- Phase d'éveil calme (regard fixe, fuite du regard).
- Pleurs dus à l'irritabilité.

Physiologiques
- Bradycardie, tachycardie ou arythmies.
- Couleur anormale de la peau (par ex. pâle, sombre, cyanosée).
- Désaturation en oxygène.
- Intolérance à l'alimentation.
- Signes d'« absence » (par ex. regard fixe, hoquet, éternuement, mâchoire relâchée, bouche ouverte, langue sortie).

Problèmes de régulation
- Incapacité de contrôler le réflexe de tressaillement.
- Irritabilité.

Système d'attention et d'interaction
- Réponse anormale aux stimuli sensoriels (par ex. difficulté à s'apaiser, incapacité de se maintenir en état d'éveil).

Système moteur
- Altération des réflexes archaïques.
- Écartement des doigts, des poings ou mains au visage.
- Incapacité de rester en place.
- Mouvements incoordonnés.
- Opisthotonos.
- Tonus moteur diminué.
- Tremblements, sursauts exagérés, tics.

FACTEURS FAVORISANTS

Facteurs environnementaux
- Environnement physique inadéquat.
- Excès de stimulation sensorielle.

- Limites physiques[8] insuffisantes.
- Privation sensorielle.
- Stimulation sensorielle insuffisante.

Facteurs individuels
- Âge postconceptuel peu élevé.
- Fonctionnement neurologique immature.
- Maladie.
- Prématurité.

Facteurs prénataux
- Anomalies congénitales ou génétiques.
- Exposition à des agents tératogènes.

Facteurs postnataux
- Douleur.
- Fonctionnement moteur altéré.
- Handicap oral.
- Intolérance à l'alimentation.
- Malnutrition.
- Procédures invasives.

Parent ou substitut
- Connaissances insuffisantes sur les signaux émis.
- Excès de stimulation environnementale.
- Mauvaises interprétations des signaux émis par le nourrisson.

INTERVENTIONS

Soins de base
- Amélioration du sommeil.
- Aménagement du milieu ambiant : bien-être.
- Conduite à tenir devant la douleur.
- Limitation de la dépense énergétique.
- Positionnement. ⓟ
- Régulation de la température.
- Stimulation cutanée. ⓞ

Soins de sécurité
- Aménagement du milieu ambiant. ⓟ
- Identification des risques génétiques.
- Surveillance des signes vitaux.

Soins à la famille
- Aide au développement de la relation parent-enfant.
- Alimentation au biberon.
- Conseils relatifs à la conduite d'un allaitement.
- Éducation des parents qui élèvent un enfant.
- Satisfaction du besoin de succion.
- Soins à un enfant : nouveau-né.

---

8. Sous-entendu : les parois utérines. (NdT)

- Soins à un enfant : prématuré.
- Soins kangourou.
- Surveillance de l'état du nouveau-né. P
- Enseignement : nutrition du nourrisson de 0 à 3 mois. O
- Enseignement : nutrition du nourrisson de 4 à 6 mois. O
- Enseignement : nutrition du nourrisson de 7 à 9 mois. O
- Enseignement : nutrition du nourrisson de 10 à 12 mois. O
- Enseignement : sécurité du nourrisson de 0 à 3 mois. O
- Enseignement : sécurité du nourrisson de 4 à 6 mois. O
- Enseignement : sécurité du nourrisson de 7 à 9 mois. O
- Enseignement : sécurité du nourrisson de 10 à 12 mois. O
- Enseignement : stimulation du nourrisson de 0 à 4 mois. O
- Enseignement : stimulation du nourrisson de 5 à 8 mois. O
- Enseignement : stimulation du nourrisson de 9 à 12 mois. O

Soins techniques complexes
- Soins lors d'une circoncision.
- Surveillance de l'état neurologique.
- Surveillance de l'état nutritionnel.
- Surveillance de l'état respiratoire.

Système de santé
- Facilitation des visites.

Soins relationnels
- Toucher.

RÉSULTATS

- Organisation comportementale du prématuré.
- Adaptation du nouveau-né.

Autres résultats
- Appétit.
- Attachement parent–enfant.
- Coordination des mouvements.
- Développement de l'enfant : à 1 mois.
- État des signes vitaux.
- Mise en route de l'alimentation à la tasse : nourrisson.
- Mise en route de l'alimentation au biberon : nourrisson.
- Mise en route de l'allaitement maternel : nouveau-né.
- Sommeil.
- Connaissances : alimentation à la tasse.
- Connaissances : alimentation au biberon.
- Connaissances : allaitement maternel.
- Connaissances : soins à un enfant.
- Connaissances : soins au prématuré.
- Développement de l'enfant : à 2 mois.
- État neurologique.
- État neurologique : fonction sensorimotrice des nerfs crâniens.
- État nutritionnel : aliments et liquide ingérés.

- État nutritionnel de l'enfant.
- Exécution de l'alimentation à la tasse.
- Exécution de l'alimentation au biberon.
- Exercice du rôle parental : nourrisson.
- Exercice du rôle parental : sécurité physique du nourrisson/jeune enfant.
- Fonction sensorielle.
- Niveau d'inconfort.
- Niveau de la douleur.
- Poursuite de l'allaitement maternel.
- Sécurité du domicile.

Domaine 9 : Adaptation/tolérance au stress
Classe 3 : Réactions neurocomportementales au stress

00115
RISQUE DE **DÉSORGANISATION COMPORTEMENTALE** CHEZ LE NOUVEAU-NÉ/NOURRISSON
(1994, 2013)

DÉFINITION – Vulnérabilité face à une perturbation de l'intégration et de la modulation des systèmes de fonctionnement physiologiques et comportementaux (c'est-à-dire système nerveux autonome, motricité, organisation, autorégulation, attention-interaction) qui peut compromettre la santé.

FACTEURS DE RISQUE
- Douleur.
- Fonctionnement moteur altéré.
- Handicap oral.
- Les parents expriment le désir d'améliorer les conditions environnementales.
- Limites physiques[9] insuffisantes.
- Prématurité.
- Procédure.
- Procédures invasives.

INTERVENTIONS

Soins de sécurité
- Aménagement du milieu ambiant. **P**
- Surveillance.
- Surveillance des signes vitaux.

---
9. Sous-entendu : les parois utérines. (NdT)

Soins de base
- Aménagement du milieu ambiant : bien-être.
- Conduite à tenir devant la douleur.
- Positionnement. **P**
- Régulation de la température.

Soins techniques complexes
- Surveillance de l'état neurologique.
- Surveillance de l'état nutritionnel.
- Surveillance de l'état respiratoire.
- Soins lors d'une circoncision. **O**

Soins à la famille
- Aide au développement de la relation parent-enfant.
- Conseils relatifs à la conduite d'un allaitement.
- Satisfaction du besoin de succion.
- Soins à un enfant : nouveau-né.
- Soins à un enfant : prématuré.
- Soins kangourou.
- Surveillance de l'état du nouveau-né. **P**
- Alimentation au biberon. **O**
- Éducation des parents qui élèvent un enfant. **O**
- Enseignement : nutrition du nourrisson de 0 à 3 mois. **O**
- Enseignement : nutrition du nourrisson de 4 à 6 mois. **O**
- Enseignement : nutrition du nourrisson de 7 à 9 mois. **O**
- Enseignement : nutrition du nourrisson de 10 à 12 mois. **O**
- Enseignement : sécurité du nourrisson de 0 à 3 mois. **O**
- Enseignement : sécurité du nourrisson de 4 à 6 mois. **O**
- Enseignement : sécurité du nourrisson de 7 à 9 mois. **O**
- Enseignement : sécurité du nourrisson de 10 à 12 mois. **O**
- Enseignement : stimulation du nourrisson de 0 à 4 mois. **O**
- Enseignement : stimulation du nourrisson de 5 à 8 mois. **O**
- Enseignement : stimulation du nourrisson de 9 à 12 mois. **O**

RÉSULTATS

- Organisation comportementale du prématuré.
- Adaptation du nouveau-né.

Autres résultats
- Développement de l'enfant : à 1 mois.
- Développement de l'enfant : à 2 mois.
- Coordination des mouvements.
- Niveau d'inconfort.
- Connaissances : soins à un enfant.
- Connaissances : rôle parental.
- Connaissances : soins au prématuré.
- État neurologique.
- Niveau de la douleur.

- Contrôle des risques.
- Détection des risques.
- Sommeil.
- Thermorégulation : nouveau-né.

Domaine 9 : Adaptation/tolérance au stress
Classe 3 : Réactions neurocomportementales au stress

00117
RÉCEPTIVITÉ DU NOUVEAU-NÉ/ NOURRISSON À PROGRESSER DANS SON ORGANISATION COMPORTEMENTALE
(1994, 2013)

DÉFINITION – Façon satisfaisante pour un nourrisson de moduler les systèmes de fonctionnement physiologiques et comportementaux (c'est-à-dire système nerveux autonome, motricité, organisation, autorégulation, attention-interaction), qui peut être renforcée.

CARACTÉRISTIQUES
- Les parents expriment le désir d'améliorer la reconnaissance des mécanismes autorégulateurs du nouveau-né/nourrisson.
- Les parents expriment le désir d'améliorer la reconnaissance des symptômes.

INTERVENTIONS

Soins de base
- Amélioration du sommeil.
- Conduite à tenir devant la douleur.
- Limitation de la dépense énergétique.
- Stimulation cutanée.

Soins de sécurité
- Aménagement du milieu ambiant.
- Développement de la relation parent-enfant.
- Surveillance.
- Surveillance des signes vitaux.

Système de santé
- Facilitation des visites.

Soins relationnels
- Musicothérapie.
- Toucher.

Soins à la famille
- Aide à la préservation de l'intégrité familiale : famille qui attend un enfant.
- Aide au développement de la relation parent-enfant.
- Satisfaction du besoin de succion.
- Soins à un enfant : nouveau-né.
- Soins à un enfant : prématuré. **P**
- Soins au nourrisson.
- Soins kangourou.
- Conseils relatifs à la conduite d'un allaitement. **O**
- Enseignement : nutrition du nourrisson de 0 à 3 mois. **O**
- Enseignement : nutrition du nourrisson de 4 à 6 mois. **O**
- Enseignement : nutrition du nourrisson de 7 à 9 mois. **O**
- Enseignement : nutrition du nourrisson de 10 à 12 mois. **O**
- Enseignement : sécurité du nourrisson de 0 à 3 mois. **O**
- Enseignement : sécurité du nourrisson de 4 à 6 mois. **O**
- Enseignement : sécurité du nourrisson de 7 à 9 mois. **O**
- Enseignement : sécurité du nourrisson de 10 à 12 mois. **O**
- Enseignement : stimulation du nourrisson de 0 à 4 mois. **O**
- Enseignement : stimulation du nourrisson de 5 à 8 mois. **O**
- Enseignement : stimulation du nourrisson de 9 à 12 mois. **O**

Soins techniques complexes
- Soins lors d'une circoncision. **O**
- Stimulation du développement. **O**

RÉSULTATS

- Développement de l'enfant : à 1 mois.
- Développement de l'enfant : à 2 mois.
- Coordination des mouvements.
- État neurologique.
- Fonction sensorielle : audition.
- Fonction sensorielle : vision.
- Sommeil.
- Thermorégulation : nouveau-né.
- État des signes vitaux.
- Niveau d'inconfort.
- Connaissances : soins à un enfant.
- Connaissances : rôle parental.
- Connaissances : soins au prématuré.
- Niveau de la douleur.
- Attachement parent–enfant.

Domaine 6 : Perception de soi
Classe 1 : Conception de soi

00167

MOTIVATION À AMÉLIORER LE CONCEPT DE SOI
(2002, 2013 ; N.P. 2.1)

DÉFINITION – Un ensemble de perceptions ou d'idées concernant le « soi », qui peut être renforcé.

CARACTÉRISTIQUES
- Acceptation des forces et des limites personnelles.
- Actions congruentes par rapport aux pensées exprimées.
- Exprime la confiance en ses capacités.
- Exprime la satisfaction relative au concept de soi, à son sens des valeurs, à l'exercice de son rôle, à son image corporelle, à l'identité personnelle.
- Exprime le désir d'améliorer le concept de soi.

INTERVENTIONS

Soins relationnels
- Aide à la responsabilisation.
- Amélioration de la capacité d'adaptation (*coping*).
- Amélioration de l'estime de soi. **P**
- Amélioration de l'image corporelle.
- Amélioration du rôle.
- Assistance aux changements souhaités par le patient.
- Augmentation du sentiment d'efficacité personnelle.
- Entraînement à l'affirmation de soi.
- Gestion de l'humeur.
- Groupe de soutien.
- Soutien psychologique.
- Aide à la prise de décisions. **O**
- Amélioration de la socialisation. **O**
- Clarification des valeurs. **O**
- Consultation psychosociale. **O**
- Élargissement du système de soutien. **O**
- Thérapie de groupe. **O**

Soins de base
- Gestion du poids.

Soins techniques complexes
- Traitement de la toxicomanie.

Soins de sécurité
- Prévention de la toxicomanie.

> **RÉSULTATS**

- Rétablissement après maltraitance.
- Image corporelle.
- Identité.
- Autonomie.
- Résilience individuelle.
- Exercice du rôle.
- Estime de soi.
- Adaptation à un handicap physique.
- Développement de l'adolescent : de 12 à 17 ans.
- Bien-être psychospirituel
- Développement : adulte d'âge avancé.
- Développement : adulte d'âge moyen.
- Développement : jeune adulte.
- Rétablissement après maltraitance.
- Bien-être personnel.
- Adaptation psychosociale : transition de la vie.

> **Domaine 10 : Principes de vie**
> **Classe 3 : Congruence entre les valeurs/croyances/actes**

00083
CONFLIT DÉCISIONNEL
(1988, 2006 ; N.P. 2.1)

DÉFINITION – Incertitude quant à la ligne de conduite à adopter lorsque le choix entre des actes antagonistes implique un risque, une perte ou une remise en cause des valeurs personnelles.

CARACTÉRISTIQUES
- Délai dans la prise de décision.
- Détresse devant la décision à prendre.
- Égocentrisme.
- Hésitation entre plusieurs options.
- Incertitude quant aux choix à faire.
- Questionnement sur les croyances personnelles inhérentes à la prise de décision.
- Questionnement sur les principes moraux inhérents à la prise de décision.

- Questionnement sur les règles morales inhérentes à la prise de décision.
- Questionnement sur les valeurs morales inhérentes à la prise de décision.
- Questionnement sur les valeurs personnelles inhérentes à la prise de décision.
- Reconnaît les conséquences indésirables résultant des différents choix envisagés.
- Signes physiques de détresse (par ex. augmentation de la fréquence cardiaque, agitation, etc.).
- Signes physiques de tension.

FACTEURS FAVORISANTS
- Conflit avec ses obligations morales.
- Conflit vis-vis des sources d'information.
- Croyances personnelles ambiguës.
- Inexpérience dans la prise de décision.
- Informations insuffisantes.
- Interférences dans la prise de décision.
- Obligations morales d'agir.
- Perception d'une menace sur le système de valeurs.
- Principes moraux qui motivent des lignes de conduite contradictoires.
- Règles morales qui motivent des lignes de conduite contradictoires.
- Réseau de soutien insuffisant.
- Valeurs morales qui motivent des lignes de conduite contradictoires.
- Valeurs personnelles ambiguës.

INTERVENTIONS

Soins relationnels
- Aide au travail de deuil : décès périnatal.
- Amélioration de la capacité d'adaptation (*coping*).
- Amélioration de la conscience de soi.
- Clarification des valeurs.
- Consultation psychosociale.
- Détermination d'objectifs communs.
- Éducation individuelle.
- Élargissement du réseau de soutien.
- Entraînement à l'affirmation de soi.

- Facilitation de l'apprentissage.
- Information sensorielle préparatoire.
- Méditation.
- Musicothérapie.
- Négociation d'un contrat avec le patient.
- Soutien spirituel.
- Thérapie par la relaxation.
- Thérapie par la réminiscence.
- Training autogène.
- Visualisation.

Système de santé
- Aide à la prise de décisions.
- Consultation téléphonique.
- Orientation dans le réseau de la santé et de la Sécurité sociale.

Soins à la famille
- Consultation réalisée avant la conception.
- Éducation sexuelle.

Soins de sécurité
- Conduite à tenir face à une démence.

Soins de base
- Relaxation musculaire progressive.

> **RÉSULTAT**

- Prise de décision.

Autres résultats
- Traitement de l'information.
- Participation aux décisions de soins de santé.
- Autonomie.
- Niveau de stress.
- Stratégies d'adaptation.
- Stratégies d'adaptation familiales.
- Fonctionnement de la famille.
- Climat social de la famille.
- Croyances en matière de santé.
- Connaissances : processus de la maladie.
- Connaissances : programme thérapeutique.
- Soutien social.

Domaine 7 : Relations et rôles
Classe 3 : Performance dans l'exercice du rôle

00064

CONFLIT FACE AU RÔLE PARENTAL
(1988)

DÉFINITION – Situation de crise entraînant de la confusion et des contradictions dans le rôle parental.

CARACTÉRISTIQUES
- Anxiété.
- Culpabilité.
- Frustration.
- Impression d'être inapte à pourvoir aux besoins de l'enfant (par ex. physiques, émotionnels).
- Impression de perte de contrôle dans les décisions touchant l'enfant.
- Inquiétude à propos de la famille (par ex. fonctionnement, communication santé).
- Inquiétude à propos du changement du rôle parental.
- Perturbation dans les habitudes de l'aidant naturel.
- Peur.
- Réticence à participer aux activités usuelles d'aidant naturel.

FACTEURS FAVORISANTS
- Changements dans la situation matrimoniale.
- Interruptions de la vie familiale dues à l'administration de soins à domicile (par ex. traitements, aidant naturel, manque de répits).
- Intimidation par des mesures invasives ou restrictives (par ex. isolement, intubation).
- Séparation parent–enfant.
- Soins à domicile dispensés à un enfant ayant besoin de traitements spéciaux.
- Vie dans des services non traditionnels (par ex. maison d'accueil, groupe ou institution de soins).

INTERVENTIONS

Soins à la famille
- Aide à la préservation de l'intégrité familiale : famille qui attend un enfant.
- Aide à la préservation de l'intégrité familiale.
- Aide au développement de la relation parent-enfant.
- Conduite à tenir face à une grossesse à risque.
- Développement de la parentalité. **P**
- Facilitation de la présence de la famille.
- Maintien de la dynamique familiale. **P**
- Préparation à l'accouchement.

- Remplacement temporaire de l'aidant naturel.
- Soutien à la famille.
- Soutien à un aidant naturel.
- Thérapie familiale.

Soins relationnels
- Aide au travail de deuil : décès périnatal.
- Amélioration de la socialisation.
- Amélioration de l'estime de soi.
- Amélioration du rôle. ℗
- Clarification des valeurs.
- Consultation psychosociale.
- Détermination d'objectifs communs.
- Établissement des limites.
- Thérapie chez un enfant ayant subi un traumatisme.

Soins de sécurité
- Intervention en situation de crise. ℗
- Soutien protecteur contre les violences : enfant.

Système de santé
- Aide à la prise de décisions.
- Facilitation des visites.
- Orientation dans le réseau de la santé et de la Sécurité sociale.

RÉSULTAT

- Exercice du rôle parental.

Autres résultats
- Niveau d'anxiété.
- Adaptation de l'aidant naturel au placement du patient en institution.
- Préparation d'un aidant naturel pour les soins à domicile.
- Perturbation du mode de vie de l'aidant naturel.
- Résilience.
- Adaptation psychosociale : transition de la vie.
- Exercice du rôle.
- Fonctionnement de la famille.
- Participation de la famille aux soins dispensés par un professionnel.
- Climat social de la famille.
- Niveau de la peur.
- Autocontrôle de l'anxiété.
- Performance de l'aidant naturel : soins directs.
- Performance de l'aidant naturel : soins indirects.
- Santé physique de l'aidant naturel.
- Facteurs de stress pour l'aidant naturel.
- Résilience familiale.
- Attachement parent–enfant.

Domaine 5 : Perception/cognition
Classe 4 : Cognition

00128
CONFUSION AIGUË
(1994, 2006 ; N.P. 2.1)

DÉFINITION – Perturbation transitoire et soudaine touchant la conscience, l'attention, la cognition et la perception qui se développe sur une courte période de temps.

CARACTÉRISTIQUES
- Agitation.
- Altération des fonctions cognitives.
- Altération des fonctions psychomotrices.
- Altération du niveau de conscience.
- Hallucinations.
- Incapacité d'amorcer et de mener à terme une activité constante.
- Manque de motivation pour amorcer une action voulue.
- Nervosité.
- Perceptions erronées.

FACTEURS FAVORISANTS
- Âge ≥ 60 ans.
- Délire.
- Démence.
- Modification du cycle veille–sommeil.
- Toxicomanie.

INTERVENTIONS

Soins de sécurité
- Aménagement du milieu ambiant : sécurité.
- Conduite à tenir en cas de delirium.
- Conduite à tenir en cas de persistance d'une idée délirante.
- Conduite à tenir en présence d'hallucinations.
- Contention physique.
- Isolement.
- Prévention des chutes.
- Surveillance des signes vitaux.

Soins relationnels
- Diminution de l'anxiété.
- Orientation dans la réalité.
- Présence.
- Stimulation cognitive.
- Technique d'apaisement.
- Toucher.

Soins techniques complexes
- Administration d'analgésiques.
- Administration de médicaments.
- Amélioration de la perfusion cérébrale.
- Gestion de la médication.
- Surveillance de l'état neurologique.
- Traitement d'un déséquilibre acidobasique.
- Traitement de la toxicomanie.

Soins de base
- Aide aux soins personnels.
- Amélioration du sommeil.
- Conduite à tenir devant la douleur.

RÉSULTATS

- Niveau de la démence.
- Orientation.

Autres résultats
- Niveau d'agitation.
- Traitement de l'information.
- État neurologique : conscience.
- Arrêt de la consommation d'alcool.
- Glycémie.
- Capacités cognitives.
- Concentration.
- Développement : adulte d'âge avancé.
- Autocontrôle des altérations de la pensée.
- Arrêt de la toxicomanie.
- Niveau de la fatigue.
- Mémoire.
- Sommeil.
- Gravité des symptômes lors du sevrage.

Domaine 5 : Perception/cognition
Classe 4 : Cognition

00173
RISQUE DE **CONFUSION** AIGUË
(2006, 2013 ; N.P. 2.2)

DÉFINITION – Vulnérabilité à des perturbations transitoires de la conscience, de l'attention, de la cognition et de la perception se développant sur une courte période de temps, qui peut compromettre la santé.

FACTEURS DE RISQUE
- Âge ≥ 60 ans.
- Altération des fonctions cognitives.
- Antécédents d'accident vasculaire cérébral.
- Démence.
- Déshydratation.
- Douleur.
- Dysfonctionnement métabolique (par ex. azotémie, diminution de l'hémoglobine, déséquilibre électrolytique, augmentation du ratio azotémie/créatinine).
- Infection.
- Malnutrition.
- Médicaments.
- Mobilité réduite.
- Modification du cycle veille–sommeil.
- Privation sensorielle.
- Rétention urinaire.
- Sexe masculin.
- Toxicomanie.
- Utilisation inappropriée des mesures de contention.

INTERVENTIONS

Soins techniques complexes
- Administration de médicaments.
- Gestion de la médication. 🅿
- Surveillance de l'état neurologique.
- Traitement de la rétention urinaire.
- Traitement de la toxicomanie. 🅿
- Traitement d'un déséquilibre acidobasique.
- Traitement d'un déséquilibre hydroélectrolytique.

Soins de base
- Amélioration du sommeil.
- Conduite à tenir devant la douleur.

Soins de sécurité
- Surveillance des signes vitaux.
- Aménagement du milieu ambiant : sécurité. 🅞
- Conduite à tenir en cas de delirium. 🅞
- Conduite à tenir en cas de persistance d'une idée délirante. 🅞
- Conduite à tenir en présence d'hallucinations. 🅞
- Prévention des chutes. 🅞

Soins relationnels
- Traitement de la toxicomanie : sevrage de la drogue.
- Traitement de la toxicomanie : sevrage de l'alcool.
- Traitement de la toxicomanie : surdosage.

RÉSULTATS

- Niveau du délire.
- Orientation.

Autres résultats
- Concentration.
- Équilibre électrolytique et acidobasique.
- Équilibre électrolytique.
- Hydratation.
- Traitement de l'information.
- Fonction rénale.
- Réaction à un médicament.
- Mémoire.
- Mobilité.
- Niveau de la douleur.
- État de vieillissement physique.
- Contrôle des risques.
- Contrôle des risques : consommation d'alcool.
- Contrôle des risques : consommation de drogues.
- Contrôle des risques : infection.
- Détection des risques.
- Sommeil.
- Élimination urinaire.

Domaine 5 : Perception/cognition
Classe 4 : Cognition

00129
CONFUSION CHRONIQUE
(1994)

DÉFINITION – Détérioration irréversible, de longue date et/ou progressive, de la capacité d'interpréter les stimuli du milieu et des processus intellectuels, et qui se manifeste par des troubles de la mémoire, de l'orientation et du comportement.

CARACTÉRISTIQUES
- Altération de la mémoire à court ou à long terme.
- Altération de la réaction aux stimuli.
- Altération progressive des fonctions cognitives.
- Détérioration cognitive chronique.
- Détérioration organique du cerveau.
- Modification de l'interprétation.
- Modification de la personnalité.

- Niveau de conscience normal.
- Socialisation perturbée.

FACTEURS FAVORISANTS
- Accident vasculaire cérébral.
- Démence consécutive à des infarctus multiples.
- Lésion cérébrale (problème vasculaire cérébral, maladie neurologique, traumatisme, tumeur).
- Maladie d'Alzheimer.
- Psychose de Korsakoff.

INTERVENTIONS

Soins relationnels
- Aide à la prise de décisions.
- Art-thérapie.
- Diminution de l'anxiété.
- Entraînement de la mémoire.
- Exploitation du milieu.
- Gestion de l'humeur. ⓟ
- Humour.
- Médiation par la présence d'un animal.
- Musicothérapie.
- Orientation dans la réalité.
- Présence.
- Restructuration cognitive.
- Soutien psychologique.
- Stimulation cognitive.
- Technique d'apaisement.
- Thérapie de validation.
- Thérapie occupationnelle.
- Thérapie par la réminiscence.
- Thérapie récréationnelle.

Soins de sécurité
- Aménagement du milieu ambiant.
- Aménagement du milieu ambiant : sécurité.
- Conduite à tenir face à une démence. ⓟ
- Contention physique.
- Identification des risques.
- Immunisation/vaccination.
- Limitation du territoire.
- Prévention des chutes.
- Surveillance.

Soins de base
- Aides aux soins d'hygiène d'une personne présentant une démence. ⓟ

- Amélioration du sommeil.
- Incitation à faire de l'exercice.
- Limitation de la dépense énergétique.

Soins à la famille
- Mise à contribution de la famille.
- Soutien à la famille.

Système de santé
- Orientation dans le réseau de la santé et de la Sécurité sociale.
- Protection des droits du patient.

Soins techniques complexes
- Gestion de la médication.

RÉSULTATS

- Niveau de la démence.
- Orientation.

Autres résultats
- Aptitudes aux relations sociales.
- Autocontrôle des altérations de la pensée.
- Capacités cognitives.
- Concentration.
- État neurologique : conscience.
- Identité.
- Mémoire.
- Pensée abstraite.
- Prise de décision.
- Traitement de l'information.
- Connaissances : gestion de l'accident vasculaire cérébral.
- Connaissances : gestion de la démence.
- Connaissances : prévention de l'accident vasculaire cérébral.
- Contrôle des risques : accident vasculaire cérébral.
- Gravité d'une blessure physique.
- Perfusion tissulaire : cérébrale.

Domaine 5 : Perception/cognition
Classe 4 : Cognition

00126
CONNAISSANCES INSUFFISANTES
(1980)

DÉFINITION – Absence ou manque d'information cognitive sur un sujet donné.

CARACTÉRISTIQUES
- Comportement inopportun (par ex. hystérie, agressivité, agitation, apathie).
- Connaissances déficientes.
- Échec à un test.
- Incapacité de suivre correctement les directives reçues.

FACTEURS FAVORISANTS
- Altération de la mémoire.
- Altération des fonctions cognitives.
- Connaissance insuffisante des ressources.
- Fausse interprétation de l'information présentée par d'autres.
- Information insuffisante.
- Intérêt insuffisant pour apprendre.

INTERVENTIONS

Soins à la famille
- Conseils relatifs à la conduite d'un allaitement.
- Consultation réalisée avant la conception.
- Éducation des parents d'un adolescent. P
- Éducation des parents qui élèvent un enfant. P
- Enseignement : nutrition du nourrisson de 0 à 3 mois. P
- Enseignement : nutrition du nourrisson de 4 à 6 mois. P
- Enseignement : nutrition du nourrisson de 7 à 9 mois. P
- Enseignement : nutrition du nourrisson de 10 à 12 mois. P
- Enseignement : nutrition de l'enfant de 13 à 18 mois. P
- Enseignement : nutrition de l'enfant de 19 à 24 mois. P
- Enseignement : nutrition de l'enfant de 25 à 36 mois. P
- Enseignement : processus de la maladie. P
- Enseignement : sécurité du nourrisson de 0 à 3 mois. P
- Enseignement : sécurité du nourrisson de 4 à 6 mois. P
- Enseignement : sécurité du nourrisson de 7 à 9 mois. P
- Enseignement : sécurité du nourrisson de 10 à 12 mois. P
- Enseignement : sécurité de l'enfant de 13 à 18 mois. P
- Enseignement : sécurité de l'enfant de 19 à 24 mois. P
- Enseignement : sécurité de l'enfant de 25 à 36 mois. P
- Enseignement : stimulation du nourrisson de 0 à 4 mois. P
- Enseignement : stimulation du nourrisson de 5 à 8 mois. P
- Enseignement : stimulation du nourrisson de 9 à 12 mois. P
- Planning familial : contraception.
- Préparation à l'accouchement.
- Aide dans l'organisation et l'entretien du domicile. O
- Déclenchement du travail. O
- Développement de la parentalité. O
- Soins prénatals. O

- Soutien à la famille. Ⓞ
- Stimulation du développement. Ⓞ

Soins relationnels
- Augmentation du degré d'instruction en matière de santé.
- Clarification des valeurs.
- Éducation : apprentissage de la propreté. Ⓟ
- Éducation : habileté psychomotrice. Ⓟ
- Éducation : médication prescrite. Ⓟ
- Éducation : rapports sexuels sans risque. Ⓟ
- Éducation : régime alimentaire prescrit. Ⓟ
- Éducation : soins des pieds. Ⓟ
- Éducation à la santé.
- Éducation individuelle. Ⓟ
- Éducation parentale : enfant. Ⓟ
- Éducation sexuelle. Ⓟ
- Facilitation de l'apprentissage.
- Information : intervention ou traitement. Ⓟ
- Information préopératoire. Ⓟ
- Information sensorielle préparatoire.
- Prévention de la toxicomanie.
- Stimulation de la volonté d'apprendre.
- Aide à la prise de décisions. Ⓞ
- Aide au changement souhaité par le patient. Ⓞ
- Augmentation du sentiment d'efficacité personnelle. Ⓞ
- Consultation psychosociale. Ⓞ
- Diminution de l'anxiété. Ⓞ
- Enseignement à un groupe. Ⓞ
- Groupe de soutien. Ⓞ
- Modification du comportement : aptitudes sociales. Ⓞ
- Modification du comportement. Ⓞ
- Thérapie par le jeu. Ⓞ

Soins de base
- Éducation : exercices prescrits. Ⓟ
- Assistance nutritionnelle. Ⓞ
- Conduite à tenir devant la douleur. Ⓞ
- Gestion du poids. Ⓞ

Système de santé
- Protection des droits du patient.
- Accueil dans un établissement de soins. Ⓞ
- Développement des compétences d'une équipe. Ⓞ
- Orientation dans le réseau de la santé et de la Sécurité sociale. Ⓞ
- Orientation vers un autre soignant ou un autre établissement. Ⓞ

- Planification de la sortie. Ⓞ
- Promotion de la sécurité routière. Ⓞ

Soins de sécurité
- Consultation de génétique. Ⓞ
- Immunisation/vaccination. Ⓞ

Soins techniques complexes
- Administration d'analgésiques. Ⓞ
- Aide à la réalisation d'un examen. Ⓞ
- Conduite à tenir face à l'état asthmatique. Ⓞ
- Gestion de la médication. Ⓞ

RÉSULTATS

- Connaissances : gestion de l'arthrite.
- Connaissances : gestion de l'asthme.
- Connaissances : mécanique corporelle.
- Connaissances : allaitement maternel.
- Connaissances : gestion du cancer.
- Connaissances : gestion de la maladie cardiaque.
- Connaissances : sécurité physique de l'enfant.
- Connaissances : contraception.
- Connaissances : gestion de l'insuffisance cardiaque.
- Connaissances : gestion de la dépression.
- Connaissances : gestion du diabète.
- Connaissances : alimentation saine.
- Connaissances : processus de la maladie.
- Connaissances : conservation de l'énergie.
- Connaissances : prévention des chutes.
- Connaissances : promotion de la fertilité.
- Connaissances : comportements de santé.
- Connaissances : promotion de la santé.
- Connaissances : ressources sanitaires.
- Connaissances : gestion de l'hypertension.
- Connaissances : soins à un enfant.
- Connaissances : contrôle de l'infection.
- Connaissances : médication.
- Connaissances : gestion de la sclérose en plaques.
- Connaissances : soins à une stomie.
- Connaissances : gestion de la douleur.
- Connaissances : rôle parental.
- Connaissances : sécurité personnelle.
- Connaissances : santé de la mère en post-partum.
- Connaissances : sexualité pendant la grossesse et en post-partum.
- Connaissances : santé de la mère avant la conception.
- Connaissances : déroulement de la grossesse.

- Connaissances : activités prescrites.
- Connaissances : soins au prématuré.
- Connaissances : sexualité.
- Connaissances : contrôle de la toxicomanie.
- Connaissances : programme thérapeutique.
- Connaissances : modalités du traitement.
- Connaissances : gestion du poids.

Autres résultats
- Satisfaction du client : enseignement.
- Capacités cognitives.
- Communication : compréhension.
- Concentration.
- Traitement de l'information.
- Mémoire.
- Motivation.
- Préparation à une intervention.

Domaine 5 : Perception/cognition
Classe 4 : Cognition

00161
MOTIVATION À AMÉLIORER SES CONNAISSANCES
(2002, 2013 ; N.P. 2.1)

DÉFINITION – Présence ou acquisition d'informations relatives à un sujet déterminé, qui peut être renforcée.

CARACTÉRISTIQUE
- Exprime le désir d'améliorer son apprentissage.

INTERVENTIONS

Soins relationnels
- Aide à la prise de décisions.
- Aide à la responsabilisation. ❶
- Aide au changement souhaité par le patient.
- Augmentation du sentiment d'efficacité personnelle. ❶
- Éducation à la santé.
- Négociation d'un contrat avec le patient.
- Éducation : apprentissage de la propreté. ◉
- Éducation : habileté psychomotrice. ◉
- Éducation individuelle. ◉
- Éducation : médication prescrite. ◉
- Information préopératoire. ◉

- Éducation : rapports sexuels sans risque. ⓘ
- Éducation : régime alimentaire prescrit. ⓘ
- Éducation sexuelle. ⓘ

Système de santé
- Développement d'un programme de santé communautaire.
- Marketing social/amélioration des comportements de santé d'une population ciblée.

Soins de base
- Éducation : exercices prescrits.
- Éducation : soins des pieds. ⓘ

Soins à la famille
- Développement de la parentalité.
- Éducation des parents d'un adolescent.
- Éducation des parents qui élèvent un enfant.
- Éducation des parents qui élèvent un nourrisson.
- Orientation dans le réseau de la santé et de la Sécurité sociale.
- Enseignement : nutrition du nourrisson de 0 à 3 mois. ⓘ
- Enseignement : nutrition du nourrisson de 4 à 6 mois. ⓘ
- Enseignement : nutrition du nourrisson de 7 à 9 mois. ⓘ
- Enseignement : nutrition du nourrisson de 10 à 12 mois. ⓘ
- Enseignement : nutrition de l'enfant de 13 à 18 mois. ⓘ
- Enseignement : nutrition de l'enfant de 19 à 24 mois. ⓘ
- Enseignement : nutrition de l'enfant de 25 à 36 mois. ⓘ
- Enseignement : processus de la maladie. ⓘ
- Enseignement : sécurité du nourrisson de 0 à 3 mois. ⓘ
- Enseignement : sécurité du nourrisson de 4 à 6 mois. ⓘ
- Enseignement : sécurité du nourrisson de 7 à 9 mois. ⓘ
- Enseignement : sécurité du nourrisson de 10 à 12 mois. ⓘ
- Enseignement : sécurité de l'enfant de 13 à 18 mois. ⓘ
- Enseignement : sécurité de l'enfant de 19 à 24 mois. ⓘ
- Enseignement : sécurité de l'enfant de 25 à 36 mois. ⓘ
- Enseignement : stimulation du nourrisson de 0 à 4 mois. ⓘ
- Enseignement : stimulation du nourrisson de 5 à 8 mois. ⓘ
- Enseignement : stimulation du nourrisson de 9 à 12 mois. ⓘ

RÉSULTATS

- Connaissances : gestion de l'arthrite.
- Connaissances : gestion de l'asthme.
- Connaissances : mécanique corporelle.
- Connaissances : allaitement maternel.

- Connaissances : gestion du cancer.
- Connaissances : gestion de la maladie cardiaque.
- Connaissances : sécurité physique de l'enfant.
- Connaissances : contraception.
- Connaissances : gestion de l'insuffisance cardiaque.
- Connaissances : gestion de la dépression.
- Connaissances : gestion du diabète.
- Connaissances : alimentation saine.
- Connaissances : processus de la maladie.
- Connaissances : conservation de l'énergie.
- Connaissances : prévention des chutes.
- Connaissances : promotion de la fertilité.
- Connaissances : comportements de santé.
- Connaissances : promotion de la santé.
- Connaissances : ressources sanitaires.
- Connaissances : gestion de l'hypertension.
- Connaissances : soins à un enfant.
- Connaissances : contrôle de l'infection.
- Connaissances : accouchement – travail et délivrance.
- Connaissances : médication.
- Connaissances : gestion de la sclérose en plaques.
- Connaissances : soins à une stomie.
- Connaissances : gestion de la douleur.
- Connaissances : rôle parental.
- Connaissances : sécurité personnelle.
- Connaissances : sexualité pendant la grossesse et en post-partum.
- Connaissances : santé de la mère avant la conception.
- Connaissances : déroulement de la grossesse.
- Connaissances : activités prescrites.
- Connaissances : soins au prématuré.
- Connaissances : sexualité.
- Connaissances : contrôle de la toxicomanie.
- Connaissances : programme thérapeutique.
- Connaissances : modalités du traitement.
- Connaissances : gestion du poids.
- Satisfaction du client : enseignement.
- Communication : compréhension.
- Recherche d'un meilleur niveau de santé.
- Motivation.

Domaine 3 : Élimination/échange
Classe 2 : Fonction gastro-intestinale

00011
CONSTIPATION
(1975, 1998)

DÉFINITION – Diminution de la fréquence habituelle des selles, accompagnée d'une défécation difficile ou incomplète et/ou de l'émission de selles dures et sèches.

CARACTÉRISTIQUES

- Anorexie.
- Augmentation de la pression intra-abdominale.
- Ballonnement sévère.
- Borborygmes.
- Bruit sourd à la percussion abdominale.
- Bruits intestinaux rares ou fréquents.
- Céphalées.
- Changement dans les habitudes d'élimination.
- Diminution de la fréquence des selles.
- Diminution du volume des selles.
- Distension abdominale.
- Douleur à la défécation.
- Douleur abdominale.
- Effort à la défécation.
- Fatigue.
- Incapacité d'émettre une selle.
- Indigestion.
- Manifestations atypiques chez une personne âgée (par ex. modification de l'état mental, incontinence urinaire, chutes inexpliquées, élévation de la température corporelle).
- Masse abdominale palpable.
- Masse rectale palpable.
- Présence de sang rouge vif sur les selles.
- Présence de selles molles et pâteuses dans le rectum.
- Selles dures, moulées.
- Selles liquides.
- Sensation de pression ou de plénitude rectale.
- Sensibilité abdominale avec ou sans résistance musculaire palpable.
- Vomissements.

FACTEURS FAVORISANTS

Facteurs fonctionnels

- Activité physique quotidienne moyenne inférieure aux recommandations pour le sexe et l'âge.
- Changements récents dans l'environnement.

- Faiblesse des muscles abdominaux.
- Habitudes associées à l'utilisation des toilettes inadaptées.
- Habitudes de défécation irrégulières.
- Réprime habituellement un besoin impérieux de déféquer.

Facteurs mécaniques
- Abcès ou ulcère rectal.
- Atteinte neurologique (par ex. électroencéphalogramme [EEG] positif, traumatisme crânien, troubles épileptiques).
- Déséquilibre électrolytique.
- Fissures anorectales.
- Grossesse.
- Hémorroïdes.
- Hypertrophie prostatique.
- Maladie de Hirschsprung.
- Obésité.
- Occlusion intestinale postchirurgicale.
- Prolapsus rectal.
- Rectocèle.
- Sténose anorectale.
- Tumeur.

Facteurs pharmacologiques
- Abus de laxatifs.
- Médicaments.

Facteurs physiologiques
- Alimentation pauvre en fibres.
- Changement dans les habitudes alimentaires (nourriture, heures de repas).
- Dentition ou hygiène buccale inadéquate.
- Déshydratation.
- Diminution du péristaltisme intestinal.
- Habitudes alimentaires inadaptées.
- Hydratation insuffisante.

Facteurs psychologiques
- Confusion.
- Dépression.
- Trouble émotionnel.

INTERVENTIONS

Soins de base
- Administration d'un lavement.
- Aide aux soins personnels : utilisation des toilettes.
- Assistance nutritionnelle.
- Conduite à tenir devant la douleur.
- Conduite à tenir en présence de constipation ou d'un fécalome. ℗

- Régulation du fonctionnement intestinal.
- Diminution de la flatulence.
- Éducation : apprentissage de la propreté.
- Entretien d'une sonde gastro-intestinale.
- Établissement d'un régime alimentaire progressif.
- Incitation à faire de l'exercice.
- Intubation gastro-intestinale.
- Rééducation intestinale.
- Soins d'une stomie.
- Thérapie par l'exercice : marche.
- Thérapie par l'exercice : souplesse articulaire.

Soins techniques complexes
- Administration de médicaments par voie orale.
- Administration de médicaments par voie rectale.
- Gestion de la médication.
- Prescription médicamenteuse.
- Surveillance de l'équilibre hydrique.
- Surveillance de l'état de la peau.
- Traitement d'un déséquilibre hydrique.
- Traitement d'un déséquilibre hydroélectrolytique.
- Traitement d'un prolapsus rectal.

Soins relationnels
- Diminution de l'anxiété.
- Thérapie par la relaxation.

RÉSULTATS

- Élimination intestinale.
- Soins personnels lors d'une stomie.

Autres résultats
- Fonction gastro-intestinale.
- Hydratation.
- Gravité des nausées et vomissements.
- Contrôle des symptômes.
- Comportement d'adhésion : alimentation saine.
- Appétit.
- Observance : régime alimentaire prescrit.
- Niveau d'inconfort.
- Réaction à un médicament.
- Mobilité.
- État nutritionnel : aliments et liquides ingérés.
- Soins personnels : médication non parentérale.
- Soins personnels : utilisation des toilettes.

Domaine 3 : Élimination/échange
Classe 2 : Fonction gastro-intestinale

00012
PSEUDO-CONSTIPATION
(1988)

DÉFINITION – Autodiagnostic de constipation et utilisation de laxatifs, de lavements et de suppositoires pour assurer une élimination intestinale quotidienne.

CARACTÉRISTIQUES
- Abus de lavements, de laxatifs, de suppositoires.
- S'oblige à aller à selles chaque jour à la même heure.
- S'oblige à aller à selles quotidiennement.

FACTEURS FAVORISANTS
- Altération des opérations de la pensée.
- Croyances culturelles et familiales à propos de la santé.

INTERVENTIONS

Soins de base
- Assistance nutritionnelle.
- Incitation à faire de l'exercice.
- Régulation du fonctionnement intestinal.

Soins relationnels
- Consultation psychosociale.
- Distraction.
- Éducation : apprentissage de la propreté.
- Éducation à la santé.
- Éducation individuelle.
- Thérapie par la relaxation.

Soins techniques complexes
- Gestion de la médication.
- Surveillance de l'équilibre hydrique.
- Traitement d'un déséquilibre hydrique.

RÉSULTATS

- Élimination intestinale.
- Connaissances : comportements de santé.

Autres résultats
- Comportement d'adhésion.
- Connaissances : alimentation saine.
- Croyances en matière de santé.
- Croyances en matière de santé : perception de la menace.
- Fonction gastro-intestinale.
- Hydratation.
- Réaction à un médicament.

Domaine 3 : Élimination/échange
Classe 2 : Fonction gastro-intestinale

00015
RISQUE DE CONSTIPATION
(1998, 2013)

DÉFINITION – Vulnérabilité à une diminution de la fréquence habituelle des selles, accompagnée d'une défécation difficile ou incomplète, qui peut compromettre la santé.

FACTEURS DE RISQUE

Facteurs fonctionnels
- Activité physique quotidienne moyenne inférieure aux recommandations pour le sexe et l'âge.
- Changements récents dans l'environnement.
- Faiblesse des muscles abdominaux.
- Habitudes associées à l'utilisation de toilettes inadaptées.
- Habitudes de défécation irrégulières.
- Réprime habituellement le besoin impérieux de déféquer.

Facteurs mécaniques
- Abcès ou ulcère rectal.
- Atteinte neurologique (par ex. électroencéphalogramme [EEG] positif, traumatisme crânien, troubles épileptiques).
- Déséquilibre électrolytique.
- Fissure anorectale.
- Grossesse.
- Hémorroïdes.
- Hypertrophie prostatique.
- Maladie de Hirschsprung.
- Obésité.
- Occlusion intestinale postchirurgicale.
- Prolapsus rectal.
- Rectocèle.
- Sténose anorectale.
- Tumeur.

Facteurs pharmacologiques
- Abus de laxatifs.
- Médicaments.
- Sels de fer.

Facteurs physiologiques
- Alimentation pauvre en fibres.
- Changement dans les habitudes alimentaires (nourriture, heures de repas).
- Dentition ou hygiène buccale inadéquate.
- Déshydratation.

- Diminution du péristaltisme intestinal.
- Habitudes alimentaires inadaptées.
- Hydratation insuffisante.

Facteurs psychologiques
- Confusion.
- Dépression.
- Trouble émotionnel.

INTERVENTIONS

Soins de base
- Aide aux soins personnels : utilisation des toilettes.
- Assistance nutritionnelle.
- Conduite à tenir devant la douleur.
- Conduite à tenir en présence de constipation ou d'un fécalome. ❷
- Diminution de la flatulence.
- Éducation : apprentissage de la propreté.
- Établissement d'un régime alimentaire progressif.
- Incitation à faire de l'exercice.
- Rééducation intestinale.
- Régulation du fonctionnement intestinal.
- Soins d'une stomie.
- Thérapie par l'exercice : marche.
- Thérapie par l'exercice : souplesse articulaire.
- Traitement d'un prolapsus rectal.

Soins techniques complexes
- Administration de médicaments par voie orale.
- Gestion de la médication.
- Prescription médicamenteuse.
- Surveillance de l'équilibre hydrique.
- Traitement d'un déséquilibre hydrique.

Soins relationnels
- Diminution de l'anxiété.
- Thérapie par la relaxation.

RÉSULTAT

- Élimination intestinale.

Autres résultats
- Comportement d'adhésion : alimentation saine.
- Observance : régime alimentaire prescrit.
- État nutritionnel : aliments et liquides ingérés.
- Contrôle des risques.
- Détection des risques.

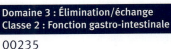

Domaine 3 : Élimination/échange
Classe 2 : Fonction gastro-intestinale

00235
CONSTIPATION FONCTIONNELLE CHRONIQUE
(2013 ; N.P. 2.2)

DÉFINITION – Évacuation difficile ou rare de selles présente pendant au moins trois des 12 mois précédents.

CARACTÉRISTIQUES
- Abdomen distendu.
- Chez l'adulte : présence de 2 symptômes ou plus de la classification de Rome III :
  - selles dures ou granuleuses dans 25 % ou plus des défécations
  - effort à la défécation dans 25 % ou plus des défécations
  - sensation d'évacuation incomplète dans 25 % ou plus des défécations
  - sensation d'obstruction ou de blocage anorectal dans 25 % ou plus des défécations
  - manœuvres manuelles pour faciliter la défécation (manœuvres digitales, soutien du plancher pelvien) dans 25 % des défécations
  - défécations < 3 fois par semaine
- Chez l'enfant ≤ 4 ans : présence de 2 critères ou plus de la classification pédiatrique de Rome III, et ce pendant un mois ou plus :
  - ≤ 2 défécations par semaine
  - ≤ 1 épisode d'incontinence fécale par semaine
  - position de rétention de selles
  - péristaltisme intestinal important ou douloureux
  - présence d'une masse fécale importante dans le rectum
  - selles de gros volume qui peuvent bloquer la toilette
- Chez l'enfant ≥ 4 ans : présence de 2 critères ou plus de la classification pédiatrique de Rome III, et ce pendant 2 mois ou plus :
  - ≤ 2 défécations par semaine
  - ≤ 1 épisode d'incontinence fécale par semaine
  - position de rétention de selles
  - péristaltisme intestinal important ou douloureux
  - présence d'une masse rectale importante
  - selles de gros volume qui peuvent bloquer la toilette
- Douleur à la défécation.
- Émission de selles lors d'une stimulation digitale.
- Fécalome.

- Incontinence fécale (chez l'enfant).
- Masse abdominale palpable.
- Tension prolongée.
- Test positif de sang occulte dans les selles.
- Type 1 ou 2 de l'échelle de Bristol.

FACTEURS FAVORISANTS
- Accident vasculaire cérébral.
- Alimentation insuffisante.
- Alimentation pauvre en fibres.
- Amyloïdose.
- Apport pauvre en calories.
- Cancer colorectal.
- Démence.
- Dépression.
- Dermatomyosite.
- Déshydratation.
- Diabète.
- Dysfonctionnement du plancher pelvien.
- Fissure anale.
- Grossesse.
- Hémorroïdes.
- Hydratation insuffisante.
- Hypercalcémie.
- Hypothyroïdie.
- Insuffisance rénale chronique.
- Lésion de la moelle épinière.
- Lésion périnéale.
- Maladie de Hirschprung.
- Maladie de Parkinson.
- Maladie inflammatoire de l'intestin.
- Masse extra-intestinale.
- Médicament.
- Mobilité réduite.
- Mode de vie sédentaire.
- Myotonie atrophique.
- Neuropathie autonome.
- Panhypopituitarisme.
- Paraplégie.
- Perte d'élan vital.
- Polymédication.
- Porphyrie.
- Proctite.
- Pseudo-obstruction intestinale chronique.
- Ralentissement du transit au niveau du côlon.

- Régime déséquilibré : riche en graisses.
- Régime déséquilibré : riche en protéines.
- Réprime habituellement le besoin impérieux de déféquer.
- Sclérodermie.
- Sclérose en plaques.
- Sténose anale.
- Sténose chirurgicale.
- Sténose ischémique.
- Sténose post-inflammatoire.

Domaine 3 : Élimination/échange
Classe 2 : Fonction gastro-intestinale

00236

RISQUE DE **CONSTIPATION FONCTIONNELLE CHRONIQUE**
(2013 ; N.P. 2.2)

DÉFINITION – Vulnérabilité à une évacuation difficile ou rare de selles présente pendant au moins trois des 12 mois précédents, qui peut compromettre la santé.

FACTEURS DE RISQUE
- Alimentation pauvre en fibres.
- Apport pauvre en calories.
- Dépression.
- Déshydratation.
- Diminution de l'apport de nourriture.
- Hydratation insuffisante.
- Médicaments.
- Mobilité réduite.
- Mode de vie sédentaire.
- Perte d'élan vital.
- Polymédication.
- Pseudo-occlusion intestinale chronique.
- Ralentissement du transit au niveau du côlon.
- Régime déséquilibré : riche en graisses.
- Régime déséquilibré : riche en protéines.
- Réprime habituellement le besoin impérieux de déféquer.

Domaine 11 : Sécurité/protection
Classe 4 : Dangers environnementaux

00181
CONTAMINATION
(2006 ; N.P. 2.1)

DÉFINITION – Exposition à des contaminants environnementaux, en quantité suffisante pour provoquer des effets néfastes sur la santé.

CARACTÉRISTIQUES

Pesticides
- Effets dermatologiques de l'exposition aux pesticides.
- Effets gastro-intestinaux de l'exposition aux pesticides.
- Effets neurologiques de l'exposition aux pesticides.
- Effets pulmonaires de l'exposition aux pesticides.
- Effets rénaux de l'exposition aux pesticides.

Agents chimiques
- Effets dermatologiques de l'exposition aux agents chimiques.
- Effets gastro-intestinaux de l'exposition aux agents chimiques.
- Effets immunologiques de l'exposition aux agents chimiques.
- Effets neurologiques de l'exposition aux agents chimiques.
- Effets pulmonaires de l'exposition aux agents chimiques.
- Effets rénaux de l'exposition aux agents chimiques.

Agents biologiques
- Effets dermatologiques de l'exposition aux agents biologiques.
- Effets gastro-intestinaux de l'exposition aux agents biologiques.
- Effets pulmonaires de l'exposition aux agents biologiques.
- Effets neurologiques de l'exposition aux agents biologiques.
- Effets rénaux de l'exposition aux agents biologiques.

Pollution
- Effets neurologiques de l'exposition à la pollution.
- Effets pulmonaires de l'exposition à la pollution.

Déchets
- Effets dermatologiques de l'exposition aux déchets.
- Effets gastro-intestinaux de l'exposition aux déchets.
- Effets hépatiques de l'exposition aux déchets.
- Effets pulmonaires de l'exposition aux déchets.

Radiations
- Effets cancérigènes de l'exposition aux radiations.
- Effets génétiques de l'exposition aux radiations.
- Effets immunologiques de l'exposition aux radiations.
- Effets neurologiques de l'exposition aux radiations.
- Exposition à du matériel radioactif.

FACTEURS FAVORISANTS

Externes
- Classe socio-économique défavorisée.
- Contamination chimique de l'eau.
- Contamination chimique de la nourriture.
- Dégradation inadéquate des contaminants.
- Exposition à des polluants atmosphériques.
- Exposition à une catastrophe (naturelle ou provoquée par l'homme).
- Exposition au bioterrorisme.
- Exposition aux radiations.
- Exposition dans une région présentant des taux élevés de contaminants.
- Exposition non protégée à des produits chimiques (par ex. arsenic).
- Ingestion de matériel contaminé (par ex. eau, nourriture radioactive).
- Jeunes enfants en contact avec des surfaces écaillées (par ex. peinture, plâtre).
- Jeux dans des endroits où des contaminants sont utilisés.
- Pratiques d'hygiène personnelle inadéquates.
- Pratiques d'hygiène se rapportant aux travaux ménagers inadéquates.
- Revêtements de sol.
- Services municipaux inadéquats (par ex. ramassage des poubelles, traitement des eaux d'égout).
- Utilisation de contaminants dans la maison.
- Utilisation de matériel toxique dans des endroits mal aérés (laque, peinture).
- Utilisation de matériel toxique en l'absence de vêtements de protection (laque, peinture).
- Utilisation inappropriée de vêtements de protection.
- Vêtements de protection inadéquats.

Internes
- Âge (enfants de moins de 5 ans, personnes âgées).
- Alimentation inadéquate.
- Caractéristiques du développement de l'enfant.
- Exposition concomitante.
- Exposition pendant l'âge gestationnel.
- Expositions antérieures à l'agent contaminant.
- Grossesse.
- Maladie préexistante.
- Sexe féminin.
- Tabagisme.

INTERVENTIONS

Soins de sécurité
- Aménagement du milieu ambiant : sécurité. ⓟ
- Aménagement du milieu ambiant : sécurité de l'homme au travail.
- Identification des risques génétiques.
- Précautions à prendre lors de l'utilisation d'un laser.
- Prévention des risques de l'environnement. ⓟ
- Protection contre les infections.
- Soins consécutifs à la radiothérapie.
- Triage : catastrophe.
- Triage dans un service d'urgences.
- Dépistage des problèmes de santé. ⓟ
- Identification des risques. ⓓ

Soins techniques complexes
- Conduite à tenir en cas de traitement par chimiothérapie.
- Conduite en présence d'un état de choc anaphylactique.
- Soins d'une plaie.
- Traitement d'un déséquilibre hydroélectrolytique.

Système de santé
- *Case management*.
- Aide à la subsistance. ⓓ

RÉSULTAT

- Comportement personnel de sécurité.

Autres résultats
- Réaction allergique localisée.
- Réaction d'une collectivité face à une catastrophe.
- Fonction gastro-intestinale.
- État immunitaire.
- Fonction rénale.
- État neurologique.
- État respiratoire.
- Réaction allergique systémique.
- État de santé d'une collectivité.
- État immunitaire d'une collectivité.
- Contrôle des risques au sein de la collectivité : maladie chronique.
- Contrôle des risques au sein de la collectivité : maladie transmissible.
- Réaction d'hypersensibilité immunitaire.
- Connaissances : prévention du cancer.
- État nutritionnel.
- Contrôle des risques : cancer.
- Contrôle des risques : infection.

II. Diagnostics infirmiers et plans de soins

- Contrôle des risques : consommation de tabac.
- Sécurité du domicile.
- Intégrité tissulaire : peau et muqueuses.

Domaine 11 : Sécurité/protection
Classe 4 : Dangers environnementaux

00180
RISQUE DE CONTAMINATION
(2006, 2013 ; N.P. 2.1)

DÉFINITION – Vulnérabilité à une exposition d'agents environnementaux contaminants, qui peut compromettre la santé.

FACTEURS DE RISQUE

Facteurs extrinsèques
- Classe socio-économique défavorisée.
- Contamination chimique de l'eau.
- Contamination chimique de la nourriture.
- Dégradation inadéquate des contaminants.
- Exposition à des polluants atmosphériques.
- Exposition à une catastrophe (naturelle ou provoquée par l'homme).
- Exposition au bioterrorisme.
- Exposition aux radiations.
- Exposition dans une région présentant des taux élevés de contaminants.
- Exposition non protégée à des métaux lourds ou à des produits chimiques (par ex. arsenic, chrome, plomb).
- Jeunes enfants en contact avec des surfaces écaillées (par ex. peinture, plâtre).
- Jeux dans des endroits où des contaminants sont utilisés.
- Pratiques d'hygiène personnelle inadéquates.
- Pratiques d'hygiène se rapportant aux travaux ménagers inadéquates.
- Revêtements de sol.
- Services municipaux inadéquats (par ex. ramassage des poubelles, traitement des eaux d'égout).
- Utilisation de contaminants dans la maison.
- Utilisation de matériel toxique dans des endroits mal aérés (par ex. laque, peinture).
- Utilisation de matériel toxique en l'absence de vêtements de protection (par ex. laque, peinture).
- Utilisation inadéquate de vêtements de protection.
- Vêtements de protection inadéquats.

Facteurs intrinsèques
- Alimentation inadéquate.
- Caractéristiques du développement de l'enfant.
- Exposition concomitante.
- Exposition pendant l'âge gestationnel.
- Expositions antérieures à l'agent contaminant.
- Extrêmes d'âge.
- Grossesse.
- Maladie préexistante.
- Sexe féminin.
- Tabagisme.

INTERVENTIONS

Système de santé
- Aménagement du milieu ambiant : communauté. **P**
- Aménagement du milieu ambiant : sécurité de l'homme au travail.
- Marketing social/amélioration des comportements de santé d'une population ciblée.
- Préparation d'une collectivité à une catastrophe.
- Préparation pour faire face au bioterrorisme.
- Prévention des risques de l'environnement. **P**
- Surveillance : collectivité.
- Surveillance de la réglementation sanitaire.
- Aide à la subsistance. **O**
- Dépistage de problèmes de santé. **O**
- Éducation à la santé. **O**

Soins de sécurité
- Aménagement du milieu ambiant : sécurité. **P**
- Protection contre les infections.
- Développement d'un programme de santé communautaire. **O**
- Identification des risques. **O**

RÉSULTATS

- Comportement personnel de sécurité.
- Sécurité du domicile.

Autres résultats
- Contrôle des risques au sein de la collectivité : maladie transmissible.
- Contrôle des risques au sein de la collectivité : exposition au plomb.
- État immunitaire.
- État nutritionnel : apports nutritifs.
- Contrôle des risques.
- Contrôle des risques : infection.
- Contrôle des risques : consommation de tabac.

- Détection des risques.
- Soins personnels : hygiène.

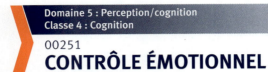

Domaine 5 : Perception/cognition
Classe 4 : Cognition

00251
CONTRÔLE ÉMOTIONNEL INSTABLE
(2013 ; N.P. 2.1)

DÉFINITION – Explosion incontrôlable de l'expression excessive et involontaire d'émotions.

CARACTÉRISTIQUES
- Absence de contact visuel.
- Désengagement par rapport à la situation professionnelle.
- Désengagement par rapport à la situation sociale.
- Embarras relatif à l'expression émotionnelle.
- Expression d'émotion incohérente avec le facteur déclenchant.
- Pleurs excessifs sans sentiment de tristesse.
- Pleurs impossibles à contrôler.
- Pleurs involontaires.
- Pleurs.
- Rires excessifs sans sentiment de joie.
- Rires impossibles à contrôler.
- Rires involontaires.
- Usage difficile des expressions faciales.

FACTEURS FAVORISANTS
- Altération de l'estime de soi.
- Connaissances insuffisantes de la maladie.
- Connaissances insuffisantes sur le contrôle des symptômes.
- Détresse sociale.
- Facteurs de stress.
- Fatigue.
- Force musculaire insuffisante.
- Handicap physique.
- Lésion cérébrale.
- Médicament.
- Toxicomanie.
- Trouble de l'humeur.

- Trouble émotionnel.
- Trouble fonctionnel.
- Trouble musculosquelettique.
- Trouble psychiatrique.

Domaine 5 : Perception/cognition
Classe 4 : Cognition

00222
CONTRÔLE DES IMPULSIONS INEFFICACE
(2010 ; N.P. 2.1)

DÉFINITION – Ensemble de réactions rapides et non planifiées à des stimuli internes ou externes sans tenir compte des conséquences négatives de celles-ci vis-à-vis de l'individu impulsif ou des autres.

CARACTÉRISTIQUES
- Addiction au jeu.
- Comportement violent.
- Conduite sans réfléchir.
- Familiarité exagérée avec les étrangers.
- Inaptitude à épargner ou à gérer son argent.
- Irritabilité.
- Partage de manière inappropriée de détails personnels.
- Promiscuité sexuelle.
- Questions personnelles posées à d'autres personnes malgré leur embarras.
- Recherche de sensation.
- Tempérament explosif.

FACTEURS FAVORISANTS
- Altération des fonctions cognitives.
- Altération du développement.
- Perte d'espoir.
- Tabagisme.
- Toxicomanie.
- Trouble de l'humeur.
- Trouble de la personnalité.
- Trouble organique cérébral.

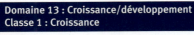

Domaine 13 : Croissance/développement
Classe 1 : Croissance

00113
RISQUE DE CROISSANCE ANORMALE[10]
(1998, 2013)

DÉFINITION – Vulnérabilité à un écart par rapport aux normes établies pour le groupe d'âge lorsque la courbe du poids et/ou de la taille de l'enfant franchit deux échelons et qu'elle est au-dessus du 97ᵉ percentile ou en deçà du 3ᵉ percentile, qui peut compromettre la santé.

FACTEURS DE RISQUE

Facteurs prénatals
- Alimentation inadéquate de la mère.
- Anomalie congénitale ou génétique.
- Exposition à des agents tératogènes.
- Grossesse multiple.
- Infection maternelle.
- Toxicomanie.

Facteurs individuels
- Absence de satiété.
- Anorexie.
- Comportement alimentaire inadéquat de l'individu ou de l'aidant naturel.
- Infection.
- Maladie chronique.
- Malnutrition.
- Prématurité.
- Toxicomanie.

Facteurs environnementaux
- Catastrophe naturelle.
- Classe socio-économique défavorisée.
- Exposition à des agents tératogènes.
- Exposition à la violence.
- Misère environnementale.
- Saturnisme.

---

10. Ce diagnostic sera retiré de l'édition 2018–2020 de la taxonomie de NANDA-I à moins qu'un travail supplémentaire ne soit accompli pour séparer le cœur (1) de la croissance au-dessus du 97ᵉ percentile et (2) de la croissance qui est en dessous du 3ᵉ percentile en deux concepts diagnostiques différents.

Aidant naturel
- Altération des fonctions cognitives.
- Maladie mentale (par ex. dépression, psychose, désordre de la personnalité, toxicomanie).
- Maltraitance (par ex. physique, psychologique, sexuelle).
- Problème d'apprentissage.

INTERVENTIONS

Soins de base
- Aide à la perte de poids.
- Aide à la prise de poids.
- Assistance nutritionnelle.
- Conduite à tenir en cas de troubles de l'alimentation.
- Éducation : régime alimentaire prescrit.
- Gestion du poids. ⓟ
- Rééducation de la déglutition.
- Surveillance de l'état nutritionnel. ⓟ
- Thérapie alimentaire.
- Alimentation par sonde. ⓞ
- Alimentation parentérale totale. ⓞ

Soins relationnels
- Amélioration de la capacité d'adaptation (*coping*).
- Consultation psychosociale.
- Modification du comportement.

Soins à la famille
- Aide à la préservation de l'intégrité familiale : famille qui attend un enfant.
- Allaitement au biberon.
- Conseils relatifs à la conduite d'un allaitement.
- Développement de la relation parent-enfant.
- Enseignement : nutrition du nourrisson de 0 à 3 mois. ⓟ
- Enseignement : nutrition du nourrisson de 4 à 6 mois. ⓟ
- Enseignement : nutrition du nourrisson de 7 à 9 mois. ⓟ
- Enseignement : nutrition du nourrisson de 10 à 12 mois. ⓟ
- Enseignement : nutrition de l'enfant de 13 à 18 mois. ⓟ
- Enseignement : nutrition de l'enfant de 19 à 24 mois. ⓟ
- Enseignement : nutrition de l'enfant de 25 à 36 mois. ⓟ
- Soins kangourou.
- Soutien à un aidant naturel.
- Thérapie familiale.
- Éducation des parents qui élèvent un enfant. ⓞ
- Soutien aux frères et sœurs d'un patient. ⓞ
- Thérapie chez un enfant ayant subi un traumatisme. ⓞ

Soins de sécurité
- Identification des risques génétiques. ⓞ

RÉSULTATS

- Croissance.
- Maturation physique féminine.
- Maturation physique masculine.
- Poids : masse corporelle.

Autres résultats

- Gravité de l'infection : nouveau-né.
- Connaissances : soins à un enfant.
- Contrôle des risques.
- Détection des risques.

Domaine 4 : Activité/repos
Classe 4 : Réponses cardiovasculaires/respiratoires

00029
DÉBIT CARDIAQUE DIMINUÉ
(1975, 1996, 2000)

DÉFINITION – Volume insuffisant de sang pompé par le cœur pour répondre aux besoins métaboliques.

CARACTÉRISTIQUES

Fréquence ou rythme cardiaque altéré

- Bradycardie.
- Modifications de l'électrocardiogramme (ECG) (par ex. arythmie, anomalie de conduction, ischémie.
- Tachycardie.

Précharge altérée

- Fatigue.
- Gain de poids.
- Œdème.
- Pression capillaire pulmonaire (PCP) augmentée ou diminuée.
- Pression veineuse centrale (PVC) augmentée ou diminuée.
- Souffle cardiaque.
- Turgescence des jugulaires.

Postcharge altérée

- Coloration anormale de la peau (par ex. pâle, foncée, cyanosée).
- Dyspnée.
- Lenteur du remplissage capillaire.
- Modification de la pression artérielle.
- Oligurie.
- Peau moite.
- Pouls périphériques diminués.
- Résistance vasculaire pulmonaire diminuée ou augmentée.
- Résistance vasculaire systémique diminuée ou augmentée.

Contractilité altérée
- Bruits B_3 ou B_4 à l'auscultation cardiaque.
- Bruits respiratoires adventices.
- Diminution de l'index cardiaque.
- Diminution de la fraction d'éjection, de l'index du volume d'éjection systolique, de l'index de travail systolique du ventricule gauche.
- Dyspnée paroxystique nocturne.
- Orthopnée.
- Toux.

Caractéristiques d'ordre émotionnel ou comportemental
- Agitation.
- Anxiété.

FACTEURS FAVORISANTS
- Altération de la contractilité.
- Altération de la fréquence ou du rythme cardiaque.
- Altération de la postcharge.
- Altération de la précharge.
- Altération du débit systolique.

INTERVENTIONS

Soins de base
- Alimentation parentérale totale.
- Amélioration du sommeil.
- Assistance nutritionnelle.
- Conduite à tenir devant la douleur.
- Gestion du poids.
- Limitation de la dépense énergétique.
- Positionnement.

Soins relationnels
- Diminution de l'anxiété.
- Soins à un mourant.

Soins de sécurité
- Soins d'urgence.
- Surveillance.

Soins techniques complexes
- Administration de médicaments.
- Administration de produits sanguins.
- Amélioration de la perfusion cérébrale.
- Conduite à tenir en cas d'œdème cérébral.
- Conduite à tenir en cas de survenue d'une hyperthermie maligne.
- Conduite à tenir en présence d'un état de choc cardiogénique. 🅿
- Conduite à tenir en présence d'un état de choc hypovolémique.

D

- Conduite à tenir en présence d'un état de choc.
- Coordination des mesures de réanimation cardiaque.
- Entretien d'un cathéter central inséré en périphérie.
- Gestion de la médication.
- Gestion du risque cardiaque.
- Limitation des pertes sanguines.
- Limitation des pertes sanguines : saignement d'une plaie.
- Limitation des pertes sanguines : saignement gastro-intestinal.
- Limitation des pertes sanguines : saignement nasal.
- Limitation des pertes sanguines : utérus en postpartum.
- Limitation des pertes sanguines : utérus gravide.
- Mise en place d'une intraveineuse.
- Oxygénothérapie.
- Phlébotomie : cathéter veineux tunnellisé.
- Phlébotomie : prélèvement de sang artériel.
- Phlébotomie : prélèvement de sang veineux.
- Prévention des états de choc.
- Prévention des saignements.
- Réanimation.
- Régulation hémodynamique. **P**
- Soins à un patient cardiaque. **P**
- Soins au patient porteur d'un pacemaker permanent.
- Soins au patient porteur d'un pacemaker provisoire.
- Soins cardiaques : réadaptation.
- Soins circulatoires : appareil d'assistance mécanique. **P**
- Soins circulatoires : insuffisance artérielle. **P**
- Soins circulatoires : insuffisance veineuse. **P**
- Soins des voies respiratoires.
- Soins en phase aiguë d'une dysfonction cardiaque. **P**
- Surveillance de l'équilibre acidobasique.
- Surveillance de l'équilibre électrolytique.
- Surveillance de l'équilibre hydrique.
- Surveillance de l'état de la peau.
- Surveillance de l'état neurologique.
- Surveillance de l'état respiratoire.
- Surveillance des signes vitaux.
- Thérapie intraveineuse.
- Traitement d'un déséquilibre acidobasique. **P**
- Traitement d'un déséquilibre acidobasique : acidose métabolique.
- Traitement d'un déséquilibre acidobasique : acidose respiratoire.
- Traitement d'un déséquilibre acidobasique : alcalose métabolique.
- Traitement d'un déséquilibre acidobasique : alcalose respiratoire.

- Traitement d'un déséquilibre électrolytique. Ⓟ
- Traitement d'un déséquilibre électrolytique : hypercalcémie.
- Traitement d'un déséquilibre électrolytique : hyperkaliémie.
- Traitement d'un déséquilibre électrolytique : hypermagnésémie.
- Traitement d'un déséquilibre électrolytique : hypernatrémie.
- Traitement d'un déséquilibre électrolytique : hyperphosphatémie.
- Traitement d'un déséquilibre électrolytique : hypocalcémie.
- Traitement d'un déséquilibre électrolytique : hypokaliémie.
- Traitement d'un déséquilibre électrolytique : hypomagnésémie.
- Traitement d'un déséquilibre électrolytique : hyponatrémie.
- Traitement d'un déséquilibre électrolytique : hypophosphatémie.
- Traitement d'un déséquilibre hydrique. Ⓟ
- Traitement d'un déséquilibre hydroélectrolytique.
- Traitement de l'arythmie cardiaque.
- Traitement par dialyse péritonéale.
- Traitement par hémodialyse.

Soins à la famille
- Monitorage fœtal durant l'accouchement.
- Réanimation du fœtus.
- Réanimation d'un nouveau-né.

Système de santé
- Facilitation des visites.
- Protection des droits du patient.

RÉSULTATS

- Efficacité de la pompe cardiaque.
- État circulatoire.

Domaine 4 : Activité/repos
Classe 4 : Réponses cardiovasculaires/respiratoires

00240
RISQUE DE DIMINUTION DU DÉBIT CARDIAQUE
(2013 ; N.P. 2.1)

DÉFINITION – Vulnérabilité à un volume insuffisant de sang pompé par le cœur pour répondre aux besoins métaboliques, qui peut compromettre la santé.

FACTEURS DE RISQUE
- Altération de la contractilité.
- Altération de la fréquence ou du rythme cardiaque.
- Altération de la postcharge.
- Altération de la précharge.
- Altération du débit systolique.

Domaine 11 : Sécurité/protection
Classe 2 : Lésions

00031
DÉGAGEMENT INEFFICACE DES VOIES RESPIRATOIRES
(1980, 1996, 1998)

DÉFINITION – Incapacité de libérer les voies respiratoires des sécrétions ou des obstructions qui entravent le libre passage de l'air.

CARACTÉRISTIQUES
- Agitation.
- Altération du mode de respiration.
- Altération du rythme respiratoire.
- Bruits respiratoires adventices.
- Cyanose.
- Difficulté à parler.
- Diminution des bruits respiratoires.
- Dyspnée.
- Expectorations excessives.
- Orthopnée.
- Toux inefficace ou inexistante.
- Yeux écarquillés.

FACTEURS FAVORISANTS

Facteurs environnementaux
- Exposition à la fumée.
- Tabagisme.
- Tabagisme passif.

Facteurs physiologiques
- Allergie respiratoire.
- Asthme.
- Infection.
- Trouble neuromusculaire.

Obstruction des voies respiratoires
- Bronchopneumopathie chronique obstructive (BPCO).
- Exsudat alvéolaire.
- Hyperplasie de l'arbre bronchique.
- Présence d'un corps étranger dans les voies respiratoires.
- Présence d'une ventilation artificielle.
- Production excessive de mucus.
- Spasme des voies respiratoires.
- Stase des sécrétions.

INTERVENTIONS

Soins techniques complexes
- Amélioration de la ventilation.
- Aspiration des sécrétions des voies aériennes.
- Conduite à tenir en cas de ventilation mécanique invasive.
- Conduite à tenir en présence d'un état de choc anaphylactique.
- Conduite à tenir face à l'état asthmatique. ⓟ
- Entretien d'un drain thoracique.
- Extubation.
- Intubation des voies respiratoires.
- Kinésithérapie respiratoire.
- Mise en place d'une intraveineuse.
- Oxygénothérapie.
- Phlébotomie : prélèvement de sang artériel.
- Prévention des fausses routes.
- Sevrage de la ventilation mécanique.
- Soins à un patient intubé.
- Soins des voies respiratoires. ⓟ
- Stimulation de la toux. ⓟ
- Surveillance de l'équilibre hydrique.
- Surveillance de l'état respiratoire.
- Thérapie intraveineuse.
- Traitement d'un déséquilibre acidobasique.
- Traitement d'un déséquilibre acidobasique : acidose respiratoire.
- Traitement d'un déséquilibre acidobasique : alcalose respiratoire.
- Traitement d'un déséquilibre hydrique.
- Traitement de l'arythmie cardiaque.

Soins de sécurité
- Contrôle de l'infection.
- Protection contre les infections.
- Soins d'urgence.
- Surveillance. ⓟ
- Surveillance des signes vitaux.

Soins de base
- Limitation de la dépense énergétique.
- Positionnement.

Soins relationnels
- Aide au sevrage tabagique.
- Diminution de l'anxiété.
- Soutien psychologique.
- Technique d'apaisement.

Soins à la famille
- Réanimation d'un nouveau-né.

RÉSULTAT

- État respiratoire : perméabilité des voies respiratoires.

Autres résultats
- Prévention des fausses routes.
- Réaction à la ventilation assistée : adulte.
- État respiratoire : ventilation.
- Réaction allergique systémique.
- Niveau d'anxiété.
- Autogestion : asthme
- Réaction d'hypersensibilité immunitaire.
- Gravité de l'infection.
- Réaction au sevrage de la ventilation assistée : adulte.
- État neurologique : fonction sensorimotrice des nerfs rachidiens.
- Niveau de la douleur.
- Rétablissement après une intervention.
- État respiratoire.
- État respiratoire : échanges gazeux.
- Contrôle des risques : infection.
- Contrôle des risques : consommation de tabac.
- Contrôle des symptômes.
- État des signes vitaux.

Domaine 2 : Nutrition
Classe 1 : Ingestion

00103
TROUBLE DE LA DÉGLUTITION
(1986, 1998)

DÉFINITION – Dysfonctionnement du mécanisme de déglutition associé à un déficit structurel ou fonctionnel de la bouche, du pharynx ou de l'œsophage.

CARACTÉRISTIQUES

Première étape : phase buccale
- Absence de mouvement de la langue pour former le bol alimentaire.
- Accumulation d'aliments dans les replis latéraux de la muqueuse buccale.
- Bave.
- Consommation insuffisante malgré la durée prolongée du repas.
- Déglutition fragmentée.
- Expulsion des aliments hors de la bouche.
- Fermeture incomplète des lèvres.
- Formation prolongée du bol alimentaire.
- Incapacité de vider la cavité buccale.
- Les aliments sortent de la bouche.
- Mamelon rentrant.
- Mastication insuffisante.
- Progression prématurée du bol alimentaire.
- Reflux nasal.
- Succion insuffisante.
- Test de déglutition démontrant une anomalie de la phase buccale.
- Toux, étouffement, haut-le-cœur avant d'avaler.

Deuxième étape : phase pharyngée
- Changement de position de la tête.
- Déglutition retardée.
- Efforts répétés de déglutition.
- Élévation inadéquate du larynx.
- Fièvres d'origine inconnue.
- Gargouillements vocaux.
- Infections pulmonaires récurrentes.
- Reflux nasal.
- Refus de nourriture.
- Test de déglutition démontrant une anomalie de la phase pharyngée.
- Toux, étouffement ou haut-le-cœur.

Troisième étape : phase œsophagienne
- Bruxisme.
- Déglutition répétée.
- Difficulté à avaler.
- Douleur ou brûlure épigastrique.
- Haleine acide.
- Hématémèse.
- Hyperextension de la tête.

- Irritabilité inexpliquée lors des repas.
- Odynophagie.
- Refus de nourriture ou quantité limitée.
- Régurgitation.
- Signale : « quelque chose reste bloqué ».
- Test de déglutition démontrant une anomalie de la phase œsophagienne.
- Toux ou réveil nocturne.
- Vomissements sur l'oreiller.
- Vomissements.

FACTEURS FAVORISANTS

Anomalies congénitales
- Anomalies des voies respiratoires supérieures.
- Antécédents d'alimentation entérale.
- Automutilation.
- Maladie cardiaque congénitale.
- Obstruction mécanique.
- Pathologies caractérisées par une hypotonie importante.
- Perte d'élan vital.
- Problème respiratoire.
- Problèmes d'alimentation d'origine comportementale.
- Sous-alimentation protéinée.
- Trouble neuromusculaire.

Problèmes neurologiques
- Achalasie.
- Anomalie de la cavité nasopharyngienne.
- Anomalie des voies respiratoires supérieures.
- Anomalie laryngée.
- Anomalie oropharyngée.
- Anomalie trachéale.
- Atteinte des nerfs crâniens.
- Infirmité motrice cérébrale.
- Reflux gastro-œsophagien.
- Malformations anatomiques acquises.
- Prématurité.
- Problèmes neurologiques.
- Retard de développement.
- Traumatisme.
- Traumatisme cérébral (accident vasculaire cérébral, maladie neurologique, traumatisme, tumeur).

INTERVENTIONS

Soins techniques complexes
- Aspiration des voies respiratoires.
- Gestion de la médication.

Soins de sécurité
- Prévention des fausses routes. P
- Surveillance.

Soins de base
- Rééducation de la déglutition. P
- Relaxation musculaire progressive.
- Alimentation. O
- Alimentation entérale par sonde. O
- Assistance nutritionnelle. O
- Positionnement. O

Soins relationnels
- Diminution de l'anxiété. O
- Soutien psychologique. O

Système de santé
- Orientation vers un autre soignant ou un autre établissement. O

RÉSULTATS

- Déglutition.
- Déglutition : phase œsophagienne.
- Déglutition : phase orale.
- Déglutition : phase pharyngée.

Autres résultats
- Prévention des fausses routes.
- État neurologique : fonction sensorimotrice des nerfs crâniens.
- État nutritionnel : aliments et liquides ingérés.
- État respiratoire : perméabilité des voies respiratoires.
- Soins personnels : alimentation.

Domaine 9 : Adaptation/tolérance au stress
Classe 2 : Stratégies d'adaptation

00072
DÉNI NON CONSTRUCTIF
(1988, 2006 ; N.P. 2.1)

DÉFINITION – Tentative consciente ou inconsciente d'une personne de désavouer la connaissance ou la signification d'un événement afin de réduire son anxiété ou sa peur, au détriment de sa santé.

CARACTÉRISTIQUES

- Affect inapproprié.
- Consultation pour des soins de santé remise à plus tard.
- Déplace l'origine des symptômes.
- Déplace la peur des conséquences de la maladie.
- Minimise les symptômes.
- N'admet pas l'impact de la maladie sur sa vie.
- Ne perçoit pas la pertinence des symptômes.
- Ne perçoit pas la pertinence du danger.
- Nie la peur de l'invalidité.
- Nie la peur de la mort.
- Prise d'un traitement non conseillé par un professionnel des soins de santé.
- Refuse de recevoir des soins de santé.
- Utilise des commentaires minimisants pour parler d'événements angoissants.
- Utilise des gestes minimisants pour parler d'événements angoissants.

FACTEURS FAVORISANTS

- Anxiété.
- Contrôle insuffisant.
- Crainte d'une réalité désagréable.
- Perception d'une incompétence à gérer des émotions intenses.
- Peur d'une perte d'autonomie.
- Peur d'une séparation.
- Peur de la mort.
- Soutien émotionnel insuffisant.
- Stratégies d'adaptation inefficaces.
- Stress excessif.

INTERVENTIONS

Soins relationnels

- Amélioration de la capacité d'adaptation (*coping*).
- Amélioration de la sécurité.
- Annonce de la vérité.
- Consultation psychosociale. ᴾ
- Détermination d'objectifs communs.
- Diminution de l'anxiété. ᴾ
- Enseignement : processus de la maladie.
- Établissement d'une relation complexe.
- Exploitation du milieu.
- Orientation dans la réalité.
- Restructuration cognitive.
- Soins à un mourant.
- Soutien psychologique.

- Soutien spirituel.
- Technique d'apaisement.
- Thérapie de groupe.
- Thérapie par la réminiscence.
- Thérapie par le jeu.

Soins à la famille
- Mobilisation des ressources familiales.
- Thérapie familiale.

Système de santé
- Aide à la prise de décisions.

RÉSULTATS

- Acceptation de son propre état de santé.
- Niveau d'anxiété.
- Stratégies d'adaptation.
- Niveau de la peur.
- Niveau de la peur chez l'enfant.
- Adaptation à un handicap physique.

Autres résultats
- Autocontrôle de l'anxiété.
- Autocontrôle de la peur.
- Croyances en matière de santé : perception de la menace.
- Résilience individuelle.
- Gravité des symptômes.
- Croyances en matière de santé.
- Recherche d'un meilleur niveau de santé.
- Régulation de l'humeur.
- Soutien social.
- Niveau de stress.
- Contrôle des symptômes.

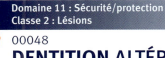

Domaine 11 : Sécurité/protection
Classe 2 : Lésions

00048
DENTITION ALTÉRÉE
(1998)

DÉFINITION – Interruption du développement, de l'éruption dentaire ou de l'intégrité structurelle de chaque dent.

CARACTÉRISTIQUES
- Abrasion dentaire.
- Absence de dents.

- Asymétrie faciale.
- Calculs salivaires excessifs.
- Caries au niveau de la dent ou de la racine de la dent.
- Décoloration de l'émail dentaire.
- Dent mobile.
- Érosion de l'émail.
- Fracture dentaire.
- Halitose.
- Malocclusion.
- Mauvais alignement dentaire.
- Maux de dents.
- Perte prématurée des dents de lait.
- Plaque dentaire excessive.
- Poussée dentaire incomplète pour l'âge.

FACTEURS FAVORISANTS
- Bruxisme (grincement de dents).
- Classe socio-économique défavorisée.
- Connaissances relatives à l'hygiène dentaire insuffisantes.
- Difficulté à accéder à des soins dentaires.
- Habitudes alimentaires inadéquates.
- Hygiène buccale inadéquate.
- Malnutrition.
- Médicament.
- Obstacle à la réalisation de ses soins personnels.
- Prédispositions génétiques.
- Prise excessive de dérivés fluorés.
- Sensibilité à la température buccale.
- Utilisation excessive d'agents abrasifs dentaires.
- Utilisation habituelle de produits tachants (par ex. tabac, thé, café, vin rouge).
- Vomissements chroniques.

 INTERVENTIONS

Soins de base
- Assistance nutritionnelle.
- Conduite à tenir devant la douleur.
- Rétablissement de la santé buccodentaire. ⓟ
- Soins buccodentaires. ⓟ

Soins relationnels
- Éducation : habileté psychomotrice.

Soins techniques complexes
- Gestion de la médication.

Système de santé
- Autorisation de prise en charge.
- Orientation dans le réseau de la santé et de la Sécurité sociale.
- Orientation vers un autre soignant ou un autre établissement.

RÉSULTAT

- Santé buccodentaire.

Autres résultats
- Soins personnels : hygiène buccodentaire.
- Arrêt de la consommation d'alcool.
- Croyances en matière de santé : perception des ressources.
- Connaissances : comportements de santé.
- Connaissances : ressources sanitaires.
- Réaction à un médicament.
- Gravité des nausées et vomissements.
- État nutritionnel : apports nutritifs.
- Niveau de la douleur.
- Contrôle des risques : consommation de tabac.
- Arrêt de la consommation de tabac.

Domaine 2 : Nutrition
Classe 5 : Hydratation

00195
RISQUE DE DÉSÉQUILIBRE ÉLECTROLYTIQUE
(2008, 2013 ; N.P. 2.1)

DÉFINITION – Vulnérabilité à une variation des taux des électrolytes sériques, qui peut compromettre la santé.

FACTEURS DE RISQUE
- Déficit de volume liquidien.
- Diarrhée.
- Dysfonctionnement de la régulation endocrinienne (par ex. intolérance au glucose, augmentation des IGF-1 [*insulin-like growth factor 1*], des androgènes, de la DHEA [déhydroépiandrostérone] et du cortisol).
- Dysfonctionnement rénal.
- Excès de volume liquidien.
- Mécanismes de régulation compromis.
- Programme thérapeutique.
- Vomissements.

Domaine 10 : Principes de vie
Classe 3 : Congruence entre les valeurs/croyances/actes

00175
DÉTRESSE MORALE
(2006 ; N.P. 2.1)

DÉFINITION – Réaction à une incapacité de s'acquitter d'une décision ou d'une action relevant d'un choix éthique et/ou moral.

CARACTÉRISTIQUE
- Angoisse (par ex. impuissance, anxiété, peur) de se conformer à un choix moral.

FACTEURS FAVORISANTS
- Conflit entre décideurs.
- Contrainte de temps pour prendre une décision.
- Décision concernant la fin de vie.
- Décision concernant le traitement.
- Éloignement physique du décideur.
- Incompatibilité culturelle.
- Informations contradictoires orientant une prise de décision éthique.
- Informations contradictoires orientant une prise de décision morale.
- Perte d'autonomie.

INTERVENTIONS

Soins relationnels
- Aide à la maîtrise de la colère.
- Aide à la prise de décisions. ⓟ
- Aide au travail de deuil.
- Clarification des valeurs.
- Facilitation du pardon.
- Insufflation d'espoir.
- Médiation.
- Médiation culturelle.
- Soins à un mourant.
- Soutien psychologique.
- Soutien spirituel.

Système de santé
- Orientation dans le réseau de la santé et de la Sécurité sociale.
- Protection des droits du patient.

RÉSULTATS

- Prise de décision.
- Santé spirituelle.

Autres résultats
- Niveau d'anxiété.
- Satisfaction du client : respect des droits.

- Mort paisible.
- Dignité en fin de vie.
- Intégrité de la famille.
- Participation de la famille aux soins dispensés par un professionnel.
- Niveau de la peur.
- Autocontrôle de l'anxiété.
- Satisfaction du client : besoins culturels.
- Bien-être psychospirituel.
- Stratégies d'adaptation.
- Fonctionnement de la famille.
- Soutien de la famille lors d'un traitement.
- Autocontrôle de la peur.
- Traitement de l'information.
- Connaissances : programme thérapeutique.
- Autonomie.
- Résilience individuelle.
- Estime de soi.
- Niveau de stress.

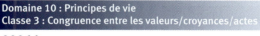

Domaine 10 : Principes de vie
Classe 3 : Congruence entre les valeurs/croyances/actes

00066
DÉTRESSE SPIRITUELLE
(1978, 2002, 2013 ; N.P. 2.1)

DÉFINITION – État de souffrance lié à la perturbation de la capacité de ressentir le sens de la vie à travers les liens avec soi-même, les autres, le monde ou une force supérieure.

CARACTÉRISTIQUES
- Anxiété.
- Fatigue.
- Insomnie.
- Peur.
- Pleurs.
- Questionnement sur l'identité.
- Questionnement sur le sens de la souffrance.
- Questionnement sur le sens de la vie.

Liens avec soi-même
- Acceptation insuffisante.
- Colère.

- Courage insuffisant.
- Culpabilité.
- Diminution de la sérénité.
- Perception du sens de la vie insuffisant.
- Sentiment de ne pas se sentir aimé.
- Stratégies d'adaptation inefficaces.

Liens avec les autres
- Aliénation.
- Refus d'établir des relations avec la personne affectivement importante.
- Refus d'établir des relations avec un guide spirituel.
- Séparation du réseau de soutien.

Liens avec l'art, la musique, la littérature, la nature
- Désintérêt pour la nature.
- Désintérêt pour les ouvrages spirituels.
- Diminution de la capacité de s'exprimer de manière créative comme auparavant.

Liens avec une force supérieure
- Changement soudain dans ses pratiques spirituelles.
- Colère envers Dieu.
- Incapacité de participer à des activités religieuses.
- Incapacité de pratiquer l'introspection.
- Incapacité de prier.
- Incapacité de ressentir la transcendance.
- Perception d'une souffrance.
- Perte d'espoir.
- Sentiment d'être abandonné.
- Souhait de rencontrer un responsable religieux.

FACTEURS FAVORISANTS
- Agonie.
- Aliénation sociale.
- Aliénation.
- Augmentation de la dépendance envers un autre.
- Douleur.
- Événement de la vie imprévisible.
- Exposition à la mort.
- Maladie.
- Mort d'une personne affectivement importante.
- Mort imminente.
- Naissance d'un enfant.
- Perception d'avoir des affaires en suspens.
- Perte d'une fonction d'une partie du corps.
- Perte d'une partie du corps.
- Privation de liens socioculturels.
- Programme thérapeutique.

- Réception de mauvaises nouvelles.
- Solitude.
- Transition de vie.
- Vieillissement.

INTERVENTIONS

Soins relationnels
- Aide à la croissance spirituelle. ⓟ
- Aide à la déculpabilisation.
- Aide au travail de deuil.
- Amélioration de la capacité d'adaptation (*coping*).
- Amélioration de la socialisation.
- Amélioration de la sécurité.
- Annonce de la vérité.
- Art-thérapie.
- Clarification des valeurs.
- Conduite à tenir devant une réaction d'anticipation.
- Consultation psychosociale.
- Développement de la résilience.
- Diminution de l'anxiété.
- Distraction.
- Écoute active.
- Facilitation du pardon.
- Gestion de l'humeur.
- Groupe de soutien.
- Insufflation d'espoir.
- Médiation par la présence d'un animal.
- Musicothérapie.
- Présence.
- Prévention de l'addiction religieuse.
- Soins à un mourant.
- Soutien psychologique.
- Soutien spirituel. ⓟ
- Thérapie occupationnelle.
- Thérapie par la réminiscence.
- Toucher.

Soins à la famille
- Planning familial : grossesse non prévue.
- Soutien à la famille.
- Soutien à un aidant naturel.

Système de santé
- Aide à la prise de décisions.
- Orientation vers un autre soignant ou un autre établissement.

Soins de sécurité
- Intervention en situation de crise.

> **RÉSULTAT**

- Santé spirituelle.

Autres résultats
- Bien-être psychospirituel.
- Stratégies d'adaptation.
- Espoir.
- Implication sociale.
- Niveau d'anxiété.
- Satisfaction du client : besoins culturels.
- Mort paisible.
- Dignité en fin de vie.
- Travail de deuil.
- Gravité de la solitude.
- Contrôle de la douleur.
- Douleur : effets perturbateurs.
- Niveau de la douleur.
- Résilience individuelle.
- Bien-être personnel.
- Adaptation psychosociale : transition de la vie.
- Qualité de vie.
- Aptitudes aux relations sociales.
- Niveau de stress.
- Autocontrôle des idées suicidaires.
- Élan vital.

> Domaine 10 : Principes de vie
> Classe 3 : Congruence entre les valeurs/croyances/actes

00067
RISQUE DE **DÉTRESSE SPIRITUELLE**
(1998, 2004, 2013 ; N.P. 2.1)

DÉFINITION – Vulnérabilité à une perturbation de la capacité de ressentir et d'intégrer le sens et le but de la vie à travers les liens avec soi-même, la littérature, la nature et/ou une force plus grande que soi-même, qui peut compromettre la santé.

FACTEURS DE RISQUE

Facteur développemental
- Transition de vie.

Facteurs environnementaux
- Changements environnementaux.
- Désastre naturel.

Facteurs physiques
- Maladie chronique.
- Maladie somatique.
- Toxicomanie.

Facteurs psychosociaux
- Anxiété.
- Blocage dans les expériences amoureuses.
- Changement dans les pratiques spirituelles.
- Changement dans les rituels religieux.
- Conflit d'origine raciale ou culturelle.
- Dépression.
- Facteurs de stress.
- Faible estime de soi.
- Incapacité de pardonner.
- Perte.
- Relations avec les autres inefficaces.
- Séparation de son réseau de soutien.

INTERVENTIONS

Soins relationnels
- Aide à la croissance spirituelle. ⓟ
- Aide à la déculpabilisation.
- Aide à la prise de décisions.
- Aide au travail de deuil.
- Amélioration de la capacité d'adaptation (*coping*).
- Amélioration de la socialisation.
- Amélioration de l'estime de soi.
- Amélioration des rituels religieux.
- Annonce de la vérité.
- Clarification des valeurs.
- Conduite à tenir devant une réaction d'anticipation.
- Consultation psychosociale.
- Développement de la résilience.
- Diminution de l'anxiété.
- Écoute active.
- Élargissement du réseau de soutien.
- Facilitation du pardon.
- Gestion de l'humeur.
- Groupe de soutien.
- Insufflation d'espoir.
- Médiation culturelle.
- Médiation par la présence d'un animal.
- Musicothérapie.
- Prévention de l'addiction religieuse.
- Soutien à la famille.
- Soutien à un aidant naturel.

- Soutien psychologique.
- Soutien spirituel.
- Thérapie par la réminiscence.

Système de santé
- Orientation vers un autre soignant ou un autre établissement.

RÉSULTAT

- Santé spirituelle.

Autres résultats
- Niveau d'anxiété.
- Satisfaction du client : besoins culturels.
- Mort paisible.
- Stratégies d'adaptation.
- Niveau de l'état dépressif.
- Dignité en fin de vie.
- Niveau de la fatigue.
- Travail de deuil.
- Espoir.
- Gravité de la solitude.
- Régulation de l'humeur.
- Douleur : effets perturbateurs.
- Autonomie.
- Résilience individuelle.
- Bien-être personnel.
- Adaptation psychosociale : transition de la vie.
- Contrôle des risques.
- Détection des risques.
- Estime de soi.
- Aptitudes aux relations sociales.
- Implication sociale.
- Niveau de stress.

> Domaine 9 : Adaptation/tolérance au stress
> Classe 2 : Stratégies d'adaptation

00136
DEUIL
(1980, 1996, 2006 ; N.P. 2.1)

DÉFINITION – Processus complexe et normal qui comprend des réactions émotionnelles, physiques, spirituelles, sociales et intellectuelles par lesquelles les individus, les familles et les collectivités intègrent la perte réelle, anticipée ou potentielle dans leur vie quotidienne.

CARACTÉRISTIQUES

- Altération de la fonction immunitaire.
- Altération de la fonction neuro-endocrinienne.
- Altération de la nature des rêves.
- Altération des habitudes de sommeil.
- Altération du niveau d'activité.
- Attribution d'un sens à la perte.
- Blâme.
- Colère.
- Comportement de panique.
- Croissance personnelle.
- Culpabilité par rapport au sentiment de soulagement.
- Désespoir.
- Désorganisation.
- Détachement.
- Détresse psychologique.
- Détresse.
- Douleur.
- Lien maintenu avec la personne défunte.

FACTEURS FAVORISANTS

- Mort d'une personne affectivement importante.
- Perte anticipée d'un objet considéré comme important (par ex. biens, emploi, statut).
- Perte anticipée d'une personne affectivement importante.
- Perte d'un objet considéré comme important (par ex. biens, emploi, statut, maison, partie du corps).

INTERVENTIONS

Soins relationnels

- Aide à la croissance spirituelle.
- Aide à la maîtrise de la colère.
- Aide au travail de deuil. ⓟ
- Aide au travail de deuil : décès périnatal. ⓟ
- Amélioration de la capacité d'adaptation (*coping*).
- Annonce de la vérité.
- Conduite à tenir devant une réaction d'anticipation.
- Consultation psychosociale.
- Écoute active.
- Élargissement du réseau de soutien.
- Groupe de soutien.
- Insufflation d'espoir.
- Présence.
- Prévention de la toxicomanie.
- Rédaction d'un récit de vie/journal intime.
- Soins à un mourant.

- Soutien psychologique.
- Soutien spirituel.
- Thérapie par la réminiscence.
- Toucher.

Soins à la famille
- Aide à la normalisation.
- Aide à la préservation de l'intégrité familiale. **P**
- Conduite à tenir en cas de procréation médicalement assistée.
- Facilitation de la présence de la famille.
- Maintien de la dynamique familiale.
- Soutien à la famille.
- Thérapie familiale.

Soins de sécurité
- Aménagement du milieu ambiant.
- Aménagement du milieu ambiant : bien-être.
- Don d'organes.

Soins de base
- Amélioration du sommeil.

Système de santé
- Préparation d'une collectivité à une catastrophe.
- Préparation pour faire face au bioterrorisme.

RÉSULTATS

- Travail de deuil.
- Réaction d'une collectivité face au deuil.
- Résilience familiale.

Autres résultats
- Adaptation psychosociale : transition de la vie.
- Adaptation à un handicap physique.
- Stratégies d'adaptation.
- Stratégies d'adaptation familiales.
- Maîtrise de la colère.
- Rétablissement après une brûlure.
- Adaptation de l'aidant naturel au placement du patient en institution.
- Bien-être psychospirituel.
- Niveau de l'état dépressif.
- Dignité en fin de vie.
- Résilience communautaire.
- Espoir.
- Connaissances : gestion de la dépression.
- Résilience individuelle.

- Exercice du rôle.
- Sommeil.
- Santé spirituelle.

Domaine 9 : Adaptation/tolérance au stress
Classe 2 : Stratégies d'adaptation

00135
DEUIL PROBLÉMATIQUE
(1980, 1986, 2004, 2006 ; N.P. 2.1)

DÉFINITION – Perturbation qui survient après la mort d'une personne affectivement importante, lorsque la détresse qui accompagne le deuil ne parvient pas à s'atténuer selon les normes prévues et se manifeste par des troubles fonctionnels.

CARACTÉRISTIQUES
- Anxiété.
- Auto-accusation.
- Colère.
- Dépression.
- Détresse à propos de la personne défunte.
- Détresse de la séparation.
- Détresse traumatique.
- Diminution du fonctionnement des différents rôles.
- Évitement du deuil.
- Faibles niveaux d'intimité.
- Fatigue.
- Incrédulité.
- Méfiance.
- Non-acceptation de la mort.
- Nostalgie de la personne défunte.
- Pensées préoccupantes à propos de la personne défunte.
- Persistance de souvenirs douloureux.
- Recherche de la personne défunte.
- Rumination.
- Sensation de bien-être insuffisante.
- Sensation de choc.
- Sentiment d'hébétude.
- Sentiment de détachement vis-à-vis des autres.
- Sentiment de stupéfaction.
- Sentiment de vide.
- Stress excessif.
- Symptômes du défunt ressentis par la personne.

FACTEURS FAVORISANTS
- Décès d'une personne affectivement importante.
- Instabilité émotionnelle.
- Soutien social insuffisant.

INTERVENTIONS

Soins relationnels
- Aide à la déculpabilisation.
- Aide à la maîtrise de la colère.
- Aide au travail de deuil.
- Aide au travail de deuil : décès périnatal.
- Amélioration de la capacité d'adaptation (*coping*).
- Art-thérapie.
- Clarification des valeurs.
- Consultation psychosociale.
- Détermination d'objectifs communs.
- Diminution de l'anxiété.
- Écoute active.
- Élargissement du réseau de soutien.
- Facilitation du pardon.
- Groupe de soutien.
- Insufflation d'espoir.
- Médiation culturelle.
- Présence.
- Prévention de la toxicomanie.
- Rédaction d'un récit de vie/journal intime.
- Soutien psychologique.
- Soutien spirituel.
- Thérapie par la relaxation.
- Thérapie par la réminiscence.

Soins à la famille
- Aide à la préservation de l'intégrité familiale.
- Mobilisation des ressources familiales.
- Soutien à la famille.
- Thérapie familiale.

Soins de sécurité
- Intervention en situation de crise.
- Prévention du suicide.

Soins de base
- Amélioration du sommeil.
- Assistance nutritionnelle.

RÉSULTATS

- Niveau de l'état dépressif.
- Travail de deuil.

Autres résultats
- Bien-être psychospirituel.
- Niveau de la fatigue.
- Résilience individuelle.
- Bien-être personnel.
- Adaptation psychosociale : transition de la vie.
- Exercice du rôle.
- Maîtrise de l'agressivité.
- Niveau d'anxiété.
- Appétit.
- Communication.
- Régulation de l'humeur.
- Motivation.
- État de santé personnel.
- Estime de soi.
- Sommeil.

> **Domaine 9 : Adaptation/tolérance au stress**
> **Classe 2 : Stratégies d'adaptation**

00172
RISQUE DE DEUIL PROBLÉMATIQUE
(2004, 2006, 2013 ; N.P. 2.1)

DÉFINITION – Vulnérabilité à une perturbation qui survient après la mort d'une personne affectivement importante, lorsque la détresse qui accompagne le deuil ne parvient pas à s'atténuer selon les normes prévues et se manifeste par des troubles fonctionnels, qui peut compromettre la santé.

FACTEURS DE RISQUE
- Décès d'une personne affectivement importante.
- Soutien social insuffisant.
- Trouble émotionnel.

INTERVENTIONS

Soins relationnels
- Aide à la déculpabilisation.
- Aide à la maîtrise de la colère.
- Aide au travail de deuil : décès périnatal.
- Aide au travail de deuil. ❷
- Amélioration de la capacité d'adaptation (*coping*).
- Art-thérapie.

- Clarification des valeurs.
- Consultation psychosociale.
- Détermination d'objectifs communs.
- Diminution de l'anxiété.
- Écoute active.
- Élargissement du réseau de soutien.
- Facilitation du pardon.
- Groupe de soutien.
- Insufflation d'espoir.
- Médiation culturelle.
- Présence.
- Prévention de la toxicomanie.
- Rédaction d'un récit de vie/journal intime.
- Soutien psychologique. **P**
- Soutien spirituel.
- Thérapie par la relaxation.
- Thérapie par la réminiscence.

Soins à la famille
- Aide à la préservation de l'intégrité familiale. **P**
- Mobilisation des ressources familiales.
- Soutien à la famille.
- Thérapie familiale.

Soins de sécurité
- Intervention en situation de crise.

Soins de base
- Amélioration du sommeil.
- Assistance nutritionnelle.

RÉSULTAT

- Travail de deuil.

Autres résultats
- Niveau d'anxiété.
- Bien-être psychospirituel.
- Stratégies d'adaptation.
- Niveau de l'état dépressif.
- Stratégies d'adaptation familiales.
- Normalisation de la famille.
- Résilience familiale.
- Gravité de la solitude.
- Résilience individuelle.
- Contrôle des risques.
- Détection des risques.
- Estime de soi.
- Soutien social.
- Niveau de stress.

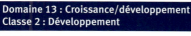

Domaine 13 : Croissance/développement
Classe 2 : Développement

00112

RISQUE DE RETARD DU DÉVELOPPEMENT
(1998, 2013)

DÉFINITION – Vulnérabilité à un écart de 25 % ou plus par rapport aux normes établies pour le groupe d'âge dans un ou plusieurs des domaines suivants : socialisation, autorégulation, comportement, cognition, langage et motricité globale ou fine, qui peut compromettre la santé.

FACTEURS DE RISQUE

Facteurs prénataux
- Alimentation inadéquate.
- Analphabétisme.
- Classe socio-économique défavorisée.
- Grossesse non planifiée ou non désirée.
- Infection.
- Mère âgée ≤ 15 ans ou ≥ 35 ans.
- Soins prénatals tardifs ou insuffisants.
- Toxicomanie.
- Trouble génétique ou endocrinien.

Facteurs individuels
- Alimentation inadéquate.
- Catastrophe naturelle.
- Convulsions.
- Dépendance technologique (par ex. respirateur, aide pour améliorer la communication).
- Enfant adopté ou présence en foyer d'accueil.
- Lésion cérébrale (par ex. hémorragie, syndrome de l'enfant secoué, maltraitance, accident).
- Maladie chronique.
- Perte d'élan vital.
- Prématurité.
- Programme thérapeutique.
- Résultat positif au test de dépistage de drogues.
- Saturnisme.
- Toxicomanie.
- Trouble congénital ou génétique.
- Troubles auditifs ou otites moyennes fréquentes.
- Troubles du comportement (par ex. déficit de l'attention, trouble oppositionnel avec provocation).
- Troubles visuels.

Facteurs environnementaux
- Classe socio-économique défavorisée.
- Exposition à la violence.

Aidant naturel
- Difficultés d'apprentissage.
- Maladie mentale (par ex. dépression, psychose, désordre de la personnalité, toxicomanie).
- Maltraitance (par ex. physique, psychologique, sexuelle).

INTERVENTIONS

Soins relationnels
- Aide à la prise de décisions.
- Aide à la responsabilisation.
- Amélioration de la capacité d'adaptation (*coping*).
- Conduite à tenir devant une réaction d'anticipation.
- Conduite à tenir face à un comportement de suractivité/inattention.
- Consultation psychosociale.
- Éducation : apprentissage de la propreté.
- Entraînement au contrôle des impulsions.
- Gestion du comportement sexuel.
- Groupe de soutien.
- Maîtrise du comportement.
- Modification du comportement.
- Modification du comportement : aptitudes sociales.
- Soins à un enfant : prématuré. ℗

Soins de sécurité
- Dépistage de problèmes de santé.
- Identification des risques génétiques.
- Précautions face au risque incendiaire.

Système de santé
- Élargissement du réseau de soutien.

Soins à la famille
- Conduite à tenir face à une grossesse à risque.
- Développement de la parentalité.
- Développement de la relation parent-enfant.
- Éducation des parents qui élèvent un enfant.
- Soutien à un aidant naturel.
- Stimulation du développement : enfant. ℗
- Stimulation du développement : adolescent. ℗
- Thérapie familiale.
- Enseignement : nutrition du nourrisson de 0 à 3 mois. Ⓞ
- Enseignement : nutrition du nourrisson de 4 à 6 mois. Ⓞ
- Enseignement : nutrition du nourrisson de 7 à 9 mois. Ⓞ

- Enseignement : nutrition du nourrisson de 10 à 12 mois. Ⓞ
- Enseignement : nutrition de l'enfant de 13 à 18 mois. Ⓞ
- Enseignement : nutrition de l'enfant de 19 à 24 mois. Ⓞ
- Enseignement : nutrition de l'enfant de 25 à 36 mois. Ⓞ
- Enseignement : sécurité du nourrisson de 0 à 3 mois. Ⓞ
- Enseignement : sécurité du nourrisson de 4 à 6 mois. Ⓞ
- Enseignement : sécurité du nourrisson de 7 à 9 mois. Ⓞ
- Enseignement : sécurité du nourrisson de 10 à 12 mois. Ⓞ
- Enseignement : sécurité de l'enfant de 13 à 18 mois. Ⓞ
- Enseignement : sécurité de l'enfant de 19 à 24 mois. Ⓞ
- Enseignement : sécurité de l'enfant de 25 à 36 mois. Ⓞ
- Enseignement : stimulation du nourrisson de 0 à 4 mois. Ⓞ
- Enseignement : stimulation du nourrisson de 5 à 8 mois. Ⓞ
- Enseignement : stimulation du nourrisson de 9 à 12 mois. Ⓞ
- Remplacement temporaire de l'aidant naturel. Ⓞ

Soins de base
- Traitement de l'incontinence fécale : encoprésie.
- Traitement de l'incontinence urinaire : énurésie.

RÉSULTATS

- Équilibre affectif de l'aidant naturel.
- Développement de l'enfant : à 1 mois.
- Développement de l'enfant : à 2 mois.
- Développement de l'enfant : à 4 mois.
- Développement de l'enfant : à 6 mois.
- Développement de l'enfant : à 12 mois.
- Développement de l'enfant : à 2 ans.
- Développement de l'enfant : à 3 ans.
- Développement de l'enfant : à 4 ans.
- Développement de l'enfant : à 5 ans.
- Développement de l'enfant : de 6 à 11 ans.
- Développement de l'adolescent : de 12 à 17 ans.

Autres résultats
- Rétablissement après maltraitance.
- Rétablissement après maltraitance : physique.
- Autocontrôle de la maltraitance.
- État du fœtus pendant la grossesse.
- État du fœtus pendant l'accouchement.
- Connaissances : soins à un enfant.
- Connaissances : rôle parental.
- Rétablissement après maltraitance.
- Adaptation du nouveau-né.
- Attachement parent–enfant.

- Exercice du rôle parental : sécurité physique de l'adolescent.
- Exercice du rôle parental : sécurité physique de l'enfant.
- Exercice du rôle parental : sécurité physique du nourrisson/jeune enfant.
- Exercice du rôle parental.
- Exercice du rôle parental : sécurité des relations sociales.
- État de santé personnel.
- Participation au jeu.
- Comportement de santé pendant la grossesse.
- Organisation comportementale du prématuré.
- Contrôle des risques.
- Contrôle des risques : consommation d'alcool.
- Contrôle des risques : consommation de drogues.
- Détection des risques.
- Aptitudes aux relations sociales.
- Conséquences de la toxicomanie.

Domaine 3 : Élimination/échange
Classe 2 : Fonction gastro-intestinale

00013
DIARRHÉE
(1975, 1998)

DÉFINITION – Émission de selles molles non moulées.

CARACTÉRISTIQUES
- Au moins trois selles liquides par jour.
- Augmentation des bruits intestinaux.
- Besoin impérieux de déféquer.
- Crampes.
- Douleur abdominale.

FACTEURS FAVORISANTS

Facteurs physiologiques
- Infection.
- Inflammation gastro-intestinale.
- Irritation gastro-intestinale.
- Malabsorption.
- Parasites.

Facteurs psychologiques
- Anxiété.
- Augmentation du niveau de stress.

Facteurs situationnels
- Abus de laxatifs.
- Alimentation entérale.
- Exposition à des agents de contamination.
- Exposition à des toxines.
- Programme thérapeutique.
- Toxicomanie.
- Voyages.

INTERVENTIONS

Soins de base
- Aide aux soins personnels : utilisation des toilettes.
- Alimentation entérale par sonde.
- Assistance nutritionnelle.
- Bain.
- Entretien d'une sonde gastro-intestinale.
- Gestion du poids.
- Soins périnéaux.
- Traitement de la diarrhée. ᴾ
- Traitement de l'incontinence fécale : encoprésie.

Soins techniques complexes
- Alimentation parentérale totale.
- Entretien d'un cathéter central inséré en périphérie.
- Gestion de la médication. ᴾ
- Mise en place d'une intraveineuse.
- Prescription médicamenteuse.
- Soins d'une stomie.
- Soins de la peau : traitements topiques.
- Surveillance de l'équilibre électrolytique.
- Surveillance de l'équilibre hydrique.
- Surveillance de l'état de la peau.
- Traitement d'un déséquilibre hydroélectrolytique.
- Traitement d'un déséquilibre hydrique.

Soins de sécurité
- Aménagement du milieu ambiant.
- Surveillance.

Soins relationnels
- Diminution de l'anxiété.
- Éducation : apprentissage de la propreté.

RÉSULTATS

- Continence intestinale.
- Élimination intestinale.

Autres résultats
- Équilibre électrolytique et acidobasique.
- Fonction gastro-intestinale.
- Hydratation.
- Soins personnels lors d'une stomie.
- Gravité des symptômes.
- Comportement d'adhésion : alimentation saine.
- Niveau d'anxiété.
- Autocontrôle de l'anxiété.
- Observance : régime alimentaire prescrit.
- Gravité de l'infection.
- Réaction à un médicament.
- État nutritionnel : analyses biochimiques.
- État nutritionnel : aliments et liquides ingérés.
- Soins personnels : médication non parentérale.
- Niveau de stress.
- Contrôle des symptômes.

Domaine 6 : Perception de soi
Classe 1 : Conception de soi

00174
RISQUE D'ATTEINTE À LA DIGNITÉ HUMAINE
(2006, 2013 ; N.P. 2.1)

DÉFINITION – Vulnérabilité quant à la perception d'une perte de respect et d'honneur, qui peut compromettre la santé.

FACTEURS DE RISQUE
- Compréhension insuffisante d'informations concernant la santé.
- Divulgation d'une information confidentielle.
- Expérience de prise de décision limitée.
- Exposition du corps.
- Humiliation.
- Incompatibilité culturelle.
- Intrusion par les cliniciens.
- Invasion de son intimité.
- Perte de contrôle de fonction corporelle.
- Stigmatisation.
- Traitement déshumanisant.

INTERVENTIONS

Soins relationnels
- Aide à la prise de décisions.
- Amélioration de la capacité d'adaptation (*coping*).
- Conduite à tenir devant une réaction d'anticipation.
- Médiation culturelle.
- Présence.

Système de santé
- Aide à la réalisation d'un examen.
- Échange d'informations relatives aux soins de santé.
- Orientation dans le réseau de la santé et de la Sécurité sociale.
- Protection des droits des patients.
- Accueil dans un établissement de soins. Ⓞ
- Assistance à la gestion des ressources financières. Ⓞ
- Conférence de soins multidisciplinaire. Ⓞ
- Planification de la sortie. Ⓞ

Soins à la famille
- Mise à contribution de la famille. Ⓞ

Soins de sécurité
- Soutien protecteur contre les violences. Ⓞ

RÉSULTATS

- Dignité en fin de vie.
- Satisfaction du client : respect des droits.

Autres résultats
- Rétablissement après négligence (incurie).
- Continence intestinale.
- Satisfaction du client : soins physiques.
- Satisfaction du client : besoins culturels.
- Satisfaction du client : soutien psychologique.
- Mort paisible.
- Bien-être socioculturel.
- Prise de décision.
- Participation aux décisions de soins de santé.
- Autonomie.
- Bien-être personnel.
- Contrôle des risques.
- Détection des risques.
- Estime de soi.
- Continence urinaire.

Domaine 12 : Bien-être
Classe 1 : Bien-être physique

00132
DOULEUR AIGUË
(1996, 2013 ; N.P. 2.2)

DÉFINITION – Expérience sensorielle et émotionnelle désagréable, associée à une lésion tissulaire réelle ou potentielle, ou décrite dans des termes évoquant une telle lésion (Association internationale pour l'étude de la douleur). Le début est brusque ou lent ; l'intensité varie de légère à sévère ; l'arrêt est attendu ou prévisible.

CARACTÉRISTIQUES
- Attitude de défense.
- Autoévaluation de l'intensité de la douleur au moyen d'un outil standardisé (par ex. échelle des visages de Wong-Baker, échelle visuelle analogique, échelle numérique).
- Autoévaluation des caractéristiques de la douleur au moyen d'un outil standardisé (par ex. Questionnaire de douleur de McGill, score d'intensité de la douleur [Brief Pain Inventory, BPI]).
- Baisse de concentration (par ex. perception temporelle, opérations de la pensée, interaction avec les personnes ou l'environnement).
- Changement des paramètres physiologiques (par ex. rythme respiratoire, pression artérielle, rythme cardiaque, saturation en oxygène, dioxyde de carbone en fin d'expiration).
- Dilatation pupillaire.
- Expression non verbale (agitation, pleurs, vigilance).
- Gestes d'autoprotection.
- Masque de douleur (regard éteint, air abattu, visage figé ou ébahi, grimaces).
- Modification de l'appétit.
- Perte d'espoir.
- Position antalgique.
- Preuve de la présence de la douleur mise en évidence par des outils standardisés d'évaluation de la douleur pour les personnes qui ne peuvent l'exprimer verbalement (par ex. échelle de douleur du nouveau-né, évaluation de la douleur pour les personnes âgées présentant des capacités limitées à communiquer).
- Repli sur soi.
- Signalement par personne interposée (par ex. membre de la famille, aidant naturel) de douleur/changement d'activités.
- Technique de distraction.
- Transpiration abondante.

FACTEURS FAVORISANTS
- Lésion de nature biologique (par ex. infection, ischémie, cancer).
- Lésion de nature chimique (par ex. brûlure, capsaïcine, chlorure de méthylène, agent moutarde).
- Lésion de nature physique (par ex. abcès, amputation).

INTERVENTIONS

Soins de base
- Acupression.
- Amélioration du sommeil.
- Application de chaleur ou de froid.
- Bain.
- Conduite à tenir devant la douleur. 🅿
- Diminution de la flatulence.
- Électrostimulation transcutanée.
- Incitation à faire de l'exercice.
- Incitation à faire de l'exercice : étirement.
- Incitation à faire de l'exercice : entraînement à la force.
- Limitation de la dépense énergétique.
- Positionnement.
- Relaxation musculaire progressive.
- Rétablissement de la santé buccodentaire.
- Thérapie par l'exercice : équilibre.
- Thérapie par l'exercice : maîtrise musculaire.
- Thérapie par l'exercice : marche.
- Thérapie par l'exercice : souplesse articulaire.
- Traitement d'un prolapsus rectal.

Soins techniques complexes
- Administration d'analgésiques. 🅿
- Administration d'anesthésiques.
- Administration d'un analgésique par voie intrathécale.
- Administration de médicaments.
- Administration de médicaments par voie intramusculaire.
- Administration de médicaments par voie intraveineuse.
- Administration de médicaments par voie orale.
- Aide à l'analgésie contrôlée par le patient (PCA). 🅿
- Gestion de la médication.
- Oxygénothérapie.
- Prescription médicamenteuse.
- Soins au patient sous sédation. 🅿
- Soins postanesthésiques.

Soins relationnels
- Amélioration de la capacité d'adaptation (*coping*).
- Amélioration de la sécurité.
- Biofeedback (rétroaction).

- Diminution de l'anxiété.
- Distraction.
- Écoute active.
- Facilitation de l'autohypnose.
- Humour.
- Hypnose.
- Information sensorielle préparatoire.
- Insufflation d'espoir.
- Massage.
- Médiation par la présence d'un animal.
- Méditation.
- Musicothérapie.
- Présence.
- Soutien psychologique.
- Thérapie par la relaxation.
- Thérapie par le jeu.
- Toucher.
- Toucher thérapeutique.
- Training autogène.
- Visualisation.

Soins de sécurité
- Aménagement du milieu ambiant.
- Conduite à tenir face à une grossesse à risque.
- Interruption artificielle de la lactation.
- Surveillance des signes vitaux.

RÉSULTATS

- Contrôle de la douleur.
- Niveau de la douleur.

Autres résultats
- Bien-être physique.
- Niveau d'inconfort.
- Niveau de stress.
- État des signes vitaux.
- Niveau d'anxiété.
- Appétit.
- Rétablissement après une brûlure.
- Satisfaction du client : gestion de la douleur.
- Satisfaction du client : contrôle des symptômes.
- Bien-être.
- Connaissances : gestion de la douleur.
- Gravité des nausées et vomissements.
- Bien-être personnel.
- Sommeil.

- Contrôle des symptômes.
- Gravité des symptômes.

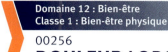

00256
DOULEUR LORS DE L'ACCOUCHEMENT
(2013 ; N.P. 2.1)

DÉFINITION – Expérience sensorielle et émotionnelle qui varie d'agréable à désagréable durant le travail et l'accouchement.

CARACTÉRISTIQUES
- Altération de la fonction urinaire.
- Altération de la pression artérielle.
- Altération de la tension musculaire.
- Altération des habitudes de sommeil.
- Altération du fonctionnement neuro-endocrinien.
- Altération du rythme cardiaque.
- Altération du rythme respiratoire.
- Baisse de la concentration.
- Contraction utérine.
- Diaphorèse.
- Dilatation pupillaire.
- Diminution ou augmentation de l'appétit.
- Douleur.
- Expressions non verbales.
- Gestes d'autoprotection.
- Masque de douleur (regard éteint, air abattu, visage figé ou ébahi, grimaces).
- Nausées.
- Position antalgique.
- Pression périnéale.
- Repli sur soi.
- Techniques de distraction.
- Vomissements.

FACTEURS FAVORISANTS
- Dilatation du col.
- Expulsion du fœtus.

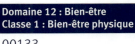

Domaine 12 : Bien-être
Classe 1 : Bien-être physique

00133
DOULEUR CHRONIQUE
(1986, 1996, 2013 ; N.P. 2.2)

DÉFINITION – Expérience sensorielle et émotionnelle désagréable, associée à une lésion tissulaire réelle ou potentielle, ou décrite dans des termes évoquant une telle lésion (Association internationale pour l'étude de la douleur). Le début est brusque ou lent ; l'intensité varie de légère à sévère ; elle est constante ou récurrente ; l'arrêt est imprévisible ; la durée est supérieure à 3 mois.

CARACTÉRISTIQUES
- Altération des habitudes de sommeil.
- Anorexie.
- Autoévaluation de l'intensité la douleur au moyen d'un outil standardisé (par ex. échelle des visages de Wong-Baker, échelle visuelle analogique, échelle numérique).
- Autoévaluation des caractéristiques de la douleur au moyen d'un outil standardisé (par ex. Questionnaire de douleur de McGill, score d'intensité de la douleur [Brief Pain Inventory, BPI]).
- Difficulté à poursuivre les activités antérieures.
- Masque de douleur (regard éteint, air abattu, visage figé ou ébahi, grimaces).
- Preuve de la présence de la douleur mise en évidence par des outils standardisés d'évaluation de la douleur pour les personnes qui ne peuvent l'exprimer verbalement (par ex. échelle de douleur du nouveau-né, évaluation de la douleur pour les personnes âgées présentant des capacités limitées à communiquer).
- Repli sur soi.
- Signalement par personne interposée (par ex. membre de la famille, aidant naturel) de douleur/changement d'activités.

FACTEURS FAVORISANTS
- Âge > 50 ans.
- Altération des habitudes de sommeil.
- Anomalie génétique.
- Antécédents d'exercices violents.
- Antécédents de maltraitance (par ex. physique, psychologique, sexuelle).
- Antécédents de mutilation génitale.
- Antécédents de postures de travail statique.
- Antécédents de surendettement.
- Antécédents de toxicomanie.
- Augmentation prolongée du taux de cortisol.

- Compression nerveuse.
- Contusion.
- Déficit immunitaire (par ex. virus de l'immunodéficience humaine [VIH], varicelle).
- Déséquilibre des neurotransmetteurs, des neuromodulateurs et des récepteurs.
- Détresse émotionnelle.
- Dysfonctionnement métabolique.
- Fatigue.
- Fracture.
- Indice de masse corporelle (IMC) augmenté.
- Infiltration tumorale.
- Isolement social.
- Lésion du système nerveux.
- Lésion musculaire.
- Lésion[11].
- Lésion par écrasement.
- Maladie musculosquelettique chronique.
- Malnutrition.
- Manutention répétée de charges lourdes.
- Pratiques sexuelles inefficaces.
- Problème post-traumatique (par ex. infection, inflammation).
- Sexe féminin.
- Traumatisme de la moelle épinière.
- Trouble ischémique.
- Utilisation prolongée de l'ordinateur (plus de 20 heures/semaine).
- Vibrations corporelles.

INTERVENTIONS

Soins de base
- Acupression.
- Application de chaleur ou de froid.
- Conduite à tenir devant la douleur. **P**
- Électrostimulation transcutanée.
- Incitation à faire de l'exercice : étirement.
- Relaxation musculaire progressive.
- Stimulation cutanée.
- Thérapie par l'exercice : maîtrise musculaire.
- Thérapie par l'exercice : marche.
- Thérapie par l'exercice : souplesse articulaire.

---

11. Peut être présente, mais n'est pas requise ; la douleur peut être d'origine inconnue.

Soins techniques complexes
- Administration d'analgésiques. 🅟
- Administration d'un analgésique par voie intrathécale.
- Administration de médicaments.
- Aide à l'analgésie contrôlée par le patient (PCA). 🅟
- Gestion de la médication.
- Prescription médicamenteuse.

Soins relationnels
- Amélioration de la capacité d'adaptation (*coping*).
- Aménagement du milieu ambiant : bien-être.
- Biofeedback (rétroaction).
- Distraction.
- Écoute active.
- Facilitation de l'autohypnose.
- Gestion de l'humeur.
- Humour.
- Hypnose.
- Massage.
- Thérapie par la relaxation.
- Toucher.
- Training autogène.
- Visualisation.

Soins de sécurité
- Surveillance des signes vitaux.

RÉSULTATS

- Contrôle de la douleur.
- Niveau de la douleur.
- Douleur : réaction psychologique indésirable.
- Douleur : effets perturbateurs.

Autres résultats
- Niveau de l'état dépressif.
- Satisfaction du client : gestion de la douleur.
- Satisfaction du client : contrôle des symptômes.
- Niveau de la fatigue.
- Connaissances : gestion de la douleur.
- Bien-être personnel.
- Qualité de vie.
- Repos.
- Sommeil.
- Niveau de stress.
- Gravité de la souffrance.
- Contrôle des symptômes.
- Gravité des symptômes.

Domaine 7 : Relations et rôles
Classe 2 : Relations familiales

00063
DYNAMIQUE FAMILIALE DYSFONCTIONNELLE
(1994, 2008 ; N.P. 2.1)

DÉFINITION – Dysfonctionnement psychosocial, spirituel ou physiologique chronique de la cellule familiale, caractérisé par des conflits, une dénégation des problèmes, une résistance au changement, une incapacité de résoudre efficacement les problèmes et d'autres types de crises personnelles récurrentes.

CARACTÉRISTIQUES

Comportements
- Agitation.
- Altération de la concentration.
- Aptitude à communiquer inefficace.
- Attitude critique.
- Auto-accusation.
- Comportement chaotique.
- Comportement peu fiable.
- Connaissances insuffisantes de la toxicomanie.
- Consommation de substances addictives.
- Dénégation des problèmes.
- Dépendance.
- Deuil non surmonté.
- Difficultés à s'amuser.
- Difficultés dans les relations intimes.
- Difficultés lors des périodes de transition du cycle de vie.
- Diminution du contact physique.
- Échec de la réalisation de tâches liées au développement.
- Escalade des conflits.
- Évitement des conflits.
- Expression inappropriée de la colère.
- Immaturité.
- Incapacité d'accepter et de recevoir de l'aide de façon appropriée.
- Incapacité d'exprimer ou d'accepter un large éventail de sentiments.
- Incapacité de faire face d'une façon constructive aux expériences traumatiques.
- Incapacité de répondre aux besoins de sécurité de ses membres.
- Incapacité de répondre aux besoins émotionnels de ses membres.
- Incapacité de répondre aux besoins spirituels de ses membres.
- Incapacité de résoudre efficacement les problèmes.
- Incapacité de s'adapter aux changements.
- Isolement social.
- Jugement sévère envers soi-même.

- Luttes de pouvoir.
- Maladie physique liée au stress.
- Manipulation.
- Mensonges.
- Mode de communication contradictoire, paradoxal.
- Mode de contrôle communication.
- Orientation vers la réduction des tensions plutôt que vers la réalisation d'objectifs.
- Problèmes scolaires des enfants.
- Promesses non tenues.
- Rationalisation.
- Recherche d'approbation et de soutien.
- Refus de demander de l'aide.
- Reproches.
- Rôle prépondérant des substances addictives lors de fêtes.
- Tabagisme.
- Toxicomanie.
- Violence verbale du partenaire ou d'un parent, d'un enfant.

Rôles et relations
- Aptitudes relationnelles insuffisantes.
- Changement de rôles ou perturbation des rôles familiaux.
- Classe socio-économique défavorisée.
- Cohésion familiale insuffisante.
- Communication inefficace avec le partenaire.
- Conflit entre partenaires.
- Déni de la famille.
- Détérioration des relations familiales ou perturbation de la dynamique familiale.
- Difficulté des membres de la famille à entretenir des rapports favorisant le développement de chacun.
- Exercice incohérent de la fonction parentale ou impression de ne pas avoir le soutien des parents.
- Modèle de rejet.
- Négligence des obligations envers les membres de la famille.
- Perturbation de l'intimité.
- Perturbation des rituels familiaux.
- Problèmes familiaux chroniques.
- Relations familiales triangulaires.
- Respect de la famille insuffisant pour l'individualité et l'autonomie de ses membres.
- Système de communication fermé.

Sentiments
- Anxiété, tension, détresse.
- Colère.
- Confusion.
- Contrôle émotionnel assujetti aux autres.

- Culpabilité.
- Dépression.
- Échec.
- Émotions réprimées.
- Faible estime de soi ou sentiment d'inutilité.
- Frustration.
- Honte ou gêne.
- Hostilité.
- Insatisfaction.
- Intervention chirurgicale.
- Isolement affectif.
- Labilité de l'humeur.
- Méfiance.
- Mélange d'amour et de pitié.
- Peine.
- Perte.
- Perte d'espoir.
- Perte d'identité.
- Peur.
- Responsabilité face au comportement toxicomane.
- Ressentiment persistant.
- Sentiment d'être abandonné.
- Sentiment d'être différent des autres.
- Sentiment d'être incompris, rejeté.
- Sentiment d'impuissance.
- Sentiment d'insécurité.
- Sentiment de ne pas être aimé.
- Sentiment de solitude.
- Tristesse.
- Vulnérabilité.

FACTEURS FAVORISANTS

- Antécédents de résistance au traitement dans la famille.
- Antécédents de toxicomanie dans la famille.
- Facteurs biologiques.
- Faible aptitude à résoudre les problèmes.
- Personnalité encline à la dépendance.
- Prédisposition génétique à la toxicomanie.
- Stratégies d'adaptation inefficaces.
- Toxicomanie.

INTERVENTIONS

Soins relationnels
- Aide à la maîtrise de la colère.
- Aide à la normalisation.
- Aide à la responsabilisation.

- Amélioration de la capacité d'adaptation (*coping*).
- Amélioration de la conscience de soi.
- Amélioration de l'image corporelle.
- Amélioration du rôle.
- Consultation psychosociale.
- Détermination d'objectifs communs.
- Diminution de l'anxiété.
- Enseignement : processus de la maladie.
- Entraînement au contrôle des impulsions.
- Établissement des limites.
- Groupe de soutien. ⓟ
- Maîtrise du comportement.
- Modification du comportement.
- Prévention de la toxicomanie.
- Soutien psychologique.
- Soutien spirituel.
- Technique d'apaisement.
- Thérapie de groupe.
- Traitement de la toxicomanie. ⓟ

Soins à la famille
- Aide à la préservation de l'intégrité familiale.
- Développement de la parentalité.
- Maintien de la dynamique familiale. ⓟ
- Soutien à la famille.
- Thérapie familiale.

Soins de sécurité
- Intervention en situation de crise.
- Soutien protecteur contre les violences.
- Soutien protecteur contre les violences : enfant.
- Soutien protecteur contre les violences : personne âgée.

Système de santé
- Aide à la prise de décisions.
- Orientation vers un autre soignant ou un autre établissement.

RÉSULTATS

- Fonctionnement de la famille.
- Normalisation familiale.

Autres résultats
- Arrêt de la consommation d'alcool.
- Stratégies d'adaptation familiales.
- Résilience familiale.
- Climat social de la famille.
- Exercice du rôle parental.
- Exercice du rôle.
- Conséquences de la toxicomanie.

- Gravité des symptômes lors du sevrage.
- Niveau d'agitation.
- Maîtrise de l'agressivité.
- Observance.
- Prise de décision.
- Niveau de l'état dépressif.
- Niveau de l'état dépressif.
- État de santé de la famille.
- Soutien de la famille lors d'un traitement.
- Connaissances : contrôle de la toxicomanie.
- Aptitudes aux relations sociales.
- Implication sociale.
- Niveau de stress.

Domaine 7 : Relations et rôles
Classe 2 : Relations familiales

00060
DYNAMIQUE FAMILIALE PERTURBÉE
(1982, 1998)

DÉFINITION – Modification des relations familiales et/ou du fonctionnement familial.

CARACTÉRISTIQUES
- Changement dans l'attribution des tâches.
- Changement dans l'expression des conflits ou de l'isolement au sein des ressources communautaires.
- Changement dans la somatisation.
- Changement dans les comportements visant à réduire le stress.
- Changement des modes de communication.
- Changements dans la participation aux prises de décision.
- Changements dans les alliances de pouvoir.
- Changements dans les modes de relation.
- Changements de rituels.
- Diminution du soutien émotionnel disponible.
- Diminution du soutien mutuel.
- Exécution des tâches inefficace.
- Modification dans la participation à la résolution de problèmes.
- Modification de l'intimité.
- Modification de la disponibilité pour s'engager dans des relations affectives.
- Modification de la résolution des conflits au sein de la famille.
- Modification de la satisfaction au sein de la famille.

FACTEURS FAVORISANTS
- Changement dans l'état de santé d'un des membres de la famille.
- Changement des interactions avec la collectivité.
- Changement des rôles au sein de la famille.
- Changement du statut social de la famille.
- Déplacement des rapports de force au sein de la famille.
- Modification des revenus familiaux.
- Période de transition et/ou de crise liée au développement.
- Situation de transition ou de crise.

INTERVENTIONS

Soins à la famille
- Aide à la normalisation. ℗
- Aide à la préservation de l'intégrité familiale. ℗
- Aide à la préservation de l'intégrité familiale : famille qui attend un enfant.
- Aide dans l'organisation et l'entretien du domicile.
- Conduite à tenir en cas de procréation médicalement assistée.
- Éducation des parents d'un adolescent.
- Éducation des parents qui élèvent un enfant.
- Interruption du travail.
- Maintien de la dynamique familiale.
- Mise à contribution de la famille.
- Mobilisation des ressources familiales.
- Planning familial : contraception.
- Planning familial : grossesse non prévue.
- Planning familial : infertilité.
- Remplacement temporaire de l'aidant naturel.
- Soins à un enfant : nouveau-né.
- Soins prénatals.
- Soutien à la famille.
- Soutien à un aidant naturel.
- Stimulation du développement : adolescent.
- Stimulation du développement : enfant.
- Thérapie familiale.

Soins relationnels
- Aide à la déculpabilisation.
- Aide au travail de deuil.
- Amélioration de la capacité d'adaptation (*coping*).
- Amélioration de l'estime de soi.
- Amélioration du rôle.

- Art-thérapie.
- Consultation psychosociale.
- Détermination d'objectifs communs.
- Développement de la relation parent-enfant.
- Élargissement du réseau de soutien.
- Entraînement à l'affirmation de soi.
- Groupe de soutien.
- Maîtrise du comportement.
- Modification du comportement.
- Soutien psychologique.

Soins de sécurité
- Conduite à tenir face à une démence.

Système de santé
- Aide à la prise de décisions.
- Assistance à la gestion des ressources financières.
- Facilitation des visites.
- Orientation dans le réseau de la santé et de la Sécurité sociale.

RÉSULTATS

- Fonctionnement de la famille.
- Normalisation de la famille.
- Résilience familiale.
- Adaptation de l'aidant naturel au placement du patient en institution.
- Préparation de l'aidant naturel pour les soins à domicile.

Autres résultats
- Climat social de la famille.
- Exercice du rôle parental.
- Adaptation à un handicap physique.
- Stratégies d'adaptation familiales.
- Stratégies d'adaptation.
- Protection contre la maltraitance.
- État de santé de la famille.
- Participation de la famille aux soins dispensés par un professionnel.
- Attachement parent–enfant.
- Adaptation psychosociale : transition de la vie.
- Exercice du rôle.
- Aptitudes aux relations sociales.
- Soutien social.
- Niveau de stress.

Domaine 7 : Relations et rôles
Classe 2 : Relations familiales

00159

MOTIVATION À AMÉLIORER LA DYNAMIQUE FAMILIALE
(2002, 2013 ; N.P. 2.1)

DÉFINITION – Mode de fonctionnement familial qui assure le bien-être des membres, qui peut être renforcé.

CARACTÉRISTIQUES
- Exprime le désir d'accroître la résilience familiale.
- Exprime le désir d'accroître le respect entre les membres de la famille.
- Exprime le désir d'améliorer l'adaptation de la famille au changement.
- Exprime le désir d'améliorer la dynamique familiale.
- Exprime le désir d'améliorer la sécurité des membres de la famille.
- Exprime le désir d'améliorer le développement des membres de la famille.
- Exprime le désir d'améliorer les modes de communication.
- Exprime le désir d'augmenter l'équilibre entre l'autonomie et la cohésion familiale.
- Exprime le désir d'augmenter l'interdépendance avec la collectivité.
- Exprime le désir d'augmenter le niveau d'énergie familiale permettant aux membres d'accomplir les activités de la vie quotidienne.
- Exprime le désir de renforcer le maintien des frontières entre les membres de la famille.

INTERVENTIONS

Soins relationnels
- Aide à la normalisation.
- Amélioration de la capacité d'adaptation (*coping*).
- Amélioration du rôle.
- Consultation psychosociale.
- Élargissement du réseau de soutien.
- Soutien psychologique.
- Aide à la déculpabilisation. **O**
- Aide à la prise de décisions. **O**

- Aide au travail de deuil. Ⓞ
- Amélioration de l'estime de soi. Ⓞ
- Art-thérapie. Ⓞ
- Détermination d'objectifs communs. Ⓞ
- Entraînement à l'affirmation de soi. Ⓞ
- Groupe de soutien. Ⓞ
- Médiation. Ⓞ

Soins à la famille
- Aide à la préservation de l'intégrité familiale.
- Protection de la dynamique familiale. Ⓟ
- Soutien à la famille.
- Stimulation du développement : adolescent.
- Stimulation du développement : enfant.
- Thérapie familiale.
- Aide à la préservation de l'intégrité familiale : famille qui attend un enfant. Ⓞ
- Aide dans l'organisation et l'entretien du domicile. Ⓞ
- Éducation des parents d'un adolescent. Ⓞ
- Éducation des parents qui élèvent un enfant. Ⓞ
- Mise à contribution de la famille. Ⓞ
- Planning familial : contraception. Ⓞ
- Planning familial : grossesse non prévue. Ⓞ
- Planning familial : infertilité. Ⓞ
- Soutien à un aidant naturel. Ⓞ

Système de santé
- Orientation dans le réseau de la santé et de la Sécurité sociale.

RÉSULTATS

- Stratégies d'adaptation familiales.
- Fonctionnement de la famille.
- Résilience familiale.
- Climat social de la famille.
- État de santé de la famille.
- Intégrité de la famille.
- Normalisation de la famille.
- Participation de la famille aux soins dispensés par un professionnel.
- Soutien de la famille lors d'un traitement.

Domaine 11 : Sécurité/protection
Classe 2 : Lésions

00086

RISQUE DE **DYSFONCTIONNEMENT NEUROVASCULAIRE PÉRIPHÉRIQUE**
(1992, 2013)

DÉFINITION – Vulnérabilité à un trouble circulatoire, sensoriel ou moteur dans un membre, qui peut compromettre la santé.

FACTEURS DE RISQUE
- Brûlure.
- Chirurgie orthopédique.
- Compression mécanique (par ex. garrot, plâtre, orthèse, pansement, dispositif de contention).
- Fracture.
- Immobilisation.
- Obstruction vasculaire.
- Traumatisme.

INTERVENTIONS

Soins de base
- Application de chaleur ou de froid.
- Conduite à tenir devant la douleur.
- Éducation : exercices prescrits.
- Enseignement des règles de la mécanique corporelle.
- Entretien d'un plâtre humide.
- Entretien d'un plâtre.
- Incitation à faire de l'exercice.
- Pose d'une attelle.
- Positionnement en fauteuil roulant.
- Positionnement.
- Soins à un patient alité.
- Soins à un patient en traction ou immobilisé.
- Stimulation cutanée.

Soins de sécurité
- Contention physique.

Soins techniques complexes
- Limitation des pressions sur le corps.
- Prévention des escarres de décubitus.
- Prévention des saignements.
- Traitement de l'embolie périphérique.

RÉSULTATS

- Mouvement articulaire : cheville.
- Mouvement articulaire : coude.

- Mouvement articulaire : hanche.
- Mouvement articulaire : genou.
- Perfusion tissulaire : périphérique.
- État neurologique : système nerveux périphérique.
- Fonction sensorielle : toucher.

Autres résultats
- Coagulation sanguine.
- Consolidation osseuse.
- Cicatrisation d'une brûlure.
- Rétablissement après une brûlure.
- État cardiopulmonaire.
- État circulatoire.
- État neurologique : fonction sensorimotrice des nerfs rachidiens.
- Gravité d'une blessure physique.
- Contrôle des risques.
- Détection des risques.

Domaine 8 : Sexualité
Classe 2 : Fonction sexuelle

00059
DYSFONCTIONNEMENT SEXUEL
(1980, 2006 ; N.P. 2.1)

DÉFINITION – Changement dans le fonctionnement sexuel perçu comme insatisfaisant, dévalorisant ou inadéquat, que ce soit à la phase de désir, d'excitation ou d'orgasme.

CARACTÉRISTIQUES
- Changement dans le rôle sexuel.
- Changement indésirable du fonctionnement sexuel.
- Diminution du désir sexuel.
- Modification de l'activité sexuelle.
- Modification de l'excitation sexuelle.
- Modification de l'intérêt envers les autres.
- Modification de l'intérêt envers soi.
- Modification de la satisfaction sexuelle.
- Recherche d'une confirmation de son attrait sexuel.
- Sentiment de restrictions sexuelles.

FACTEURS FAVORISANTS
- Absence d'intimité.
- Absence d'une personne affectivement importante.
- Altération d'une fonction corporelle (due à une grossesse, un médicament, une intervention chirurgicale, une anomalie, une maladie, un traumatisme, une irradiation, etc.).

- Altération d'une structure corporelle (due à une grossesse, un médicament, une intervention chirurgicale, une anomalie, une maladie, un traumatisme, une irradiation, etc.).
- Conflit de valeurs.
- Connaissances insuffisantes sur la fonction sexuelle.
- Fausses informations sur la fonction sexuelle.
- Maltraitance psychologique (par ex. contrôle, manipulation, maltraitance verbale).
- Modèle de rôle médiocre.
- Présence de maltraitance (par ex. physique, psychologique, sexuelle).
- Vulnérabilité.

INTERVENTIONS

Soins relationnels
- Amélioration de la conscience de soi.
- Amélioration de l'estime de soi.
- Amélioration du rôle.
- Clarification des valeurs.
- Consultation en matière de sexualité. ℗
- Consultation psychosociale.
- Diminution de l'anxiété.
- Éducation : rapports sexuels sans risque.
- Éducation individuelle.
- Éducation sexuelle.
- Gestion du comportement : sexuel.
- Thérapie de groupe.
- Thérapie par la relaxation.
- Traitement de la toxicomanie : sevrage de l'alcool.
- Traitement de la toxicomanie.

Soins à la famille
- Conduite à tenir en cas de procréation médicalement assistée.
- Maintien de la dynamique familiale.
- Planning familial : contraception.
- Planning familial : infertilité.
- Préservation de la fertilité.
- Soins prénatals.

Soins de base
- Conduite à tenir devant la douleur.
- Conduite à tenir face à un syndrome prémenstruel.
- Limitation de la dépense énergétique.

Soins de sécurité
- Soutien protecteur contre les violences.

Système de santé
- Aide à la prise de décisions.

Soins techniques complexes
- Gestion de la médication.
- Hormonothérapie de substitution.
- Soins circulatoires : insuffisance artérielle.

RÉSULTAT

- Fonctionnement sexuel.

Autres résultats
- Rétablissement après maltraitance : abus sexuel.
- Identité sexuelle.
- Arrêt de la maltraitance.
- Rétablissement après maltraitance.
- Rétablissement après maltraitance : émotionnel.
- Rétablissement après maltraitance : physique.
- Adaptation à un handicap physique.
- Niveau d'anxiété.
- Image corporelle.
- Niveau de la fatigue.
- Niveau de la peur.
- Connaissances : gestion de la maladie cardiaque.
- Connaissances : sexualité pendant la grossesse et en post-partum.
- Résilience individuelle.
- État de vieillissement physique.
- Maturation physique féminine.
- Maturation physique masculine.
- Contrôle des risques : maladies sexuellement transmissibles (MST).
- Exercice du rôle.
- Estime de soi.
- Aptitudes aux relations sociales.
- Niveau de stress.

Domaine 9 : Adaptation/tolérance au stress
Classe 3 : Réactions neurocomportementales au stress

00009
DYSRÉFLEXIE AUTONOME
(1988)

DÉFINITION – Réaction non contrôlée du système nerveux sympathique à un stimulus nociceptif, chez un blessé de la moelle épinière au niveau ou au-dessus de la vertèbre thoracique T7, ce qui constitue une menace pour la vie.

CARACTÉRISTIQUES
- Bradycardie ou tachycardie.
- Céphalées (douleur diffuse dans différentes parties de la tête ne se limitant pas à une zone d'innervation définie).
- Congestion conjonctivale.
- Congestion nasale.
- Douleur thoracique.
- Frissons.
- Goût métallique dans la bouche.
- Hypertension paroxystique.
- Pâleur (au-dessous de la lésion).
- Paresthésie.
- Réflexe pilomoteur.
- Syndrome de Claude Bernard-Horner.
- Taches érythémateuses (au-dessus de la lésion).
- Transpiration abondante (au-dessus de la lésion).
- Vision trouble.

FACTEURS FAVORISANTS
- Connaissances insuffisantes de l'aidant naturel sur le processus de la maladie.
- Connaissances insuffisantes du processus de la maladie.
- Distension intestinale.
- Distension vésicale.
- Irritation cutanée.

INTERVENTIONS

Soins techniques complexes
- Administration de médicaments.
- Conduite à tenir en cas de dysréflexie. ⓟ
- Gestion de la médication.
- Mise en place d'une intraveineuse.
- Régulation de la température.
- Soins des voies respiratoires.
- Stimulation de la toux.
- Surveillance de l'équilibre hydrique.
- Surveillance de l'état de la peau.
- Surveillance de l'état neurologique.
- Thérapie intraveineuse.
- Traitement d'un déséquilibre hydrique.

Soins de base
- Assistance nutritionnelle.
- Cathétérisme vésical.
- Cathétérisme vésical intermittent.
- Régulation du fonctionnement intestinal.
- Incitation à faire de l'exercice.

- Régulation de l'élimination urinaire.
- Régulation de la température.
- Thérapie par l'exercice : maîtrise musculaire.
- Thérapie par l'exercice : souplesse articulaire.

Soins relationnels
- Diminution de l'anxiété.

Soins de sécurité
- Protection contre les infections.
- Surveillance.
- Surveillance des signes vitaux.

RÉSULTATS

- État neurologique : système nerveux autonome.
- Gravité du choc : neurogénique.

Autres résultats
- Fonction sensorielle : toucher.
- État des signes vitaux.
- État circulatoire.
- Connaissances : processus de la maladie.
- État neurologique.
- État neurologique : système nerveux périphérique.
- Fonction sensorielle.
- Fonction sensorielle : vision.
- Gravité des symptômes.
- Intégrité tissulaire : peau et muqueuses.

Domaine 9 : Adaptation/tolérance au stress
Classe 3 : Réactions neurocomportementales au stress

00010
RISQUE DE DYSRÉFLEXIE AUTONOME
(1998, 2000, 2013)

DÉFINITION – Vulnérabilité à une menace permanente de réaction non contrôlée du système nerveux sympathique, chez un blessé de la moelle épinière au niveau ou au-dessus de la vertèbre thoracique T6, après récupération d'un choc spinal (observée aussi chez des patients présentant une blessure de la moelle épinière au niveau de la vertèbre thoracique T7 et de la vertèbre thoracique T8), qui peut compromettre la santé.

FACTEURS DE RISQUE

Stimuli gastro-intestinaux
- Constipation.
- Difficulté à déféquer.

- Distension abdominale.
- Fécalome.
- Hémorroïdes.
- Lavement.
- Lithiases biliaires.
- Pathologie gastro-intestinale.
- Reflux gastro-œsophagien.
- Stimulation digitale.
- Suppositoires.
- Ulcère gastrique.

Stimuli musculosquelettiques et cutanés
- Coups de soleil.
- Fracture.
- Os hétérotrope.
- Plaies.
- Pression sur une proéminence osseuse ou sur les parties génitales.
- Série d'exercices de mouvements.
- Spasmes.
- Stimulation cutanée (par ex. escarres, ongles incarnés, pansements, brûlures, éruptions).

Stimuli neurologiques
- Stimuli douloureux ou irritants en dessous du niveau de la blessure.

Stimuli situationnels
- Intervention chirurgicale.
- Médicaments.
- Port de vêtements constricteurs (par ex. chaussettes, ceintures, souliers).
- Positionnement.
- Sevrage drogues (par ex. morphiniques, opiacés).

Stimuli du système reproducteur
- Éjaculation.
- Grossesse.
- Kyste ovarien.
- Menstruations.
- Période de travail et accouchement.
- Relations sexuelles.

Stimuli thermorégulateurs
- Fluctuations de la température corporelle.
- Température ambiante extrême.

Stimuli urologiques
- Cathétérisme des voies urinaires.
- Cystite.

- Distension vésicale.
- Dyssynergie vésico-sphinctérienne.
- Épididymite.
- Infection des voies urinaires.
- Lithiases rénales.
- Manœuvre instrumentale ou intervention chirurgicale.
- Spasmes de la vessie.
- Urétrite.

INTERVENTIONS

Soins techniques complexes
- Administration de médicaments.
- Cathétérisme vésical.
- Cathétérisme vésical intermittent.
- Conduite à tenir en cas de dysréflexie. ●
- Gestion de la médication.
- Mise en place d'une intraveineuse.
- Soins des voies respiratoires.
- Stimulation de la toux.
- Surveillance de l'équilibre hydrique.
- Surveillance de l'état de la peau.
- Surveillance de l'état neurologique.
- Thérapie intraveineuse.
- Traitement d'un déséquilibre hydrique.

Soins relationnels
- Diminution de l'anxiété.

Soins de base
- Assistance nutritionnelle.
- Régulation de l'élimination urinaire.
- Régulation de la température.
- Thérapie par l'exercice : maîtrise musculaire.
- Thérapie par l'exercice : souplesse articulaire.

Soins de sécurité
- Contrôle de l'infection.
- Protection contre les infections.
- Surveillance.
- Surveillance des signes vitaux.

RÉSULTATS

- État cardiopulmonaire.
- État neurologique : système nerveux autonome.
- Gravité du choc : neurogénique

Autres résultats
- Élimination intestinale.
- Fonction gastro-intestinale.

- Gravité de l'infection.
- Réaction à un médicament.
- Niveau de la douleur.
- Contrôle des risques.
- Contrôle des risques : hyperthermie.
- Contrôle des risques : infection.
- Détection des risques.
- Gravité des symptômes lors du sevrage.
- Gravité des symptômes.
- Thermorégulation.
- Intégrité tissulaire : peau et muqueuses.
- Élimination urinaire.
- État des signes vitaux.

Domaine 3 : Élimination/échange
Classe 4 : Fonction respiratoire

00030
ÉCHANGES GAZEUX PERTURBÉS
(1980, 1996, 1998)

DÉFINITION – Excès ou manque d'oxygénation et/ou d'élimination du gaz carbonique au niveau de la membrane alvéolocapillaire.

CARACTÉRISTIQUES
- Agitation.
- Anomalie de la respiration (par ex. fréquence, rythme, amplitude).
- Anomalie des valeurs des gaz du sang artériel.
- Anomalie du pH artériel.
- Battements des ailes du nez.
- Céphalées au réveil.
- Coloration anormale de la peau (par ex. pâle, grisâtre, cyanosée).
- Confusion.
- Cyanose.
- Diaphorèse.
- Diminution des concentrations du gaz carbonique.
- Dyspnée.
- Hypercapnie.
- Hypoxémie.
- Hypoxie.
- Irritabilité.
- Somnolence.
- Tachycardie.
- Troubles de la vision.

FACTEURS FAVORISANTS
- Déséquilibre ventilation/perfusion.
- Modification de la membrane alvéolocapillaire.

INTERVENTIONS

Soins techniques complexes
- Alimentation parentérale totale.
- Amélioration de la ventilation.
- Aspiration des sécrétions des voies aériennes.
- Conduite à tenir en cas de survenue d'hyperthermie maligne.
- Conduite à tenir en cas de ventilation mécanique invasive.
- Conduite à tenir en cas de ventilation mécanique non invasive.
- Conduite à tenir en présence d'un état de choc.
- Conduite à tenir face à l'état asthmatique.
- Entretien d'un drain thoracique.
- Intubation des voies respiratoires.
- Kinésithérapie respiratoire.
- Mise en place d'une intraveineuse.
- Oxygénothérapie.
- Phlébotomie : prélèvement de sang artériel.
- Prévention des fausses routes.
- Régulation hémodynamique.
- Sevrage de la ventilation mécanique.
- Soins des voies respiratoires.
- Soins postanesthésiques.
- Stimulation de la toux.
- Surveillance de l'équilibre acidobasique.
- Surveillance de l'équilibre hydrique.
- Surveillance de l'état respiratoire. ❷
- Thérapie intraveineuse.
- Traitement de l'arythmie cardiaque.
- Traitement de l'embolie pulmonaire.
- Traitement d'un déséquilibre acidobasique. ❷
- Traitement d'un déséquilibre acidobasique : acidose métabolique.
- Traitement d'un déséquilibre acidobasique : acidose respiratoire.
- Traitement d'un déséquilibre acidobasique : alcalose métabolique.
- Traitement d'un déséquilibre acidobasique : alcalose respiratoire.
- Traitement d'un déséquilibre hydrique.

Soins de base
- Assistance nutritionnelle.
- Conduite à tenir devant la douleur.
- Incitation à faire de l'exercice.
- Limitation de la dépense énergétique.
- Positionnement.
- Thérapie par l'exercice : marche.

Soins relationnels
- Aide au sevrage tabagique.
- Amélioration de la capacité d'adaptation (*coping*).

Soins à la famille
- Conduite à tenir en cas d'accouchement à risque.
- Diminution de l'anxiété.
- Réanimation : nouveau-né.

Soins de sécurité
- Réanimation.
- Surveillance.
- Surveillance des signes vitaux.

Système de santé
- Réalisation de tests de laboratoire au chevet du malade.

RÉSULTATS

- Réaction à la ventilation assistée : adulte.
- État respiratoire : échanges gazeux.

Autres résultats
- État respiratoire : ventilation.
- Perfusion tissulaire : pulmonaire.
- État des signes vitaux.
- Niveau du délire.
- Réaction allergique systémique.
- État respiratoire.
- Autogestion : asthme
- Capacités cognitives.
- Orientation.
- Perfusion tissulaire : organes abdominaux.
- Perfusion tissulaire : cellulaire.
- Perfusion tissulaire : cardiaque.
- Perfusion tissulaire : périphérique.

Domaine 3 : Élimination/échange
Classe 1 : Fonction urinaire

00016
ÉLIMINATION URINAIRE ALTÉRÉE
(1973, 2006 ; N.P. 2.1)

DÉFINITION – Perturbation de l'élimination urinaire.

CARACTÉRISTIQUES
- Dysurie.
- Incontinence urinaire.

- Miction impérieuse.
- Mictions fréquentes.
- Nycturie.
- Retard à la miction.
- Rétention urinaire.

FACTEURS FAVORISANTS
- Causes multiples.
- Infection des voies urinaires.
- Obstruction anatomique.
- Trouble sensorimoteur.

INTERVENTIONS

Soins de base
- Cathétérisme vésical.
- Cathétérisme vésical intermittent.
- Conduite à tenir devant la douleur.
- Conduite à tenir pour les patientes porteuses d'un pessaire.
- Entretien d'une sonde urinaire.
- Gestion du poids.
- Rééducation périnéale.
- Régulation de l'élimination urinaire.
- Soins périnéaux.
- Traitement de la rétention urinaire.
- Traitement de l'incontinence urinaire.
- Traitement de l'incontinence urinaire : énurésie.

Soins techniques complexes
- Gestion de la médication.
- Irrigation vésicale.
- Prescription médicamenteuse.
- Surveillance de l'équilibre hydrique.
- Surveillance de l'état de la peau.
- Traitement d'un déséquilibre hydrique.
- Traitement par hémodialyse.

Soins de sécurité
- Contrôle de l'infection.
- Protection contre les infections.

Soins à la famille
- Soins postnatals.

Soins relationnels
- Diminution de l'anxiété.
- Éducation : apprentissage de la propreté.

RÉSULTAT

- Élimination urinaire.

Autres résultats
- Continence urinaire.
- Gravité de l'infection.
- Fonction rénale.
- État neurologique : fonction sensorimotrice des nerfs rachidiens.
- Contrôle des symptômes.
- Gravité des symptômes.

> Domaine 3 : Élimination/échange
> Classe 1 : Fonction urinaire
>
> 00166
> # MOTIVATION À AMÉLIORER SON ÉLIMINATION URINAIRE
> (2002, 2013 ; N.P. 2.1)

DÉFINITION – Un ensemble de comportements permettant de satisfaire les besoins d'élimination, qui peut être renforcé.

CARACTÉRISTIQUE
- Exprime le désir d'améliorer son élimination urinaire.

INTERVENTIONS

Soins relationnels
- Aide à la responsabilisation.
- Amélioration de l'estime de soi.
- Augmentation du sentiment d'efficacité personnelle.
- Éducation : apprentissage de la propreté.

Soins de base
- Aide aux soins personnels : fonction d'élimination.
- Conduite à tenir pour les patientes porteuses d'un pessaire.
- Rééducation périnéale.
- Régulation de l'élimination urinaire. **P**
- Cathétérisme vésical. **O**
- Cathétérisme vésical intermittent. **O**
- Conduite à tenir devant la douleur. **O**
- Entraînement de la vessie. **O**
- Entraînement en vue d'acquérir des habitudes d'élimination urinaire. **O**
- Incitation à l'élimination urinaire. **O**
- Traitement de la rétention urinaire. **O**
- Traitement de l'incontinence urinaire. **O**
- Traitement de l'incontinence urinaire : énurésie. **O**

Soins techniques complexes
- Entretien d'une sonde urinaire.
- Gestion de la médication.
- Prescription médicamenteuse.
- Surveillance de l'équilibre hydrique.
- Traitement d'un déséquilibre hydrique.

RÉSULTATS

- Soins personnels : utilisation des toilettes.
- Continence urinaire.
- Élimination urinaire.
- Recherche d'un meilleur niveau de santé.
- Hydratation.
- Connaissances : processus de la maladie.
- Connaissances : contrôle de l'infection.
- Connaissances : médication.
- État nutritionnel : aliments et liquides ingérés.
- Contrôle des risques : infection.

Domaine 4 : Activité/repos
Classe 5 : Soins personnels

00098
ENTRETIEN INEFFICACE DU DOMICILE
(1980)

DÉFINITION – Inaptitude à maintenir sans aide un milieu sûr et propice à la croissance personnelle.

CARACTÉRISTIQUES
- Crise financière (par ex. dettes, finances insuffisantes).
- Demande d'assistance pour l'entretien du domicile.
- Difficulté à maintenir un environnement confortable.
- Environnement insalubre.
- Linge en insuffisance.
- Maladies, infections provoquées par des conditions peu hygiéniques.
- Manque d'équipement pour entretenir la maison.
- Matériel de cuisson insuffisant.
- Responsabilités familiales excessives.
- Vêtements en insuffisance.

FACTEURS FAVORISANTS
- Altération des fonctions cognitives.
- Blessure influençant la capacité d'entretenir le domicile.
- Connaissances insuffisantes concernant l'entretien du domicile.
- Connaissances insuffisantes des ressources du quartier.
- Maladie influençant la capacité d'entretenir le domicile.
- Manque d'organisation ou de planification dans la famille.
- Modèle inadéquat concernant ce rôle.
- Réseaux de soutien insuffisants.
- Situation influençant la capacité d'entretenir le domicile (par ex. pathologie, blessure).

INTERVENTIONS

Soins à la famille
- Aide dans l'organisation et l'entretien du domicile.
- Développement de la parentalité.
- Soutien à la famille.
- Soutien à un aidant naturel.

Système de santé
- Aide à la subsistance.
- Assistance à la gestion des ressources financières.
- Organisation d'une permission.
- Orientation vers un autre soignant ou un autre établissement.
- Planification de la sortie.

Soins relationnels
- Amélioration du rôle.
- Consultation psychosociale.
- Détermination d'objectifs communs.
- Éducation individuelle.
- Élargissement du réseau de soutien.

Soins de base
- Aide aux soins personnels : AVQ.
- Limitation de la dépense énergétique.

Soins de sécurité
- Aménagement du milieu ambiant.
- Aménagement du milieu ambiant : préparation du retour à domicile.

RÉSULTATS

- Sécurité du domicile.
- Soins personnels : activités domestiques de la vie quotidienne (ADVQ).

Autres résultats
- Fonctionnement de la famille.
- Équilibre affectif de l'aidant naturel.

- Santé physique de l'aidant naturel.
- Capacités cognitives.
- Préparation à la sortie : indépendance.
- Mobilité.

Domaine 2 : Nutrition
Classe 5 : Hydratation

00160
MOTIVATION À AMÉLIORER SON ÉQUILIBRE HYDRIQUE
(2002, 2013 ; N.P. 2.1)

DÉFINITION – Un ensemble de comportements permettant de maintenir l'équilibre entre le volume hydrique et la composition chimique des liquides organiques pour satisfaire les besoins physiques, qui peut être renforcé.

CARACTÉRISTIQUE
- Exprime le désir d'améliorer l'équilibre hydrique.

INTERVENTIONS

Soins relationnels
- Augmentation du sentiment d'efficacité personnelle. **P**

Soins techniques complexes
- Gestion de la médication.
- Surveillance de l'équilibre hydrique.
- Traitement d'un déséquilibre électrolytique.
- Traitement d'un déséquilibre hydrique. **P**
- Traitement d'un déséquilibre hydroélectrolytique.
- Mise en place d'une intraveineuse. **O**
- Thérapie intraveineuse. **O**
- Traitement de la fièvre. **O**
- Traitement de l'hypovolémie. **O**

Soins de sécurité
- Surveillance des signes vitaux.

Soins de base
- Assistance nutritionnelle. **O**

RÉSULTATS

- Équilibre hydrique.
- Hydratation.
- Fonction rénale.
- État nutritionnel : aliments et liquides ingérés.

Domaine 4 : Activité/repos
Classe 3 : Équilibre énergétique

00154
ERRANCE
(2000)

DÉFINITION – Déplacements sans but ou répétitifs, selon un parcours compliqué, souvent incompatible avec les délimitations du périmètre de circulation ou avec les obstacles, et comportant des dangers pour la personne.

CARACTÉRISTIQUES
- Comportement de fuite.
- Comportement d'une personne qui scrute, qui cherche.
- Déambulation agitée ou d'un pas rythmé.
- Déambulation dans des endroits non autorisés.
- Déambulation derrière le soignant ou dans son sillage.
- Déambulation pendant de longues périodes sans destination apparente.
- Déambulation résultant d'une tendance à se perdre.
- Déplacements aléatoires.
- Déplacements continuels en quête de quelque chose.
- Déplacements fréquents ou incessants d'un endroit à l'autre, avec retours fréquents aux mêmes lieux.
- Déplacements qui ne peuvent être facilement réorientés.
- Empiétement sur la propriété d'autrui.
- Hyperactivité.
- Incapacité de localiser des points de repère dans un endroit familier.
- Périodes de déambulation alternant avec des périodes d'inactivité (par ex. assis, debout ou couché).

FACTEURS FAVORISANTS
- Altération des fonctions cognitives.
- Atrophie corticale.
- Comportement prémorbide (par ex. personnalité sociable et extravertie).
- Environnement trop stimulant.
- État physiologique (par ex. la faim, la soif, la douleur, l'envie d'uriner).
- Moment de la journée.
- Sédation.
- Séparation d'un environnement familier.
- Trouble psychologique.

INTERVENTIONS

Soins de base
- Aide aux soins personnels.
- Conduite à tenir devant la douleur.

Soins de sécurité
- Aménagement du milieu ambiant : sécurité. P
- Conduite à tenir en cas de fugue d'un patient.
- Conduite à tenir face à une démence. P
- Établissement de limites.
- Limitation du territoire. P
- Prévention des chutes.

Soins relationnels
- Conduite à tenir face à un comportement de suractivité/inattention.
- Maîtrise du comportement.
- Orientation dans la réalité.
- Technique d'apaisement.
- Thérapie de validation.
- Diminution de l'anxiété. O
- Distraction. O

Soins à la famille
- Enseignement : sécurité de l'enfant de 13 à 18 mois.
- Enseignement : sécurité de l'enfant de 19 à 24 mois.
- Enseignement : sécurité de l'enfant de 25 à 36 mois.
- Mise à contribution de la famille. O
- Remplacement temporaire de l'aidant naturel. O
- Soutien à un aidant naturel. O

Soins techniques complexes
- Gestion de la médication.

Système de santé
- Orientation dans le réseau de la santé et de la Sécurité sociale.
- Protection des droits du patient. O

RÉSULTATS

- Errance sans danger.

Autres résultats
- Risque de propension aux fugues.
- Capacités cognitives.
- Communication : expression.
- Niveau d'hyperactivité.

Domaine 11 : Sécurité/protection
Classe 2 : Lésions

00249
RISQUE D'ESCARRE
(2013 ; N.P. 2.2)

DÉFINITION – Vulnérabilité à une lésion de la peau et/ou des tissus sous-jacents, habituellement localisée sur une proéminence osseuse, résultant de la pression seule ou combinée avec le cisaillement (NPUAP, 2007)

FACTEURS DE RISQUE
- *Adulte :* score de l'échelle de Braden < 18.
- *Enfant :* score de l'échelle Q de Braden ≤ 16.
- Alimentation inadéquate.
- Altération de la sensibilité.
- Altération des fonctions cognitives.
- Anémie.
- Antécédents d'accident vasculaire cérébral.
- Antécédents d'escarre.
- Antécédents de traumatisme.
- Classification fonctionnelle NYHA (New York Heart Association) ≥ 2.
- Connaissances insuffisantes de l'aidant naturel sur la prévention des escarres.
- Déficit des soins personnels.
- Déshydratation.
- Diminution de l'épaisseur du pli de la peau du triceps.
- Diminution de l'oxygénation tissulaire.
- Diminution de la mobilité.
- Diminution de la perfusion tissulaire.
- Diminution du taux d'albumine sérique.
- Élévation de la température de la peau de 1 ou 2 °C.
- Extrêmes d'âge.
- Extrêmes de poids.
- Faible score sur l'échelle d'évaluation du risque d'escarre (Risk Assessment Pressure Sore [RAPS]).
- Forces de cisaillement.
- Fracture de la hanche.
- Friction superficielle.
- Hyperthermie.
- Immobilisation prolongée sur une surface dure (par ex. intervention chirurgicale ≥ 2 heures).
- Immobilisation.
- Incontinence.
- Lymphopénie.
- Maladie cardiovasculaire.
- Médicament (anesthésie générale, vasopresseurs, antidépresseurs, noradrénaline).

- Œdème.
- Peau moite.
- Peau squameuse.
- Pression sur une proéminence osseuse.
- Score ASA (American Society of Anesthesiologists) ≥ 2.
- Sécheresse de la peau.
- Sexe féminin.
- Tabagisme.
- Trouble circulatoire.
- Utilisation de linge ayant une faible absorption de l'humidité.

RÉFÉRENCE

National Pressure Ulcer Advisory Panel (NPUAP, 2007). Mise à jour des stades de l'escarre. Disponible à l'adresse : http://www.npuap.org/resources/educational-and-clinical-ressources/pressure-ulcer-categorystaging-illustrations/, consulté le 20 mars 2014.

Domaine 6 : Perception de soi
Classe 1 : Conception de soi

00124

PERTE D'ESPOIR
(1986)

DÉFINITION – État subjectif dans lequel une personne voit peu ou pas de solutions ou de choix personnels valables et est incapable de mobiliser ses forces pour son propre compte.

CARACTÉRISTIQUES

- Altération des habitudes du sommeil.
- Collaboration aux soins inadéquate.
- Diminution d'initiative.
- Diminution de l'affect.
- Diminution de l'appétit.
- Diminution de l'expression verbale.
- Diminution de la réaction aux stimuli.
- Haussement des épaules quand on lui parle.
- Indices verbaux sur un ton dépressif (par ex. « Je ne peux pas », soupirs).
- Passivité.
- Peu de contact visuel.
- Se détourne de la personne qui parle.

FACTEURS FAVORISANTS

- Antécédents d'abandon.
- Dégradation de la condition physique.

- Isolement social.
- Perte de la foi en des valeurs transcendantes.
- Perte de la foi en une puissance spirituelle.
- Restriction prolongée d'activité.
- Stress chronique.

INTERVENTIONS

Soins techniques complexes
- Conduite à tenir lors d'une électroconvulsivothérapie (ECT). O

Soins à la famille
- Aide au travail de deuil : décès périnatal. O

Soins de sécurité
- Intervention en situation de crise. O

Système de santé
- Aide à la prise de décisions.

Soins de base
- Amélioration du sommeil.
- Limitation de la dépense énergétique.
- Aide aux soins personnels. O
- Incitation à faire de l'exercice. O
- Thérapie par l'exercice : marche. O

Soins relationnels
- Aide à la croissance spirituelle.
- Amélioration de la capacité d'adaptation (*coping*).
- Amélioration de la socialisation.
- Clarification des valeurs.
- Élargissement du réseau de soutien.
- Établissement d'une relation complexe.
- Gestion de l'humeur.
- Groupe de soutien.
- Insufflation d'espoir. P
- Présence.
- Soutien psychologique.
- Thérapie par la réminiscence.
- Aide à la maîtrise de la colère. O
- Aide au travail de deuil. O
- Consultation psychosociale. O
- Détermination d'objectifs communs. O
- Distraction. O
- Médiation par la présence d'un animal. O
- Musicothérapie. O
- Négociation d'un contrat avec le patient. O
- Photothérapie (luminothérapie) : régulation de l'humeur et du sommeil. O

- Prévention du suicide. 🄾
- Soutien spirituel. 🄾
- Stimulation cognitive. 🄾
- Thérapie occupationnelle. 🄾
- Thérapie par le jeu. 🄾

RÉSULTATS

- Espoir.
- Énergie psychomotrice.

Autres résultats
- Qualité de vie.
- Sommeil.
- Élan vital.
- Appétit.
- Bien-être psychospirituel.
- Niveau de l'état dépressif.
- Régulation de l'humeur.
- Résilience individuelle.
- Adaptation à un handicap physique.
- Stratégies d'adaptation.
- Niveau de l'état dépressif.
- Niveau de la fatigue.
- Autocontrôle de la peur.
- Travail de deuil.
- Conséquences de l'immobilité : psychocognitives.
- Motivation.
- Douleur : réaction psychologique indésirable.
- Douleur : effets perturbateurs.
- Santé spirituelle.
- Niveau de stress.
- Gravité de la souffrance.
- Gravité des symptômes.

Domaine 6 : Perception de soi
Classe 1 : Conception de soi

00185
MOTIVATION À ACCROÎTRE SON ESPOIR
(2006, 2013 ; N.P. 2.1)

DÉFINITION – Un ensemble d'attentes et de désirs permettant à la personne de mobiliser sa propre énergie, qui peut être renforcé.

CARACTÉRISTIQUES

- Exprime le désir d'accroître son espoir.
- Exprime le désir d'améliorer l'adéquation entre ses attentes et ses désirs.
- Exprime le désir d'améliorer sa capacité de se fixer des buts atteignables.
- Exprime le désir d'améliorer sa communication avec les autres.
- Exprime le désir d'améliorer sa confiance en ses possibilités.
- Exprime le désir d'améliorer sa perception du sens de la vie.
- Exprime le désir d'améliorer son habileté à résoudre des problèmes, afin d'atteindre ses buts.
- Exprime le désir d'enrichir sa spiritualité.

INTERVENTIONS

Soins relationnels
- Aide à la croissance spirituelle.
- Aide à la prise de décisions.
- Aide à la responsabilisation.
- Aide au changement souhaité par le patient.
- Amélioration de la socialisation.
- Amélioration de l'estime de soi.
- Augmentation du sentiment d'efficacité personnelle. **P**
- Élargissement du réseau de soutien.
- Établissement d'une relation complexe.
- Gestion de l'humeur.
- Groupe de soutien.
- Insufflation d'espoir. **P**
- Négociation d'un contrat avec le patient.
- Présence.
- Rédaction d'un récit de vie/journal intime.
- Soutien psychologique.
- Thérapie par la réminiscence.
- Aide au travail de deuil. **O**
- Consultation psychosociale. **O**
- Médiation par la présence d'un animal. **O**
- Musicothérapie. **O**
- Soutien spirituel. **O**
- Thérapie occupationnelle. **O**

Soins de base
- Amélioration du sommeil.
- Limitation de la dépense énergétique.
- Incitation à faire de l'exercice. **O**

> **RÉSULTATS**

- Espoir.
- Bien-être personnel.
- Résilience individuelle.
- Santé spirituelle.
- Bien-être psychospirituel.
- Stratégies d'adaptation.
- Prise de décision.
- Recherche d'un meilleur niveau de santé.
- Gravité de la solitude.
- Autonomie.
- Énergie psychomotrice.
- Adaptation psychosociale : transition de la vie.
- Qualité de vie.
- Estime de soi.
- Élan vital.

Domaine 6 : Perception de soi
Classe 2 : Estime de soi

00119

DIMINUTION CHRONIQUE DE L'ESTIME DE SOI

(1988, 1996, 2008 ; N.P. 2.1)

DÉFINITION – Dévalorisation de longue date et entretien de sentiments négatifs vis-à-vis de soi-même ou de ses capacités.

CARACTÉRISTIQUES

- Amplification des remarques négatives à son égard.
- Besoin exagéré d'être rassuré.
- Conformisme exagéré.
- Culpabilité.
- Dépendance à l'égard des opinions d'autrui.
- Échecs répétés dans sa vie.
- Hésitation à entreprendre de nouvelles expériences.
- Honte.
- Indécision.
- Manque d'affirmation de soi.
- Passivité.
- Regard fuyant.
- Rejet des remarques positives à son égard.
- Sentiment d'être incapable de faire face aux événements.

FACTEURS FAVORISANTS
- Appartenance à un groupe insuffisante.
- Appartenance inadéquate.
- Approbation insuffisante de la part des autres.
- Échecs répétés.
- Exposition à une situation traumatisante.
- Incompatibilité culturelle.
- Incompatibilité spirituelle.
- Preuves d'affection insuffisantes.
- Répétition de renforcements négatifs.
- Respect inadéquat de la part des autres.
- Stratégies d'adaptation inefficaces face à une perte.
- Trouble psychiatrique.

INTERVENTIONS

Soins relationnels
- Aide au travail de deuil.
- Amélioration de la capacité d'adaptation (*coping*).
- Amélioration de la socialisation.
- Amélioration de l'estime de soi. **P**
- Amélioration de l'image corporelle.
- Amélioration du rôle.
- Clarification des valeurs.
- Consultation psychosociale.
- Détermination d'objectifs communs.
- Diminution de l'anxiété.
- Écoute active.
- Élargissement du réseau de soutien.
- Établissement d'une relation complexe.
- Groupe de soutien.
- Présence.
- Restructuration cognitive.
- Soutien psychologique.
- Thérapie de groupe.
- Toucher thérapeutique.

Soins de sécurité
- Intervention en situation de crise.
- Prévention du suicide.

Soins de base
- Conduite à tenir devant la douleur.
- Soins d'une plaie.

Système de santé
- Aide à la prise de décisions.

RÉSULTAT

- Estime de soi.

Autres résultats
- Niveau de l'état dépressif.
- Autonomie.
- Résilience individuelle.
- Image corporelle.
- Bien-être psychospirituel.
- Niveau de l'état dépressif.
- Espoir.
- Régulation de l'humeur.
- Motivation.
- Qualité de vie.
- Aptitudes aux relations sociales.
- Niveau de stress.

Domaine 6 : Perception de soi
Classe 2 : Estime de soi

00224
RISQUE DE DIMINUTION CHRONIQUE DE L'ESTIME DE SOI
(2010, 2013 ; N.P. 2.1)

DÉFINITION – Vulnérabilité à une dévalorisation de longue date et entretien de sentiments négatifs vis-à-vis de soi-même ou de ses capacités, qui peut compromettre la santé.

FACTEURS DE RISQUE
- Appartenance à un groupe inadéquate.
- Échecs répétés.
- Exposition à une situation traumatisante.
- Incompatibilité culturelle.
- Incompatibilité spirituelle.
- Preuves d'affection inadéquates.
- Répétition de renforcements négatifs.
- Respect inadéquat de la part des autres.
- Sentiment de faible appartenance.
- Stratégies d'adaptation inefficaces face à une perte.
- Trouble psychiatrique.

Domaine 6 : Perception de soi
Classe 2 : Estime de soi

00120

DIMINUTION SITUATIONNELLE DE L'ESTIME DE SOI
(1988, 1996, 2000)

DÉFINITION – Développement d'une perception négative de sa propre valeur en réaction à une situation présente.

CARACTÉRISTIQUES
- Absence de but.
- Autodépréciation.
- Comportement indécis, manque d'affirmation de soi.
- Impuissance.
- Sous-estime la capacité de faire face aux situations.
- Valeur personnelle menacée par la situation.

FACTEURS FAVORISANTS
- Altération de l'image corporelle.
- Antécédents de perte.
- Antécédents de rejets.
- Comportement en contradiction avec ses valeurs.
- Modèle d'échec.
- Modification de rôle social.
- Perturbation d'une fonction.
- Reconnaissance inadéquate.
- Transition développementale.

INTERVENTIONS

Soins relationnels
- Aide à la déculpabilisation.
- Aide au travail de deuil.
- Amélioration de la capacité d'adaptation (*coping*).
- Amélioration de la socialisation.
- Amélioration de l'estime de soi. Ⓟ
- Amélioration de l'image corporelle.
- Amélioration du rôle.
- Art-thérapie.
- Consultation psychosociale.
- Élargissement du réseau de soutien.
- Entraînement à l'affirmation de soi.
- Établissement d'une relation complexe.
- Gestion de l'humeur.
- Médiation par la présence d'un animal.
- Soutien psychologique.

Soins de base
- Traitement de l'incontinence urinaire : énurésie.
- Traitement de l'incontinence fécale : encoprésie.

Système de santé
- Aide à la prise de décisions.

Soins de sécurité
- Soutien protecteur contre les violences.

Soins techniques complexes
- Hormonothérapie de substitution.

RÉSULTAT

- Estime de soi.

Autres résultats
- Adaptation à un handicap physique.
- Travail de deuil.
- Résilience individuelle.
- Adaptation psychosociale : transition de la vie.
- Rétablissement après maltraitance.
- Rétablissement après maltraitance : émotionnel.
- Rétablissement après maltraitance : physique.
- Rétablissement après maltraitance : abus sexuel.
- Niveau d'anxiété.
- Image corporelle.
- Rétablissement après une brûlure.
- Stratégies d'adaptation.
- Développement : jeune adulte.
- Développement : adulte d'âge moyen.
- Développement : adulte d'âge avancé.
- Rétablissement après maltraitance.
- Autonomie.
- Exercice du rôle.
- Niveau de stress.

Domaine 6 : Perception de soi
Classe 2 : Estime de soi

00153
RISQUE DE DIMINUTION SITUATIONNELLE DE L'ESTIME DE SOI
(2000, 2013)

DÉFINITION – Vulnérabilité au développement d'une perception négative de sa propre valeur en réaction à une situation présente, qui peut compromettre la santé.

FACTEURS DE RISQUE
- Altération de l'image corporelle.
- Antécédents de maltraitance (par ex. physique, psychologique, sexuelle).
- Antécédents de négligence ou d'abandon.
- Antécédents de perte.
- Antécédents de rejets.
- Attentes personnelles irréalistes.
- Comportement en contradiction avec ses valeurs.
- Diminution du contrôle sur son environnement.
- Maladie.
- Modèle d'échec, d'impuissance.
- Modification du rôle social.
- Perturbation d'une fonction.
- Reconnaissance insuffisante.
- Transition développementale.

INTERVENTIONS

Soins relationnels
- Amélioration de l'estime de soi.
- Amélioration de l'image corporelle.
- Consultation psychosociale.
- Entraînement à l'affirmation de soi.
- Gestion de l'humeur.
- Groupe de soutien.
- Prévention de la toxicomanie.
- Soutien psychologique.
- Thérapie de groupe.
- Traitement de la toxicomanie.
- Traitement de la toxicomanie : sevrage de l'alcool.
- Traitement de la toxicomanie : sevrage de la drogue.
- Traitement de la toxicomanie : surdosage.
- Aide à la prise de décisions. O
- Art-thérapie. O
- Détermination d'objectifs communs. O
- Établissement d'une relation complexe. O
- Médiation par la présence d'un animal. O
- Restructuration cognitive. O
- Thérapie par la réminiscence. O

Soins à la famille
- Conduite à tenir en cas de procréation médicale assistée.
- Conseils relatifs à la conduite d'un allaitement.

- Préparation à l'accouchement.
- Soins prénatals.
- Stimulation du développement : adolescent.
- Stimulation du développement : enfant.

Soins de base
- Gestion du poids.
- Traitement de l'incontinence fécale : encoprésie. ⓓ
- Traitement de l'incontinence urinaire : énurésie. ⓓ

Soins techniques complexes
- Hormonothérapie de substitution. ⓓ

Soins de sécurité
- Soutien protecteur contre les violences. ⓓ

RÉSULTATS

- Estime de soi.
- Conscience de soi.

Autres résultats
- Rétablissement après maltraitance.
- Rétablissement après maltraitance : émotionnel.
- Rétablissement après maltraitance : exploitation financière.
- Rétablissement après maltraitance : physique.
- Rétablissement après maltraitance : abus sexuel.
- Adaptation à un handicap physique.
- Image corporelle.
- Rétablissement après une brûlure.
- Développement de l'adolescent : de 12 à 17 ans.
- Stratégies d'adaptation.
- Développement : jeune adulte.
- Développement : adulte d'âge moyen.
- Développement : adulte d'âge avancé.
- Travail de deuil.
- Rétablissement après maltraitance.
- Autonomie.
- Résilience individuelle.
- Adaptation psychosociale : transition de la vie.
- Contrôle des risques.
- Détection des risques.
- Exercice du rôle.
- Perte de poids.

Domaine 7 : Relations et rôles
Classe 3 : Performance dans l'exercice du rôle

00055

EXERCICE INEFFICACE DU RÔLE
(1978, 1996, 1998)

DÉFINITION – Manque de congruence entre les comportements et le contexte, les normes et les attentes du milieu.

CARACTÉRISTIQUES
- Adaptation inefficace au changement.
- Ambivalence du rôle.
- Anxiété ou dépression.
- Attentes inappropriées par rapport au développement.
- Autogestion insuffisante.
- Changement dans la capacité de reprendre le rôle.
- Changement dans la façon d'assumer ses responsabilités habituelles.
- Changement dans la façon dont la personne perçoit son rôle.
- Changement dans la façon dont les autres perçoivent le rôle.
- Compétences insuffisantes.
- Confiance en soi insuffisante.
- Conflit avec le système.
- Conflit de rôles.
- Confusion de rôles.
- Connaissances insuffisantes sur le rôle.
- Déni du rôle.
- Discrimination.
- Exercice du rôle inefficace.
- Harcèlement.
- Incertitude.
- Insatisfaction à l'égard du rôle.
- Modification de la perception du rôle.
- Motivation insuffisante.
- Occasions insuffisantes de jouer son rôle.
- Pessimisme.
- Sentiment d'impuissance.
- Soutien externe insuffisant pour accomplir le rôle.
- Stratégies d'adaptation inefficaces.
- Tension dans le rôle.
- Violence familiale.

FACTEURS FAVORISANTS

Connaissances
- Attentes irréalistes relatives au rôle.
- Faible niveau d'éducation.

- Modèle de référence médiocre.
- Préparation insuffisante à l'accomplissement du rôle (par ex. changement de rôle, capacité, validation).

Facteurs physiologiques
- Altération de l'image corporelle.
- Dépression.
- Douleur.
- Faible estime de soi.
- Fatigue.
- Maladie somatique.
- Problème de santé mentale (par ex. dépression, psychose, troubles de la personnalité, toxicomanie).
- Problème neurologique.
- Toxicomanie.

Facteurs sociaux
- Classe socio-économique défavorisée.
- Encouragements insuffisants.
- Exigence élevée de l'horaire de travail.
- Facteurs de stress et conflit.
- Jeune âge.
- Liens inappropriés avec le système de santé.
- Ressources insuffisantes (par ex. financières, sociales, connaissances).
- Socialisation du rôle insuffisante.
- Stade de développement inapproprié pour les exigences du rôle.
- Système de soutien insuffisant.
- Violence familiale.

INTERVENTIONS

Soins relationnels
- Amélioration de la capacité d'adaptation (*coping*).
- Amélioration de la conscience de soi.
- Amélioration de l'estime de soi.
- Amélioration de l'image corporelle.
- Amélioration du rôle. ℗
- Clarification des valeurs.
- Consultation psychosociale.
- Détermination d'objectifs communs.
- Développement de la parentalité.
- Éducation individuelle.
- Éducation sexuelle.
- Établissement d'une relation complexe.
- Gestion de l'humeur.
- Groupe de soutien.

Soins à la famille
- Aide à la normalisation.
- Conduite à tenir en cas de procréation médicalement assistée.
- Éducation des parents d'un adolescent.
- Éducation des parents qui élèvent un enfant.
- Interruption du travail.
- Soutien à un aidant naturel.
- Thérapie familiale.

RÉSULTATS

- Exercice du rôle parental.
- Exercice du rôle.
- Performance de l'aidant naturel : soins directs.
- Performance de l'aidant naturel : soins indirects.

Autres résultats
- Niveau d'anxiété.
- Perturbation du mode de vie de l'aidant naturel.
- Capacités cognitives.
- Stratégies d'adaptation.
- Niveau de l'état dépressif.
- Motivation.
- Résilience individuelle.
- Adaptation psychosociale : transition de la vie.
- Adaptation à un handicap physique.
- Niveau d'agitation.
- Autocontrôle de l'anxiété.
- Image corporelle.
- Adaptation de l'aidant naturel au placement du patient en institution.
- Préparation d'un aidant naturel pour les soins à domicile.
- Niveau de l'état dépressif.
- Risque de propension aux fugues.
- Fonctionnement de la famille.
- Niveau de la fatigue.
- Traitement de l'information.
- Connaissances : rôle parental.
- Mémoire.
- Niveau de la douleur.
- Exercice du rôle parental : sécurité physique de l'adolescent.
- Exercice du rôle parental : sécurité physique de l'enfant.
- Exercice du rôle parental : sécurité physique du nourrisson/jeune enfant.
- Énergie psychomotrice.
- Estime de soi.
- Soutien social.
- Niveau de stress.
- Conséquences de la toxicomanie.

Domaine 7 : Relations et rôles
Classe 1 : Rôles de l'aidant naturel

00056

EXERCICE DU RÔLE PARENTAL PERTURBÉ
(1978, 1998)

DÉFINITION – Inaptitude d'un parent ou de son substitut à créer, maintenir ou rétablir un environnement qui favorise au maximum la croissance et le développement de l'enfant.

CARACTÉRISTIQUES

Nourrisson ou enfant
- Accidents fréquents.
- Antécédents de maltraitance (par ex. physique, psychologique, sexuelle).
- Antécédents de traumatismes (par ex. physique, psychologique, sexuel).
- Anxiété diminuée face à une séparation.
- Attachement insuffisant.
- Fugue.
- Maladies fréquentes.
- Perte d'élan vital.
- Résultats scolaires faibles.
- Retard du développement cognitif.
- Trouble de la socialisation.
- Trouble du comportement (par ex. déficit de l'attention, trouble oppositionnel avec provocation).

Parents
- Abandon.
- Antécédents de maltraitance dans l'enfance (par ex. physique, psychologique, sexuelle).
- Capacités inappropriées pour prendre soin d'un enfant.
- Commentaires négatifs sur l'enfant.
- Comportement incohérent.
- Diminution de l'autorité sur l'enfant.
- Diminution des marques d'affection.
- Échec quant à la création d'un milieu de vie sécuritaire.
- Frustration vis-vis de l'enfant.
- Hostilité.
- Inflexibilité face aux besoins de l'enfant.
- Maintien inadéquat de la santé de l'enfant.
- Manque de cohérence dans les soins.
- Néglige les besoins de l'enfant.
- Organisation inappropriée des soins de l'enfant.
- Perception de l'incapacité de remplir son rôle.

- Perception de l'incapacité de répondre aux besoins de l'enfant.
- Punitions.
- Rejet de l'enfant.
- Relations parent–enfant pauvres.
- Stimulation inappropriée (par ex. visuelle, tactile et auditive).

FACTEURS FAVORISANTS

Connaissances
- Altération des fonctions cognitives.
- Attentes irréalistes.
- Communication inefficace.
- Connaissances insuffisantes des compétences parentales.
- Connaissances insuffisantes sur le développement de l'enfant.
- Connaissances insuffisantes sur le maintien de la santé de l'enfant.
- Niveau d'éducation peu élevé.
- Préférence pour les punitions corporelles.
- Préparation cognitive sur le rôle parental insuffisante.
- Réaction insuffisante aux signaux émis par le nourrisson.

Facteurs liés au nourrisson ou à l'enfant
- Altération des capacités perceptives.
- Enfant de sexe non désiré.
- Handicap ou retard du développement.
- Incompatibilité du caractère avec les attentes parentales.
- Maladie chronique.
- Naissances multiples.
- Prématurité.
- Séparation des parents et de l'enfant.
- Tempérament difficile.
- Trouble du comportement (par ex. déficit de l'attention, trouble oppositionnel avec provocation).

Facteur physiologique
- Maladie somatique.

Facteurs psychologiques
- Accouchement difficile.
- Altération des habitudes de sommeil.
- Antécédents de maladie mentale.
- Antécédents de toxicomanie.
- Dépression.
- Grossesses nombreuses ou rapprochées.
- Handicap.
- Parents jeunes.
- Privation de sommeil.
- Soins prénatals insuffisants.

Facteurs sociaux
- Antécédents de maltraitance envers l'enfant.
- Changement dans la cellule familiale.

- Chômage ou problèmes liés à l'emploi.
- Classe socio-économique défavorisée.
- Cohésion de la famille insuffisante.
- Conflit entre les conjoints.
- Déménagement.
- Difficultés juridiques.
- Facteurs de stress.
- Faible estime de soi.
- Famille monoparentale.
- Grossesse non planifiée ou non désirée.
- Incapacité de placer les besoins de l'enfant avant ses propres besoins.
- Isolement social.
- Modèle parental médiocre.
- Moyens de transport insuffisants.
- Non-implication de la mère de l'enfant.
- Non-implication du père de l'enfant.
- Organisation inadéquate des soins de l'enfant.
- Peu d'aptitude à résoudre les problèmes.
- Ressources insuffisantes (financières, sociales, connaissances).
- Soutien social insuffisant.
- Stratégies d'adaptation inefficaces.
- Valorisation du rôle parental insuffisante.
- Victime de maltraitance (par ex. physique, psychologique, sexuelle).

INTERVENTIONS

Soins à la famille
- Aide à la normalisation.
- Aide à la préservation de l'intégrité familiale. 🅟
- Aide à la préservation de l'intégrité familiale : famille qui attend un enfant.
- Aide au développement de la relation parent–enfant. 🅟
- Aide dans l'organisation et l'entretien du domicile.
- Développement de la parentalité. 🅟
- Éducation des parents d'un adolescent.
- Éducation des parents qui élèvent un enfant.
- Identification du risque : familles ayant de jeunes enfants.
- Maintien de la dynamique familiale.
- Mise à contribution de la famille.
- Préparation à l'accouchement.
- Remplacement temporaire de l'aidant naturel.
- Soins à un enfant : nouveau-né.
- Soins au nourrisson.
- Soins durant le travail et l'accouchement.
- Soins kangourou.

- Soins postnatals.
- Soins prénatals.
- Soutien à la famille.
- Soutien à un aidant naturel.
- Stimulation du développement : adolescent.
- Stimulation du développement : enfant.
- Thérapie familiale.

Soins relationnels
- Aide à la déculpabilisation.
- Amélioration de la capacité d'adaptation (*coping*).
- Amélioration de l'estime de soi.
- Amélioration du rôle.
- Amélioration de la sécurité.
- Conduite à tenir devant une réaction d'anticipation.
- Conduite à tenir face à un comportement de suractivité/inattention.
- Consultation psychosociale.
- Détermination d'objectifs communs.
- Développement de la parentalité.
- Diminution de l'anxiété.
- Éducation à la santé.
- Éducation individuelle.
- Groupe de soutien.
- Négociation d'un contrat avec le patient.

Soins de sécurité
- Soutien protecteur contre les violences : enfant. ⓟ
- Surveillance.

RÉSULTATS

- Exercice du rôle parental.
- Exercice du rôle parental : nourrisson.
- Exercice du rôle parental : petit enfant.
- Exercice du rôle parental : enfant en âge préscolaire.
- Exercice du rôle parental : enfant de 6 à 11 ans.
- Exercice du rôle parental : adolescent.

Autres résultats
- Fonctionnement de la famille.
- Climat social de la famille.
- Attachement parent–enfant.
- Exercice du rôle.
- Développement de l'enfant : à 1 mois.
- Développement de l'enfant : à 2 mois.
- Développement de l'enfant : à 4 mois.
- Développement de l'enfant : à 6 mois.
- Développement de l'enfant : à 12 mois.

- Développement de l'enfant : à 2 ans.
- Développement de l'enfant : à 3 ans.
- Développement de l'enfant : à 4 ans.
- Développement de l'enfant : à 5 ans.
- Développement de l'enfant : de 6 à 11 ans.
- Développement de l'adolescent : de 12 à 17 ans.
- Arrêt de la maltraitance.
- Protection contre la maltraitance.
- Rétablissement après maltraitance.
- Autocontrôle de la maltraitance.
- Niveau d'anxiété.
- Autocontrôle de l'anxiété.
- Performance de l'aidant naturel : soins directs.
- Performance de l'aidant naturel : soins indirects.
- Capacités cognitives.
- Stratégies d'adaptation.
- Niveau de l'état dépressif.
- Niveau de la fatigue.
- Connaissances : sécurité physique de l'enfant.
- Connaissances : soins à un enfant.
- Connaissances : rôle parental.
- Connaissances : soins au prématuré.
- Motivation.
- Rétablissement après maltraitance.
- Résilience individuelle.
- Adaptation psychosociale : transition de la vie.
- Aptitudes aux relations sociales.
- Soutien social.
- Niveau de stress.
- Gravité des symptômes lors du sevrage.

Domaine 7 : Relations et rôles
Classe 1 : Rôles de l'aidant naturel

00057
RISQUE DE PERTURBATION DANS L'EXERCICE DU RÔLE PARENTAL
(1978, 1998, 2013)

DÉFINITION – Vulnérabilité d'un parent ou de son substitut à l'incapacité de créer, maintenir ou rétablir un environnement qui favorise au maximum la croissance et le développement de l'enfant, qui peut compromettre le bien-être de l'enfant.

FACTEURS DE RISQUE

Connaissances
- Altération des fonctions cognitives.
- Attentes irréalistes.
- Communication inefficace.
- Connaissances insuffisantes des compétences parentales.
- Connaissances insuffisantes sur le développement de l'enfant.
- Connaissances insuffisantes sur le maintien de la santé de l'enfant.
- Niveau d'éducation peu élevé.
- Préférence pour les punitions corporelles.
- Préparation cognitive sur le rôle parental insuffisante.
- Réaction insuffisante aux signaux émis par le nourrisson.

Facteurs liés au nourrisson ou à l'enfant
- Altération des capacités perceptives.
- Enfant de sexe non désiré.
- Handicap ou retard du développement.
- Incompatibilité du caractère avec les attentes parentales.
- Maladie.
- Naissances multiples.
- Prématurité.
- Séparation prolongée des parents.
- Tempérament difficile.
- Trouble du comportement (par ex. déficit de l'attention, trouble oppositionnel avec provocation).

Facteur physiologique
- Maladie somatique.

Facteurs psychologiques
- Accouchement difficile.
- Antécédents de maladie mentale.
- Antécédents de toxicomanie.
- Dépression.
- Grossesses nombreuses ou très rapprochées.
- Handicap.
- Parents jeunes.
- Privation de sommeil.
- Sommeil non réparateur (dû par ex. aux responsabilités des parents, aux habitudes parentales, au partenaire de sommeil).

Facteurs sociaux
- Accès insuffisant aux ressources.
- Antécédents de maltraitance (par ex. physique, psychologique, sexuelle).
- Antécédents de maltraitance envers l'enfant.
- Changement dans la cellule familiale.
- Chômage ou problèmes liés à l'emploi.

- Classe socio-économique défavorisée.
- Cohésion de la famille insuffisante.
- Conflit entre les partenaires.
- Déménagement.
- Difficultés juridiques.
- Facteurs de stress.
- Faible estime de soi.
- Famille monoparentale.
- Grossesse non planifiée ou non désirée.
- Isolement social.
- Milieu familial défavorisé.
- Modèle parental médiocre.
- Moyens de transport insuffisants.
- Non-implication de la mère de l'enfant.
- Non-implication du père de l'enfant.
- Organisation inadéquate des soins de l'enfant.
- Peu d'aptitude à résoudre les problèmes.
- Ressources insuffisantes (par ex. financières, sociales, connaissances).
- Retard dans les soins prénatals.
- Séparation des parents et de l'enfant.
- Soins prénatals insuffisants.
- Soutien social insuffisant.
- Stratégies d'adaptation inefficaces.
- Tension dans l'exercice du rôle.
- Valorisation du rôle parental insuffisante.

INTERVENTIONS

Soins à la famille
- Aide à la normalisation. 🅟
- Aide à la préservation de l'intégrité familiale. 🅟
- Aide à la préservation de l'intégrité familiale : famille qui attend un enfant.
- Aide au développement de la relation parent-enfant.
- Aide dans l'organisation et l'entretien du domicile.
- Conduite à tenir face à une grossesse à risque.
- Développement de la parentalité.
- Éducation des parents d'un adolescent.
- Éducation des parents qui élèvent un enfant.
- Maintien de la dynamique familiale.
- Mise à contribution de la famille.
- Préparation à l'accouchement.
- Remplacement temporaire de l'aidant naturel.
- Soins à un enfant : nouveau-né.
- Soins au nourrisson.
- Soins durant le travail et l'accouchement.

- Soins kangourou.
- Soins postnatals.
- Soins prénatals.
- Soutien à un aidant naturel.
- Soutien aux frères et aux sœurs.
- Thérapie familiale.

Soins à la famille
- Aide au développement de la relation parent–enfant. ⓟ
- Stimulation du développement : enfant.
- Stimulation du développement : adolescent.

Soins relationnels
- Amélioration de la capacité d'adaptation (*coping*).
- Amélioration de l'estime de soi.
- Amélioration du rôle.
- Conduite à tenir devant une réaction d'anticipation.
- Développement de la résilience.
- Éducation à la santé.
- Éducation sexuelle.
- Élargissement du réseau de soutien.
- Groupe de soutien.
- Négociation d'un contrat avec le patient.

Soins de sécurité
- Soutien protecteur contre les violences : enfant. ⓟ
- Surveillance.

Soins de base
- Limitation de la dépense énergétique.

Système de santé
- Assistance à la gestion des ressources financières.

RÉSULTATS

- Attachement parent–enfant.
- Exercice du rôle parental.
- Exercice du rôle parental : sécurité des relations sociales.

Autres résultats
- Autocontrôle de la maltraitance.
- Maîtrise de l'agressivité.
- Équilibre affectif de l'aidant naturel.
- Santé physique de l'aidant naturel.
- Endurance dans le rôle d'aidant naturel.
- Facteurs de stress pour l'aidant naturel.
- Bien-être de l'aidant naturel.
- Capacités cognitives.
- Prise de décision.
- Niveau de l'état dépressif.

- Autocontrôle des altérations de la pensée.
- Stratégies d'adaptation familiales.
- État de santé de la famille.
- Normalisation de la famille.
- Résilience familiale.
- Climat social de la famille.
- Niveau de la fatigue.
- Connaissances : ressources sanitaires.
- Connaissances : soins à un enfant.
- Connaissances : rôle parental.
- Connaissances : soins au prématuré.
- État de santé personnel.
- Résilience individuelle.
- Contrôle des risques.
- Contrôle des risques : consommation d'alcool.
- Contrôle des risques : consommation de drogues.
- Contrôle des risques : consommation de tabac.
- Détection des risques.
- Exercice du rôle.
- Sécurité du domicile.
- Estime de soi.
- Sommeil.
- Aptitudes aux relations sociales.
- Soutien social.
- Niveau de stress.
- Gravité des symptômes lors du sevrage.

Domaine 7 : Relations et rôles
Classe 1 : Rôles de l'aidant naturel

00164
MOTIVATION À AMÉLIORER L'EXERCICE DU RÔLE PARENTAL
(2002, 2013 ; N.P. 2.1)

DÉFINITION – Un ensemble d'actions procurant aux enfants ou à d'autres personnes dépendantes un environnement stimulant pour la croissance et le développement, qui peut être renforcé.

CARACTÉRISTIQUES
- Exprime le désir d'améliorer l'exercice du rôle parental.
- Le parent exprime le désir d'augmenter le soutien émotionnel des enfants ou d'une autre personne dépendante.
- Les enfants expriment le désir d'améliorer leur milieu familial.

INTERVENTIONS

Soins relationnels
- Amélioration de la capacité d'adaptation (*coping*).
- Amélioration de l'estime de soi.
- Amélioration du rôle.
- Augmentation du sentiment d'efficacité personnelle.
- Conduite à tenir devant une réaction d'anticipation. ᴾ
- Éducation : apprentissage de la propreté.
- Élargissement du réseau de soutien.

Soins à la famille
- Aide à la préservation de l'intégrité familiale.
- Aide au développement de la relation parent–enfant.
- Développement de la parentalité. ᴾ
- Soutien à un aidant naturel.
- Stimulation du développement : adolescent.
- Stimulation du développement : enfant.
- Aide à la normalisation. ᴼ
- Éducation des parents d'un adolescent. ᴼ
- Éducation des parents qui élèvent un enfant. ᴼ
- Enseignement : nutrition du nourrisson de 0 à 3 mois. ᴼ
- Enseignement : nutrition du nourrisson de 4 à 6 mois. ᴼ
- Enseignement : nutrition du nourrisson de 7 à 9 mois. ᴼ
- Enseignement : nutrition du nourrisson de 10 à 12 mois. ᴼ
- Enseignement : nutrition de l'enfant de 13 à 18 mois. ᴼ
- Enseignement : nutrition de l'enfant de 19 à 24 mois. ᴼ
- Enseignement : nutrition de l'enfant de 25 à 36 mois. ᴼ
- Enseignement : sécurité du nourrisson de 0 à 3 mois. ᴼ
- Enseignement : sécurité du nourrisson de 4 à 6 mois. ᴼ
- Enseignement : sécurité du nourrisson de 7 à 9 mois. ᴼ
- Enseignement : sécurité du nourrisson de 10 à 12 mois. ᴼ
- Enseignement : sécurité de l'enfant de 13 à 18 mois. ᴼ
- Enseignement : sécurité de l'enfant de 19 à 24 mois. ᴼ
- Enseignement : sécurité de l'enfant de 25 à 36 mois. ᴼ
- Enseignement : stimulation du nourrisson de 0 à 4 mois. ᴼ
- Enseignement : stimulation du nourrisson de 5 à 8 mois. ᴼ
- Enseignement : stimulation du nourrisson de 9 à 12 mois. ᴼ
- Mise à contribution de la famille. ᴼ
- Soins au nourrisson. ᴼ
- Soins à un enfant : nouveau-né. ᴼ
- Soutien aux frères et sœurs d'un patient. ᴼ

Système de santé
- Assistance à la gestion des ressources financières.

RÉSULTATS

- Fonctionnement de la famille.
- Connaissances : sécurité physique de l'enfant.
- Connaissances : soins à un enfant.
- Connaissances : rôle parental.
- Connaissances : soins au prématuré.
- Exercice du rôle parental.
- Exercice du rôle parental : sécurité des relations sociales.
- Développement de l'enfant : à 1 mois.
- Développement de l'enfant : à 2 mois.
- Développement de l'enfant : à 4 mois.
- Développement de l'enfant : à 6 mois.
- Développement de l'enfant : à 12 mois.
- Développement de l'enfant : à 2 ans.
- Développement de l'enfant : à 3 ans.
- Développement de l'enfant : à 4 ans.
- Développement de l'enfant : à 5 ans.
- Développement de l'enfant : de 6 à 11 ans.
- Développement de l'adolescent : de 12 à 17 ans.
- Normalisation de la famille.
- Climat social de la famille.
- Exercice du rôle parental : sécurité physique de l'adolescent.
- Exercice du rôle parental : sécurité physique du nourrisson/jeune enfant.

Domaine 4 : Activité/repos
Classe 3 : Équilibre énergétique

00093
FATIGUE
(1988, 1998)

DÉFINITION – Sensation accablante et prolongée d'épuisement réduisant la capacité habituelle de travail physique et mental.

CARACTÉRISTIQUES
- Altération de la concentration.
- Augmentation des symptômes physiques.
- Besoin de repos accru.
- Désintérêt pour l'entourage, introspection.
- Difficulté à poursuivre ses activités habituelles.

- Difficulté de maintenir le niveau d'activité physique habituel.
- Énergie insuffisante.
- Exercice du rôle inefficace.
- Lassitude.
- Léthargie ou apathie.
- Modification de la libido.
- Sentiment de culpabilité devant la difficulté d'assumer ses responsabilités.
- Sommeil non réparateur (dû par ex. aux responsabilités d'aidant naturel, aux habitudes parentales, au partenaire).
- Somnolence.

FACTEURS FAVORISANTS
- Anxiété.
- Augmentation de l'effort physique.
- Déconditionnement physique.
- Dépression.
- Événements entraînant des conséquences négatives.
- Facteurs de stress.
- Impératifs professionnels (travail par pause, niveau élevé d'activités, stress).
- Malnutrition.
- Mode de vie non stimulant.
- Obstacles environnementaux (par ex. bruit ambiant, exposition à la lumière du jour ou à l'obscurité, température/humidité ambiante, milieu non familier).
- Privation de sommeil.
- Problème physiologique (anémie, grossesse, maladie).

INTERVENTIONS

Soins de base
- Amélioration du sommeil.
- Assistance nutritionnelle.
- Incitation à faire de l'exercice.
- Incitation à faire de l'exercice : étirement.
- Incitation à faire de l'exercice : entraînement à la force.
- Limitation de la dépense énergétique. ❶
- Thérapie occupationnelle.
- Thérapie par l'exercice : équilibre.
- Thérapie par l'exercice : maîtrise musculaire.
- Thérapie par l'exercice : marche.
- Thérapie par l'exercice : souplesse articulaire.

Soins relationnels
- Détermination d'objectifs communs.
- Élargissement du réseau de soutien.
- Gestion de l'humeur.
- Massage.
- Soins à un mourant.
- Relaxation.
- Visualisation.

Soins à la famille
- Aménagement du milieu ambiant.

Soins de sécurité
- Conduite à tenir face à une démence.
- Intervention en situation de crise.

Système de santé
- Aide à la prise de décisions.

Soins techniques complexes
- Conduite à tenir face à l'état asthmatique.

RÉSULTATS

- Niveau de la fatigue.
- Fatigue : effets perturbateurs.

Autres résultats
- Tolérance à l'activité.
- Concentration.
- Endurance.
- Conservation de l'énergie.
- État nutritionnel : apports nutritifs.
- Énergie psychomotrice.
- Niveau d'anxiété.
- Glycémie.
- Niveau de l'état dépressif.
- Mobilité.
- Régulation de l'humeur.
- Niveau de la douleur.
- État de santé personnel.
- Bien-être personnel.
- Repos.
- Soins personnels : activités de la vie quotidienne (AVQ).
- Soins personnels : activités domestiques de la vie quotidienne (ADVQ).
- Sommeil.
- Niveau de stress.

Domaine 11 : Sécurité/protection
Classe 2 : Lésions

00039

RISQUE DE FAUSSE ROUTE (D'ASPIRATION)
(1988, 2013)

DÉFINITION – Vulnérabilité à l'inhalation des sécrétions gastriques et/ou pharyngées, des solides ou des liquides dans la trachée et les bronches, qui peut compromettre la santé.

FACTEURS DE RISQUE
- Alimentation entérale.
- Augmentation de la pression intragastrique.
- Augmentation du résidu de l'estomac.
- Diminution du niveau de conscience.
- Diminution du transit gastro-intestinal.
- Fermeture insuffisante du sphincter inférieur de l'œsophage.
- Incapacité d'avaler.
- Inhibition du réflexe pharyngé.
- Intervention chirurgicale ou traumatisme au visage, à la bouche ou au cou.
- Mâchoires immobilisées par des fils métalliques.
- Obstacle à l'adoption de la position assise.
- Présence de sonde orale/nasale (par ex. trachéale, ou pour alimentation).
- Programme thérapeutique.
- Retard de la vidange gastrique.
- Toux inefficace.

INTERVENTIONS

Soins techniques complexes
- Administration de médicaments par voie entérale.
- Aspiration des sécrétions.
- Conduite à tenir en cas de ventilation mécanique invasive.
- Conduite à tenir face à l'état asthmatique.
- Conduite à tenir lors des vomissements. ⓟ
- Intubation des voies respiratoires.
- Prévention des fausses routes. ⓟ
- Sevrage de la ventilation mécanique.
- Soins postanesthésiques.
- Stimulation de la toux.
- Surveillance de l'état neurologique.
- Surveillance de l'état respiratoire.

Soins de base
- Alimentation.
- Alimentation par sonde entérale.
- Intubation gastro-intestinale.
- Positionnement.

Soins de sécurité
- Surveillance.
- Surveillance des signes vitaux.

Soins à la famille
- Enseignement : sécurité du nourrisson de 0 à 3 mois. **P**
- Enseignement : sécurité du nourrisson de 4 à 6 mois. **P**
- Enseignement : sécurité du nourrisson de 7 à 9 mois. **P**
- Enseignement : sécurité du nourrisson de 10 à 12 mois. **P**
- Enseignement : sécurité du nourrisson de 13 à 18 mois.
- Enseignement : sécurité du nourrisson de 19 à 24 mois.
- Enseignement : sécurité du nourrisson de 25 à 36 mois.
- Perfusion amniotique.
- Réanimation d'un nouveau-né.

RÉSULTATS

- État respiratoire.
- État respiratoire : ventilation.
- État respiratoire : échanges gazeux.
- État respiratoire : perméabilité des voies respiratoires.

Autres résultats
- Prévention des fausses routes.
- Positionnement corporel autonome.
- Orientation.
- Fonction gastro-intestinale.
- Conséquences de l'immobilité : physiologiques.
- Réaction à la ventilation assistée : adulte.
- Contrôle des nausées et des vomissements.
- Gravité des nausées et vomissements.
- État neurologique : conscience.
- Rétablissement après une intervention.
- Contrôle des risques.
- Détection des risques.
- Autocontrôle d'une crise.
- Soins personnels : médication non parentérale.
- Déglutition.

Domaine 4 : Activité/repos
Classe 4 : Réponses cardiovasculaires/respiratoires

00239
RISQUE D'ALTÉRATION DE LA FONCTION CARDIOVASCULAIRE
(2013 ; N.P. 2.1)

DÉFINITION – Vulnérabilité à des désordres internes ou externes qui peuvent endommager un ou plusieurs organes vitaux et le système circulatoire lui-même.

FACTEURS DE RISQUE
- Âge ≥ 65 ans.
- Antécédents de maladie cardiovasculaire.
- Antécédents familiaux de maladie cardiovasculaire.
- Connaissances insuffisantes des facteurs de risque modifiables.
- Diabète.
- Dyslipidémie.
- Hypertension.
- Médicaments.
- Mode de vie sédentaire.
- Obésité.
- Tabagisme.

Domaine 2 : Nutrition
Classe 4 : Métabolisme

00178
RISQUE D'ALTÉRATION DE LA FONCTION HÉPATIQUE
(2006, 2008, 2013 ; N.P. 2.1)

DÉFINITION – Vulnérabilité à un dysfonctionnement du foie, qui peut compromettre la santé.

FACTEURS DE RISQUE
- Co-infection au virus de l'immunodéficience humaine (VIH).
- Infection virale.
- Médicaments.
- Toxicomanie.

INTERVENTIONS

Soins de sécurité
- Contrôle de l'infection.
- Protection contre les infections.
- Surveillance.
- Identification des risques. Ⓞ

Soins relationnels
- Traitement de la toxicomanie. Ⓟ
- Traitement de la toxicomanie : sevrage de la drogue.
- Traitement de la toxicomanie : sevrage de l'alcool.
- Traitement de la toxicomanie : surdosage.
- Éducation individuelle. Ⓞ

Soins techniques complexes
- Gestion de la médication. Ⓟ
- Traitement d'un déséquilibre acidobasique.
- Traitement d'un déséquilibre hydroélectrolytique.
- Dépistage de problèmes de santé. Ⓞ
- Traitement par hémodialyse. Ⓞ
- Traitement par hémofiltration. Ⓞ

Domaine 2 : Nutrition
Classe 4 : Métabolisme

00179
RISQUE DE DÉSÉQUILIBRE DE LA GLYCÉMIE
(2006, 2013 ; N.P. 2.1)

DÉFINITION – Vulnérabilité à la variation de la concentration du glucose sanguin par rapport à la limite normale, qui peut compromettre la santé.

FACTEURS DE RISQUE

- Activité physique quotidienne moyenne inférieure aux recommandations pour le sexe et l'âge.
- Altération de l'état mental.
- Apport alimentaire insuffisant.
- Connaissances insuffisantes à propos de la gestion du diabète.
- Développement cognitif retardé.
- État de santé compromis.
- Gain de poids excessif.

- Gestion inefficace de la médication.
- Grossesse.
- N'accepte pas le diagnostic.
- Non-observance du plan de traitement du diabète.
- Périodes de croissance rapide.
- Perte de poids excessive.
- Stress excessif.
- Surveillance inadéquate de la glycémie.

INTERVENTIONS

Soins à la famille
- Mise à contribution de la famille. Ⓞ

Soins relationnels
- Augmentation du degré d'instruction en matière de santé.
- Augmentation du sentiment d'efficacité personnelle.
- Éducation : médication prescrite.
- Éducation : régime alimentaire prescrit.
- Enseignement : processus de la maladie.
- Aide à la responsabilisation. Ⓞ
- Consultation de diététique. Ⓞ
- Éducation à la santé. Ⓞ
- Stimulation de la volonté d'apprendre. Ⓞ

Soins techniques complexes
- Gestion de la médication.
- Traitement de l'hyperglycémie. Ⓟ
- Traitement de l'hypoglycémie. Ⓟ

Système de santé
- Gestion de l'équipement technique. Ⓞ

Soins de sécurité
- Identification des risques.
- Surveillance. Ⓞ

RÉSULTATS

- Glycémie.
- Gravité de l'hyperglycémie.
- Gravité de l'hypoglycémie.

Autres résultats
- Acceptation de son propre état de santé.
- Observance : régime alimentaire prescrit.
- Observance : médication prescrite.
- Stratégies d'adaptation.
- Autogestion : diabète.
- Connaissances : gestion du diabète.
- Connaissances : régime alimentaire prescrit.
- Connaissances : médication.

- Connaissances : gestion du poids.
- État nutritionnel.
- État de santé personnel.
- Forme physique.
- Comportement de santé pendant la grossesse.
- Contrôle des risques.
- Détection des risques.
- Niveau de stress.
- Prise de poids.
- Perte de poids.

Domaine 4 : Activité/repos
Classe 1 : Sommeil/repos

00198
HABITUDES DE SOMMEIL PERTURBÉES
(1980, 1998, 2006 ; N.P. 2.1)

DÉFINITION – Interruptions limitées dans le temps de la quantité et de la qualité du sommeil dues à des facteurs externes.

CARACTÉRISTIQUES
- Changement des habitudes de sommeil.
- Difficulté à fonctionner au quotidien.
- Difficulté d'endormissement.
- Insatisfaction concernant le sommeil.
- Périodes de réveil non souhaitées.
- Sensation de ne pas se sentir reposé(e).

FACTEURS FAVORISANTS
- Immobilisation.
- Manque d'intimité.
- Obstacle environnemental (par ex. bruit ambiant, exposition lumière du jour–obscurité, température/humidité ambiantes, environnement non familier).
- Perturbation causée par le partenaire de sommeil.
- Sommeil non réparateur (dû par ex. aux responsabilités de l'aidant naturel, aux habitudes parentales, au partenaire de sommeil).

INTERVENTIONS

Soins relationnels
- Amélioration de la capacité d'adaptation (*coping*).
- Art-thérapie.
- Diminution de l'anxiété.

- Massage.
- Médiation par la présence d'un animal.
- Musicothérapie.
- Thérapie par la réminiscence.
- Visualisation.

Soins de sécurité
- Aménagement du milieu ambiant : bien-être.
- Conduite à tenir face à une démence.

Soins de base
- Amélioration du sommeil.
- Conduite à tenir devant la douleur.
- Limitation de la dépense énergétique.
- Relaxation musculaire progressive.
- Traitement de l'incontinence urinaire : énurésie.

Soins techniques complexes
- Conduite à tenir lors de nausées.
- Conduite à tenir lors des vomissements.
- Gestion de la médication.

Système de santé
- Aide à la subsistance.

RÉSULTAT

- Sommeil.

Autres résultats
- Bien-être environnemental.
- Facteurs de stress pour l'aidant naturel.
- Niveau de l'état dépressif.
- Perturbation du mode de vie de l'aidant naturel.
- Satisfaction du client : environnement physique.
- Exercice du rôle.
- Fatigue : effets perturbateurs.
- Niveau de la fatigue.

Domaine 8 : Sexualité
Classe 2 : Fonction sexuelle

00065
HABITUDES SEXUELLES PERTURBÉES
(1986, 2006 ; N.P. 2.1)

DÉFINITION – Expression d'inquiétude face à sa sexualité.

CARACTÉRISTIQUES
- Changement du rôle sexuel.
- Conflit de valeurs.
- Difficultés dans les comportements sexuels.
- Difficultés lors des activités sexuelles.
- Modification de l'activité sexuelle.
- Modification de la relation avec une personne affectivement importante.
- Modification du comportement sexuel.

FACTEURS FAVORISANTS
- Absence d'intimité.
- Absence d'une personne affectivement importante.
- Conflit relatif à l'orientation sexuelle ou aux préférences sexuelles.
- Connaissances insuffisantes et manque d'habileté sur les possibilités d'expression sexuelle.
- Modèle de rôle médiocre.
- Peur d'une maladie sexuellement transmissible.
- Peur de la grossesse.
- Relation perturbée avec une personne affectivement importante.

 INTERVENTIONS

Soins relationnels
- Amélioration de la capacité d'adaptation (*coping*).
- Amélioration de la conscience de soi.
- Amélioration de l'estime de soi.
- Amélioration de l'image corporelle.
- Conduite à tenir devant une réaction d'anticipation.
- Consultation en matière de sexualité. ⓟ
- Consultation psychosociale.
- Diminution de l'anxiété.
- Éducation : rapports sexuels sans risque. ⓟ
- Éducation sexuelle. ⓟ
- Élargissement du réseau de soutien.
- Gestion du comportement : sexuel.
- Groupe de soutien.

Soins à la famille
- Conduite à tenir en cas de procréation médicalement assistée.
- Planning familial : contraception.
- Planning familial : infertilité.
- Préservation de la fertilité.
- Soins postnatals.

Soins de base
- Conduite à tenir face à un syndrome prémenstruel.

Soins techniques complexes
- Hormonothérapie de substitution.

Système de santé
- Aide à la prise de décisions.

RÉSULTATS

- Identité sexuelle.

Autres résultats
- Image corporelle.
- Maturation physique féminine.
- Maturation physique masculine.
- Exercice du rôle.
- Estime de soi.
- Adaptation psychosociale : transition de la vie.
- Contrôle des risques : maladies sexuellement transmissibles (MST).
- Contrôle des risques : grossesse non désirée.
- Niveau de stress.

Domaine 11 : Sécurité/protection
Classe 2 : Lésions

00206
RISQUE D'HÉMORRAGIE
(2008, 2013 ; N.P. 2.1)

DÉFINITION – Vulnérabilité à une diminution du volume sanguin, qui peut compromettre la santé.

FACTEURS DE RISQUE
- Altération des fonctions hépatiques (par ex. cirrhose, hépatite).
- Anévrisme.
- Antécédents de chutes.
- Circoncision.
- Coagulation intravasculaire disséminée (CIVD).
- Coagulopathie congénitale (par ex. thrombocytopénie).
- Complication de la grossesse (par ex. rupture prématurée de la poche des eaux, placenta praevia, grossesse multiple, décollement placentaire).
- Complication du post-partum (par ex. atonie utérine, rétention placentaire).
- Connaissances insuffisantes sur les précautions à prendre lors d'une hémorragie.
- Programme thérapeutique.
- Traumatisme.
- Trouble gastro-intestinal (par ex. ulcère gastrique, polypes, varices).

Domaine 11 : Sécurité/protection
Classe 6 : Thermorégulation

00007

HYPERTHERMIE
(1986, 2013 ; N.P. 2.2)

DÉFINITION – Élévation de la température corporelle au-dessus des limites de la normale diurne due à une défaillance de la thermorégulation.

CARACTÉRISTIQUES
- Apnée.
- Coma.
- Crise.
- Enfant incapable de maintenir la succion.
- Gesticulation anormale.
- Hypotension.
- Irritabilité.
- Léthargie.
- Peau chaude au toucher.
- Peau rouge.
- Stupeur.
- Tachycardie.
- Tachypnée.
- Vasodilatation.

FACTEURS FAVORISANTS
- Augmentation du métabolisme.
- Déshydratation.
- Diminution de la sudation.
- Effort violent.
- Ischémie.
- Maladie.
- Médicaments.
- Septicémie.
- Température ambiante élevée.
- Traumatisme.
- Vêtements inappropriés.

INTERVENTIONS

Soins techniques complexes
- Alimentation parentérale totale.
- Conduite à tenir en cas de crise convulsive.
- Conduite à tenir en cas de survenue d'hyperthermie maligne. ⓟ
- Conduite à tenir en présence d'un état de choc.
- Entretien d'un cathéter central inséré en périphérie.
- Gestion de la médication.
- Oxygénothérapie.

- Prescription médicamenteuse.
- Régulation de la température. ⓟ
- Régulation de la température peropératoire.
- Régulation hémodynamique.
- Surveillance de l'état de la peau.
- Traitement de la fièvre. ⓟ
- Traitement de l'hyperthermie.
- Traitement d'un déséquilibre hydrique.

Soins de sécurité
- Aménagement du milieu ambiant.
- Contrôle de l'infection.
- Protection contre les infections.
- Surveillance des signes vitaux. ⓟ

Soins de base
- Bain.
- Application de chaleur ou de froid.
- Assistance nutritionnelle.

RÉSULTATS

- Thermorégulation.
- Thermorégulation : nouveau-né.

Autres résultats
- État des signes vitaux.
- Réaction à une transfusion sanguine.
- Bien-être physique.
- Niveau d'inconfort.
- Hydratation.
- Gravité de l'infection.
- État neurologique : système nerveux autonome.
- Contrôle des risques : hyperthermie.

Domaine 11 : Sécurité/protection
Classe 6 : Thermorégulation

00006
HYPOTHERMIE
(1986, 1988, 2013 ; N.P. 2.2)

DÉFINITION – Réduction de la température corporelle au-dessous des limites de la normale diurne due à une défaillance de la thermorégulation.

CARACTÉRISTIQUES

- Acrocyanose.
- Augmentation de la consommation d'oxygène.
- Augmentation du métabolisme basal.

- Bradycardie.
- Diminution de la glycémie.
- Diminution de la ventilation.
- Frissons.
- Horripilation (chair de poule).
- Hypertension.
- Hypoglycémie.
- Hypoxie.
- Lit unguéal cyanosé.
- Peau froide au toucher.
- Remplissage capillaire lent.
- Tachycardie.
- Vasoconstriction périphérique.

Enfants et adultes : hypothermie accidentelle
- Hypothermie légère : température centrale de 32 à 35 °C.
- Hypothermie modérée : température centrale de 30 à 32 °C.
- Hypothermie sévère : température centrale < 30 °C.

Enfants et adultes : patients blessés
- Hypothermie : température centrale < 35 °C.
- Hypothermie sévère : température centrale < 32 °C.

Nouveau-nés
- Acidose métabolique.
- Détresse respiratoire.
- Enfant manquant d'énergie pour maintenir la succion.
- Enfant présentant un gain de poids insuffisant (< 30 g/j).
- Hypothermie de grade 1 : température centrale de 36 à 36,5 °C.
- Hypothermie de grade 2 : température centrale de 35 à 35,9 °C.
- Hypothermie de grade 3 : température centrale de 34 à 34,9 °C.
- Hypothermie de grade 4 : température centrale < 34 °C.
- Ictère.
- Irritabilité.
- Pâleur.

FACTEURS FAVORISANTS
- Classe socio-économique défavorisée.
- Connaissances insuffisantes de l'aidant naturel concernant la prévention de l'hypothermie.
- Consommation d'alcool.
- Diminution du métabolisme.
- Extrêmes d'âge.
- Extrêmes de poids.
- Inactivité.
- Lésion de l'hypothalamus.
- Malnutrition.
- Médicaments.
- Radiothérapie.

- Réserve de graisse sous-cutanée insuffisante.
- Température ambiante basse.
- Transfert de chaleur (par ex. conduction, convection, évaporation, rayonnement).
- Traumatisme.
- Vêtements insuffisants.

Nouveau-nés
- Augmentation de la demande en oxygène.
- Augmentation de la résistance vasculaire pulmonaire (RVP).
- Bain du nouveau-né trop tôt.
- Contrôle vasculaire inefficace.
- Couche cornée immature.
- Naissance hors de l'hôpital non planifiée.
- Naissance hors de l'hôpital présentant un risque élevé.
- Ratio surface corporelle/poids augmenté.
- Retard dans l'allaitement.
- Thermogenèse inefficace par manque de frissons.

INTERVENTIONS

Soins techniques complexes
- Alimentation parentérale totale.
- Conduite à tenir en présence d'un choc cardiogénique.
- Conduite à tenir en présence d'un choc vasoplégique.
- Conduite à tenir en présence d'un état de choc.
- Entretien d'un cathéter central inséré en périphérie.
- Oxygénothérapie.
- Prévention des états de choc.
- Prévention des troubles circulatoires.
- Régulation de la température. ᴾ
- Régulation de la température peropératoire. ᴾ
- Régulation hémodynamique.
- Soins circulatoires : insuffisance artérielle.
- Soins circulatoires : insuffisance veineuse.
- Surveillance de l'équilibre électrolytique.
- Surveillance de l'équilibre hydrique.
- Surveillance de l'état de la peau.
- Surveillance de l'état respiratoire.
- Traitement de l'hypothermie. ᴾ
- Traitement d'un déséquilibre hydrique.
- Traitement d'un déséquilibre hydroélectrolytique.

Soins de sécurité
- Aménagement du milieu ambiant.
- Surveillance des signes vitaux. ᴾ

Soins de base
- Application de chaleur ou de froid.

RÉSULTATS

- Thermorégulation.
- Thermorégulation : nouveau-né.

Autres résultats
- État des signes vitaux.
- Bien-être physique.
- État neurologique : système nerveux autonome.
- Contrôle des risques : hypothermie.
- Gravité de l'hypertension.
- Perfusion tissulaire : périphérique.
- Autogestion : maladie aiguë.
- Contrôle des risques : consommation d'alcool.
- État neurologique : système nerveux autonome.
- État nutritionnel : apports nutritifs.
- Gravité d'une blessure physique.
- Réaction à un médicament.

Domaine 11 : Sécurité/protection
Classe 6 : Thermorégulation

00253
RISQUE D'HYPOTHERMIE
(2013 ; N.P. 2.1)

DÉFINITION – Vulnérabilité à une défaillance de la thermorégulation pouvant aboutir à une température corporelle en dessous des limites de la valeur normale diurne, qui peut compromettre la santé.

FACTEURS DE RISQUE

- Classe socio-économique défavorisée.
- Connaissances insuffisantes de l'aidant naturel concernant la prévention de l'hypothermie.
- Consommation d'alcool.
- Extrêmes d'âge.
- Extrêmes de poids.
- Inactivité.
- Lésion de l'hypothalamus.
- Malnutrition.
- Médicaments.
- Radiothérapie.
- Réserve de graisse sous-cutanée insuffisante.
- Température ambiante basse.
- Transfert de chaleur (par ex. conduction, convection, évaporation, rayonnement).
- Traumatisme.
- Vêtements insuffisants.

Enfants et adultes : facteur accidentel
- Hypothermie légère : température centrale proche de 35 °C.
- Hypothermie modérée : température centrale proche de 32 °C.
- Hypothermie sévère : température centrale proche de 30 °C.

Enfants et adultes : patients blessés
- Hypothermie : température centrale proche de 35 °C.
- Hypothermie sévère : température centrale proche de 32 °C.

Nouveau-nés
- Augmentation de la demande en oxygène.
- Augmentation de la résistance vasculaire pulmonaire (RVP).
- Bain du nouveau-né trop tôt.
- Contrôle vasculaire inefficace.
- Couche cornée immature.
- Diminution du métabolisme.
- Hypothermie de grade 1 : température centrale approchant 36,5 °C.
- Hypothermie de grade 2 : température centrale approchant 36 °C.
- Hypothermie de grade 3 : température centrale approchant 35 °C.
- Hypothermie de grade 4 : température centrale approchant 34 °C.
- Naissance hors de l'hôpital non planifiée.
- Naissance hors de l'hôpital présentant un risque élevé.
- Ratio surface corporelle/poids augmenté.
- Retard dans l'allaitement.
- Thermogenèse inefficace par manque de frissons.

Domaine 11 : Sécurité/protection
Classe 6 : Thermorégulation

00254
RISQUE D'HYPOTHERMIE PÉRI-OPÉRATOIRE
(2013 ; N.P. 2.1.)

DÉFINITION – Vulnérabilité à une baisse accidentelle de la température centrale en dessous de 36 °C apparaissant une heure avant et jusqu'à 24 heures après l'intervention chirurgicale, qui peut compromettre la santé.

FACTEURS DE RISQUE
- Anesthésies générale et locale combinées.
- Complications cardiovasculaires.
- Faible poids corporel.
- Intervention chirurgicale.
- Neuropathie diabétique.
- Score ASA (American Society of Anesthesiologists) > 1.

- Température ambiante basse.
- Température préopératoire basse (< 36 °C).
- Transfert de chaleur (par ex. perfusion d'un volume élevé d'une solution non réchauffée, irrigation au moyen d'un liquide non réchauffé > 20 litres).

Domaine 2 : Nutrition
Classe 4 : Métabolisme

00194
ICTÈRE NÉONATAL
(2008, 2010 ; N.P. 2.1)

DÉFINITION – Teint jaune orange de la peau et des muqueuses du nouveau-né apparaissant après 24 heures de vie et résultant de la présence de bilirubine non conjuguée dans la circulation.

CARACTÉRISTIQUES
- Contusions sur la peau.
- Muqueuses jaune orange.
- Peau jaune orange.
- Résultat sanguin anormal.
- Sclérotiques jaunes.

FACTEURS FAVORISANTS
- Difficultés du nouveau-né à faire la transition vers la vie extra-utérine.
- Élimination de méconium retardée.
- Mode d'alimentation déficient.
- Nouveau-né de ≤ 7 jours.
- Perte de poids anormale non intentionnelle.

Domaine 2 : Nutrition
Classe 4 : Métabolisme

00230
RISQUE D'ICTÈRE NÉONATAL
(2010, 2013 ; N.P. 2.1)

DÉFINITION – Vulnérabilité à l'apparition d'un teint jaune orange de la peau et des muqueuses du nouveau-né après 24 heures de vie et résultant de la présence de bilirubine non conjuguée dans la circulation, qui peut compromettre la santé.

FACTEURS DE RISQUE
- Difficultés du nouveau-né à faire la transition vers la vie extra-utérine.
- Élimination de méconium retardée.
- Mode d'alimentation pas encore clairement établi.
- Nouveau-né de ≤ 7 jours.
- Perte de poids anormale (> 7–8 % pour le nouveau-né nourri au sein ; 15 % pour le nouveau-né à terme).
- Prématurité.

Domaine 6 : Perception de soi
Classe 1 : Conception de soi

00121
IDENTITÉ PERSONNELLE PERTURBÉE
(1978, 2008 ; N.P. 2.1)

DÉFINITION – Incapacité de se percevoir comme un être intégré et entier.

CARACTÉRISTIQUES
- Altération de l'image corporelle.
- Comportement incohérent.
- Confusion de genre.
- Confusion quant aux valeurs culturelles (par ex. croyances, religion et questions morales).
- Confusion quant aux valeurs idéologiques.
- Confusion sur les buts à atteindre.
- Description fantasque de soi.
- Exercice inefficace du rôle.
- Incapacité de faire la distinction entre les stimuli internes et externes.
- Relations inefficaces.
- Sentiment d'étrangeté.
- Sentiment de vide.
- Sentiments instables à propos de soi.
- Stratégies d'adaptation inefficaces.

FACTEURS FAVORISANTS
- Crise situationnelle.
- Discrimination.
- Dysfonctionnement familial.
- Endoctrinement dans une secte.
- Étapes de croissance.

- État maniaque.
- Exposition à des produits toxiques.
- Faible estime de soi.
- Incompatibilité culturelle.
- Lésion cérébrale organique.
- Modification de rôle social.
- Perception d'un préjudice.
- Transition développementale.
- Trouble dissociatif d'identité.
- Trouble psychiatrique.

INTERVENTIONS

Soins relationnels
- Aide à la responsabilisation.
- Amélioration de la capacité d'adaptation (*coping*).
- Amélioration de la conscience de soi.
- Amélioration de l'estime de soi. ℗
- Amélioration de la sécurité.
- Art-thérapie.
- Bibliothérapie.
- Conduite à tenir devant une réaction d'anticipation.
- Conduite à tenir face à un comportement d'automutilation.
- Consultation en matière de sexualité.
- Consultation psychosociale.
- Détermination d'objectifs communs.
- Diminution de l'anxiété.
- Entraînement à l'affirmation de soi.
- Établissement d'une relation complexe.
- Hypnose.
- Prévention de la toxicomanie.
- Restructuration cognitive.
- Soutien psychologique.
- Technique d'apaisement.
- Thérapie de groupe.
- Traitement de la toxicomanie.
- Traitement de la toxicomanie : sevrage de l'alcool.
- Traitement de la toxicomanie : sevrage de la drogue.
- Traitement de la toxicomanie : surdosage.

Système de santé
- Aide à la prise de décisions. ℗

Soins de base
- Aide aux soins personnels.

Soins à la famille
- Stimulation du développement : enfant.
- Stimulation du développement : adolescent.

Soins de sécurité
- Conduite à tenir en cas de delirium.
- Conduite à tenir en cas de persistance d'une idée délirante.
- Conduite à tenir en présence d'hallucinations.
- Conduite à tenir face à une démence.

RÉSULTATS
- Identité.
- Conscience de soi.

Autres résultats
- Autocontrôle des altérations de la pensée.
- Niveau du délire.
- Niveau d'anxiété.
- Autocontrôle de l'anxiété.
- Bien-être psychospirituel.
- Niveau de l'état dépressif.
- Identité sexuelle.

Domaine 6 : Perception de soi
Classe 1 : Conception de soi

00225
RISQUE DE PERTURBATION DE L'IDENTITÉ PERSONNELLE
(2010, 2013 ; N.P. 2.1)

DÉFINITION – Vulnérabilité à l'incapacité de se percevoir comme un être intégré et entier, qui peut compromettre la santé.

FACTEURS DE RISQUE
- Crise situationnelle.
- Discrimination.
- Dysfonctionnement familial.
- Endoctrinement dans une secte.
- Étapes de croissance.
- État maniaque.
- Exposition à des produits.
- Faible estime de soi.
- Incompatibilité culturelle.
- Lésion cérébrale organique.
- Médicament.
- Modification du rôle social.
- Perception de préjudice.
- Transition développementale.
- Trouble dissociatif d'identité.
- Trouble psychiatrique.

Domaine 6 : Perception de soi
Classe 3 : Image corporelle

00118

IMAGE CORPORELLE PERTURBÉE
(1973, 1998)

DÉFINITION – Confusion dans la représentation mentale du moi physique.

CARACTÉRISTIQUES
- Absence d'une partie du corps.
- Altération d'une structure ou d'une fonction corporelle.
- Augmentation des performances.
- Changement dans l'aptitude à évaluer la relation spatiale entre le corps et l'environnement.
- Changement dans l engagement social.
- Changement dans le mode de vie.
- Comportement de surveillance ou de prise de conscience du corps.
- Dépersonnalisation d'une partie du corps ou de la partie manquante en la nommant par des pronoms impersonnels.
- Dissimulation ou exhibition de la partie du corps concernée.
- Évite de regarder une partie de son corps.
- Évite de toucher une partie de son corps.
- Expression de sentiments reflétant une altération dans la représentation de son image corporelle (par ex. apparence, structure ou fonction).
- Extension des limites corporelles (par ex. incorpore des objets externes).
- Focalisation sur la force, la fonction ou l'apparence antérieure.
- Inquiétude face au changement ou à la perte.
- Insistance sur les forces restantes.
- Perceptions reflétant une altération dans la représentation de l'apparence corporelle, ou de la fonction.
- Personnification d'une partie du corps ou de la partie manquante en lui donnant un nom.
- Peur de la réaction des autres.
- Réaction non verbale à un changement corporel (par ex. apparence, structure, fonction) réel ou perçu.
- Refus de reconnaître le changement.
- Sentiments négatifs vis-à-vis du corps.
- Traumatisme à la partie non fonctionnelle.

FACTEURS FAVORISANTS
- Altération d'une fonction corporelle (due à une anomalie, une maladie, un médicament, la grossesse, les radiations, la chirurgie, un traumatisme, etc.).
- Altération de la perception de soi.
- Altération des fonctions cognitives.

- Incompatibilité culturelle ou spirituelle.
- Intervention chirurgicale.
- Maladie.
- Programme thérapeutique.
- Transition développementale.
- Traumatisme ou blessure.
- Trouble du fonctionnement psychosocial.

INTERVENTIONS

Soins relationnels
- Aide au travail de deuil.
- Amélioration de la capacité d'adaptation (*coping*).
- Amélioration de la conscience de soi.
- Amélioration de la socialisation.
- Amélioration de l'estime de soi.
- Amélioration de l'image corporelle. 🅿
- Annonce de la vérité.
- Clarification des valeurs.
- Conduite à tenir devant une réaction d'anticipation.
- Consultation psychosociale.
- Détermination d'objectifs communs.
- Diminution de l'anxiété.
- Écoute active.
- Éducation sexuelle.
- Élargissement du réseau de soutien.
- Groupe de soutien.
- Négociation d'un contrat avec le patient.
- Présence.
- Restructuration cognitive.
- Soutien psychologique.
- Technique d'apaisement.
- Thérapie de groupe.

Soins de base
- Aide aux soins personnels.
- Conduite à tenir devant la douleur.
- Gestion du poids.
- Soins d'une plaie.
- Soins d'une plaie : brûlures.
- Soins d'une stomie.
- Traitement de l'incontinence fécale : encoprésie.
- Traitement de l'incontinence urinaire : énurésie.

Soins à la famille
- Conseils relatifs à la conduite d'un allaitement.
- Éducation des parents qui élèvent un enfant.

- Préparation à l'accouchement.
- Soins prénatals.
- Stimulation du développement : enfant.
- Stimulation du développement : adolescent.

Soins de sécurité
- Prévention du suicide.

Soins techniques complexes
- Soins consécutifs à une amputation.

Système de santé
- Aide à la prise de décisions.

RÉSULTAT

- Image corporelle.

Autres résultats
- Adaptation à un handicap physique.
- Estime de soi.
- Rétablissement après une brûlure.
- Stratégies d'adaptation.
- Autocontrôle des altérations de la pensée.
- Attention portée au côté atteint.
- Identité.
- Fonctionnement sexuel.
- Identité sexuelle.
- Prise de poids.
- Perte de poids.
- Poids : masse corporelle.
- Maîtrise de la colère.
- Mode de vie équilibré.
- Niveau d'anxiété sociale.
- Niveau de la peur.
- Niveau de la peur chez l'enfant.
- Soins personnels lors d'une stomie.

Domaine 3 : Élimination/échange
Classe 2 : Fonction gastro-intestinale

00014
INCONTINENCE FÉCALE
(1975, 1998)

DÉFINITION – Changement dans les habitudes d'élimination intestinale caractérisé par l'émission involontaire de selles.

CARACTÉRISTIQUES

- Écoulement continu de selles molles.
- Impossibilité de retenir une défécation.
- Incapacité d'expulser des selles formées malgré la sensation d'une plénitude rectale.
- Incapacité de ressentir une plénitude rectale.
- Manque d'attention à une forte envie de déféquer.
- Ne reconnaît pas le besoin impérieux de déféquer.
- Odeur fécale.
- Peau péri-anale rouge.
- Sensation de besoin impérieux de déféquer.
- Taches de selles sur les vêtements et/ou dans le lit.

FACTEURS FAVORISANTS

- Abus de laxatifs.
- Altération de la capacité du réservoir rectal.
- Altération des fonctions cognitives.
- Altération des nerfs moteurs inférieurs.
- Altération des nerfs moteurs supérieurs.
- Anomalie du sphincter anal.
- Augmentation de la pression abdominale ou intestinale.
- Diarrhées chroniques.
- Difficultés associées à l'utilisation des toilettes.
- Diminution de la tonicité musculaire générale.
- Dysfonctionnement du sphincter anal.
- Facteur de l'environnement (par ex. toilettes inaccessibles).
- Facteurs de stress.
- Fécalome.
- Habitudes alimentaires inadaptées.
- Immobilité.
- Lésion colorectale.
- Médicaments.
- Perte de maîtrise du sphincter rectal.
- Vidange incomplète du rectum.

INTERVENTIONS

Soins de base

- Administration d'un lavement.
- Aide aux soins personnels : utilisation des toilettes.
- Assistance nutritionnelle.
- Bain.
- Régulation du fonctionnement intestinal.
- Incitation à faire de l'exercice.
- Incitation à faire de l'exercice : marche.

- Rééducation intestinale. ⓟ
- Soins périnéaux.
- Traitement d'un prolapsus rectal.
- Traitement de l'incontinence fécale : encoprésie. ⓟ
- Traitement de l'incontinence fécale. ⓟ
- Traitement de la diarrhée.

Soins relationnels
- Éducation : apprentissage de la propreté.
- Soutien psychologique.

Soins de sécurité
- Aménagement du milieu ambiant.
- Conduite à tenir face à une démence.

Soins techniques complexes
- Surveillance de l'état de la peau.

> **RÉSULTAT**

- Continence intestinale.

Autres résultats
- Élimination intestinale.
- Intégrité tissulaire : peau et muqueuses.
- Niveau du délire.
- Capacités cognitives.
- Gravité de l'excès de volume liquidien.
- Fonction gastro-intestinale.
- Connaissances : soins à une stomie.
- État neurologique : fonction sensorimotrice des nerfs rachidiens.
- État nutritionnel : aliments et liquides ingérés.
- Soins personnels lors d'une stomie.
- Soins personnels : utilisation des toilettes.

> **Domaine 3 : Élimination/échange**
> **Classe 1 : Fonction urinaire**

> 00017
> # INCONTINENCE URINAIRE À L'EFFORT
> (1986, 2006 ; N.P. 2.1)

DÉFINITION – Fuite soudaine d'urine lors d'activités qui augmentent la pression intra-abdominale.

CARACTÉRISTIQUES

- Perte involontaire de petites quantités d'urine (par ex. associée à la toux, à l'éternuement, aux rires, à l'effort).
- Perte involontaire de petites quantités d'urine sans contraction du détrusor.
- Perte involontaire de petites quantités d'urine sans distension vésicale.

FACTEURS FAVORISANTS

- Augmentation de la pression intra-abdominale.
- Dégénérescence des muscles pelviens.
- Faiblesse des muscles pelviens.
- Relâchement du sphincter interne de l'urètre.

INTERVENTIONS

Soins de base

- Aide aux soins personnels : utilisation des toilettes.
- Conduite à tenir pour les patientes porteuses d'un pessaire.
- Entraînement en vue d'acquérir des habitudes d'élimination urinaire.
- Gestion du poids.
- Rééducation périnéale.
- Régulation de l'élimination urinaire.
- Soins périnéaux.
- Traitement de l'incontinence urinaire. **P**

Soins relationnels

- Biofeedback (rétroaction).
- Éducation : médication prescrite.
- Éducation individuelle.

Soins techniques complexes

- Gestion de la médication.
- Surveillance de l'état respiratoire.

RÉSULTAT

- Continence urinaire.

Autres résultats

- Gravité des symptômes.
- Élimination urinaire.
- État de vieillissement physique.
- Contrôle des symptômes.

Domaine 3 : Élimination/échange
Classe 1 : Fonction urinaire

00020

INCONTINENCE URINAIRE FONCTIONNELLE
(1986, 1998)

DÉFINITION – Incapacité pour une personne habituellement continente d'atteindre les toilettes à temps pour éviter la perte involontaire d'urine.

CARACTÉRISTIQUES

- Incontinence urinaire au lever matinal.
- Le temps nécessaire pour se rendre aux toilettes est trop long après la sensation du besoin impérieux d'uriner.
- Miction avant d'atteindre les toilettes.
- Sensation du besoin d'uriner.
- Vide complètement la vessie.

FACTEURS FAVORISANTS

- Altération des fonctions cognitives.
- Diminution de la vision.
- Faiblesse de la musculature pelvienne.
- Modification de l'environnement.
- Trouble neuromusculaire.
- Trouble psychologique.

INTERVENTIONS

Soins de base

- Aide aux soins personnels : utilisation des toilettes.
- Bain.
- Entraînement en vue d'acquérir des habitudes d'élimination urinaire. ⓟ
- Habillage.
- Incitation à faire de l'exercice.
- Incitation à l'élimination urinaire. ⓟ
- Rééducation périnéale.
- Régulation de l'élimination urinaire.
- Soins périnéaux.
- Thérapie par l'exercice : marche.
- Traitement de l'incontinence urinaire. ⓟ

Soins de sécurité

- Aménagement du milieu ambiant.

Soins relationnels
- Amélioration de la communication : déficience visuelle.
- Amélioration de la conscience de soi.

RÉSULTAT

- Continence urinaire.

Autres résultats
- Soins personnels : utilisation des toilettes.
- Gravité des symptômes.
- Élimination urinaire.
- Niveau du délire.
- Niveau d'agitation.
- Marche.
- Déplacement : fauteuil roulant.
- Capacités cognitives.
- Coordination des mouvements.
- Réaction à un médicament.
- Mobilité.
- État neurologique : fonction sensorimotrice des nerfs rachidiens.
- Niveau de stress.
- Contrôle des symptômes.
- Aptitude à effectuer des transferts.

Domaine 3 : Élimination/échange
Classe 1 : Fonction urinaire

00019
INCONTINENCE URINAIRE PAR BESOIN IMPÉRIEUX
(1986, 2006 ; N.P. 2.1)

DÉFINITION – Écoulement involontaire d'urine peu après une forte et soudaine envie d'uriner.

CARACTÉRISTIQUES
- Fuite d'urine accompagnée de contractions et de spasmes vésicaux.
- Incapacité d'atteindre les toilettes à temps pour éviter la perte d'urine.
- Miction impérieuse.

FACTEURS FAVORISANTS
- Consommation d'alcool.
- Consommation de caféine.

- Diminution de la capacité vésicale.
- Fécalome.
- Hyperactivité du détrusor associée à une altération de la contractilité vésicale.
- Infection vésicale.
- Programme thérapeutique.
- Urétrite atrophique.
- Vaginite atrophique.

INTERVENTIONS

Soins de base
- Aide aux soins personnels : utilisation des toilettes.
- Bain.
- Cathétérisme vésical.
- Cathétérisme vésical intermittent.
- Entraînement en vue d'acquérir des habitudes d'élimination urinaire. ⓟ
- Entretien d'une sonde urinaire.
- Régulation de l'élimination urinaire.
- Soins périnéaux.
- Traitement de l'incontinence urinaire. ⓟ

Soins techniques complexes
- Gestion de la médication.
- Surveillance de l'équilibre hydrique.
- Traitement d'un déséquilibre hydrique.

Soins de sécurité
- Aménagement du milieu ambiant.

Soins relationnels
- Éducation : apprentissage de la propreté.

RÉSULTAT

- Continence urinaire.

Autres résultats
- Soins personnels : utilisation des toilettes.
- Élimination urinaire.
- Gravité de l'infection.
- Connaissances : processus de la maladie.
- Mobilité.
- État nutritionnel : aliments et liquides ingérés.
- Contrôle des risques : infection.
- Soins personnels : hygiène.
- Estime de soi.
- Contrôle des symptômes.
- Intégrité tissulaire : peau et muqueuses.

Domaine 3 : Élimination/échange
Classe 1 : Fonction urinaire

00022

RISQUE D'INCONTINENCE URINAIRE PAR BESOIN IMPÉRIEUX

(1998, 2008, 2013 ; N.P. 2.1)

DÉFINITION – Vulnérabilité à un écoulement involontaire d'urine peu après une forte et soudaine envie d'uriner, qui peut compromettre la santé.

FACTEURS DE RISQUE
- Capacité vésicale faible.
- Consommation d'alcool.
- Fécalome.
- Habitudes associées à l'utilisation des toilettes inadaptées.
- Hyperactivité du muscle détrusor avec une instabilité de la contractilité de la vessie.
- Instabilité de la contractilité de la vessie.
- Programme thérapeutique.
- Relâchement du sphincter lisse.
- Urétrite atrophique.
- Vaginite atrophique.

INTERVENTIONS

Soins de base
- Aide aux soins personnels : utilisation des toilettes.
- Conduite à tenir pour les patientes porteuses d'un pessaire.
- Entraînement en vue d'acquérir des habitudes d'élimination urinaire.
- Entretien d'une sonde urinaire.
- Gestion du poids.
- Incitation à faire de l'exercice.
- Incitation à l'élimination urinaire.
- Rééducation périnéale.
- Régulation de l'élimination urinaire.
- Soins périnéaux.

Soins de sécurité
- Aménagement du milieu ambiant.

Soins techniques complexes
- Cathétérisme vésical.
- Gestion de la médication.
- Surveillance de l'équilibre hydrique.
- Traitement d'un déséquilibre hydrique.

Soins relationnels
- Éducation : apprentissage de la propreté.

> **RÉSULTAT**

- Continence urinaire.

Autres résultats
- Gravité de l'infection.
- Connaissances : médication.
- Connaissances : programme thérapeutique.
- Réaction à un médicament.
- Élimination urinaire.

> Domaine 3 : Élimination/échange
> Classe 1 : Fonction urinaire

00176
INCONTINENCE URINAIRE PAR REGORGEMENT
(2006 ; N.P. 2.1)

DÉFINITION – Évacuation involontaire du trop-plein d'urine associée à la distension vésicale.

CARACTÉRISTIQUES
- Augmentation du volume d'urine résiduelle postmictionnel.
- Distension vésicale.
- Nycturie.
- Perte involontaire de petites quantités d'urine.

FACTEURS FAVORISANTS
- Diminution de la contractilité du détrusor.
- Dyssynergie entre le détrusor et le sphincter externe de l'urètre.
- Fécalome.
- Obstruction du col de la vessie.
- Obstruction urétrale.
- Programme thérapeutique.
- Prolapsus utérin sévère.

> **INTERVENTIONS**

Soins techniques complexes
- Cathétérisme vésical. **P**
- Cathétérisme vésical intermittent.

- Gestion de la médication.
- Surveillance de l'équilibre hydrique.
- Traitement de l'incontinence urinaire.
- Surveillance de l'état de la peau. O

Soins de base
- Entretien d'une sonde urinaire.
- Traitement de la rétention urinaire. P
- Bain. O
- Conduite à tenir pour les patientes porteuses d'un pessaire. O
- Régulation de l'élimination urinaire. O
- Soins périnéaux. O

RÉSULTAT

- Continence urinaire.

Autres résultats
- Soins personnels : utilisation des toilettes.
- Gravité des symptômes.
- Élimination urinaire.
- Connaissances : processus de la maladie.
- Connaissances : médication.
- Réaction à un médicament.

Domaine 3 : Élimination/échange
Classe 1 : Fonction urinaire

00018
INCONTINENCE URINAIRE RÉFLEXE
(1986, 1998)

DÉFINITION – Perte involontaire d'urine à intervalles relativement prévisibles quand la vessie atteint un volume déterminé.

CARACTÉRISTIQUES
- Absence de sensation de plénitude vésicale.
- Absence de sensation du besoin impérieux d'uriner.
- Absence de sensation durant la miction.
- Incapacité d'inhiber ou d'initier volontairement la miction.
- Schéma d'élimination prévisible.
- Sensation d'un besoin impérieux d'uriner sans inhibition volontaire de la contraction vésicale.
- Sensation de vessie pleine.
- Vidange incomplète de la vessie avec lésion au-dessus du centre pontique de la miction.

FACTEURS FAVORISANTS
- Altération neurologique au-dessus du centre pontique de la miction.
- Altération neurologique au-dessus du centre sacré de la miction.
- Lésions tissulaires.

INTERVENTIONS

Soins techniques complexes
- Cathétérisme vésical.
- Cathétérisme vésical intermittent.

Soins de base
- Aide aux soins personnels : utilisation des toilettes.
- Bain.
- Entraînement en vue d'acquérir des habitudes d'élimination urinaire.
- Entretien d'une sonde urinaire.
- Rééducation périnéale.
- Régulation de l'élimination urinaire.
- Soins périnéaux.
- Traitement de la rétention urinaire.
- Traitement de l'incontinence urinaire.

Soins relationnels
- Éducation : apprentissage de la propreté.

RÉSULTAT

- Continence urinaire.

Autres résultats
- État neurologique : fonction sensorimotrice des nerfs rachidiens.
- Gravité des symptômes.
- Connaissances : processus de la maladie.
- État neurologique.
- Intégrité tissulaire : peau et muqueuses.

Domaine 11 : Sécurité/protection
Classe 1 : Infection

00004
RISQUE D'INFECTION
(1986, 2010, 2013 ; N.P. 2.1)

DÉFINITION – Vulnérabilité à une contamination par des organismes pathogènes et leur multiplication, qui peut compromettre la santé.

FACTEURS DE RISQUE
- Connaissances insuffisantes sur la manière d'éviter l'exposition à des agents pathogènes.
- Maladie chronique (par ex. diabète).
- Malnutrition.
- Obésité.
- Procédure invasive.
- Vaccination insuffisante.

Défenses primaires insuffisantes
- Altération de l'intégrité de la peau.
- Altération du péristaltisme.
- Diminution de l'activité ciliaire.
- Modification du pH des sécrétions.
- Rupture prématurée des membranes amniotiques.
- Rupture prolongée des membranes amniotiques.
- Stase des liquides biologiques.
- Tabagisme.

Défenses secondaires insuffisantes
- Baisse du taux d'hémoglobine.
- Immunosuppression.
- Leucopénie.
- Suppression de la réaction inflammatoire (par ex. interleukine 6 [IL-6], protéine C réactive [CRP]).

Augmentation de l'exposition à des agents pathogènes environnementaux
- Exposition à une épidémie.

INTERVENTIONS

Soins de sécurité
- Aménagement du milieu ambiant.
- Conduite à tenir face aux maladies contagieuses.
- Contrôle de l'infection. ℗
- Immunisation/vaccination.
- Protection contre les infections. ℗
- Surveillance.
- Surveillance des signes vitaux.

Soins de base
- Assistance nutritionnelle.
- Bain.
- Entretien d'un drain.
- Entretien d'une sonde gastro-intestinale.
- Entretien d'une sonde urinaire.
- Incitation à faire de l'exercice.
- Incitation à faire de l'exercice : étirement.

- Positionnement.
- Soins d'une plaie.
- Soins d'une plaie : brûlure.
- Soins d'une plaie : drainage en circuit fermé.
- Soins périnéaux.
- Thérapie par l'exercice : équilibre.
- Thérapie par l'exercice : maîtrise musculaire.
- Thérapie par l'exercice : marche.
- Thérapie par l'exercice : souplesse articulaire.
- Traitement d'un prolapsus rectal.

Soins à la famille
- Accouchement.
- Accouchement par césarienne.
- Aide dans l'organisation et l'entretien du domicile.
- Conduite à tenir en cas d'accouchement à risque.
- Conduite à tenir face à une grossesse à risque.
- Déclenchement du travail.
- Entretien d'un cathéter ombilical.
- Monitorage fœtal durant l'accouchement.
- Perfusion amniotique.
- Préservation de la fertilité.
- Réanimation d'un nouveau-né.
- Réanimation du fœtus.
- Soins à un enfant : nouveau-né.
- Soins à une patiente venant pour une interruption de grossesse.
- Soins durant le travail et l'accouchement.
- Soins postnatals.

Soins techniques complexes
- Conduite à tenir en présence d'un état de choc.
- Contrôle de l'infection : période peropératoire.
- Entretien d'un drain de ventriculostomie ou lombaire.
- Entretien d'un drain thoracique.
- Gestion de la médication.
- Prescription médicamenteuse.
- Soins d'une incision.
- Soins des voies respiratoires.
- Stimulation de la toux.
- Surveillance de l'équilibre électrolytique.
- Surveillance de l'état de la peau.
- Surveillance de l'état respiratoire.
- Traitement d'un déséquilibre hydroélectrolytique.

Soins relationnels
- Éducation sexuelle.
- Enseignement : processus de la maladie.

> **RÉSULTATS**

- Gravité de l'infection : nouveau-né.
- Connaissances : contrôle de l'infection.

Autres résultats
- Cicatrisation d'une brûlure.
- Contrôle des risques au sein de la collectivité : maladie transmissible.
- Hémodialyse : accès vasculaire (fistule).
- Conséquences de l'immobilité : physiologiques.
- État immunitaire.
- Pratique de la vaccination.
- État nutritionnel.
- Préparation à une intervention.
- Contrôle des risques.
- Contrôle des risques : infection.
- Contrôle des risques : maladies sexuellement transmissibles (MST).
- Détection des risques.
- Intégrité tissulaire : peau et muqueuses.
- Cicatrisation : 1re intention.
- Cicatrisation : 2e intention.

> **Domaine 4 : Activité/repos**
> **Classe 1 : Sommeil/repos**

00095
INSOMNIE
(2006 ; N.P. 2.1)

DÉFINITION – Altération de la quantité et de la qualité du sommeil qui perturbe le fonctionnement de la personne.

CARACTÉRISTIQUES
- Altération de la concentration.
- Augmentation de l'absentéisme.
- Augmentation des accidents.
- Changement de l'affect.
- Changement des habitudes de sommeil.
- Changements d'humeur.
- Difficultés à rester endormi.
- Difficultés d'endormissement.
- Diminution de la qualité de vie.

- État de santé compromis.
- Manque d'énergie.
- Perturbations du sommeil ayant des conséquences le lendemain.
- Réveil plus tôt que désiré.
- Sommeil non réparateur (dû par ex. aux responsabilités de l'aidant naturel, aux habitudes parentales, au partenaire de sommeil).
- Sommeil non satisfaisant.

FACTEURS FAVORISANTS

- Activité physique quotidienne moyenne inférieure aux recommandations pour le sexe et l'âge.
- Anxiété.
- Changements hormonaux.
- Consommation d'alcool.
- Dépression.
- Deuil.
- Facteurs de stress.
- Hygiène de sommeil inadéquate.
- Inconfort physique.
- Médicaments.
- Obstacles environnementaux (par ex. bruit ambiant, lumière du jour, température ambiante, humidité ambiante, milieu non familier).
- Peur.
- Siestes fréquentes.

INTERVENTIONS

Soins techniques complexes

- Administration de médicaments.
- Gestion de la médication.
- Hormonothérapie de substitution.
- Photothérapie (luminothérapie) : régulation de l'humeur et du sommeil.
- Prescription médicamenteuse.

Soins de base

- Amélioration du sommeil. ❷
- Aménagement du milieu ambiant : bien-être.
- Thérapie par l'exercice : marche.
- Aide aux soins personnels : utilisation des toilettes. ❶
- Assistance nutritionnelle. ❶
- Bain. ❶
- Conduite à tenir devant la douleur. ❶
- Incitation à faire de l'exercice. ❶
- Limitation de la dépense énergétique. ❶

- Massage. ⓞ
- Positionnement. ⓞ
- Relaxation musculaire progressive. ⓞ
- Traitement de l'incontinence urinaire : énurésie. ⓞ

Soins de sécurité
- Aménagement du milieu ambiant.
- Conduite à tenir face à une démence.

Soins relationnels
- Amélioration de la sécurité.
- Thérapie par la relaxation.
- Toucher.
- Amélioration de la capacité d'adaptation. ⓞ
- Diminution de l'anxiété. ⓞ
- Méditation. ⓞ
- Musicothérapie. ⓞ
- Technique d'apaisement. ⓞ
- Training autogène. ⓞ

Soins à la famille
- Soins kangourou. ⓞ

RÉSULTATS

- Gravité de l'infection.
- Gravité de l'infection : nouveau-né.

Autres résultats
- Concentration.
- Endurance.
- Niveau de la fatigue.
- Régulation de l'humeur.
- État de santé personnel.
- Bien-être personnel.
- Qualité de vie.
- Sommeil.
- Niveau d'anxiété.
- Élimination intestinale.
- Niveau de l'état dépressif.
- Niveau d'inconfort.
- Niveau de la peur.
- Niveau de la peur chez l'enfant.
- Participation à des loisirs.
- Réaction à un médicament.
- Niveau de la douleur.
- État respiratoire : ventilation.
- Niveau de stress.
- Continence urinaire.

Domaine 11 : Sécurité/protection
Classe 2 : Lésions

00046

ATTEINTE À L'INTÉGRITÉ DE LA PEAU
(1975, 1998)

DÉFINITION – Altération de l'épiderme et/ou du derme.

CARACTÉRISTIQUES
- Altération de l'intégrité de la peau.
- Corps étranger perçant la peau.

FACTEURS FAVORISANTS

Facteurs extrinsèques
- Agent chimique irritant (par ex. brûlure, capsaïcine, chlorure de méthylène, agent moutarde).
- Extrêmes d'âge.
- Facteur mécanique (par ex. force de cisaillement, pression, immobilité).
- Humidité.
- Hyperthermie.
- Hypothermie.
- Médicament.
- Moiteur.
- Radiothérapie.

Facteurs intrinsèques
- Alimentation inadéquate.
- Altération de la sensibilité (résultant d'une lésion au niveau de la moelle épinière, diabète, etc.).
- Altération du métabolisme.
- Changement hormonal.
- Immunodéficience.
- Modification de la pigmentation.
- Modification de la turgescence de la peau.
- Modification du volume liquidien.
- Pression sur une proéminence osseuse.
- Trouble circulatoire.

INTERVENTIONS

Soins de base
- Assistance nutritionnelle.
- Bain.
- Électrostimulation transcutanée.
- Entretien d'un plâtre.

- Entretien d'un plâtre humide.
- Incitation à faire de l'exercice.
- Incitation à faire de l'exercice : étirement.
- Pose d'une attelle.
- Positionnement.
- Prévention des escarres de décubitus.
- Soins à un patient alité.
- Soins à un patient en traction ou immobilisé.
- Soins consécutifs à une amputation.
- Soins d'une plaie. ⓟ
- Soins d'une plaie : drainage en circuit fermé.
- Soins d'une stomie.
- Soins des pieds.
- Soins périnéaux.
- Stimulation cutanée.
- Thérapie alimentaire.
- Thérapie par l'exercice : équilibre.
- Thérapie par l'exercice : maîtrise musculaire.
- Thérapie par l'exercice : marche.
- Thérapie par l'exercice : souplesse articulaire.

Soins techniques complexes
- Administration de médicaments par voie cutanée.
- Alimentation parentérale totale.
- Conduite à tenir en cas de prurit.
- Entretien d'un cathéter central inséré en périphérie.
- Gestion de la médication.
- Irrigation d'une plaie.
- Limitation des pertes sanguines.
- Limitation des pertes sanguines : saignement d'une plaie.
- Limitation des pressions sur le corps.
- Prévention des troubles circulatoires.
- Soins consécutifs à une amputation.
- Soins d'une incision. ⓟ
- Soins de la peau : site donneur.
- Soins de la peau : site greffé.
- Soins de la peau : traitements topiques.
- Soins des escarres de décubitus. ⓟ
- Surveillance de l'équilibre électrolytique.
- Surveillance de l'état de la peau. ⓟ
- Surveillance des extrémités des membres inférieurs.
- Sutures.
- Traitement d'un déséquilibre hydroélectrolytique.

- Soins d'une plaie : brûlures. ⓞ
- Thérapie par les sangsues. ⓞ

Soins de sécurité
- Contrôle de l'infection.
- Précautions lors de l'emploi de dérivés du latex.
- Protection contre les infections.
- Surveillance.
- Surveillance des signes vitaux.

Soins relationnels
- Éducation : soins aux pieds.

RÉSULTAT

- Intégrité tissulaire : peau et muqueuses.

Autres résultats
- Réaction allergique localisée.
- Cicatrisation d'une brûlure.
- Cicatrisation : 1re intention.
- Cicatrisation : 2e intention.
- Rétablissement après une brûlure.
- État circulatoire.
- Équilibre électrolytique.
- Gravité de l'excès de volume liquidien.
- Hémodialyse : accès vasculaire (fistule).
- Conséquences de l'immobilité : physiologiques.
- Connaissances : contrôle de l'infection.
- Réaction à un médicament.
- État neurologique : système nerveux périphérique.
- État nutritionnel.
- Soins personnels lors d'une stomie.
- Contrôle des risques : hyperthermie.
- Contrôle des risques : hypothermie.
- Contrôle des risques : infection.
- Contrôle des risques : exposition au soleil.
- Soins personnels : toilette.
- Soins personnels : hygiène.
- Fonction sensorielle : toucher.
- Thermorégulation.
- Thermorégulation : nouveau-né.
- Perfusion tissulaire : cellulaire.
- Perfusion tissulaire : périphérique.

Domaine 11 : Sécurité/protection
Classe 2 : Lésions

00047

RISQUE D'ATTEINTE À L'INTÉGRITÉ DE LA PEAU

(1975, 1998, 2010, 2013 ; N.P. 2.1)

DÉFINITION – Vulnérabilité à une altération de l'épiderme et/ou du derme d'un individu, qui peut compromettre la santé.

FACTEURS DE RISQUE

Facteurs extrinsèques
- Agent chimique irritant (par ex. brûlure, capsaïcine, chlorure de méthylène, agent moutarde).
- Excrétions.
- Extrêmes d'âge.
- Facteur mécanique (par ex. force de cisaillement, pression, immobilité).
- Humidité.
- Hyperthermie.
- Hypothermie.
- Moiteur.
- Radiothérapie.
- Sécrétions.

Facteurs intrinsèques
- Alimentation inadéquate.
- Altération de la sensibilité (résultant d'une lésion au niveau de la moelle épinière, diabète, etc.).
- Altération du métabolisme.
- Changement hormonal.
- Facteur psychogène.
- Immunodéficience.
- Médicament.
- Modification de la pigmentation.
- Modification de la turgescence de la peau.
- Pression sur une proéminence osseuse.
- Trouble circulatoire.

INTERVENTIONS

Soins de base
- Assistance nutritionnelle.
- Bain.
- Électrostimulation transcutanée.
- Entretien d'un plâtre.
- Entretien d'un plâtre humide.
- Incitation à faire de l'exercice.

- Incitation à faire de l'exercice : étirement.
- Incitation à faire de l'exercice : entraînement à la force.
- Positionnement peropératoire.
- Pose d'une attelle.
- Positionnement.
- Prévention des escarres de décubitus. ⓟ
- Soins à un patient en traction ou immobilisé.
- Soins des ongles.
- Soins des pieds.
- Soins d'une plaie.
- Soins d'une stomie.
- Soins périnéaux.
- Thérapie par l'exercice : équilibre.
- Thérapie par l'exercice : maîtrise musculaire.
- Thérapie par l'exercice : marche.
- Thérapie par l'exercice : souplesse articulaire.

Soins techniques complexes
- Administration de médicaments par voie cutanée.
- Alimentation parentérale totale.
- Conduite à tenir en cas de prurit.
- Gestion de la médication.
- Limitation des pertes sanguines.
- Limitation des pressions sur le corps. ⓟ
- Prévention des troubles circulatoires.
- Soins à un patient alité.
- Soins consécutifs à une amputation.
- Soins de la peau : traitements topiques.
- Soins d'une incision.
- Surveillance de l'équilibre électrolytique.
- Surveillance de l'état de la peau.
- Traitement d'un déséquilibre hydroélectrolytique.

Soins de sécurité
- Contrôle de l'infection.
- Précautions liées à l'utilisation d'un garrot pneumatique.
- Précautions lors de l'emploi de dérivés du latex.
- Protection contre les infections.
- Surveillance.
- Surveillance des signes vitaux.

Soins à la famille
- Conseils relatifs à la conduite d'un allaitement.

Soins relationnels
- Éducation : soins aux pieds.

> **RÉSULTAT**

- Intégrité tissulaire : peau et muqueuses.

Autres résultats
- Réaction allergique localisée.
- Positionnement corporel autonome.
- Gravité de l'excès de volume liquidien.
- Conséquences de l'immobilité : physiologiques.
- Gravité de l'infection.
- Gravité de l'infection : nouveau-né.
- État nutritionnel.
- État nutritionnel : analyses biochimiques.
- Soins personnels lors d'une stomie.
- Contrôle des risques.
- Contrôle des risques : hyperthermie.
- Contrôle des risques : hypothermie.
- Contrôle des risques : infection.
- Contrôle des risques : exposition au soleil.
- Détection des risques.
- Contrôle de l'automutilation.
- Perfusion tissulaire : cellulaire.
- Perfusion tissulaire : périphérique.

Domaine 11 : Sécurité/protection
Classe 2 : Lésions

00044
ATTEINTE À L'INTÉGRITÉ DES TISSUS
(1986, 1998, 2013 ; N.P. 2.1)

DÉFINITION – Lésion d'une muqueuse, de la cornée, du système tégumentaire, d'un fascia musculaire, d'un muscle, d'un tendon, d'un os, d'un cartilage, d'une capsule articulaire et/ou d'un ligament.

CARACTÉRISTIQUES
- Lésion des tissus.
- Destruction des tissus.

FACTEURS FAVORISANTS
- Agent chimique irritant (par ex. brûlure, capsaïcine, chlorure de méthylène, agent moutarde).
- Alimentation électrique à haute tension.
- Altération de la sensibilité.
- Altération du métabolisme.
- Connaissances insuffisantes concernant le maintien et la protection de l'intégrité tissulaire.
- Déficit ou excès de volume liquidien.

- État nutritionnel déséquilibré (obésité, malnutrition).
- Extrêmes d'âge.
- Extrêmes de température ambiante.
- Facteur mécanique.
- Humidité.
- Intervention chirurgicale.
- Médicament.
- Mobilité réduite.
- Neuropathie périphérique.
- Radiothérapie.
- Trouble circulatoire.

INTERVENTIONS

Soins techniques complexes
- Administration de médicaments.
- Administration de médicaments par voie auriculaire.
- Administration de médicaments par voie oculaire.
- Administration de médicaments par voie rectale.
- Administration de médicaments par voie vaginale.
- Gestion de la médication.
- Irrigation d'une plaie.
- Limitation des pertes sanguines.
- Limitation des pertes sanguines : saignement gastro-intestinal.
- Limitation des pertes sanguines : saignement nasal.
- Limitation des pertes sanguines : utérus en post-partum.
- Limitation des pressions sur le corps.
- Prévention des escarres de décubitus.
- Soins d'une incision.
- Soins d'une plaie. ℗
- Soins d'une plaie : brûlures.
- Soins de la peau : site donneur.
- Soins de la peau : site greffé.
- Soins de la peau : traitements topiques.
- Soins des escarres de décubitus.
- Surveillance de l'équilibre électrolytique.
- Surveillance de l'équilibre hydrique.
- Surveillance de l'état de la peau.
- Surveillance des extrémités des membres inférieurs.
- Suture.
- Thérapie par les sangsues.
- Traitement d'un déséquilibre hydrique.

Soins à la famille
- Conduite à tenir en cas d'accouchement à risque.

Soins de base
- Éducation : soins aux pieds.
- Massage.

Soins de sécurité
- Contrôle de l'infection.
- Précautions lors de l'emploi de dérivés du latex.
- Protection contre les infections. ⓟ
- Surveillance des extrémités des membres inférieurs.
- Surveillance des signes vitaux.

RÉSULTAT

- Intégrité tissulaire : peau et muqueuses.

Autres résultats
- Réaction allergique localisée.
- Cicatrisation d'une brûlure.
- Cicatrisation : 1re intention.
- Cicatrisation : 2e intention.
- Rétablissement après une brûlure.
- Gravité de l'excès de volume liquidien.
- État nutritionnel.
- Soins personnels lors d'une stomie.
- Soins personnels : hygiène.
- Fonction sensorielle : toucher.
- Thermorégulation.
- Thermorégulation : nouveau-né.
- Perfusion tissulaire : périphérique.

Domaine 11 : Sécurité/protection
Classe 2 : Lésions

00248
RISQUE D'ATTEINTE À L'INTÉGRITÉ DES TISSUS
(2013 ; N.P. 2.1)

DÉFINITION – Vulnérabilité à une lésion d'une muqueuse, de la cornée, du système tégumentaire, d'un fascia musculaire, d'un muscle, d'un tendon, d'un os, d'un cartilage, d'une capsule articulaire et/ou d'un ligament, qui peut compromettre la santé.

FACTEURS DE RISQUE
- Agent chimique irritant (par ex. brûlure, capsaïcine, chlorure de méthylène, agent moutarde).
- Alimentation électrique à haute tension.

- Altération de la sensibilité.
- Altération du métabolisme.
- Connaissances insuffisantes concernant le maintien et la protection de l'intégrité tissulaire.
- Déficit ou excès de volume liquidien.
- État nutritionnel déséquilibré (obésité, malnutrition).
- Extrêmes d'âge.
- Extrêmes de température ambiante.
- Facteur mécanique.
- Humidité.
- Intervention chirurgicale.
- Médicament.
- Mobilité réduite.
- Neuropathie périphérique.
- Radiothérapie.
- Trouble circulatoire.

Domaine 7 : Relations et rôles
Classe 3 : Performance dans l'exercice du rôle

00052
INTERACTIONS SOCIALES PERTURBÉES
(1986)

DÉFINITION – Rapports sociaux insuffisants, excessifs ou inefficaces.

CARACTÉRISTIQUES
- Détérioration des relations sociales.
- Insatisfaction par rapport aux obligations sociales (par ex. appartenance, sollicitude, intérêt, partage de souvenirs communs).
- La famille signale un changement dans les interactions (par ex. nature ou mode des relations).
- Malaise en société (signalé ou observé).
- Relations dysfonctionnelles avec les autres.

FACTEURS FAVORISANTS
- Absence de personnes affectivement importantes.
- Connaissances insuffisantes sur la façon d'engendrer une bonne réciprocité, ou inaptitude à le faire.
- Disparités socioculturelles.
- Isolement thérapeutique.
- Mobilité réduite.

- Obstacle environnemental.
- Obstacles à la communication.
- Opérations de la pensée perturbées.
- Perturbation du concept de soi.

INTERVENTIONS

Soins relationnels
- Aide à la maîtrise de la colère.
- Aide à la normalisation.
- Amélioration de la capacité d'adaptation (*coping*).
- Amélioration de la communication : déficience auditive.
- Amélioration de la communication : déficience visuelle.
- Amélioration de la conscience de soi.
- Amélioration de la socialisation. ⓟ
- Amélioration de l'estime de soi. ⓟ
- Annonce de la vérité.
- Clarification des valeurs.
- Conduite à tenir face à un comportement de suractivité/inattention.
- Détermination d'objectifs communs.
- Développement de la résilience.
- Diminution de l'anxiété.
- Écoute active.
- Éducation individuelle.
- Élargissement du réseau de soutien.
- Entraînement à l'affirmation de soi.
- Établissement d'une relation complexe.
- Gestion du comportement : sexuel.
- Groupe de soutien.
- Humour.
- Médiation par la présence d'un animal.
- Modification du comportement : aptitudes sociales.
- Stimulation cognitive.
- Thérapie de groupe.
- Thérapie par la réminiscence.
- Thérapie par le jeu.
- Thérapie récréationnelle.
- Traitement de la toxicomanie.
- Traitement de la toxicomanie : sevrage de l'alcool.
- Traitement de la toxicomanie : sevrage de la drogue.

Soins à la famille
- Mise à contribution de la famille.
- Soutien à la famille.
- Thérapie familiale.

Système de santé
- Organisation d'une permission.

Soins de sécurité
- Conduite à tenir face à une démence.
- Soutien protecteur contre les violences : personne âgée.

RÉSULTATS

- Aptitudes aux relations sociales.
- Implication sociale.

Autres résultats
- Développement de l'enfant : de 6 à 11 ans.
- Développement de l'adolescent : de 12 à 17 ans.
- Développement : jeune adulte.
- Développement : adulte d'âge moyen.
- Développement : adulte d'âge avancé.
- Climat social de la famille.
- Participation à des loisirs.
- Participation au jeu.
- Adaptation à un handicap physique.
- Bien-être socioculturel.
- Communication.
- Autocontrôle des altérations de la pensée.
- Fonctionnement de la famille.
- Intégrité de la famille.
- Niveau de la peur.
- Niveau de la peur chez l'enfant.
- Niveau d'hyperactivité.
- Conséquences de l'immobilité : psychocognitives.
- Gravité de la solitude.
- Mobilité.
- Énergie psychomotrice.
- Exercice du rôle.
- Niveau de stress.
- État de santé de l'élève.

Domaine 4 : Activité/repos
Classe 4 : Réponses cardiovasculaires/respiratoires

00092
INTOLÉRANCE À L'ACTIVITÉ
(1982)

DÉFINITION – Manque d'énergie physique ou psychique pour poursuivre ou mener à bien les activités quotidiennes requises ou désirées.

CARACTÉRISTIQUES
- Fatigue.
- Fréquence cardiaque ou pression artérielle anormales après une activité.
- Malaise ou dyspnée à l'effort.
- Modifications électrocardiographiques (par ex. arythmies, anomalie de conduction, ischémie).

FACTEURS FAVORISANTS
- Alitement ou immobilisation.
- Déséquilibre entre l'apport et les besoins en oxygène.
- Mode de vie sédentaire.

INTERVENTIONS

Soins de base
- Aide aux soins personnels.
- Aide aux soins personnels : AVQ. ⓟ
- Aide aux soins personnels : transfert.
- Amélioration du sommeil.
- Assistance nutritionnelle.
- Conduite à tenir devant la douleur.
- Gestion du poids.
- Incitation à faire de l'exercice.
- Incitation à faire de l'exercice : étirement.
- Incitation à faire de l'exercice : entraînement à la force.
- Limitation de la dépense énergétique. ⓟ
- Relaxation musculaire progressive.
- Thérapie par l'exercice : équilibre.
- Thérapie par l'exercice : maîtrise musculaire.
- Thérapie par l'exercice : marche.
- Thérapie par l'exercice : souplesse articulaire.

Soins relationnels
- Aide au sevrage tabagique.
- Art-thérapie.
- Biofeedback (rétroaction).
- Détermination d'objectifs communs.
- Éducation : exercices prescrits.
- Hypnose.
- Médiation par la présence d'un animal.
- Méditation.
- Musicothérapie.
- Soutien spirituel.
- Thérapie occupationnelle. ⓟ
- Thérapie par le jeu.

- Toucher thérapeutique.
- Training autogène.

Soins techniques complexes
- Gestion de la médication.
- Oxygénothérapie.
- Soins cardiaques : réadaptation.
- Traitement de l'arythmie cardiaque.

Soins de sécurité
- Aménagement du milieu ambiant.
- Aménagement du milieu ambiant : bien-être.

Système de santé
- Facilitation des visites.

Soins à la famille
- Aide dans l'organisation et l'entretien du domicile.
- Interruption du travail.

RÉSULTATS

- Tolérance à l'activité.
- Énergie psychomotrice.
- Endurance.

Autres résultats
- Niveau d'inconfort.
- Niveau de la fatigue.
- Soins personnels : activités de la vie quotidienne (AVQ).
- Soins personnels : activités domestiques de la vie quotidienne (ADVQ).
- État des signes vitaux.
- Marche.
- Déplacement : fauteuil roulant.
- Autogestion : asthme
- Autogestion : maladie cardiaque.
- Efficacité de la pompe cardiaque.
- État cardiopulmonaire.
- État circulatoire.
- Satisfaction du client : assistance fonctionnelle.
- Satisfaction du client : contrôle des symptômes.
- Coordination des mouvements.
- Préparation à la sortie : indépendance.
- Conservation de l'énergie.
- Croyances en matière de santé : perception des capacités.
- Conséquences de l'immobilité : physiologiques.
- Mobilité.
- Régulation de l'humeur.

- Autogestion : sclérose en plaques.
- État nutritionnel : capacités énergétiques.
- Douleur : effets perturbateurs.
- Forme physique.
- État respiratoire.
- État respiratoire : échanges gazeux.
- État respiratoire : ventilation.
- Gravité des symptômes.

Domaine 4 : Activité/repos
Classe 4 : Réponses cardiovasculaires/respiratoires

00094
RISQUE D'INTOLÉRANCE À L'ACTIVITÉ
(1982, 2013)

DÉFINITION – Vulnérabilité à un manque d'énergie physique ou psychologique pour poursuivre ou mener à bien les activités quotidiennes requises ou désirées, qui peut compromettre la santé.

FACTEURS DE RISQUE
- Antécédents d'intolérance.
- Déconditionnement physique.
- Inexpérience de l'activité.
- Maladie respiratoire.
- Problème circulatoire.

INTERVENTIONS

Soins de base
- Aide aux soins personnels : AVQ. ❶
- Amélioration du sommeil.
- Assistance nutritionnelle.
- Conduite à tenir devant la douleur.
- Gestion du poids.
- Incitation à faire de l'exercice.
- Incitation à faire de l'exercice : entraînement à la force.
- Incitation à faire de l'exercice : étirement.
- Limitation de la dépense énergétique. ❶
- Positionnement.
- Thérapie par l'exercice : équilibre.

- Thérapie par l'exercice : maîtrise musculaire.
- Thérapie par l'exercice : marche.
- Thérapie par l'exercice : souplesse articulaire.

Soins relationnels
- Aide au sevrage tabagique.
- Amélioration de l'estime de soi.
- Amélioration de la sécurité.
- Consultation psychosociale.
- Détermination d'objectifs communs.
- Éducation : exercices prescrits.
- Insufflation d'espoir.
- Soutien psychologique.

Soins de sécurité
- Conduite à tenir face à une démence.
- Surveillance.
- Surveillance des signes vitaux.

Soins techniques complexes
- Gestion de la médication.
- Oxygénothérapie.

RÉSULTATS

- Tolérance à l'activité.
- Énergie psychomotrice.

Autres résultats
- Autogestion : asthme.
- Autogestion : maladie cardiaque.
- Efficacité de la pompe cardiaque.
- État cardiopulmonaire.
- État circulatoire.
- Coordination des mouvements.
- Endurance.
- Conservation de l'énergie.
- Niveau de la fatigue.
- Connaissances : activités prescrites.
- Autogestion : sclérose en plaques.
- État nutritionnel : capacités énergétiques.
- État respiratoire.
- État respiratoire : échanges gazeux.
- État respiratoire : ventilation.
- Contrôle des risques.
- Détection des risques.

Domaine 11 : Sécurité/protection
Classe 4 : Dangers environnementaux

00037

RISQUE D'INTOXICATION
(1980, 2006, 2013 ; N.P, 2.1)

DÉFINITION – Vulnérabilité à un contact accidentel avec des substances dangereuses ou à leur ingestion en quantités suffisantes, qui peut compromettre la santé.

FACTEURS DE RISQUE

Facteurs extrinsèques
- Accès à des drogues illégales pouvant contenir des produits toxiques.
- Accès à des médicaments.
- Accès à des produits dangereux.
- Accès à des réserves importantes de médicaments à la maison.

Facteurs intrinsèques
- Absence de dispositifs de sécurité sur le lieu de travail.
- Altération des fonctions cognitives.
- Connaissances insuffisantes des médicaments.
- Connaissances insuffisantes sur la prévention des intoxications.
- Précautions inadéquates contre l'intoxication.
- Trouble émotionnel.
- Vue affaiblie.

INTERVENTIONS

Soins de sécurité
- Aménagement du milieu ambiant : sécurité. (P)
- Premiers soins.
- Préparation pour faire face au bioterrorisme.
- Prévention des risques de l'environnement.
- Surveillance.
- Surveillance des signes vitaux.

Soins techniques complexes
- Conduite à tenir en cas de traitement par chimiothérapie.
- Gestion de la médication.
- Traitement d'un déséquilibre hydroélectrolytique.

Soins relationnels
- Éducation à la santé.

RÉSULTATS

- État de santé personnel.
- Gravité des symptômes.

Autres résultats
- Performance de l'aidant naturel : soins directs.
- Capacités cognitives.
- Contrôle des risques au sein de la collectivité : exposition au plomb.
- Connaissances : médication.
- Exercice du rôle parental : sécurité physique de l'adolescent.
- Exercice du rôle parental : sécurité physique de l'enfant.
- Exercice du rôle parental : sécurité physique du nourrisson/ jeune enfant.
- Comportement personnel de sécurité.
- Contrôle des risques.
- Contrôle des risques : consommation d'alcool.
- Contrôle des risques : consommation de drogues.
- Détection des risques.
- Sécurité du domicile.
- Soins personnels : médication non parentérale.
- Soins personnels : médication parentérale.

Domaine 4 : Activité/repos
Classe 4 : Réponses cardiovasculaires/respiratoires

00200
RISQUE DE DIMINUTION DE L'IRRIGATION CARDIAQUE
(2008, 2013 ; N.P. 2.1)

DÉFINITION – Vulnérabilité à une diminution de l'irrigation (coronarienne) du tissu cardiaque, qui peut compromettre la santé.

FACTEURS DE RISQUE
- Antécédents familiaux de maladie cardiovasculaire.
- Chirurgie cardiovasculaire.
- Connaissances insuffisantes des facteurs de risque modifiables (tabagisme, vie sédentaire, obésité).
- Diabète.
- Élévation de la protéine C réactive.
- Hyperlipidémie.
- Hypertension.
- Hypovolémie.
- Hypoxémie.
- Hypoxie.
- Médicaments.
- Spasme des artères coronaires.
- Tamponnade cardiaque.

- Toxicomanie.

INTERVENTIONS

Soins de base
- Conduite à tenir devant la douleur. ⓞ

Soins de sécurité
- Conduite à tenir en cas de crise convulsive
- Réanimation.
- Soins d'urgence.
- Surveillance. ⓞ

Soins techniques complexes
- Conduite à tenir en présence d'un état de choc.
- Conduite à tenir en présence d'un état de choc cardiogénique. ⓟ
- Conduite à tenir en présence d'un état de choc vasoplégique.
- Entretien d'un cathéter central inséré en périphérie
- Gestion du risque cardiaque.
- Monitorage des signes vitaux.
- Monitorage hémodynamique invasif.
- Oxygénothérapie.
- Précautions en cas de crise convulsive.
- Prévention de l'embolie.
- Prévention des troubles circulatoires.
- Régulation de la température.
- Régulation hémodynamique.
- Soins à un patient cardiaque.
- Soins au patient porteur d'un pacemaker permanent.
- Soins au patient porteur d'un pacemaker provisoire.
- Soins circulatoires : appareil d'assistance mécanique.
- Soins circulatoires : insuffisance artérielle. ⓟ
- Soins circulatoires : insuffisance veineuse. ⓟ
- Soins en phase aiguë d'une dysfonction cardiaque. ⓟ
- Surveillance de l'équilibre acidobasique.
- Surveillance de l'équilibre hydrique.
- Surveillance de l'état respiratoire. ⓟ
- Traitement de l'arythmie cardiaque.
- Traitement de l'hypovolémie.
- Traitement d'un déséquilibre acidobasique.
- Traitement d'un déséquilibre acidobasique : acidose métabolique.
- Traitement d'un déséquilibre acidobasique : acidose respiratoire.
- Traitement d'un déséquilibre acidobasique : alcalose métabolique.
- Traitement d'un déséquilibre acidobasique : alcalose respiratoire.
- Traitement d'un déséquilibre hydrique.
- Traitement d'un déséquilibre hydroélectrolytique.
- Administration de médicaments. ⓞ
- Administration de médicaments par voie intraosseuse. ⓞ
- Gestion de la médication. ⓞ

- Mise en place d'une intraveineuse. O
- Monitorage de la pression intracrânienne. O
- Nutrition parentérale totale. O
- Phlébotomie : cathéter veineux tunnellisé. O
- Phlébotomie : prélèvement de sang artériel. O
- Phlébotomie : prélèvement de sang veineux. O
- Surveillance de l'état neurologique. O
- Thérapie intraveineuse. O
- Traitement de l'embolie pulmonaire. O

Soins à la famille
- Limitation des pertes sanguines : utérus gravide.
- Monitorage fœtal durant l'accouchement.
- Réanimation : nouveau-né.

Système de santé
- Interprétation de valeurs de laboratoire.
- Réalisation de tests de laboratoire au chevet du malade.

RÉSULTATS

- Perfusion tissulaire.
- Perfusion tissulaire : cardiaque.

Autres résultats
- Arrêt de la consommation d'alcool.
- Arrêt de la consommation de tabac.
- Arrêt de la toxicomanie.
- Autogestion : désordres lipidiques.
- Autogestion : diabète.
- Autogestion : hypertension.
- Autogestion : malade cardiaque.
- Autogestion : maladie coronarienne.
- Comportement d'adhésion : alimentation saine.
- Condition physique.
- Connaissances : activités prescrites.
- Connaissances : alimentation saine.
- Connaissances : comportements de santé.
- Connaissances : contraception.
- Connaissances : contrôle de la toxicomanie.
- Connaissances : gestion de l'hypertension ;
- Connaissances : gestion de la maladie coronarienne.
- Connaissances : gestion des désordres lipidiques.
- Connaissances : gestion du diabète.
- Connaissances : gestion du poids.
- Connaissances : médication.
- Connaissances : régime alimentaire prescrit.
- Contrôle des risques.
- Contrôle des risques : consommation d'alcool.
- Contrôle des risques : consommation de drogue.

- Contrôle des risques : consommation de tabac.
- Contrôle des risques : désordres lipidiques.
- Contrôle des risques : hypertension.
- Contrôle des risques : maladie cardiovasculaire.
- Contrôle des risques au sein de la famille : obésité.
- Détection des risques.
- Efficacité de la pompe cardiaque.
- État circulatoire.
- État respiratoire : échanges gazeux.
- Gravité de l'hypertension.
- Hydratation.
- Observance : médication prescrite.
- Observance : régime alimentaire prescrit.
- Poids : masse corporelle.
- Réaction à un médicament.
- Rétablissement chirurgical : postopératoire.

Domaine 4 : Activité/repos
Classe 4 : Réponses cardiovasculaires/respiratoires

00201
RISQUE D'ALTÉRATION DE L'IRRIGATION CÉRÉBRALE
(2008, 2013 ; N.P. 2.1)

DÉFINITION – Vulnérabilité à une diminution de la circulation sanguine du tissu cérébral, qui peut compromettre la santé.

FACTEURS DE RISQUE
- Anévrisme cérébral.
- Athérosclérose aortique.
- Cardiomégalie.
- Coagulation intravasculaire disséminée.
- Coagulopathie (par ex. drépanocytose).
- Dissection artérielle.
- Embolie.
- Endocardite infectieuse.
- Fibrillation auriculaire.
- Hypercholestérolémie.
- Hypertension.
- Infarctus du myocarde récent.
- Lésion cérébrale (par ex. trouble cérébrovasculaire, maladie neurologique, traumatisme, tumeur).
- Maladie du nœud sinusal.

- Médicament.
- Myxome auriculaire.
- Paroi du ventriculaire gauche akinétique.
- Programme thérapeutique.
- Prothèse valvulaire mécanique.
- Sténose des carotides.
- Sténose mitrale.
- Temps de prothrombine (PT ou temps de Quick) anormal.
- Temps de thromboplastine partielle (PTT ou aPTT ou TCA pour temps de céphaline activée) anormal.
- Toxicomanie.
- Tumeur cérébrale.

INTERVENTIONS

Soins techniques complexes
- Administration de médicaments.
- Amélioration de la perfusion cérébrale. ⓟ
- Conduite à tenir en cas d'altération de la sensibilité périphérique. ⓟ
- Conduite à tenir en présence d'un état de choc.
- Monitorage de la pression intracrânienne. ⓟ
- Monitorage hémodynamique invasif.
- Oxygénothérapie.
- Précautions en cas de crise convulsive.
- Prévention des troubles circulatoires.
- Régulation hémodynamique.
- Soins circulatoires : appareil d'assistance mécanique.
- Soins circulatoires : insuffisance artérielle.
- Soins circulatoires : insuffisance veineuse.
- Surveillance de l'équilibre acidobasique.
- Surveillance de l'équilibre hydrique.
- Surveillance de l'état neurologique. ⓟ
- Traitement de l'hypovolémie.
- Traitement d'un déséquilibre acidobasique.
- Traitement d'un déséquilibre acidobasique : acidose métabolique.
- Traitement d'un déséquilibre acidobasique : acidose respiratoire.
- Traitement d'un déséquilibre acidobasique : alcalose métabolique.
- Traitement d'un déséquilibre acidobasique : alcalose respiratoire.
- Traitement d'un déséquilibre hydrique.
- Traitement d'un déséquilibre hydroélectrolytique.
- Administration de médicaments par voie intraosseuse. ⓞ
- Entretien d'un cathéter central inséré en périphérie. ⓞ
- Gestion de la médication. ⓞ
- Mise en place d'une intraveineuse. ⓞ
- Nutrition parentérale totale. ⓞ
- Phlébotomie : cathéter veineux tunnellisé. ⓞ

- Phlébotomie : prélèvement de sang artériel. Ⓞ
- Phlébotomie : prélèvement de sang veineux. Ⓞ
- Prévention de l'embolie. Ⓞ
- Régulation de la température. Ⓞ
- Thérapie intraveineuse. Ⓞ
- Traitement de l'embolie périphérique. Ⓞ
- Traitement de l'embolie pulmonaire. Ⓞ

Soins de base
- Assistance nutritionnelle.
- Alimentation entérale par sonde. Ⓞ
- Conduite à tenir devant la douleur. Ⓞ

Soins de sécurité
- Conduite à tenir en cas de crise convulsive.
- Réanimation.
- Soins d'urgence.
- Surveillance des signes vitaux.
- Surveillance. Ⓞ

Système de santé
- Interprétation de valeurs de laboratoire.
- Réalisation de tests de laboratoire au chevet du malade.

Soins à la famille
- Monitorage fœtal durant l'accouchement.
- Réanimation du fœtus.
- Réanimation d'un nouveau-né.
- Perfusion amniotique. Ⓞ

RÉSULTATS

- Perfusion tissulaire : cérébrale.
- Perfusion tissulaire.

Autres résultats
- Arrêt de la toxicomanie.
- Autogestion : arythmie.
- Autogestion : désordres lipidiques.
- Autogestion : hypertension.
- Autogestion : insuffisance cardiaque.
- Autogestion : maladie artérielle périphérique.
- Autogestion : maladie coronarienne.
- Coagulation sanguine.
- Connaissances : gestion d'un traitement anticoagulant.
- Connaissances : gestion de l'arythmie.
- Connaissances : gestion de l'hypertension.
- Connaissances : gestion de l'insuffisance cardiaque.
- Connaissances : gestion de la maladie artérielle périphérique.
- Connaissances : gestion de la maladie cardiaque.
- Connaissances : gestion de la maladie coronarienne.

- Connaissances : gestion des désordres lipidiques.
- Connaissances : prévention de la thrombose.
- Conséquences de la toxicomanie.
- Contrôle des risques.
- Contrôle des risques : accident vasculaire cérébral.
- Contrôle des risques : consommation de drogue.
- Contrôle des risques : thrombose.
- Détection des risques.
- Efficacité de la pompe cardiaque.
- État circulatoire.
- État neurologique.
- Gravité d'une blessure physique.
- Gravité de l'hypertension.
- Réaction à un médicament.

Domaine 4 : Activité/repos
Classe 4 : Réponses cardiovasculaires/respiratoires

00202
RISQUE D'ALTÉRATION DE L'IRRIGATION GASTRO-INTESTINALE
(2008, 2013 ; N.P. 2.1)

DÉFINITION – Vulnérabilité à une diminution de la circulation sanguine du tissu gastro-intestinal, qui peut compromettre la santé.

FACTEURS DE RISQUE
- Accident vasculaire cérébral.
- Âge > 60 ans.
- Altération de la fonction hépatique (par ex. cirrhose, hépatite).
- Anémie.
- Anévrisme aortique abdominal.
- Coagulation intravasculaire disséminée.
- Coagulopathie (par ex. drépanocytose).
- Diabète.
- Hémorragie gastro-intestinale aiguë.
- Infarctus du myocarde.
- Instabilité hémodynamique.
- Insuffisance ventriculaire gauche.
- Maladie rénale (par ex. rein polykystique, sténose de l'artère rénale, insuffisance rénale).
- Pathologie gastro-intestinale (par ex. ulcère colite ischémique, pancréatite ischémique).

- Pathologie vasculaire.
- Programme thérapeutique.
- Sexe féminin.
- Syndrome du compartiment abdominal.
- Tabagisme.
- Temps de prothrombine (PT ou temps de Quick) anormal.
- Temps de thromboplastine partielle (PTT ou aPTT ou TCA pour temps de céphaline activée).
- Traumatisme.
- Varices gastro-œsophagiennes.

INTERVENTIONS

Soins de base
- Assistance nutritionnelle. P
- Conduite à tenir lors de nausées.
- Diminution de la flatulence.
- Entretien d'une sonde gastro-intestinale.
- Régulation du fonctionnement intestinal.
- Surveillance de l'état nutritionnel.

Soins techniques complexes
- Administration de médicaments par voie entérale.
- Conduite à tenir en présence d'un état de choc.
- Intubation gastro-intestinale. P
- Monitorage hémodynamique invasif.
- Oxygénothérapie.
- Régulation hémodynamique.
- Surveillance de l'équilibre acidobasique.
- Surveillance de l'équilibre hydrique.
- Traitement de l'hypovolémie.
- Traitement d'un déséquilibre acidobasique.
- Traitement d'un déséquilibre hydrique.
- Traitement d'un déséquilibre hydroélectrolytique.
- Administration de médicaments. O
- Administration de médicaments par voie intraosseuse. O
- Alimentation entérale. O
- Alimentation parentérale totale. O
- Entretien d'un cathéter central inséré en périphérie. O
- Gestion de la médication. O
- Mise en place d'une intraveineuse. O
- Phlébotomie : cathéter veineux tunnellisé. O
- Phlébotomie : prélèvement de sang artériel. O
- Phlébotomie : prélèvement de sang veineux. O
- Régulation de la température. O

- Thérapie intraveineuse. ⓘ

Système de santé
- Interprétation de valeurs de laboratoire.
- Réalisation de tests de laboratoire au chevet du malade.

Soins de sécurité
- Réanimation.
- Soins d'urgence.
- Surveillance de signes vitaux.
- Surveillance. ⓘ

RÉSULTATS

- Perfusion tissulaire : organes abdominaux.
- Perfusion tissulaire.

Autres résultats
- Fonction gastro-intestinale.
- Coagulation sanguine.
- Gravité de la perte sanguine.
- État circulatoire.
- Arrêt de la consommation de tabac.
- Autogestion : diabète.
- Autogestion : maladie artérielle périphérique.
- Autogestion : maladie coronarienne.
- Connaissances : gestion de la maladie coronarienne.
- Connaissances : gestion de la maladie intestinale inflammatoire.
- Connaissances : gestion du diabète.
- Connaissances : prévention de l'accident vasculaire cérébral.
- Connaissances : prévention de la thrombose.
- Contrôle des risques.
- Contrôle des risques : accident vasculaire cérébral.
- Détection des risques.
- Efficacité de la pompe cardiaque.
- État de vieillissement physique.
- Fonction gastro-intestinale.
- Fonction hépatique.
- Fonction rénale.
- Gravité d'une blessure physique.
- Gravité de la maladie artérielle périphérique.
- Réaction à un médicament.

Domaine 4 : Activité/repos
Classe 4 : Réponses cardiovasculaires/respiratoires

00203
RISQUE D'ALTÉRATION DE L'IRRIGATION RÉNALE
(2008, 2013 ; N.P. 2.1)

DÉFINITION – Vulnérabilité à une diminution de la circulation sanguine du tissu rénal, qui peut compromettre la santé.

FACTEURS DE RISQUE
- Altération du métabolisme.
- Angéite.
- Brûlure.
- Chirurgie cardiaque.
- Circulation extracorporelle.
- Diabète.
- Embolie vasculaire.
- Exposition à des néphrotoxines.
- Extrêmes d'âge.
- Glomérulonéphrite.
- Hypertension maligne.
- Hypertension.
- Hypovolémie.
- Hypoxémie.
- Hypoxie.
- Infection.
- Maladie rénale (par ex. rein polykystique, sténose de l'artère rénale, insuffisance rénale).
- Nécrose bilatérale du cortex rénal.
- Néphrite interstitielle.
- Programme thérapeutique.
- Pyélonéphrite.
- Sexe féminin.
- Syndrome de réponse inflammatoire systémique (SRIS ou SIRS).
- Syndrome du compartiment abdominal.
- Tabagisme.
- Toxicomanie.
- Traumatisme.
- Tumeur maligne.
- Vasculite.

INTERVENTIONS

Soins de base
- Assistance nutritionnelle.
- Conduite à tenir devant la douleur. ⓘ

Soins techniques complexes
- Administration de médicaments.
- Conduite à tenir en présence d'un état de choc.
- Entretien des sites d'accès de la dialyse.
- Monitorage hémodynamique invasif.
- Oxygénothérapie.
- Régulation hémodynamique.
- Surveillance de l'équilibre acidobasique.
- Surveillance de l'équilibre hydrique.
- Traitement de l'hypovolémie.
- Traitement d'un déséquilibre acidobasique.
- Traitement d'un déséquilibre acidobasique : acidose métabolique.
- Traitement d'un déséquilibre acidobasique : acidose respiratoire.
- Traitement d'un déséquilibre acidobasique : alcalose métabolique.
- Traitement d'un déséquilibre acidobasique : alcalose respiratoire.
- Traitement d'un déséquilibre hydrique. **P**
- Administration de médicaments par voie intraosseuse. **O**
- Alimentation parentérale totale. **O**
- Entretien d'un cathéter central inséré en périphérie. **O**
- Gestion de la médication. **O**
- Mise en place d'une intraveineuse. **O**
- Phlébotomie : cathéter veineux tunnellisé. **O**
- Phlébotomie : prélèvement de sang artériel. **O**
- Phlébotomie : prélèvement de sang veineux. **O**
- Régulation de la température. **O**
- Thérapie intraveineuse. **O**

Système de santé
- Interprétation de valeurs de laboratoire.
- Réalisation de tests de laboratoire au chevet du malade.

Soins de sécurité
- Réanimation
- Soins d'urgence
- Surveillance
- Surveillance des signes vitaux
- Traitement d'un déséquilibre hydroélectrolytique. **P**
- Traitement par dialyse péritonéale. **P**
- Traitement par hémodialyse. **P**
- Traitement par hémofiltration. **P**

⟩⟩ RÉSULTATS

- Perfusion tissulaire.
- Perfusion tissulaire : organes abdominaux.

Autres résultats
- Arrêt de la consommation de tabac.
- Arrêt de la toxicomanie.

- Autogestion : désordres lipidiques.
- Autogestion : diabète.
- Autogestion : hypertension.
- Autogestion : insuffisance cardiaque.
- Cicatrisation d'une brûlure.
- Connaissances : contrôle de l'infection.
- Connaissances : gestion de l'hypertension.
- Connaissances : gestion de l'insuffisance cardiaque.
- Connaissances : gestion des désordres lipidiques.
- Connaissances : gestion du diabète.
- Contrôle des risques.
- Détection des risques.
- Équilibre électrolytique et acidobasique.
- Équilibre hydrique.
- État cardiopulmonaire.
- État circulatoire.
- État de vieillissement physique.
- État des signes vitaux.
- État nutritionnel : analyses biochimiques.
- Fonction rénale.
- Gravité d'une blessure physique.
- Gravité de l'acidose métabolique.
- Gravité de l'excès de volume liquidien.
- Gravité de l'hypertension.
- Gravité de l'hypotension.
- Gravité de l'infection.
- Gravité de la perte sanguine.
- Hydratation.
- Réaction à un médicament.
- Réaction d'hypersensibilité immunitaire.
- Rétablissement après une brûlure.
- Rétablissement après une intervention.
- Rétablissement chirurgical : postopératoire immédiat.
- Sécurité du domicile.

Domaine 4 : Activité/repos
Classe 4 : Réponses cardiovasculaires/respiratoires

00204
IRRIGATION TISSULAIRE PÉRIPHÉRIQUE INEFFICACE
(2008, 2010 ; N.P. 2.1)

DÉFINITION – Diminution de la circulation sanguine périphérique qui peut compromettre la santé.

CARACTÉRISTIQUES

- Absence de ou des pouls périphérique(s).
- Altération de la fonction motrice.
- Altération des caractéristiques de la peau (couleur, élasticité, pilosité, turgescence, sensibilité, température).
- Bruit fémoral.
- Claudication intermittente.
- Diminution de la distance parcourue sans douleur lors du test de marche de 6 minutes.
- Diminution de la pression sanguine aux extrémités.
- Diminution des pouls périphériques.
- Distance plus courte parcourue lors du test de marche de 6 minutes inférieure à la normale (400 à 700 mètres pour les adultes).
- Douleur aux extrémités.
- Index cheville–bras < 0,90.
- Œdème.
- Pâleur de la peau lors de l'élévation du membre.
- Paresthésie.
- Persistance de la pâleur de la peau après élévation de la jambe pendant 1 minute.
- Remplissage capillaire > 3 secondes.
- Retard de la cicatrisation d'une plaie périphérique.

FACTEURS FAVORISANTS

- Connaissances insuffisantes des facteurs aggravants (par ex. tabac, mode de vie sédentaire, obésité, alimentation riche en sel, traumatisme, immobilité).
- Connaissances insuffisantes des processus pathologiques.
- Diabète.
- Hypertension.
- Mode de vie sédentaire.
- Tabagisme.

INTERVENTIONS

Soins de base
- Assistance nutritionnelle.
- Positionnement.
- Soins des pieds.
- Conduite à tenir devant la douleur. ⓞ
- Incitation à faire de l'exercice. ⓞ
- Thérapie par l'exercice : équilibre. ⓞ
- Thérapie par l'exercice : maîtrise musculaire. ⓞ
- Thérapie par l'exercice : marche. ⓞ
- Thérapie par l'exercice : souplesse des articulations. ⓞ

Soins techniques complexes
- Conduite à tenir en cas en cas d'altération de la sensibilité périphérique. ⓟ
- Conduite à tenir en présence d'un état de choc.
- Conduite à tenir en présence d'un état de choc cardiogénique.
- Conduite à tenir en présence d'un état de choc vasoplégique.
- Monitorage hémodynamique invasif.
- Oxygénothérapie.
- Précautions liées à l'utilisation d'un garrot pneumatique.
- Régulation hémodynamique.
- Soins circulatoires : appareil d'assistance mécanique.
- Soins circulatoires : insuffisance artérielle. ⓟ
- Soins circulatoires : insuffisance veineuse. ⓟ
- Surveillance de l'équilibre acidobasique.
- Surveillance de l'équilibre hydrique.
- Surveillance de l'état de la peau.
- Surveillance de l'état neurologique. ⓟ
- Surveillance des extrémités des membres inférieurs.
- Traitement d'un déséquilibre acidobasique.
- Traitement d'un déséquilibre hydrique.
- Traitement d'un déséquilibre hydroélectrolytique.
- Traitement de l'hypovolémie.
- Administration de médicaments. ⓓ
- Administration de médicaments par voie intraosseuse. ⓓ
- Entretien d'un cathéter central inséré en périphérie. ⓓ
- Gestion de la médication. ⓓ
- Mise en place d'une intraveineuse. ⓓ
- Phlébotomie : cathéter veineux tunnellisé. ⓓ
- Phlébotomie : prélèvement de sang artériel. ⓓ
- Phlébotomie : prélèvement de sang veineux. ⓓ
- Prévention de l'embolie. ⓓ
- Régulation de la température. ⓓ
- Thérapie intraveineuse. ⓓ
- Traitement de l'embolie périphérique. ⓓ
- Alimentation parentérale totale. ⓓ

Système de santé
- Interprétation de valeurs de laboratoire.
- Réalisation de tests de laboratoire au chevet du malade.

Soins de sécurité
- Prévention des escarres de décubitus.
- Prévention des troubles circulatoires.

- Réanimation.
- Soins d'urgence.
- Surveillance des signes vitaux.
- Surveillance. ⓞ

Soins à la famille
- Réanimation : nouveau-né.

RÉSULTAT

- Perfusion tissulaire : périphérique.

Autres résultats
- État circulatoire.
- Intégrité tissulaire : peau et muqueuses.
- Perfusion tissulaire : cellulaire.
- Équilibre électrolytique et acidobasique.
- Gravité de l'excès de volume liquidien.
- État des signes vitaux.
- Cicatrisation : 1re intention.
- Cicatrisation : 2e intention.
- Coordination des mouvements.
- Fonction sensorielle : toucher.
- Gravité de la maladie artérielle périphérique.
- Intégrité tissulaire : peau et muqueuses.
- Marche.
- Niveau de la douleur.
- Arrêt de la consommation de tabac.
- Autogestion : désordre lipidiques.
- Autogestion : diabète.
- Autogestion : hypertension.
- Autogestion : maladie artérielle périphérique.
- Coagulation sanguine.
- Connaissances : alimentation saine.
- Connaissances : gestion de la maladie chronique.
- Connaissances : gestion des désordres lipidiques.
- Connaissances : gestion du diabète.
- Connaissances : processus de la maladie.
- Connaissances : promotion de la santé.
- Efficacité de la pompe cardiaque.
- Gravité d'une blessure physique.
- Gravité de l'hypertension.
- Mobilité.
- Poids : masse corporelle.
- Pratique de l'exercice physique.

Domaine 4 : Activité/repos
Classe 4 : Réponses cardiovasculaires/respiratoires

00228
RISQUE D'IRRIGATION TISSULAIRE PÉRIPHÉRIQUE INEFFICACE
(2010, 2013 ; N.P. 2.1)

DÉFINITION – Vulnérabilité à une diminution de la circulation périphérique, qui peut compromettre la santé.

FACTEURS DE RISQUE
- Apport excessif en sel.
- Connaissances insuffisantes des facteurs aggravants (par ex. tabagisme, mode de vie sédentaire, obésité, alimentation riche en sel, traumatisme, immobilité).
- Connaissances insuffisantes des facteurs de risque.
- Connaissances insuffisantes des processus pathologiques.
- Diabète.
- Hypertension.
- Mode de vie sédentaire.
- Tabagisme.
- Technique intravasculaire.
- Traumatisme.

Domaine 12 : Bien-être
Classe 3 : Bien-être au sein de la société

00053
ISOLEMENT SOCIAL
(1982)

DÉFINITION – Expérience de solitude que la personne considère comme imposée par autrui et qu'elle perçoit comme négative ou menaçante.

CARACTÉRISTIQUES
- Absence d'un système de soutien.
- Absence de but.
- Actions répétitives ou dénuées de sens.
- Affection entraînant une incapacité.
- Antécédents de rejet.
- Désire être seul.

- Hostilité.
- Humeur taciturne.
- Incapacité de répondre aux attentes d'autrui.
- Incompatibilité culturelle.
- Maladie.
- Membre d'une sous-culture.
- Préoccupé par ses pensées.
- Regard fuyant.
- Repli sur soi.
- Retard dans le développement.
- Sentiment d'être différent des autres.
- Sentiment d'insécurité en public.
- Solitude imposée par autrui.
- Tristesse.
- Valeurs incompatibles par rapport aux normes culturelles.

FACTEURS FAVORISANTS
- Altération de l'apparence physique.
- Altération de l'état mental.
- Altération du bien-être.
- Comportements sociaux incompatibles par rapport aux normes.
- Facteurs influençant des relations personnelles satisfaisantes (par ex. retard dans le développement).
- Incapacité de s'engager dans des relations personnelles satisfaisantes.
- Ressources personnelles insuffisantes (par ex. résultats médiocres, faible perspicacité, affect plat et mal contrôlé).
- Valeurs incompatibles par rapport aux normes culturelles.

INTERVENTIONS

Soins relationnels
- Aide à la normalisation.
- Aide au travail de deuil.
- Amélioration de la conscience de soi.
- Amélioration de la socialisation. ⓟ
- Amélioration de l'estime de soi.
- Art-thérapie.
- Consultation psychosociale.
- Détermination d'objectifs communs.
- Élargissement du réseau de soutien.
- Établissement d'une relation complexe.
- Gestion de l'humeur.
- Groupe de soutien.

- Insufflation d'espoir.
- Médiation par la présence d'un animal.
- Modification du comportement : aptitudes sociales.
- Présence.
- Soutien psychologique.
- Thérapie de groupe.
- Thérapie occupationnelle. ⓟ
- Thérapie par la réminiscence.

Soins de base
- Gestion du poids.
- Incitation à faire de l'exercice.
- Régulation de l'élimination urinaire.
- Traitement de l'incontinence fécale : encoprésie.

Soins de sécurité
- Aménagement du milieu ambiant.
- Réduction du stress lié au déménagement.
- Soutien protecteur contre les violences : enfant.
- Soutien protecteur contre les violences : partenaire intime.
- Soutien protecteur contre les violences : personne âgée.

Soins à la famille
- Mise à contribution de la famille.
- Thérapie familiale.

Système de santé
- Facilitation des visites.
- Organisation d'une permission.

RÉSULTATS

- Gravité de la solitude.
- Implication sociale.

Autres résultats
- Climat social de la famille.
- Participation à des loisirs.
- Aptitudes aux relations sociales.
- Soutien social.
- Adaptation à un handicap physique.
- Maîtrise de l'agressivité.
- Image corporelle.
- Satisfaction du client : communication.
- Communication.
- Niveau de la peur.
- Niveau de la peur chez l'enfant.
- Mobilité.

- Régulation de l'humeur.
- Bien-être personnel.
- Participation au jeu.
- Estime de soi.

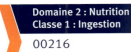

Domaine 2 : Nutrition
Classe 1 : Ingestion

00216

LAIT MATERNEL INSUFFISANT
(2010 ; N.P. 2.1)

DÉFINITION – Faible production du lait maternel.

CARACTÉRISTIQUES

Nourrisson
- Constipation.
- Demandes fréquentes pour téter.
- Durée de la tétée semblant insuffisante.
- Gain de poids inférieur à 500 g en un mois.
- Mictions de petites quantités d'urine concentrée.
- Pleurs fréquents.
- Refuse de téter.
- Temps d'allaitement prolongé.

Mère
- Absence de production de lait lorsque le mamelon est stimulé.
- Exprime moins de lait que le volume prescrit.
- Production de lait retardée.

FACTEURS FAVORISANTS

Nourrisson
- Incapacité de saisir le sein correctement.
- Occasions insuffisantes pour téter.
- Réflexe de succion insuffisant.
- Rejet du sein.
- Temps de tétée insuffisant.

Mère
- Consommation d'alcool.
- Grossesse.
- Malnutrition.
- Programme thérapeutique.
- Tabagisme.
- Volume liquidien insuffisant.

Domaine 8 : Sexualité
Classe 3 : Reproduction

00209

RISQUE DE PERTURBATION DU LIEN MÈRE–FŒTUS

(2008, 2013 ; N.P. 2.1)

DÉFINITION – Vulnérabilité à une perturbation de la dyade symbiotique fœtomaternelle résultant d'une comorbidité ou d'affections liées à la grossesse, qui peut compromettre la santé du fœtus.

FACTEURS DE RISQUE

- Altération du métabolisme du glucose (par ex. diabète, emploi de corticoïdes).
- Complication de la grossesse (par ex. rupture prématurée des membranes, placenta prævia ou décollement du placenta, gestations multiples).
- Présence de maltraitance (par ex. physique, psychologique, sexuelle).
- Programme thérapeutique.
- Soins prénatals inadéquats.
- Toxicomanie.
- Transport de l'oxygène fœtal compromis (dû à une anémie, une maladie cardiaque, l'asthme, l'hypertension, des crises convulsives, un travail prématuré, une hémorragie, etc.).

Domaine 1 : Promotion de la santé
Classe 2 : Prise en charge de la santé

00099

MAINTIEN INEFFICACE DE L'ÉTAT DE SANTÉ

(1982)

DÉFINITION – Incapacité d'identifier, de gérer et/ou de chercher de l'aide pour se maintenir en santé.

CARACTÉRISTIQUES

- Absence d'adaptation face aux changements environnementaux.
- Absence d'intérêt pour l'amélioration des comportements de santé.
- Connaissances insuffisantes sur les pratiques sanitaires de base.
- Incapacité d'assumer la responsabilité des pratiques sanitaires de base.
- Mode de vie présentant un manque de comportements propices à la santé.
- Soutien social insuffisant.

FACTEURS FAVORISANTS
- Altération des capacités cognitives.
- Capacité de communiquer inefficace.
- Détresse spirituelle.
- Deuil dysfonctionnel.
- Diminution de la motricité globale et/ou fine.
- Prise de décision altérée.
- Problème de perception.
- Ressources insuffisantes (par ex. financières, sociales, connaissances).
- Stratégies d'adaptation familiale inefficaces.
- Stratégies d'adaptation inefficaces.
- Tâches de développement inachevées.

INTERVENTIONS

Soins relationnels
- Aide à la prise de décisions.
- Aide à la responsabilisation.
- Aide au changement souhaité par le patient.
- Aide au sevrage tabagique.
- Amélioration de la capacité d'adaptation (*coping*).
- Amélioration de la conscience de soi.
- Clarification des valeurs.
- Conduite à tenir devant une réaction d'anticipation.
- Consultation psychosociale.
- Éducation à la santé.
- Éducation individuelle.
- Élargissement du réseau de soutien. **P**
- Enseignement : processus de la maladie.
- Information : intervention ou traitement.
- Négociation d'un contrat avec le patient.
- Prévention de la toxicomanie.
- Restructuration cognitive.

Système de santé
- Aide apportée au médecin.
- Assistance à la gestion des ressources financières.
- Autorisation de prise en charge.
- Orientation dans le réseau de la santé et de la Sécurité sociale. **P**
- Orientation vers un autre soignant ou un autre établissement.
- Planification de la sortie.

Soins de sécurité
- Aménagement du milieu ambiant : communauté.
- Aménagement du milieu ambiant : sécurité de l'homme au travail.
- Dépistage des problèmes de santé.
- Identification des risques.

Soins de base
- Aide aux soins personnels.
- Assistance nutritionnelle.
- Gestion du poids.
- Incitation à faire de l'exercice.
- Organisation d'une permission.

Soins à la famille
- Identification des risques : familles ayant de jeunes enfants.
- Maintien de la dynamique familiale.
- Mobilisation des ressources familiales.

Soins techniques complexes
- Gestion de la médication.

RÉSULTATS

- Comportement de promotion de la santé.
- Connaissances : promotion de la santé.

Autres résultats
- Recherche d'un meilleur niveau de santé.
- Connaissances : gestion de l'arthrite.
- Connaissances : gestion de l'asthme.
- Connaissances : gestion du cancer.
- Connaissances : gestion de la maladie cardiaque.
- Connaissances : gestion de l'insuffisance cardiaque.
- Connaissances : comportements de santé.
- Connaissances : contrôle de l'infection.
- Connaissances : gestion de la sclérose en plaques.
- Connaissances : gestion de la douleur.
- Connaissances : gestion du poids.
- Participation aux décisions de soins de santé.
- État de santé personnel.
- Détection des risques.

Domaine 4 : Activité/repos
Classe 2 : Activité/exercice

00088
DIFFICULTÉ À LA MARCHE
(1998, 2006 ; N.P. 2.1)

DÉFINITION – Restriction de la capacité de se déplacer de façon autonome dans l'espace habituel de marche.

CARACTÉRISTIQUES

- Difficulté à descendre une pente.
- Difficulté à franchir les bordures de trottoir.
- Difficulté à marcher sur des surfaces inégales.
- Difficulté à monter les marches.
- Difficulté à monter une pente.
- Difficulté à parcourir les distances requises.

FACTEURS FAVORISANTS

- Altération des fonctions cognitives.
- Changement d'humeur.
- Connaissances insuffisantes des stratégies pour se mobiliser.
- Déconditionnement physique.
- Diminution de l'endurance.
- Diminution de la vision.
- Douleur.
- Force musculaire insuffisante.
- Manque d'équilibre.
- Obésité.
- Obstacles environnementaux (par ex. escaliers, pentes, surfaces inégales, obstacles, distances, manque de dispositifs d'aides à la marche).
- Peur de tomber.
- Trouble musculosquelettique.
- Trouble neuromusculaire.

INTERVENTIONS

Soins de base

- Amélioration du sommeil.
- Assistance nutritionnelle.
- Conduite à tenir devant la douleur.
- Enseignement des règles de la mécanique corporelle.
- Gestion du poids.
- Incitation à faire de l'exercice.
- Incitation à faire de l'exercice : étirement.
- Incitation à faire de l'exercice : entraînement à la force.
- Limitation de la dépense énergétique.
- Positionnement.
- Thérapie par l'exercice : équilibre.
- Thérapie par l'exercice : maîtrise musculaire.
- Thérapie par l'exercice : marche. P

Soins relationnels

- Détermination d'objectifs communs.
- Éducation : exercices prescrits.

Soins techniques complexes

- Gestion de la médication.
- Surveillance des extrémités des membres inférieurs.

Système de santé
- Transport interétablissements.
- Transport intraétablissement.

Soins de sécurité
- Aménagement du milieu ambiant.

RÉSULTATS

- Marche.
- Mobilité.

Autres résultats
- Équilibre.
- Coordination des mouvements.
- Endurance.
- Satisfaction du client : assistance fonctionnelle.
- Satisfaction du client : sécurité.
- Prévention des chutes.
- Fréquence des chutes.
- Mouvement articulaire : cheville.
- Mouvement articulaire : colonne vertébrale.
- Mouvement articulaire : hanche.
- Mouvement articulaire : genou.
- Connaissances : mécanique corporelle.
- Connaissances : prévention des chutes.
- État neurologique : contrôle de la motricité centrale.
- Niveau de la douleur.
- Fonction squelettique.
- Compensation de la perte de la vision.

Domaine 8 : Sexualité
Classe 3 : Reproduction

00221
PROCESSUS DE LA MATERNITÉ INEFFICACE
(2010 ; N.P. 2.1)

DÉFINITION – Façon de se préparer et de soutenir sa grossesse et son accouchement, et de donner les soins au nouveau-né ne répondant pas aux contextes environnementaux, aux normes et aux attentes.

CARACTÉRISTIQUES

Pendant la grossesse
- Accès insuffisant à un réseau de soutien.
- Gestion inefficace des symptômes déplaisants au cours de la grossesse.

- Mode de vie prénatal inadéquat (par ex. nutrition, élimination, sommeil, exercice, hygiène personnelle).
- Peu de respect pour le futur bébé.
- Plan de naissance non réaliste.
- Préparation inadéquate du domicile.
- Préparation inadéquate du matériel nécessaire aux soins du nouveau-né.
- Soins prénatals insuffisants.

Lors du travail et de l'accouchement
- Accès insuffisant à un réseau de soutien.
- Diminution de la proactivité pendant le travail et l'accouchement.
- Mode de vie inadéquat au stade de l'accouchement (par ex. exercice, nutrition, élimination, sommeil, hygiène personnelle).
- Peu d'attachement vis-à-vis du nouveau-né.
- Réaction inappropriée au début du travail.

Après la naissance
- Accès insuffisant à un réseau de soutien.
- Environnement dangereux pour le nouveau-né.
- Mode de vie inadéquat après la naissance (par ex. élimination, exercice, nutrition, sommeil, hygiène personnelle).
- Peu d'attachement vis-à-vis du nouveau-né.
- Soins au niveau des seins inappropriés.
- Techniques d'alimentation du nouveau-né inappropriées.
- Techniques de soins du nouveau-né inadéquates.

FACTEURS FAVORISANTS
- Alimentation maternelle inadéquate.
- Connaissances insuffisantes du processus de la maternité.
- Détresse psychologique de la mère.
- Environnement dangereux.
- Grossesse non désirée.
- Grossesse non planifiée.
- Modèle parental médiocre.
- Peu de confiance de la mère.
- Plan de naissance réaliste.
- Réseau de soutien insuffisant.
- Sentiment d'impuissance de la mère.
- Soins prénatals insuffisants.
- Toxicomanie.
- Violence familiale.
- Visites de contrôle prénatales inconstantes.

Domaine 8 : Sexualité
Classe 3 : Reproduction

00227
RISQUE DE PROCESSUS DE LA MATERNITÉ INEFFICACE
(2010, 2013 ; N.P. 2.1)

DÉFINITION – Vulnérabilité quant au fait de se préparer et de soutenir sa grossesse et son accouchement et de donner les soins au nouveau-né, qui ne répond pas aux contextes environnementaux, aux normes et aux attentes.

FACTEURS DE RISQUE
- Alimentation maternelle inadéquate.
- Connaissances insuffisantes sur le processus de maternité.
- Détresse psychologique de la mère.
- Grossesse non désirée.
- Grossesse non planifiée.
- Modèle parental médiocre.
- Peu de confiance de la mère.
- Plan de naissance irréaliste.
- Préparation cognitive insuffisante sur le rôle de parents.
- Réseau de soutien insuffisant.
- Sentiment d'impuissance de la mère.
- Soins prénatals insuffisants.
- Toxicomanie.
- Violence familiale.
- Visites de contrôle prénatales inconstantes.

Domaine 8 : Sexualité
Classe 3 : Reproduction

00208
MOTIVATION À AMÉLIORER SA MATERNITÉ
(2008, 2013 ; N.P. 2.1)

DÉFINITION – Façon de se préparer et de soutenir sa grossesse et son accouchement ainsi que de donner les soins au nouveau-né qui favorise la santé, qui peut être renforcée.

CARACTÉRISTIQUES

Pendant la grossesse
- Exprime le désir d'améliorer la gestion des symptômes déplaisants de la grossesse.

- Exprime le désir d'améliorer la préparation pour le bébé.
- Exprime le désir d'améliorer le mode de vie prénatal (par ex. alimentation, élimination, sommeil, exercice, hygiène personnelle).
- Exprime le désir d'améliorer ses connaissances sur le processus de maternité.

Lors du travail et de l'accouchement
- Exprime le désir d'améliorer le mode de vie approprié au stade du travail (par ex. alimentation, élimination, sommeil, exercice, hygiène personnelle).
- Exprime le désir d'augmenter sa proactivité pendant le travail et l'accouchement.

Après la naissance
- Exprime le désir d'améliorer le mode de vie en post-partum (par ex. alimentation, élimination, sommeil, exercice, hygiène personnelle).
- Exprime le désir d'améliorer les soins aux seins.
- Exprime le désir d'améliorer les techniques d'alimentation du bébé.
- Exprime le désir d'améliorer les techniques de soins de base au bébé.
- Exprime le désir d'améliorer son comportement d'attachement.
- Exprime le désir de renforcer l'environnement sécuritaire pour le bébé.
- Exprime le désir de renforcer son réseau de soutien.

Domaine 1 : Promotion de la santé
Classe 2 : Prise en charge de la santé

00043
MÉCANISMES DE PROTECTION INEFFICACES
(1990)

DÉFINITION – Baisse de l'aptitude à se protéger des menaces internes ou externes telles que la maladie ou les accidents.

CARACTÉRISTIQUES
- Agitation.
- Altération plaquettaire.
- Altérations neurosensorielles.
- Anorexie.
- Déficit immunitaire.
- Démangeaisons.
- Désorientation.

- Dyspnée.
- Escarres de décubitus.
- Faiblesse.
- Fatigue.
- Frissons.
- Immobilité.
- Insomnie.
- Modification de la transpiration.
- Réaction inadaptée au stress.
- Toux.

FACTEURS FAVORISANTS
- Affection immunitaire (par ex. neuropathie associée au virus de l'immunodéficience humaine [VIH], varicelle).
- Alimentation inadéquate.
- Cancer.
- Extrêmes d'âge.
- Hémogramme anormal.
- Programme thérapeutique.
- Toxicomanie.
- Traitement médicamenteux.

INTERVENTIONS

Soins de sécurité
- Aménagement du milieu ambiant : prévention de la violence. **P**
- Conduite à tenir en cas de fugue d'un patient.
- Conduite à tenir face à une démence.
- Contrôle de l'infection. **P**
- Identification des risques.
- Immunisation/vaccination.
- Isolement.
- Précautions lors de l'emploi de dérivés du latex.
- Protection contre les infections. **P**
- Soins d'urgence.
- Soutien protecteur contre les violences.
- Surveillance.
- Surveillance par support électronique.

Soins techniques complexes
- Autotransfusion.
- Limitation des pressions sur le corps.
- Précautions à prendre lors d'une intervention chirurgicale. **P**
- Soins postanesthésiques. **P**
- Traitement des allergies. **O**
- Conduite à tenir en cas de prurit. **O**

Soins à la famille
- Conduite à tenir en cas d'accouchement à risque.
- Échographie obstétricale.
- Monitorage fœtal durant l'accouchement.
- Monitorage fœtal durant la grossesse.
- Photothérapie : nouveau-né.
- Surveillance d'une grossesse avancée.

Soins relationnels
- Amélioration de la capacité d'adaptation (*coping*).
- Éducation individuelle.
- Groupe de soutien.
- Traitement de la toxicomanie.

Soins de base
- Aide aux soins personnels.
- Assistance nutritionnelle.
- Consultation de diététique.
- Prévention des escarres de décubitus.
- Soins d'une plaie.
- Thérapie alimentaire.
- Limitation de la dépense énergétique. Ⓞ
- Positionnement. Ⓞ

Système de santé
- Préparation pour faire face au bioterrorisme. Ⓞ

RÉSULTATS

- Comportement de promotion de la santé.
- Contrôle des risques.

Autres résultats
- État immunitaire.
- Pratique de la vaccination.
- Connaissances : sécurité personnelle.
- Niveau du délire.
- Arrêt de la consommation d'alcool.
- Coagulation sanguine.
- Orientation.
- État immunitaire d'une collectivité.
- Arrêt de la toxicomanie.
- Niveau de la fatigue.
- Connaissances : mécanique corporelle.
- Connaissances : gestion du cancer.
- Connaissances : promotion de la santé.
- État neurologique : conscience.
- État nutritionnel.
- État respiratoire.
- Détection des risques.

- Autogestion : traitement par anticoagulant.
- Sommeil.
- Arrêt de la consommation de tabac.
- Niveau de stress.
- Gravité des symptômes lors du sevrage.
- Intégrité tissulaire : peau et muqueuses.
- Cicatrisation : 1re intention.
- Cicatrisation : 2e intention.

Domaine 5 : Perception/cognition
Classe 4 : Cognition

00131
TROUBLES DE LA MÉMOIRE
(1994)

DÉFINITION – Incapacité de se rappeler ou de mémoriser des bribes d'informations ou d'aptitudes acquises.

CARACTÉRISTIQUES
- Incapacité d'appliquer les habiletés acquises.
- Incapacité d'apprendre une nouvelle habileté ou information.
- Incapacité de déterminer si un geste a été fait.
- Incapacité de se rappeler des événements.
- Incapacité de se rappeler des informations factuelles.
- Incapacité de se rappeler une nouvelle information.
- Oublie de faire une activité au moment habituel.
- Perte de mémoire.

FACTEURS FAVORISANTS
- Anémie.
- Atteinte neurologique (par ex. électroencéphalogramme [EEG] positif, traumatisme crânien, troubles épileptiques).
- Déséquilibre électrolytique.
- Diminution du débit cardiaque.
- Distractions environnementales.
- Hypoxie.
- Modification du volume liquidien.

INTERVENTIONS

Soins techniques complexes
- Gestion de la médication.
- Oxygénothérapie.

- Soins à un patient cardiaque.
- Surveillance de l'équilibre électrolytique.
- Surveillance de l'équilibre hydrique.
- Surveillance de l'état neurologique.
- Traitement d'un déséquilibre hydrique.
- Traitement d'un déséquilibre hydroélectrolytique.

Soins à la famille
- Soutien à la famille. O

Soins de sécurité
- Aménagement du milieu ambiant.
- Aménagement du milieu ambiant : sécurité.
- Conduite à tenir face à une démence.
- Surveillance.
- Exploitation du milieu. O
- Limitation du territoire. O

Système de santé
- Protection des droits du patient. O

Soins relationnels
- Diminution de l'anxiété.
- Entraînement de la mémoire. P
- Orientation dans la réalité.
- Stimulation cognitive.
- Soutien émotionnel. O
- Technique d'apaisement. O
- Thérapie par la réminiscence. O

RÉSULTAT

- Mémoire.

Autres résultats
- État neurologique.
- Capacités cognitives.
- Orientation.
- Concentration.
- Efficacité de la pompe cardiaque.
- État cardiopulmonaire.
- État circulatoire.
- Équilibre électrolytique et acidobasique.
- Hydratation.
- État respiratoire.
- État respiratoire : échanges gazeux.
- État respiratoire : ventilation.
- Perfusion tissulaire : cérébrale.

Domaine 4 : Activité/repos
Classe 2 : Activité/exercice

00085
MOBILITÉ PHYSIQUE RÉDUITE
(1973, 1998, 2013 ; N.P. 2.1)

DÉFINITION – Restriction de la capacité de se mouvoir de façon autonome qui affecte tout le corps ou l'une ou plusieurs de ses extrémités.

CARACTÉRISTIQUES
- Changements dans la démarche.
- Développe des comportements de substitution (par ex. intérêt pour les activités des autres, comportement visant à contrôler les autres, focalisation sur les activités antérieures à la maladie).
- Difficulté à se tourner.
- Diminution de l'ampleur des mouvements.
- Diminution de la capacité de la motricité fine.
- Diminution de la capacité de la motricité globale.
- Diminution du temps de réaction.
- Dyspnée d'effort.
- Inconfort.
- Instabilité posturale.
- Mouvement ralenti.
- Mouvements spastiques ou non coordonnés.
- Tremblement déclenché par le mouvement.

FACTEURS FAVORISANTS
- Altération des fonctions cognitives.
- Altération du métabolisme.
- Anxiété.
- Atteinte à l'intégrité des os.
- Connaissances insuffisantes concernant les bienfaits de l'activité physique.
- Dépression.
- Diminution de l'endurance.
- Diminution de la force, du contrôle ou de la masse musculaire.
- Douleur.
- Indice de masse corporelle (IMC) au-dessus du 75e percentile, selon l'âge et le sexe.
- Intolérance à l'activité.
- Malnutrition.
- Médicaments.
- Mode de vie sédentaire, inactivité ou déconditionnement physique.
- Raideur articulaire ou contractures.
- Restriction des mouvements imposée.
- Retard du développement.

- Réticence à effectuer des mouvements.
- Soutien de l'environnement insuffisant (par ex. physique, social).
- Trouble de la perception sensorielle.
- Trouble musculosquelettique.
- Trouble neuromusculaire.
- Valeurs culturelles se rapportant aux activités acceptables.

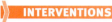
INTERVENTIONS

Soins techniques complexes
- Amélioration de la perfusion cérébrale.
- Positionnement peropératoire.
- Conduite à tenir en cas d'altération de la sensibilité périphérique.
- Entretien d'un plâtre.
- Entretien d'un plâtre humide.
- Gestion de la médication.
- Limitation des pressions sur le corps.
- Pose d'une attelle.
- Prévention des troubles circulatoires.
- Soins circulatoires : insuffisance artérielle.
- Soins circulatoires : insuffisance veineuse.
- Soins consécutifs à une amputation.
- Surveillance de l'état de la peau.
- Surveillance de l'état neurologique.

Soins à la famille
- Photothérapie : nouveau-né.

Soins de sécurité
- Aménagement du milieu ambiant.
- Contention physique.
- Prévention des chutes.

Soins de base
- Aide aux soins personnels.
- Aide aux soins personnels : AVQ.
- Aide aux soins personnels : transfert.
- Incitation à faire de l'exercice.
- Incitation à faire de l'exercice : étirement.
- Incitation à faire de l'exercice : entraînement à la force.
- Limitation de la dépense énergétique.
- Positionnement.
- Positionnement en cas de lésion cervicale.
- Positionnement en fauteuil roulant.
- Soins à un patient alité.
- Soins à un patient en traction ou immobilisé.
- Thérapie par l'exercice : équilibre.

- Thérapie par l'exercice : maîtrise musculaire.
- Thérapie par l'exercice : marche. Ⓟ
- Thérapie par l'exercice : souplesse articulaire. Ⓟ
- Conduite à tenir devant la douleur. Ⓞ
- Gestion du poids. Ⓞ
- Relaxation musculaire progressive. Ⓞ
- Soins des pieds. Ⓞ

Système de santé
- Interruption du travail. Ⓞ
- Organisation d'une permission. Ⓞ

Soins relationnels
- Éducation : exercices prescrits.
- Gestion de l'humeur.
- Biofeedback (rétroaction). Ⓞ
- Distraction. Ⓞ
- Hypnose. Ⓞ
- Massage. Ⓞ
- Méditation. Ⓞ
- Enseignement des règles de la mécanique corporelle. Ⓞ
- Thérapie occupationnelle. Ⓞ
- Toucher thérapeutique. Ⓞ
- Training autogène. Ⓞ

RÉSULTATS

- Marche.
- Déplacement : fauteuil roulant.

Autres résultats
- Équilibre.
- Respect des règles de mécanique corporelle.
- Positionnement corporel autonome.
- Coordination des mouvements.
- Mobilité.
- Aptitude à effectuer des transferts.
- Tolérance à l'activité.
- Niveau d'anxiété.
- État cardiopulmonaire.
- Capacités cognitives.
- Niveau de l'état dépressif.
- Niveau d'inconfort.
- Endurance.
- Conservation de l'énergie.
- Orientation de santé.
- Conséquences de l'immobilité : physiologiques.
- Conséquences de l'immobilité : psychocognitives.

- Mouvement articulaire.
- Mouvement articulaire : cheville.
- Mouvement articulaire : colonne vertébrale.
- Mouvement articulaire : coude.
- Mouvement articulaire : épaule.
- Mouvement articulaire : genou.
- Mouvement articulaire : hanche.
- Connaissances : activités prescrites.
- Motivation.
- État neurologique : fonction sensorimotrice des nerfs rachidiens.
- État nutritionnel : capacités énergétiques.
- Niveau de la douleur.
- Énergie psychomotrice.
- Contrôle des risques : maladie cardiovasculaire.
- État respiratoire.
- Soins personnels : activités de la vie quotidienne (AVQ).
- Fonction sensorielle.
- Fonction sensorielle : toucher.
- Fonction sensorielle : proprioception.
- Fonction sensorielle : vision.
- Fonction squelettique.
- Poids : masse corporelle.

Domaine 4 : Activité/repos
Classe 2 : Activité/exercice

00091
MOBILITÉ RÉDUITE AU LIT
(1998, 2006 ; N.P. 2.1)

DÉFINITION – Restriction de la capacité de la personne alitée de changer de position de façon autonome.

CARACTÉRISTIQUES
- Difficulté à changer seul de position dans le lit.
- Difficulté à passer du décubitus dorsal à la position assise, jambes allongées, ou vice versa.
- Difficulté à passer du décubitus dorsal à la position assise, ou vice versa.
- Difficulté à passer du décubitus dorsal au décubitus ventral, ou vice versa.
- Difficulté à se tourner d'un côté à l'autre.

FACTEURS FAVORISANTS
- Altération des fonctions cognitives.
- Connaissances insuffisantes sur les stratégies de mobilisation.
- Déconditionnement physique.
- Douleur.
- Manque de force musculaire.
- Médicament.
- Obésité.
- Obstacles environnementaux (par ex. taille du lit, type de lit, équipement, contentions).
- Trouble musculosquelettique.
- Trouble neuromusculaire.

INTERVENTIONS

Soins techniques complexes
- Gestion de la médication.

Soins de base
- Alimentation.
- Bain.
- Enseignement des règles de la mécanique corporelle.
- Habillage.
- Incitation à faire de l'exercice : entraînement à la force.
- Incitation à faire de l'exercice : étirement.
- Positionnement en cas de lésion cervicale.
- Positionnement. ⓟ
- Soins à un patient alité. ⓟ
- Soins buccodentaires.
- Soins des cheveux et du cuir chevelu.
- Soins des ongles.
- Soins des pieds.
- Soins périnéaux.
- Transfert.
- Aide aux soins personnels. ⓞ
- Aide aux soins personnels : alimentation. ⓞ
- Aide aux soins personnels : AVQ. ⓞ
- Aide aux soins personnels : bain et soins d'hygiène. ⓞ
- Aide aux soins personnels : utilisation des toilettes. ⓞ
- Aide aux soins personnels : habillage et mise personnelle. ⓞ
- Aide aux soins personnels : transfert. ⓞ
- Amélioration du sommeil. ⓞ
- Assistance nutritionnelle. ⓞ
- Conduite à tenir devant la douleur. ⓞ
- Régulation de l'élimination urinaire. ⓞ
- Régulation du fonctionnement intestinal. ⓞ
- Soins à un patient en traction ou immobilisé. ⓞ

Soins relationnels
- Éducation : exercices prescrits.
- Détermination d'objectifs communs. ⓘ

RÉSULTAT

- Positionnement corporel autonome.

Autres résultats
- Respect des règles de mécanique corporelle.
- Coordination des mouvements.
- État cardiopulmonaire.
- Capacités cognitives.
- Niveau d'inconfort.
- Endurance.
- Mouvement articulaire.
- Mouvement articulaire : cheville.
- Mouvement articulaire : colonne vertébrale.
- Mouvement articulaire : cou.
- Mouvement articulaire : coude.
- Mouvement articulaire : doigts.
- Mouvement articulaire : épaule.
- Mouvement articulaire : genou.
- Mouvement articulaire : hanche.
- Mouvement articulaire : passif.
- Mouvement articulaire : poignet.
- Connaissances : mécanique corporelle.
- État neurologique : contrôle de la motricité centrale.
- État neurologique : fonction sensorimotrice des nerfs rachidiens.
- Niveau de la douleur.
- État respiratoire.
- Fonction squelettique.

Domaine 4 : Activité/repos
Classe 2 : Activité/exercice

00089
MOBILITÉ RÉDUITE EN FAUTEUIL ROULANT
(1998, 2006 ; N.P. 2.1)

DÉFINITION – Restriction de la capacité de manœuvrer un fauteuil roulant de façon autonome dans un environnement donné.

CARACTÉRISTIQUES
- Difficulté à manœuvrer un fauteuil roulant à commande manuelle ou électrique sur une surface uniforme ou inégale.
- Difficulté à manœuvrer un fauteuil roulant à commande manuelle ou électrique sur une pente ascendante ou descendante.
- Difficulté à manœuvrer un fauteuil roulant à commande manuelle ou électrique pour franchir les bordures de trottoirs.

FACTEURS FAVORISANTS
- Altération des fonctions cognitives.
- Changement d'humeur.
- Connaissances insuffisantes sur l'utilisation d'un fauteuil roulant.
- Déconditionnement physique.
- Diminution de l'endurance.
- Diminution de la vision.
- Douleur.
- Force musculaire insuffisante.
- Obésité.
- Obstacles environnementaux (par ex. escaliers, plans inclinés, surfaces inégales, obstacles, distances).
- Trouble musculosquelettique.
- Trouble neuromusculaire.

INTERVENTIONS

Soins techniques complexes
- Gestion de la médication.

Soins de base
- Aide aux soins personnels.
- Aide aux soins personnels : AVQ.
- Aide aux soins personnels : transfert.
- Enseignement des règles de la mécanique corporelle.
- Incitation à faire de l'exercice.
- Incitation à faire de l'exercice : étirement.
- Incitation à faire de l'exercice : entraînement à la force. **P**
- Limitation de la dépense énergétique.
- Positionnement.
- Positionnement en cas de lésion cervicale.
- Positionnement en fauteuil roulant.
- Thérapie par l'exercice : équilibre.
- Thérapie par l'exercice : maîtrise musculaire.
- Transfert.
- Assistance nutritionnelle. **O**
- Conduite à tenir devant la douleur. **O**
- Gestion du poids. **O**

Système de santé
- Transport intraétablissement.

Soins relationnels
- Éducation : exercices prescrits.
- Amélioration du sommeil.
- Détermination d'objectifs communs.

RÉSULTAT

- Déplacement : fauteuil roulant.

Autres résultats
- Adaptation à un handicap physique.
- Équilibre.
- Coordination des mouvements.
- Aptitude à effectuer des transferts.
- Respect des règles de mécanique corporelle.
- Capacités cognitives.
- Niveau de l'état dépressif.
- Endurance.
- Conséquences de l'immobilité : physiologiques.
- Mouvement articulaire.
- Mouvement articulaire : coude.
- Mouvement articulaire : doigts.
- Mouvement articulaire : épaule.
- Mouvement articulaire : poignet.
- Connaissances : mécanique corporelle.
- État neurologique.
- Niveau de la douleur.
- Fonction sensorielle : vision.

Domaine 2 : Nutrition
Classe 1 : Ingestion

00107
MODE D'ALIMENTATION INEFFICACE CHEZ LE NOUVEAU-NÉ/NOURRISSON
(1992, 2006 ; N.P. 2.1)

DÉFINITION – Perturbation du réflexe de succion d'un nourrisson ou difficulté à coordonner succion et déglutition, entraînant une alimentation par voie orale insuffisante pour les besoins métaboliques.

CARACTÉRISTIQUES

- Incapacité d'amorcer une succion efficace.
- Incapacité de coordonner succion, déglutition et respiration.
- Incapacité de maintenir une succion efficace.

FACTEURS FAVORISANTS
- Atteinte neurologique (par ex. électro-encéphalogramme [EEG] positif, traumatisme crânien, troubles épileptiques).
- Hypersensibilité buccale.
- Malformation oropharyngée.
- Prématurité.
- Régime « à jeun strict » prolongé.
- Retard neurologique.

INTERVENTIONS

Soins techniques complexes
- Surveillance de l'équilibre hydrique.
- Traitement d'un déséquilibre hydrique.

Soins à la famille
- Alimentation au biberon.
- Conseils relatifs à la conduite d'un allaitement. **P**
- Entretien d'un cathéter ombilical. **P**
- Satisfaction du besoin de succion. **P**
- Soins kangourou.
- Éducation des parents qui élèvent un enfant. **O**
- Enseignement : nutrition du nourrisson de 0 à 3 mois. **O**
- Enseignement : nutrition du nourrisson de 4 à 6 mois. **O**
- Enseignement : nutrition du nourrisson de 7 à 9 mois. **O**
- Enseignement : nutrition du nourrisson de 10 à 12 mois. **O**
- Enseignement : sécurité du nourrisson de 0 à 3 mois. **O**
- Enseignement : sécurité du nourrisson de 4 à 6 mois. **O**
- Enseignement : sécurité du nourrisson de 7 à 9 mois. **O**
- Enseignement : sécurité du nourrisson de 10 à 12 mois. **O**
- Enseignement : stimulation du nourrisson de 0 à 4 mois. **O**
- Enseignement : stimulation du nourrisson de 5 à 8 mois. **O**
- Enseignement : stimulation du nourrisson de 9 à 12 mois. **O**

Soins de sécurité
- Aménagement du milieu ambiant.
- Prévention des fausses routes.

Soins de base
- Alimentation entérale par sonde. **P**
- Assistance nutritionnelle.
- Gestion du poids.
- Limitation de la dépense énergétique.
- Rééducation de la déglutition.
- Surveillance de l'état nutritionnel. **P**
- Intubation gastro-intestinale. **O**

Système de santé
- Orientation vers un autre soignant ou un autre établissement. **O**

> **RÉSULTAT**

- Mise en route de l'allaitement maternel : nouveau-né.

Autres résultats
- Prévention des fausses routes.
- Poursuite de l'allaitement maternel.
- Hydratation.
- État nutritionnel de l'enfant.
- Déglutition.
- Mise en route de l'allaitement maternel : mère.
- Fonction gastro-intestinale.
- État neurologique.
- Déglutition : phase œsophagienne.
- Déglutition : phase orale.
- Déglutition : phase pharyngée.
- Élimination urinaire.

> Domaine 4 : Activité/repos
> Classe 4 : Réponses cardiovasculaires/respiratoires

00032
MODE DE RESPIRATION INEFFICACE
(1980, 1996, 1998, 2010 ; N.P. 2.1)

DÉFINITION – L'inspiration et/ou l'expiration sont insuffisantes pour maintenir une ventilation adéquate.

CARACTÉRISTIQUES
- Adoption de la position assise, une main sur chaque genou, penché en avant.
- Augmentation du diamètre antéropostérieur du thorax.
- Battements des ailes du nez.
- Bradypnée.
- Diminution de la capacité vitale (CV).
- Diminution de la pression expiratoire.
- Diminution de la pression inspiratoire.
- Diminution de la ventilation par minute.
- Dyspnée.
- Mode de respiration anormal (par ex. fréquence, rythme, profondeur).
- Mouvements thoraciques altérés.
- Orthopnée.
- Prolongement de la phase expiratoire.

- Respiration avec les lèvres pincées.
- Tachypnée.
- Utilisation des muscles respiratoires accessoires.

FACTEURS FAVORISANTS
- Absence de maturité neurologique.
- Anxiété.
- Déformation de la cage thoracique.
- Déformation osseuse.
- Douleur.
- Fatigue des muscles respiratoires.
- Fatigue.
- Hyperventilation.
- Lésion de la moelle épinière.
- Lésion neurologique (électroencéphalogramme [EEG] positif, traumatisme crânien, troubles épileptiques).
- Obésité.
- Position du corps qui entrave l'expansion pulmonaire.
- Syndrome d'hypoventilation.
- Trouble musculosquelettique.
- Trouble neuromusculaire.

INTERVENTIONS

Soins techniques complexes
- Administration de médicaments.
- Administration de médicaments par voie nasale.
- Amélioration de la ventilation.
- Conduite à tenir en cas de ventilation mécanique invasive.
- Conduite à tenir en cas de ventilation mécanique non invasive.
- Conduite à tenir face à l'état asthmatique. ❿
- Oxygénothérapie.
- Sevrage de la ventilation mécanique.
- Soins des voies respiratoires. ❿
- Stimulation de la toux.
- Surveillance de l'état respiratoire. ❿
- Surveillance des signes vitaux.
- Administration d'analgésiques. ⓞ
- Administration de médicaments. ⓞ
- Aspiration des sécrétions. ⓞ
- Conduite à tenir en présence d'un état de choc anaphylactique. ⓞ
- Entretien d'un drain thoracique. ⓞ
- Extubation. ⓞ
- Gestion de la médication. ⓞ
- Intubation des voies respiratoires. ⓞ
- Kinésithérapie respiratoire. ⓞ
- Mise en place d'une intraveineuse. ⓞ

- Phlébotomie : prélèvement de sang artériel. Ⓞ
- Phlébotomie : prélèvement de sang veineux. Ⓞ
- Prévention des fausses routes. Ⓞ
- Réanimation. Ⓞ
- Soins d'urgence. Ⓞ
- Surveillance de l'équilibre acidobasique. Ⓞ
- Surveillance de l'équilibre hydrique. Ⓞ
- Surveillance de l'état neurologique. Ⓞ
- Thérapie intraveineuse. Ⓞ
- Traitement d'un déséquilibre hydrique. Ⓞ

Soins de sécurité
- Surveillance.

Soins de base
- Relaxation musculaire progressive.
- Assistance nutritionnelle. Ⓞ
- Conduite à tenir devant la douleur. Ⓞ
- Incitation à faire de l'exercice. Ⓞ
- Limitation de la dépense énergétique. Ⓞ
- Positionnement. Ⓞ

Soins relationnels
- Diminution de l'anxiété.
- Aide au sevrage tabagique. Ⓞ
- Présence. Ⓞ
- Soutien psychologique. Ⓞ

RÉSULTATS

- Réaction à la ventilation assistée : adulte.
- État respiratoire : ventilation.
- État respiratoire.

Autres résultats
- Réaction allergique systémique.
- État respiratoire : perméabilité des voies respiratoires.
- État respiratoire : échanges gazeux.
- Niveau d'anxiété.
- Autogestion : asthme
- Capacités cognitives.
- Conservation de l'énergie.
- Niveau de la fatigue.
- Gravité de l'excès de volume liquidien.
- État neurologique : système nerveux autonome.
- Niveau de la douleur.
- Arrêt de la consommation de tabac.
- Poids : masse corporelle.

Domaine 1. Promotion de la santé
Classe 1. Connaissance de l'état de santé

00168

MODE DE VIE SÉDENTAIRE
(2004 ; N.P. 2.1)

DÉFINITION – Habitudes de vie d'une personne caractérisées par un niveau d'activité physique faible.

CARACTÉRISTIQUES
- Activité physique quotidienne moyenne inférieure à celle recommandée pour le sexe et l'âge.
- Déconditionnement physique.
- Préférence pour des activités nécessitant peu d'effort physique.

FACTEURS FAVORISANTS
- Connaissances insuffisantes des bénéfices de l'exercice physique sur la santé.
- Entraînement insuffisant pour accomplir de l'exercice physique.
- Manque d'intérêt pour l'activité physique.
- Motivation insuffisante pour l'activité physique.
- Ressources insuffisantes pour une activité physique.

INTERVENTIONS

Soins de sécurité
- Prévention des chutes. Ⓞ

Soins de base
- Éducation : exercices prescrits.
- Incitation à faire de l'exercice. Ⓟ
- Incitation à faire de l'exercice : étirement.
- Incitation à faire de l'exercice : entraînement à la force.
- Thérapie par l'exercice : équilibre.
- Thérapie par l'exercice : maîtrise musculaire.
- Thérapie par l'exercice : marche.
- Thérapie par l'exercice : souplesse articulaire.
- Enseignement des règles de la mécanique corporelle. Ⓞ
- Limitation de la dépense énergétique. Ⓞ

Soins relationnels
- Thérapie occupationnelle.
- Thérapie par le jeu. Ⓞ
- Thérapie récréationnelle. Ⓞ

RÉSULTAT

- Pratique de l'exercice physique.

Autres résultats
- Tolérance à l'activité.
- Observance : activité prescrite.
- Endurance.
- Niveau de la fatigue.
- État de santé personnel.
- Forme physique.
- Comportement de promotion de la santé.
- Connaissances : comportements de santé.
- Connaissances : promotion de la santé.
- Participation à des loisirs.
- Motivation.

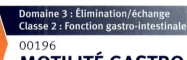

Domaine 3 : Élimination/échange
Classe 2 : Fonction gastro-intestinale

00196

MOTILITÉ GASTRO-INTESTINALE DYSFONCTIONNELLE
(2008 ; N.P. 2.1)

DÉFINITION – Activité péristaltique augmentée, diminuée, inefficace ou absente au sein du système gastro-intestinal.

CARACTÉRISTIQUES
- Absence de flatulence.
- Augmentation du résidu gastrique.
- Crampe abdominale.
- Diarrhée.
- Difficulté à déféquer.
- Distension abdominale.
- Douleur abdominale.
- Modification des bruits intestinaux.
- Nausée.
- Régurgitation.
- Résidu gastrique coloré de bile.
- Selles dures.
- Vidange gastrique accélérée.
- Vomissement.

FACTEURS FAVORISANTS
- Alimentation entérale.
- Anxiété.
- Immobilité.

- Ingestion de produits contaminés (par ex. produits radioactifs, nourriture, eau).
- Intolérance alimentaire.
- Malnutrition.
- Mode de vie sédentaire.
- Prématurité.
- Programme thérapeutique.
- Vieillissement.

Domaine 3 : Élimination/échange
Classe 2 : Fonction gastro-intestinale

00197
RISQUE DE DYSFONCTIONNEMENT DE LA MOTILITÉ GASTRO-INTESTINALE
(2008, 2013 ; N.P. 2.1)

DÉFINITION – Vulnérabilité à une activité péristaltique augmentée, diminuée, inefficace ou absente au sein du système gastro-intestinal, qui peut compromettre la santé.

FACTEURS DE RISQUE
- Anxiété.
- Changement d'eau.
- Changement des habitudes alimentaires (par ex. nourriture, heures de repas).
- Circulation gastro-intestinale diminuée.
- Diabète.
- Facteurs de stress.
- Immobilité.
- Infection.
- Intolérance alimentaire.
- Manque d'hygiène lors de la préparation d'aliments.
- Médicaments.
- Mode de vie sédentaire.
- Prématurité.
- Reflux gastro-œsophagien.
- Vieillissement.

Domaine 11 : Sécurité/protection
Classe 2 : Lésions

00045

ATTEINTE DE LA MUQUEUSE BUCCALE

(1982, 1998, 2013)

DÉFINITION – Lésion des lèvres, des tissus, de la cavité buccale et/ou de l'oropharynx.

CARACTÉRISTIQUES

- Amygdales hypertrophiées.
- Déchaussement de plus de 4 mm.
- Desquamation.
- Difficulté à manger ou à avaler.
- Difficulté pour parler.
- Diminution de la sensation du goût.
- Exposition à des agents pathogènes.
- Exsudat ou écoulement purulent.
- Fissures, chéilite.
- Gêne buccale.
- Glossite exfoliatrice.
- Halitose.
- Hyperémie.
- Hyperplasie des gencives.
- Langue atrophiée, lisse et sensible.
- Langue saburrale.
- Lésions ou ulcères buccaux.
- Macroplasie.
- Mauvais goût dans la bouche.
- Muqueuse dénudée.
- Œdème buccal.
- Pâleur de la muqueuse et des gencives.
- Plaques blanches, taches spongieuses ou exsudat blanchâtre.
- Présence d'une masse (par ex. hémangiomes).
- Rétraction des gencives.
- Saignement.
- Stomatite.
- Vésicules, nodules, papules.
- Xérostomie.

FACTEURS FAVORISANTS

- Agent chimique irritant (par ex. brûlure, capsaïcine, chlorure de méthylène, agent moutarde).

- Allergie.
- Altération des fonctions cognitives.
- Connaissances insuffisantes concernant l'hygiène buccale.
- Consommation d'alcool.
- Dépression.
- Déshydratation.
- Diète absolue depuis plus de 24 heures.
- Diminution de l'immunité.
- Diminution de la salivation.
- Diminution des taux d'hormone chez la femme.
- Facteur mécanique (par ex. appareils orthodontiques, sonde endotrachéale, sonde nasogastrique, chirurgie buccale).
- Facteurs de stress.
- Fissure palatine, fente labiale.
- Hygiène buccale insuffisante.
- Immunosuppression.
- Infection.
- Maladie auto-immune.
- Maladie autosomique.
- Malnutrition.
- Obstacles à l'hygiène buccale.
- Obstacles au suivi chez le dentiste.
- Perte des structures de soutien.
- Programme thérapeutique.
- Respiration par la bouche.
- Syndrome (par ex. de Sjögren).
- Tabagisme.
- Thrombopénie.
- Traumatisme buccal.
- Trouble du comportement (par ex. déficit de l'attention, oppositionnel avec provocation).

INTERVENTIONS

Soins techniques complexes
- Traitement d'un déséquilibre hydrique.
- Aspiration des sécrétions des voies aériennes. ⓞ
- Conduite à tenir en cas de traitement par chimiothérapie. ⓞ
- Gestion de la médication. ⓞ
- Intubation des voies respiratoires. ⓞ
- Irrigation d'une plaie. ⓞ
- Soins à un patient intubé. ⓞ
- Soins consécutifs à la radiothérapie. ⓞ

Soins de base
- Assistance nutritionnelle.
- Hygiène buccodentaire.
- Rétablissement de la santé buccodentaire. **P**
- Soins buccodentaires.
- Conduite à tenir devant la douleur. **O**
- Établissement d'un régime alimentaire progressif. **O**
- Thérapie par l'exercice : souplesse articulaire. **O**

Soins relationnels
- Soins à un mourant. **O**

RÉSULTATS

- Santé buccodentaire.
- Intégrité tissulaire : peau et muqueuses.

Autres résultats
- Réaction allergique localisée.
- Hydratation.
- État immunitaire.
- Gravité de l'infection.
- Gravité de l'infection : nouveau-né.
- Gravité des nausées et vomissements.
- État nutritionnel.
- État nutritionnel : aliments et liquides ingérés.
- Niveau de la douleur.
- Contrôle des risques : infection.
- Contrôle des risques : consommation de tabac.
- Soins personnels : hygiène buccodentaire.
- Déglutition : phase orale.

Domaine 11 : Sécurité/protection
Classe 2 : Lésions

00247
RISQUE D'ATTEINTE DE LA MUQUEUSE BUCCALE
(2013 ; N.P. 2.1)

DÉFINITION – Vulnérabilité à une lésion des lèvres, des tissus, de la cavité buccale et/ou de l'oropharynx, qui peut compromettre la santé.

FACTEURS DE RISQUE
- Allergie.
- Altération des fonctions cognitives.

- Chimiothérapie.
- Classe socio-économique défavorisée.
- Connaissances insuffisantes concernant l'hygiène buccale.
- Consommation d'alcool.
- Diminution de l'immunité.
- Diminution des taux d'hormone chez la femme.
- Facteur mécanique (par ex. appareils orthodontiques, canule pour ventilation ou sonde pour alimentation).
- Facteurs de stress.
- Hygiène buccale insuffisante.
- Immunosuppression.
- Infection.
- Intervention chirurgicale.
- Maladie auto-immune.
- Maladie autosomique.
- Nutrition inadéquate.
- Obstacles à l'hygiène buccale.
- Obstacles au suivi chez le dentiste.
- Radiothérapie.
- Syndrome (par ex. de Sjögren).
- Tabagisme.
- Traumatisme.
- Trouble du comportement (par ex. déficit de l'attention, oppositionnel avec provocation).

Domaine 12 : Bien-être
Classe 1 : Bien-être physique

00134
NAUSÉE
(1998, 2002, 2010 ; N.P. 2.1)

***DÉFINITION** – Phénomène subjectif d'une sensation désagréable dans l'arrière-gorge et dans l'estomac qui peut entraîner ou non un vomissement.*

CARACTÉRISTIQUES
- Augmentation des mouvements de déglutition.
- Aversion pour la nourriture.
- Goût aigre dans la bouche.
- Haut-le-cœur.
- Nausées.
- Salivation augmentée.

FACTEURS FAVORISANTS

Facteurs biophysiques
- Augmentation de la pression intracrânienne (PIC).
- Capsule de la rate étirée.
- Capsule du foie étirée.
- Distension gastrique.
- Dysfonctionnement biochimique (par ex. urémie, acidocétose diabétique).
- Exposition à des toxines.
- Grossesse.
- Irritation gastro-intestinale.
- Labyrinthite.
- Mal des transports.
- Maladie de l'œsophage.
- Maladie du pancréas.
- Méningite.
- Programme thérapeutique.
- Syndrome de Ménière.
- Tumeur intra-abdominale.
- Tumeur locale (par ex. neurinome du nerf auditif, tumeur cérébrale, métastase osseuse).

Facteurs situationnels
- Anxiété.
- Dégoût.
- Peur.
- Stimuli environnementaux nocifs.
- Stimuli visuels désagréables.
- Trouble psychologique.

INTERVENTIONS

Soins techniques complexes
- Administration de médicaments.
- Conduite à tenir lors de nausées. ⓟ
- Gestion de la médication. ⓟ
- Surveillance de l'équilibre hydrique.
- Traitement d'un déséquilibre hydroélectrolytique.
- Conduite à tenir lors des vomissements. ⓞ
- Gestion d'un dispositif d'abord veineux central. ⓞ
- Mise en place d'une intraveineuse. ⓞ
- Régulation de la température. ⓞ
- Thérapie intraveineuse. ⓞ

Soins de sécurité
- Prévention des fausses routes. ⓞ

Soins de base
- Assistance nutritionnelle.
- Conduite à tenir devant la douleur.
- Établissement d'un régime alimentaire progressif.
- Acupression. ⓘ

Soins relationnels
- Distraction.
- Technique d'apaisement.
- Thérapie par la relaxation.

RÉSULTATS

- Appétit.
- Contrôle des nausées et des vomissements.
- Nausées et vomissements : effets indésirables.
- Gravité des nausées et vomissements.

Autres résultats
- État nutritionnel : aliments et liquides ingérés.
- Niveau d'inconfort.
- Hydratation.
- Niveau d'anxiété.
- Satisfaction du client : contrôle des symptômes.
- Bien-être physique.
- Équilibre électrolytique et acidobasique.
- Niveau de la peur.
- Équilibre électrolytique.
- Fonction gastro-intestinale.
- Gravité de l'infection.
- Fonction rénale.
- État de santé de la mère : pendant la grossesse
- Réaction à un médicament.
- Niveau de la douleur.
- Gravité de la souffrance.
- Contrôle des symptômes.
- Gravité des symptômes.

Domaine 5 : Perception/cognition
Classe 1 : Attention

00123
NÉGLIGENCE DE L'HÉMICORPS
(1986, 2006 ; N.P. 2.1)

DÉFINITION – Altération de la réaction sensorielle et motrice, de la représentation mentale et de la perception spatiale du corps et de son environnement immédiat qui se caractérise par l'inattention portée à un côté et une attention exagérée portée au côté opposé. La négligence de l'hémicorps gauche est plus sévère et persistante que la négligence de l'hémicorps droit.

CARACTÉRISTIQUES

- À l'écriture, utilisation de la moitié verticale de la page.
- À la lecture, les mots du texte original sont remplacés par d'autres mots.
- Absence de dessin du côté négligé.
- Changement du comportement sécuritaire du côté négligé.
- Déviation marquée des yeux vers le côté non négligé en réponse à des stimuli.
- Déviation marquée du tronc vers le côté non négligé en réponse à des stimuli des activités provenant de ce côté.
- Diminution de la performance lors de tests comme annulation de ligne, bissection de ligne, annulation de cibles.
- Hémianopsie.
- Hémiplégie gauche résultant d'un accident vasculaire cérébral.
- Incapacité de bouger la tête dans l'espace correspondant au côté négligé.
- Incapacité de bouger le tronc dans l'espace correspondant au côté négligé.
- Incapacité de bouger les membres dans l'espace correspondant au côté négligé.
- Incapacité de bouger les yeux dans l'espace correspondant au côté négligé.
- Incapacité de manger les aliments situés dans la partie de l'assiette correspondant au côté négligé.
- Incapacité de mettre ses vêtements du côté négligé.
- Incapacité de prendre soin de son apparence du côté négligé.
- Incapacité de reconnaître la présence des gens qui l'approchent du côté négligé.
- Négligence représentationnelle (par ex. déformation du dessin sur la moitié de la feuille correspondant au côté négligé).
- Négligence visuospatiale unilatérale.
- Non-reconnaissance de la position du membre du côté négligé.
- Persévération.

- Transfert de la perception de la douleur vers le côté non négligé.
- Troubles de latéralisation des sons.

FACTEURS FAVORISANTS
- Lésion cérébrale (problèmes vasculaires cérébraux, maladie neurologique, traumatisme, tumeur).

INTERVENTIONS

Soins techniques complexes
- Conduite à tenir en cas de négligence de l'hémicorps. **P**
- Soins consécutifs à une amputation.
- Surveillance de l'état neurologique.
- Amélioration de la perfusion cérébrale. **O**
- Surveillance des extrémités des membres inférieurs. **O**

Soins de sécurité
- Aménagement du milieu ambiant : sécurité.
- Prévention des chutes.

Soins de base
- Aide aux soins personnels.
- Positionnement.
- Incitation à faire de l'exercice.
- Incitation à faire de l'exercice : étirement. **O**
- Thérapie par l'exercice : équilibre. **O**
- Thérapie par l'exercice : maîtrise musculaire. **O**
- Thérapie par l'exercice : marche. **O**
- Thérapie par l'exercice : souplesse des articulations. **O**

Soins relationnels
- Amélioration de la capacité d'adaptation (*coping*).
- Amélioration de la communication : déficience visuelle.
- Amélioration de l'image corporelle.
- Toucher.
- Détermination d'objectifs communs. **O**
- Éducation individuelle. **O**
- Élargissement du réseau de soutien. **O**
- Soutien à un aidant naturel. **O**

RÉSULTATS

- Attention portée au côté atteint.
- État neurologique : système nerveux périphérique.
- Fonction sensorielle : proprioception.

Autres résultats
- Adaptation à un handicap physique.
- Positionnement corporel autonome.
- Respect des règles de mécanique corporelle.
- État neurologique.
- Soins personnels : activités de la vie quotidienne (AVQ).

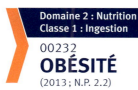

Domaine 2 : Nutrition
Classe 1 : Ingestion

00232
OBÉSITÉ
(2013 ; N.P. 2.2)

DÉFINITION – État dans lequel une personne accumule une quantité anormale ou excessive de graisse pour son âge et son sexe, qui dépasse le surpoids.

CARACTÉRISTIQUES
- Adulte : indice de masse corporelle (IMC) > 30 kg/m².
- Enfant < 2 ans : terme non utilisé pour les enfants de cet âge.
- Enfant de 2 à 18 ans : IMC > 95e percentile ou 30 kg/m² en fonction de l'âge et du sexe.

FACTEURS FAVORISANTS
- Activité physique quotidienne moyenne inférieure aux recommandations pour le sexe et l'âge.
- Aliments solides comme source principale alimentaire avant l'âge de 5 mois.
- Classe socio-économique défavorisée.
- Collations fréquentes.
- Comportement sédentaire > 2 heures par jour.
- Consommation excessive d'alcool.
- Consommation excessive de boissons sucrées.
- Crainte d'un manque d'approvisionnement alimentaire.
- Dépenses énergétiques en dessous de la consommation d'énergie en fonction d'une évaluation standardisée (par ex. WAVE[12]).
- Diabète maternel.
- Fréquentation répétée de restaurants ou consommation fréquente d'aliments frits.
- Hérédité de facteurs interdépendants (répartition du tissu adipeux, dépense d'énergie, activité des lipoprotéines lipases, synthèse des lipides, lipolyse).
- Lait maternisé ou alimentation mixée pour bébé.
- Obésité parentale.
- Portions alimentaires plus importantes que celles recommandées.
- Prise de poids rapide pendant l'enfance, incluant la 1re semaine, les quatre premiers mois et la 1re année.
- Pubarche prématurée.
- Régime alimentaire pauvre en calcium durant l'enfance.

---

12. Évaluation WAVE : *Weight, Activity, Variety in diet, Excess* – poids, activité, variété dans l'alimentation, excès alimentaire.

- Score élevé pour des comportements de désinhibition et de restriction alimentaire.
- Surpoids pondéral pendant la petite enfance.
- Tabagisme maternel.
- Temps de sommeil raccourci.
- Trouble génétique.
- Troubles de perception alimentaire.
- Troubles du comportement alimentaire.
- Troubles du sommeil.

Domaine 1 : Promotion de la santé
Classe 2 : Prise en charge de la santé

00079
NON-OBSERVANCE
(1973, 1996, 1998)

DÉFINITION – Comportement de la personne ou de l'aidant naturel non en accord avec le programme de traitement ou de promotion de la santé, convenu entre la personne (ou la famille ou la collectivité) et le professionnel de la santé.
En présence d'un accord mutuel, le comportement de la personne ou de l'aidant naturel peut être partiellement conforme ou non conforme au programme et peut compromettre les résultats cliniques escomptés.

CARACTÉRISTIQUES
- Absence de progrès.
- Apparition de complications.
- Comportement de non-adhésion.
- Exacerbation des symptômes.
- Non-respect des rendez-vous.

FACTEURS FAVORISANTS

Facteurs personnels
- Attentes incompatibles avec les étapes de développement.
- Connaissances insuffisantes du programme thérapeutique.
- Croyances sur la santé incompatibles avec le plan de traitement.
- Incompatibilité culturelle.
- Motivation insuffisante.
- Peu de capacités pour suivre le traitement.
- Soutien social insuffisant.
- Valeurs du patient incompatibles avec le plan de traitement.
- Valeurs spirituelles incompatibles avec le plan de traitement.

Plan de soins
- Barrières financières.
- Complexité du programme thérapeutique.
- Coût élevé du traitement.
- Durée du traitement.
- Intensité du traitement.

Réseau
- Participation insuffisante de l'entourage au plan de traitement.
- Perception que les croyances de la personne clé sont différentes du plan de traitement.
- Peu de valeur sociale accordée au plan de traitement.

Système de santé
- Accessibilité aux soins inadéquate.
- Aptitude insuffisante du soignant pour l'enseignement.
- Communication inefficace du soignant.
- Couverture d'assurance maladie insuffisante.
- Discontinuité du soignant.
- Faible crédibilité du soignant.
- Incommodité des soins.
- Peu de satisfaction relative aux soins.
- Relation soignant–soigné difficile.
- Remboursement du soignant insuffisant.
- Suivi de la part du soignant insuffisant.

INTERVENTIONS

Soins techniques complexes
- Gestion de la médication.

Soins à la famille
- Aide dans l'organisation et l'entretien du domicile.
- Enseignement : nutrition du nourrisson de 0 à 3 mois.
- Enseignement : nutrition du nourrisson de 4 à 6 mois.
- Enseignement : nutrition du nourrisson de 7 à 9 mois.
- Enseignement : nutrition du nourrisson de 10 à 12 mois.
- Enseignement : nutrition de l'enfant de 13 à 18 mois.
- Enseignement : nutrition de l'enfant de 19 à 24 mois.
- Enseignement : nutrition de l'enfant de 25 à 36 mois.
- Enseignement : sécurité du nourrisson de 0 à 3 mois.
- Enseignement : sécurité du nourrisson de 4 à 6 mois.
- Enseignement : sécurité du nourrisson de 7 à 9 mois.
- Enseignement : sécurité du nourrisson de 10 à 12 mois.
- Enseignement : sécurité de l'enfant de 13 à 18 mois.
- Enseignement : sécurité de l'enfant de 19 à 24 mois.
- Enseignement : sécurité de l'enfant de 25 à 36 mois.
- Enseignement : stimulation du nourrisson de 0 à 4 mois.
- Enseignement : stimulation du nourrisson de 5 à 8 mois.

- Enseignement : stimulation du nourrisson de 9 à 12 mois. **O**
- Soins prénataux. **O**

Système de santé
- Aide à la prise de décisions.
- Assistance à la gestion des ressources financières.
- Autorisation de prise en charge.
- Orientation dans le réseau de la santé et de la Sécurité sociale. **P**
- Planification de la sortie.
- Protection des droits du patient.
- Case management. **O**
- Orientation vers un autre soignant ou un autre établissement. **O**

Soins relationnels
- Aide à la responsabilisation.
- Aide au changement souhaité par le patient.
- Amélioration de la capacité d'adaptation (*coping*).
- Clarification des valeurs.
- Conduite à tenir en cas de fugue d'un patient.
- Consultation psychosociale.
- Consultation téléphonique.
- Détermination d'objectifs communs. **P**
- Éducation : exercices prescrits.
- Éducation à la santé.
- Éducation : habileté psychomotrice.
- Éducation individuelle.
- Éducation : médication prescrite.
- Éducation : régime alimentaire prescrit.
- Élargissement du réseau de soutien.
- Enseignement : processus de la maladie.
- Information : intervention ou traitement.
- Médiation culturelle.
- Négociation d'un contrat avec le patient. **P**
- Aide au sevrage tabagique. **O**
- Annonce de la vérité. **O**
- Éducation : rapports sexuels sans risque. **O**
- Groupe de soutien. **O**

RÉSULTATS

- Observance.
- Observance : régime alimentaire prescrit.
- Observance : médication prescrite.
- Observance : activité prescrite.

Autres résultats
- Performance de l'aidant naturel : soins directs.
- Performance de l'aidant naturel : soins indirects.

- Contrôle des symptômes.
- Acceptation de son propre état de santé.
- Adaptation à un handicap physique.
- Arrêt de la consommation d'alcool.
- Facteurs de stress pour l'aidant naturel.
- Relation patient–aidant naturel.
- Satisfaction du client.
- Satisfaction du client : *case management*.
- Satisfaction du client : communication.
- Arrêt de la toxicomanie.
- Stratégies d'adaptation familiales.
- Résilience familiale.
- Croyances en matière de santé.
- Croyances en matière de santé : perception des capacités.
- Croyances en matière de santé : perception du contrôle.
- Croyances en matière de santé : perception des ressources.
- Croyances en matière de santé : perception de la menace.
- Orientation de santé.
- Connaissances : processus de la maladie.
- Connaissances : programme thérapeutique.
- Motivation.
- Participation aux décisions de soins de santé.
- Soins personnels : médication parentérale.
- Soins personnels : médication non parentérale.
- Arrêt de la consommation de tabac.
- Soutien social.
- Prise de poids.
- Perte de poids.
- Élan vital.

Domaine 9 : Adaptation/tolérance au stress
Classe 2 : Stratégies d'adaptation

00148
PEUR
(1980, 1996, 2000)

DÉFINITION – Réponse à la perception d'une menace consciemment identifiée comme un danger.

CARACTÉRISTIQUES

- Appréhension.
- Augmentation de la pression sanguine.
- Augmentation de la tension.

- Diminution de la confiance en soi.
- Excitation.
- Incapacité de rester en place.
- Nausée.
- Pâleur.
- Pupilles dilatées.
- Sensation d'un état alarmant.
- Sentiment d'épouvante.
- Sentiment de panique.
- Sentiment de peur.
- Sentiment de terreur.
- Tension musculaire.
- Vomissements.

Cognitives
- Diminution de la capacité d'apprentissage.
- Diminution de la capacité de résoudre des problèmes.
- Diminution de la productivité.
- Identification de l'objet de la peur.
- Perception du stimulus comme une menace.

Comportementales
- Comportements d'évitement ou d'attaque.
- Concentration sur la source de la peur.
- État de qui-vive.
- Réactions impulsives.

Physiologiques
- Accélération du rythme respiratoire.
- Anorexie.
- Augmentation de la transpiration.
- Bouche sèche.
- Changement des réactions physiologiques (par ex. fréquence cardiaque, pression sanguine, fréquence respiratoire, saturation en oxygène, dioxyde de carbone en fin d'expiration).
- Diarrhée.
- Dyspnée.
- Fatigue.

FACTEURS FAVORISANTS
- Barrière linguistique.
- Déficit sensoriel (par ex. visuel, auditif).
- Environnement peu familier.
- Réaction de libération innée à des stimuli externes (par ex. neurotransmetteurs).
- Réaction innée aux stimuli (par ex. bruit soudain, altitude).
- Réponse acquise.
- Séparation du réseau de soutien.
- Stimulus phobique.

INTERVENTIONS

Soins à la famille
- Aide au travail de deuil : décès périnatal. O
- Conduite à tenir face à une grossesse à risque. O
- Facilitation de la présence de la famille. O
- Préparation à l'accouchement. O
- Réanimation du fœtus. O

Soins de sécurité
- Amélioration de la sécurité. P
- Aménagement du milieu ambiant.
- Intervention en situation de crise.
- Surveillance des signes vitaux. O

Système de santé
- Aide à la prise de décisions.
- Aide à la réalisation d'un examen.
- Consultation téléphonique.
- Interruption du travail. O

Soins de base
- Relaxation musculaire progressive. O

Soins relationnels
- Amélioration de la capacité d'adaptation (*coping*). P
- Consultation psychosociale.
- Diminution de l'anxiété. P
- Élargissement du réseau de soutien.
- Information sensorielle préparatoire.
- Présence.
- Restructuration cognitive.
- Soutien psychologique.
- Technique d'apaisement.
- Toucher.
- Aide à la maîtrise de la colère. O
- Amélioration de la communication : déficience auditive. O
- Amélioration de la communication : déficience visuelle. O
- Amélioration de l'estime de soi. O
- Art-thérapie. O
- Biofeedback (rétroaction). O
- Information : intervention ou traitement. O
- Information préopératoire. O
- Groupe de soutien. O
- Hypnose. O
- Méditation. O
- Soutien spirituel. O
- Thérapie de groupe. O
- Thérapie par la relaxation. O

- Thérapie par la réminiscence. **O**
- Training autogène. **O**
- Visualisation. **O**

RÉSULTATS

- Niveau de la peur.
- Niveau de la peur chez l'enfant.
- Autocontrôle de la peur.

Autres résultats
- Niveau de la fatigue.
- Gravité des nausées et vomissements.
- Contrôle des nausées et des vomissements.
- Estime de soi.
- État des signes vitaux.
- Niveau du délire.
- Autocontrôle de l'anxiété.
- Stratégies d'adaptation.
- Niveau d'inconfort.
- Croyances en matière de santé : perception de la menace.
- Résilience individuelle.
- Soutien social.
- Niveau de stress.

> **Domaine 9 : Adaptation/tolérance au stress**
> **Classe 2 : Stratégies d'adaptation**

00199
PLANIFICATION INEFFICACE D'UNE ACTIVITÉ
(2008 ; N.P. 2.1)

DÉFINITION – Inaptitude à préparer un ensemble d'actions selon un échéancier et sous certaines conditions.

CARACTÉRISTIQUES

- Absence de plan.
- Anxiété excessive devant une tâche à réaliser.
- Capacités d'organisation insuffisantes.
- Échec systématique.
- Inquiétudes devant une tâche à réaliser.
- Non-atteinte des objectifs fixés concernant l'activité choisie.
- Peur devant une tâche à réaliser.
- Procrastination systématique.
- Ressources insuffisantes (par ex. financières, sociales, connaissances).

FACTEURS FAVORISANTS
- Capacité de traiter l'information insuffisante.
- Comportement de fuite devant une solution proposée.
- Hédonisme.
- Perception irréaliste des compétences personnelles.
- Perception irréaliste des événements.
- Soutien social insuffisant.

Domaine 9 : Adaptation/tolérance au stress
Classe 2 : Stratégies d'adaptation

00226
RISQUE DE **PLANIFICATION INEFFICACE D'UNE ACTIVITÉ**
(2010, 2013 ; N.P. 2.1)

DÉFINITION – Vulnérabilité à une inaptitude à préparer un ensemble d'actions selon un échéancier et sous certaines conditions, qui peut compromettre la santé.

FACTEURS DE RISQUE
- Capacité de traiter l'information insuffisante.
- Comportement de fuite devant une solution proposée.
- Hédonisme.
- Perception irréaliste des compétences personnelles.
- Perception irréaliste des événements.
- Procrastination systématique.
- Soutien social insuffisant.

Domaine 4 : Activité/repos
Classe 2 : Activité/exercice

00237
POSITION ASSISE ALTÉRÉE
(2013 ; N.P. 2.1)

DÉFINITION – Restriction de la capacité d'atteindre et/ou de maintenir de façon autonome et délibérée une position de repos en s'appuyant sur les fesses et les cuisses, avec le torse à la verticale.

CARACTÉRISTIQUES
- Difficulté à atteindre une position équilibrée du torse.
- Difficulté à fléchir ou étendre les deux genoux.
- Difficulté à fléchir ou étendre les deux hanches.
- Difficulté à maintenir une position équilibrée du torse.
- Difficulté à modifier la position d'un ou des deux membres inférieurs sur une surface inégale.
- Difficulté à soutenir le torse avec le poids corporel.

FACTEURS FAVORISANTS
- Altération des fonctions cognitives.
- Chirurgie orthopédique.
- Douleur.
- Endurance insuffisante.
- Énergie insuffisante.
- Fonctionnement métabolique diminué.
- Force musculaire insuffisante.
- Malnutrition.
- Position prescrite.
- Posture de soulagement volontaire.
- Sarcopénie.
- Trouble neurologique.
- Trouble psychologique.

Domaine 4 : Activité/repos
Classe 2 : Activité/exercice

00238
POSITION DEBOUT ALTÉRÉE
(2013 ; N.P. 2.1)

DÉFINITION – Restriction de la capacité de se mettre debout de façon autonome et délibérée et/ou de maintenir le corps en position verticale de la tête aux pieds.

CARACTÉRISTIQUES
- Difficulté à atteindre une position équilibrée du torse.
- Difficulté à étendre un ou les deux genoux.
- Difficulté à étendre une ou les deux hanches.
- Difficulté à fléchir un ou les deux genoux.
- Difficulté à fléchir une ou les deux hanches.
- Difficulté à maintenir une position équilibrée du torse.
- Difficulté à modifier la position d'un ou des deux membres inférieurs sur une surface inégale.
- Difficulté à soutenir le torse avec le poids corporel.

FACTEURS FAVORISANTS

- Blessure d'un membre inférieur.
- Détresse émotionnelle.
- Douleur.
- Endurance insuffisante.
- Énergie insuffisante.
- Fonctionnement métabolique diminué.
- Force musculaire insuffisante.
- Intervention chirurgicale.
- Malnutrition.
- Obésité.
- Position prescrite.
- Posture de soulagement volontaire.
- Sarcopénie.
- Trouble circulatoire.
- Trouble neurologique.

Domaine 9 : Adaptation/tolérance au stress
Classe 2 : Stratégies d'adaptation

00187
MOTIVATION À AMÉLIORER SON POUVOIR D'ACTION
(2006, 2013 ; N.P. 2.1)

DÉFINITION – Façon de participer délibérément aux changements procurant un bien-être, qui peut être renforcée.

CARACTÉRISTIQUES

- Exprime le désir d'accroître son engagement pour générer le changement.
- Exprime le désir d'améliorer l'identification de choix qui peuvent être faits pour permettre le changement.
- Exprime le désir d'améliorer son pouvoir d'action.
- Exprime le désir d'augmenter sa participation aux choix liés à la santé et à la vie quotidienne.
- Exprime le désir d'augmenter ses connaissances pour participer au changement.
- Exprime le désir d'augmenter son indépendance pour entreprendre des actions favorisant le changement.
- Exprime le désir de prendre davantage conscience des changements possibles à faire.

Domaine 10 : Principes de vie
Classe 3 : Congruence entre les valeurs/croyances/actes

00169
PRATIQUE RELIGIEUSE PERTURBÉE
(2004 ; N.P 2.1)

DÉFINITION – Difficulté à maintenir sa confiance en des croyances et/ou à participer aux rites d'une religion.

CARACTÉRISTIQUES

- Difficultés à se rallier aux croyances religieuses ou à participer aux rites prescrits (par ex. cérémonies ; règles vestimentaires ; prière ; services ; respect des fêtes religieuses).
- Détresse à cause de la séparation de la communauté religieuse.
- Désir de renouer avec les croyances et coutumes antérieures.
- Questionnement sur les coutumes et les modes religieux.

FACTEURS FAVORISANTS

Développementaux et situationnels
- Crise liée à la fin de vie.
- Transition de vie.
- Vieillissement.

Physiques
- Douleur.
- Maladie.

Psychologiques
- Antécédents de manipulation religieuse.
- Anxiété.
- Crise personnelle.
- Insécurité.
- Peur de la mort.
- Soutien social insuffisant.
- Stratégies d'adaptation inefficaces.

Socioculturels
- Intégration sociale insuffisante.
- Interaction socioculturelle insuffisante.
- Obstacle culturel et environnemental à la pratique religieuse.

Spirituels
- Crise spirituelle.
- Détresse.

Domaine 10 : Principes de vie
Classe 3 : Congruence entre les valeurs/croyances/actes

00170
RISQUE DE PERTURBATION DANS LA PRATIQUE RELIGIEUSE
(2004, 2013 ; N.P. 2.1)

DÉFINITION – Vulnérabilité à une perturbation dans le maintien de la confiance en des croyances religieuses et/ou dans la participation aux rites d'une religion, qui peut compromettre la santé.

FACTEURS DE RISQUE

Développemental
- Transition de vie.

Environnementaux
- Moyens de transport insuffisants.
- Obstacles à la pratique de la religion.

Physiques
- Douleur.
- Hospitalisation.
- Maladie.

Psychologiques
- Dépression.
- Insécurité.
- Soutien social insuffisant.
- Stratégies d'adaptation ou soins inefficaces.

Socioculturels
- Interaction sociale insuffisante.
- Obstacles culturels empêchant la pratique d'une religion.

Spirituel
- Détresse.

Domaine 10 : Principes de vie
Classe 3 : Congruence entre les valeurs/croyances/actes

00171
MOTIVATION À AMÉLIORER SA PRATIQUE RELIGIEUSE
(2004, 2013 ; N.P. 2.1)

DÉFINITION – Capacité d'augmenter sa confiance en des croyances religieuses et/ou de participer à des rites religieux, qui peut être renforcée.

CARACTÉRISTIQUES
- Exprime le désir d'augmenter l'utilisation d'objets religieux.
- Exprime le désir d'augmenter la participation aux réconciliations.
- Exprime le désir d'augmenter la rencontre de personnalités religieuses.
- Exprime le désir d'augmenter sa participation aux pratiques/ expériences religieuses (par ex. cérémonies, règles, règles vestimentaires, prières, services, respect des fêtes religieuses).
- Exprime le désir d'élargir ses perspectives religieuses.
- Exprime le désir de pardonner davantage.
- Exprime le désir de renforcer les croyances et pratiques religieuses du passé.

Domaine 10 : Principes de vie
Classe 3 : Congruence entre les valeurs/croyances/actes

00184
MOTIVATION À AMÉLIORER SA PRISE DE DÉCISION
(2006, 2013 ; N.P. 2.1)

DÉFINITION – Un ensemble de processus décisionnels permettant l'atteinte des objectifs de santé à court et à long terme, qui peut être renforcé.

CARACTÉRISTIQUES
- Exprime le désir d'améliorer la prise de décision.
- Exprime le désir d'augmenter l'utilisation des données probantes pour la prise de décision.
- Exprime le désir de clarifier la signification de ses choix.
- Exprime le désir de clarifier les différentes options envisagées dans la prise de décision.
- Exprime le désir de parfaire l'analyse des avantages et des inconvénients des décisions à prendre.
- Exprime le désir de prendre des décisions plus conformes à ses valeurs et à ses objectifs personnels.
- Exprime le désir de prendre des décisions plus conformes aux valeurs et aux objectifs socioculturels.

Domaine 10 : Principes de vie
Classe 3 : Congruence entre les valeurs/croyances/actes

00242

PRISE DE DÉCISION ÉMANCIPÉE PERTURBÉE

(2013 ; N.P. 2.1)

DÉFINITION – Processus de prise de décision en matière de santé qui n'inclut pas des connaissances personnelles et/ou la considération des normes sociales, ou qui n'est pas réalisé dans un environnement modulable, entraînant une insatisfaction au sujet de la décision.

CARACTÉRISTIQUES

- Crainte excessive de ce que d'autres pensent de la décision.
- Détresse à l'écoute de l'opinion des autres.
- Expression réduite au sujet des options de soins de santé en présence d'autrui.
- Incapacité de choisir les options de soins de santé qui correspondent le mieux à son mode de vie actuel.
- Incapacité de décrire en quoi une option de soins de santé conviendrait à son mode de vie actuel.
- Préoccupation excessive à propos de ce que d'autres pensent être la meilleure solution.
- Retard dans l'adoption des options de soins de santé choisies.
- Retard dans le choix des options de soins de santé.
- Sentiment de gêne pour décrire une opinion personnelle.

FACTEURS FAVORISANTS

- Diminution de la compréhension de tous les choix de soins de santé disponibles.
- Expérience de prise de décision limitée.
- Famille hiérarchique traditionnelle.
- Incapacité d'exprimer correctement ses opinions au sujet des options de soins de santé.
- Intimité insuffisante pour discuter des options de soins de santé.
- Système de soins santé hiérarchique traditionnel.
- Temps insuffisant pour discuter des options de soins de santé.

Domaine 10 : Principes de vie
Classe 3 : Congruence entre les valeurs/croyances/actes

00244

RISQUE DE **PRISE DE DÉCISION ÉMANCIPÉE** PERTURBÉE

(2013 ; N.P. 2.1)

DÉFINITION – Vulnérabilité au processus de prise de décision en matière de soins de santé qui n'inclut pas des connaissances personnelles et/ou la considération des normes sociales, ou qui n'est pas réalisé dans un environnement modulable, entraînant une insatisfaction au sujet de la décision.

FACTEURS DE RISQUE
- Confiance en soi insuffisante face à la prise de décision.
- Expérience de prise de décision limitée.
- Famille hiérarchique traditionnelle.
- Informations insuffisantes à propos des options de soins santé.
- Insuffisance d'assurance pour discuter ouvertement à propos des options de santé.
- Intimité insuffisante pour discuter ouvertement des options de soins de santé.
- Système de soins de santé hiérarchique traditionnel.
- Temps insuffisant pour discuter des options de soins de santé.

Domaine 10 : Principes de vie
Classe 3 : Congruence entre les valeurs/croyances/actes

00243

MOTIVATION À AMÉLIORER UNE PRISE DE DÉCISION ÉMANCIPÉE

(2013 ; N.P. 2.1)

DÉFINITION – Processus de prise de décision en matière soins de santé incluant des connaissances personnelles et/ou la considération des normes sociales, qui peut être renforcé.

CARACTÉRISTIQUES
- Exprime le désir d'accroître son aisance à parler des options de soins de santé en présence des autres.
- Exprime le désir d'accroître son assurance dans le processus de prise de décision.
- Exprime le désir d'accroître son assurance pour discuter ouvertement des options de soins de santé.

- Exprime le désir d'améliorer l'intimité pour discuter des options de soins de santé.
- Exprime le désir d'améliorer la capacité de choisir les options de soins de santé qui correspondent le mieux au mode de vie actuel.
- Exprime le désir d'améliorer la capacité de choisir les options de soins de santé.
- Exprime le désir d'améliorer la capacité de compréhension de toutes les options de soins de santé disponibles.
- Exprime le désir d'améliorer la capacité de décrire son opinion personnelle sans contrainte.
- Exprime le désir d'améliorer le processus de prise de décision.

Domaine 1 : Promotion de la santé
Classe 2 : Prise en charge de la santé

00078

PRISE EN CHARGE INEFFICACE DE LA SANTÉ

(1994, 2008 ; N.P. 2.1)

DÉFINITION – Façon d'organiser les modalités du traitement d'une maladie ou de ses séquelles et de l'intégrer à la vie quotidienne ne permettant pas d'atteindre certains objectifs de santé.

CARACTÉRISTIQUES

- Choix inefficaces dans la vie quotidienne pour atteindre les buts de santé.
- Difficultés avec le traitement prescrit.
- Échec des mesures prises pour diminuer les facteurs de risque.
- Échec pour intégrer le programme thérapeutique aux habitudes quotidiennes.

FACTEURS FAVORISANTS

- Classe socio-économique défavorisée.
- Complexité du programme thérapeutique.
- Complexité du système de soins de santé.
- Conflit décisionnel.
- Conflit familial.
- Connaissances insuffisantes du programme thérapeutique.
- Fardeau trop lourd.
- Habitudes familiales concernant la santé.
- Perception de la gravité de la situation.
- Perception de la vulnérabilité.

- Perception des bénéfices.
- Perception des obstacles.
- Points de repère inadéquats.
- Sentiment d'impuissance.
- Soutien social insuffisant.

INTERVENTIONS

Soins à la famille
- Soutien à la famille.
- Aide à la préservation de l'intégrité familiale. O
- Conduite à tenir face à une grossesse à risque. O
- Mobilisation des ressources familiales. O

Soins de sécurité
- Identification des risques.
- Intervention en situation de crise.

Système de santé
- Assistance à la gestion des ressources financières.
- Consultation téléphonique.
- Interruption du travail.
- Orientation dans le réseau de la santé et de la Sécurité sociale.
- Suivi par téléphone.
- Aide à la prise de décisions. O
- Orientation vers un autre soignant ou un autre établissement. O

Soins de base
- Incitation à faire de l'exercice. O

Soins relationnels
- Aide au changement souhaité par le patient. P
- Amélioration de la capacité d'adaptation (*coping*).
- Augmentation du sentiment d'efficacité personnelle.
- Consultation de diététique.
- Consultation psychosociale.
- Détermination d'objectifs communs.
- Écoute active.
- Éducation : médication prescrite.
- Éducation : régime alimentaire prescrit.
- Enseignement : processus de la maladie.
- Établissement d'une relation complexe.
- Information : intervention ou traitement.
- Médiation culturelle.
- Modification du comportement. P
- Négociation d'un contrat avec le patient.
- Restructuration cognitive.
- Soutien psychologique.

- Aide au sevrage tabagique. Ⓞ
- Amélioration de la conscience de soi. Ⓞ
- Amélioration de la responsabilisation. Ⓞ
- Amélioration de l'estime de soi. Ⓞ
- Amélioration du réseau de soutien. Ⓞ
- Annonce de la vérité. Ⓞ
- Bibliothérapie. Ⓞ
- Clarification des valeurs. Ⓞ
- Facilitation de l'apprentissage. Ⓞ
- Groupe de soutien. Ⓞ
- Humour. Ⓞ
- Présence. Ⓞ
- Toucher. Ⓞ

RÉSULTATS

- Comportement de promotion de la santé.
- Connaissances : promotion de la santé.

Autres résultats
- Adaptation psychosociale : transition de la vie.
- Autogestion : arythmie.
- Autogestion : asthme.
- Autogestion : bronchopneumopathie chronique obstructive.
- Autogestion : désordres lipidiques.
- Autogestion : diabète.
- Autogestion : hypertension.
- Autogestion : insuffisance cardiaque.
- Autogestion : maladie aiguë.
- Autogestion : maladie artérielle périphérique.
- Autogestion : maladie cardiaque.
- Autogestion : maladie chronique.
- Autogestion : maladie coronarienne.
- Autogestion : maladie rénale.
- Autogestion : ostéoporose.
- Autogestion : sclérose en plaques.
- Autogestion : traitement par anticoagulant.
- Capacité d'effectuer ses soins personnels.
- Comportement d'adhésion.
- Comportement d'adhésion : alimentation saine.
- Connaissances : activités prescrites.
- Connaissances : alimentation saine.
- Connaissances : comportements de santé.
- Connaissances : conservation de l'énergie.
- Connaissances : contrôle de l'infection.
- Connaissances : contrôle de la toxicomanie.
- Connaissances : gestion d'un traitement anticoagulant.
- Connaissances : gestion de l'accident vasculaire cérébral.

P

- Connaissances : gestion de l'arthrite.
- Connaissances : gestion de l'arythmie.
- Connaissances : gestion de l'asthme.
- Connaissances : gestion de l'hypertension.
- Connaissances : gestion de l'insuffisance cardiaque.
- Connaissances : gestion de l'ostéoporose.
- Connaissances : gestion de la bronchopneumopathie chronique obstructive.
- Connaissances : gestion de la démence.
- Connaissances : gestion de la douleur.
- Connaissances : gestion de la maladie.
- Connaissances : gestion de la maladie aiguë.
- Connaissances : gestion de la maladie artérielle périphérique.
- Connaissances : gestion de la maladie cardiaque.
- Connaissances : gestion de la maladie chronique.
- Connaissances : gestion de la maladie intestinale inflammatoire.
- Connaissances : gestion de la maladie rénale.
- Connaissances : gestion de la pneumonie.
- Connaissances : gestion de la sclérose en plaques.
- Connaissances : gestion des désordres lipidiques.
- Connaissances : gestion des troubles alimentaires.
- Connaissances : gestion du cancer.
- Connaissances : gestion du diabète.
- Connaissances : gestion du poids.
- Connaissances : gestion du stress.
- Connaissances : mode de vie sain.
- Connaissances : prévention de l'accident vasculaire cérébral.
- Connaissances : prévention de la thrombose.
- Connaissances : prévention des chutes.
- Connaissances : prévention du cancer.
- Connaissances : processus de la maladie.
- Connaissances : programme thérapeutique.
- Connaissances : régime alimentaire prescrit.
- Connaissances : ressources sanitaires.
- Connaissances : santé de la mère avant la conception.
- Connaissances : sécurité personnelle.
- Contrôle personnel des soins.
- Détection des risques.
- État de santé personnel.
- Mode de vie équilibré.
- Motivation.
- Observance.

- Observance : activité prescrite.
- Observance : médication prescrite.
- Observance : régime alimentaire prescrit.
- Orientation de santé.
- Participation aux décisions de soins de santé.
- Recherche d'un meilleur niveau de santé.
- Soutien social.
- Adaptation à un handicap physique.
- Capacités cognitives.
- Communication.
- Coordination des mouvements.
- Niveau de la démence.
- Niveau du délire.
- Pensée abstraite.
- Prise de décision.
- Résolution de la culpabilité.
- Satisfaction du client : accessibilité aux soins.
- Stratégies d'adaptation.
- Travail de deuil.

Domaine 1 : Promotion de la santé
Classe 2 : Prise en charge de la santé

00162

MOTIVATION À AMÉLIORER LA PRISE EN CHARGE DE LA SANTÉ

(2002, 2010, 2013 ; N.P. 2.1)

DÉFINITION – Façon d'organiser et d'intégrer dans la vie quotidienne le programme thérapeutique d'une maladie et de ses séquelles, qui peut être renforcée.

CARACTÉRISTIQUES

- Exprime le désir d'améliorer la gestion de sa maladie.
- Exprime le désir d'améliorer la gestion des facteurs de risque.
- Exprime le désir d'améliorer la gestion des symptômes.
- Exprime le désir d'améliorer la gestion du traitement prescrit.
- Exprime le désir d'améliorer le choix d'activités quotidiennes permettant d'atteindre les buts.
- Exprime le désir d'améliorer son immunisation/vaccination.

Domaine 1 : Promotion de la santé
Classe 2 : Prise en charge de la santé

00080

PRISE EN CHARGE INEFFICACE DE LA SANTÉ PAR LA FAMILLE
(1992, 2013)

DÉFINITION – Façon d'organiser les modalités du traitement d'une maladie ou de ses séquelles et de l'intégrer dans les habitudes familiales ne permettant pas d'atteindre certains objectifs de santé.

CARACTÉRISTIQUES
- Activités familiales inappropriées pour atteindre les objectifs de santé.
- Difficultés relatives au traitement prescrit.
- Diminution de la vigilance face à la maladie.
- Échec des mesures prises pour réduire les facteurs de risque.
- Exacerbation des symptômes de la maladie d'un membre de la famille.

FACTEURS FAVORISANTS
- Classe socio-économique défavorisée.
- Complexité du programme thérapeutique.
- Complexité du système de soins de santé.
- Conflit décisionnel.
- Conflit familial.

INTERVENTIONS

Soins à la famille
- Aide à la préservation de l'intégrité familiale.
- Mise à contribution de la famille. **P**

Soins de sécurité
- Identification des risques.

Système de santé
- Assistance à la gestion des ressources financières.
- Orientation dans le réseau de la santé et de la Sécurité sociale.
- Orientation vers un autre soignant ou un autre établissement. **O**

Soins relationnels
- Médiation culturelle.
- Élargissement du réseau de soutien. **O**
- Groupe de soutien. **O**
- Médiation culturelle. **O**
- Réduction du stress lié au déménagement. **O**
- Remplacement temporaire de l'aidant naturel. **O**
- Soutien à un aidant naturel. **O**
- Soutien protecteur contre les violences. **O**

RÉSULTATS

- Normalisation de la famille.
- Participation de la famille aux soins dispensés par un professionnel.

Autres résultats

- Observance.
- Résilience familiale.
- Adaptation de l'enfant à l'hospitalisation.
- Contrôle des risques au sein de la famille : obésité.
- Gravité des symptômes.
- Performance de l'aidant naturel : soins directs.
- Performance de l'aidant naturel : soins indirects.
- Préparation de l'aidant naturel pour les soins.
- Soutien de la famille lors d'un traitement.
- Climat social de la famille.
- Connaissance : programme thérapeutique.
- Connaissances : gestion de la maladie aiguë.
- Connaissances : gestion de la maladie chronique.
- Endurance dans le rôle d'aidant naturel.
- État de santé de la famille.
- Intégrité de la famille.
- Prise de décision.

Domaine 11 : Sécurité/protection
Classe 5 : Processus défensifs

00217

RISQUE DE RÉACTION ALLERGIQUE

(2010, 2013 ; N.P. 2.1)

DÉFINITION – Vulnérabilité à une réponse immunologique ou à une réaction exagérée à des substances, qui peut compromettre la santé.

FACTEURS DE RISQUE

- Allergie à une piqûre d'insecte.
- Allergie aux aliments (par ex. avocat, banane, châtaignes, kiwi, arachides, fruits de mer, champignons, fruits tropicaux).
- Exposition à des allergènes (par ex. médicaments).
- Exposition à des allergènes environnementaux (par ex. moisissure, poussière, pollen).
- Exposition à des produits chimiques toxiques.
- Expositions répétées à des substances environnementales sources d'allergie.

Domaine 11 : Sécurité/protection
Classe 5 : Processus défensifs

00041
RÉACTION ALLERGIQUE AU LATEX
(1998, 2006 ; N.P. 2.1)

DÉFINITION – Hypersensibilité aux produits composés de latex naturel.

CARACTÉRISTIQUES

Réactions menaçant la vie et qui apparaissent à moins d'une heure d'exposition
- Arrêt respiratoire.
- Bronchospasme.
- Dyspnée.
- Gêne respiratoire.
- Hypotension.
- Infarctus du myocarde.
- Œdème (par ex. lèvres, langue, luette, gorge).
- Râles.
- Syncope.
- Urticaire de contact progressant en symptômes généralisés.

Réactions de type IV qui apparaissent après plus d'une heure d'exposition
- Eczéma.
- Irritation de la peau.
- Réaction de sensibilité aux additifs de fabrication (par ex. thiurams, carbamates).
- Rougeur de la peau.

Caractéristiques buccofaciales
- Congestion nasale.
- Érythème (par ex. yeux, facial, nasal, oral).
- Larmoiement.
- Œdème des paupières.
- Œdème périorbitaire.
- Prurit (par ex. yeux, facial, nasal, oral).
- Rhinorrhée.

Caractéristiques gastro-intestinales
- Douleur abdominale.
- Nausées.

Caractéristiques généralisées
- Agitation.
- Inconfort général.
- Œdème généralisé.

- Rougeurs.
- Signale une sensation de chaleur corporelle généralisée.

FACTEUR FAVORISANT
- Hypersensibilité aux protéines naturelles de latex.

INTERVENTIONS

Soins techniques complexes
- Administration de médicaments.
- Administration de médicaments par voie cutanée.
- Administration de médicaments par voie nasale.
- Prévention des états de choc.
- Soins des voies respiratoires.
- Surveillance de l'état de la peau.
- Surveillance de l'état respiratoire.
- Conduite à tenir en présence d'un état de choc anaphylactique.
- Coordination des mesures de réanimation cardiaque.
- Mise en place d'une intraveineuse.
- Thérapie intraveineuse.
- Traitement d'un déséquilibre hydrique.

Soins de sécurité
- Aménagement du milieu ambiant.
- Identification des risques.
- Précautions lors de l'emploi de dérivés du latex.
- Prévention des risques de l'environnement.
- Surveillance.
- Surveillance des signes vitaux.
- Traitement des allergies.

Soins relationnels
- Éducation individuelle.

RÉSULTATS

- Réaction allergique localisée.
- Réaction allergique systémique.

Autres résultats
- État cardiopulmonaire.
- Niveau d'inconfort.
- Réaction d'hypersensibilité immunitaire.
- État respiratoire.
- Intégrité tissulaire : peau et muqueuses.
- Gravité des symptômes.
- Gravité des nausées et vomissements.

Domaine 11 : Sécurité/protection
Classe 5 : Processus défensifs

00042

RISQUE DE RÉACTION ALLERGIQUE AU LATEX

(1998, 2006, 2013 ; N.P. 2.1)

DÉFINITION – Vulnérabilité à une hypersensibilité aux produits composés de latex naturel, qui peut compromettre la santé.

FACTEURS DE RISQUE

- Allergie aux aliments (par ex. avocats, bananes, châtaignes, kiwi, arachides, fruits de mer, champignons, fruits tropicaux).
- Allergie aux poinsettias.
- Antécédents d'allergie.
- Antécédents d'asthme.
- Antécédents de réactions au latex.
- Exposition fréquente au latex naturel.
- Intervention chirurgicale pendant l'enfance.
- Interventions chirurgicales nombreuses.

INTERVENTIONS

Soins de sécurité
- Aménagement du milieu ambiant.
- Identification des risques.
- Précautions lors de l'emploi de dérivés du latex. **P**
- Prévention des risques de l'environnement. **P**
- Aménagement du milieu ambiant : sécurité de l'homme au travail. **O**
- Surveillance. **O**

Système de santé
- Orientation dans le réseau de la santé et de la Sécurité sociale.
- Échange d'informations relatives aux soins de santé. **O**

Soins relationnels
- Éducation individuelle.

RÉSULTATS

- Réaction allergique localisée.
- Réaction d'hypersensibilité immunitaire.
- Connaissances : comportements de santé.

- Préparation avant une intervention.
- Contrôle des risques.
- Détection des risques.
- Intégrité tissulaire : peau et muqueuses.

> **Domaine 11 : Sécurité/protection**
> **Classe 5 : Processus défensifs**
>
> 00218
> # RISQUE DE RÉACTION INDÉSIRABLE À UN PRODUIT DE CONTRASTE IODÉ
> (2010, 2013 ; N.P. 2.1)

DÉFINITION – Vulnérabilité à toute réaction nocive ou imprévue associée à l'utilisation d'un produit de contraste iodé survenant dans les 7 jours après l'injection du produit, qui peut compromettre la santé.

FACTEURS DE RISQUE
- Antécédents d'allergie.
- Antécédents d'effet indésirable aux produits de contraste iodés.
- Anxiété.
- Déshydratation.
- Extrêmes d'âge.
- Faiblesse généralisée.
- Le produit de contraste accélère la réaction indésirable.
- Maladie chronique.
- Personne inconsciente.
- Utilisation concomitante de médicaments (par ex. β-bloquants, interleukine-2, metformine, médicaments néphrotoxiques).
- Veine fragilisée (par ex. chimiothérapie ou radiothérapie dans le membre où le produit sera injecté, lignes intraveineuses en place depuis plus de 24 heures, dissection précédente des ganglions lymphatiques axillaires dans le membre où le produit sera injecté, accès intraveineux distal).

Domaine 9 : Adaptation/tolérance au stress
Classe 2 : Stratégies d'adaptation

00241
RÉGULATION DE L'HUMEUR PERTURBÉE
(2013 ; N.P. 2.1)

DÉFINITION – État mental caractérisé par des changements d'humeur ou d'émotions comprenant un ensemble de manifestations affectives, cognitives, somatiques et/ou physiologiques dont l'intensité varie de légère à sévère.

CARACTÉRISTIQUES
- Agitation psychomotrice.
- Auto-accusation excessive.
- Changement dans le comportement verbal.
- Conscience de soi excessive.
- Culpabilité excessive.
- Désespoir.
- Désinhibition.
- Dysphorie.
- Estime de soi sous influence.
- État de manque.
- Faible estime de soi.
- Fuite des idées.
- Irritabilité.
- Retard psychomoteur.
- Tristesse.
- Trouble de la concentration.

FACTEURS FAVORISANTS
- Altération des habitudes de sommeil.
- Anxiété.
- Douleur.
- Hypervigilance.
- Interactions sociales perturbées.
- Isolement social.
- Maladie chronique.
- Modification de l'appétit.
- Modification du poids.
- Pensées récurrentes sur la mort.
- Pensées suicidaires récurrentes.
- Psychose.
- Solitude.
- Toxicomanie.
- Trouble fonctionnel.

Domaine 7 : Relations et rôles
Classe 3 : Performance dans l'exercice du rôle

00223
RELATION ENTRE PARTENAIRES INFRUCTUEUSE
(2010 ; N.P. 2.1)

DÉFINITION – Ensemble d'actions mutuelles entre partenaires ne permettant pas à chacun de pourvoir à ses besoins.

CARACTÉRISTIQUES
- Autonomie insuffisamment équilibrée entre les partenaires.
- Collaboration insuffisamment équilibrée entre les partenaires.
- Communication entre partenaires peu satisfaisante.
- Insatisfaction à l'égard de l'échange des idées entre les partenaires.
- Insatisfaction à l'égard du partage d'information entre les partenaires.
- Insatisfaction concernant la relation de complémentarité entre les partenaires.
- Insatisfaction quant au fait de subvenir aux besoins émotionnels de l'autre.
- Insatisfaction quant au fait de subvenir aux besoins physiques de l'autre.
- Manifestation de compréhension inadéquate à l'égard des limites fonctionnelles (physiques, sociales, psychologiques) du partenaire.
- Partenaire non identifié comme personne clé.
- Respect mutuel entre les partenaires insuffisant.
- Retard par rapport aux besoins développementaux appropriés à l'étape du cycle de la vie familiale.
- Soutien mutuel entre les partenaires insuffisant dans l'accomplissement des activités de la vie quotidienne.

FACTEURS FAVORISANTS
- Altération des fonctions cognitives chez l'un des partenaires.
- Antécédents de violence familiale.
- Attentes irréalistes.
- Crises développementales.
- Facteurs de stress.
- Incarcération d'un des partenaires.
- Techniques de communication inefficaces.
- Toxicomanie.

Domaine 7 : Relations et rôles
Classe 3 : Performance dans l'exercice du rôle

00229
RISQUE DE **RELATION ENTRE PARTENAIRES** INFRUCTUEUSE
(2010, 2013 ; N.P. 2.1)

DÉFINITION – Vulnérabilité à développer un ensemble d'actions mutuelles entre partenaires ne permettant pas à chacun de pourvoir à ses besoins.

FACTEURS DE RISQUE
- Altération des fonctions cognitives chez l'un des partenaires.
- Antécédents de violence familiale.
- Attentes irréalistes.
- Crises développementales.
- Facteurs de stress.
- Incarcération d'un des partenaires.
- Techniques de communication inefficaces.
- Toxicomanie.

Domaine 7 : Relations et rôles
Classe 3 : Performance dans l'exercice du rôle

00207
MOTIVATION À AMÉLIORER LA RELATION ENTRE PARTENAIRES
(2008, 2013 ; N.P. 2.1)

DÉFINITION – Un ensemble d'actions mutuelles entre partenaires permettant à chacun de pourvoir à ses besoins, qui peut être renforcé.

CARACTÉRISTIQUES
- Exprime le désir d'améliorer l'autonomie et la collaboration entre partenaires.
- Exprime le désir d'améliorer la communication entre les partenaires.
- Exprime le désir d'améliorer la compréhension quant au déficit fonctionnel du partenaire (par ex. physique, social, psychologique).
- Exprime le désir d'améliorer la réalisation des besoins physiques et émotionnels pour chaque partenaire.
- Exprime le désir d'améliorer la satisfaction à propos de la complémentarité de la relation entre partenaires.
- Exprime le désir d'améliorer la satisfaction lors du partage d'informations et d'idées entre les partenaires.

- Exprime le désir d'améliorer la satisfaction quant à la réalisation des besoins émotionnels pour chaque partenaire.
- Exprime le désir d'améliorer le respect mutuel entre partenaires.

Domaine 9 : Adaptation/tolérance au stress
Classe 2 : Stratégies d'adaptation

00210
RÉSILIENCE RÉDUITE
(2008 ; N.P. 2.1)

DÉFINITION – Diminution de la capacité d'entretenir un ensemble de réactions positives face à une situation défavorable ou de crise.

CARACTÉRISTIQUES
- Culpabilité.
- Dépression.
- Diminution de l'intérêt pour les activités intellectuelles.
- Diminution de l'intérêt pour les activités professionnelles.
- État de santé détérioré.
- Faible estime de soi.
- Honte.
- Isolement social.
- Résurgence de la détresse.
- Stratégies d'adaptation inefficaces.

FACTEURS FAVORISANTS
- Capacités intellectuelles faibles.
- Classe socio-économique défavorisée.
- Contrôle des pulsions insuffisant.
- Données démographiques qui augmentent la probabilité d'inadaptation.
- Exposition à la violence.
- Famille nombreuse.
- Maladie mentale parentale.
- Niveau peu élevé d'éducation maternelle.
- Rôle parental contradictoire.
- Sensation de vulnérabilité.
- Sexe féminin.
- Statut de minorité ethnique.
- Toxicomanie.
- Trouble psychologique.
- Violence au sein de la collectivité.

Domaine 9 : Adaptation/tolérance au stress
Classe 2 : Stratégies d'adaptation

00211
RISQUE DE **RÉSILIENCE** RÉDUITE
(2008, 2013 ; N.P. 2.1)

DÉFINITION – Vulnérabilité à une diminution de la capacité d'entretenir un ensemble de réactions positives face à une situation défavorable ou de crise, qui peut compromettre la santé.

FACTEURS DE RISQUE
- Chronicité de la crise actuelle.
- Coexistence de multiples situations défavorables.
- Nouvelle crise (par ex. : grossesse non planifiée, perte du logement, décès d'un membre de la famille).

Domaine 9 : Adaptation/tolérance au stress
Classe 2 : Stratégies d'adaptation

00212
MOTIVATION À ACCROÎTRE SA RÉSILIENCE
(2008, 2013 ; N.P. 2.1)

DÉFINITION – Un ensemble de réactions positives face à une situation défavorable ou de crise, qui peut être renforcé.

CARACTÉRISTIQUES
- Exprime le désir d'accroître les perspectives positives.
- Exprime le désir d'accroître sa résilience.
- Exprime le désir d'accroître sa responsabilité pour ses actions.
- Exprime le désir d'accroître son engagement dans des activités.
- Exprime le désir d'accroître son sentiment de maîtrise.
- Exprime le désir d'améliorer l'accès aux ressources.
- Exprime le désir d'améliorer l'établissement d'objectifs.
- Exprime le désir d'améliorer l'utilisation de stratégies de gestion de conflit.
- Exprime le désir d'améliorer la sécurité environnementale.
- Exprime le désir d'améliorer les réseaux de soutien.
- Exprime le désir d'améliorer sa progression vers les objectifs.
- Exprime le désir d'améliorer ses relations avec les autres.
- Exprime le désir d'améliorer ses stratégies d'adaptation.
- Exprime le désir d'améliorer ses techniques de communication.
- Exprime le désir d'améliorer son estime de soi.
- Exprime le désir d'augmenter les ressources disponibles.

Domaine 4 : Activité/repos
Classe 4 : Réponses cardiovasculaires/respiratoires

00033
RESPIRATION SPONTANÉE ALTÉRÉE
(1992)

DÉFINITION – Diminution des réserves énergétiques rendant la personne incapable de maintenir une respiration suffisante pour assurer ses besoins vitaux.

CARACTÉRISTIQUES

- Agitation.
- Appréhension.
- Augmentation de l'utilisation des muscles respiratoires accessoires.
- Augmentation de la fréquence cardiaque.
- Augmentation de la pression partielle en dioxyde de carbone (PCO_2).
- Augmentation du taux métabolique.
- Diminution de la collaboration.
- Diminution de la pression partielle en oxygène (PO_2).
- Diminution de la saturation en oxygène (SaO_2).
- Diminution du volume courant.
- Dyspnée.

FACTEURS FAVORISANTS

- Altération du métabolisme.
- Fatigue des muscles respiratoires.

INTERVENTIONS

Soins techniques complexes
- Administration de médicaments.
- Amélioration de la ventilation. ⓘ
- Aspiration des sécrétions des voies aériennes.
- Conduite à tenir en cas de ventilation mécanique invasive. ⓘ
- Conduite à tenir en cas de ventilation mécanique non invasive. ⓘ
- Intubation des voies respiratoires. ⓘ
- Kinésithérapie respiratoire.
- Oxygénothérapie.
- Rétablissement d'urgence de l'équilibre hydrique.
- Sevrage de la ventilation mécanique.
- Soins des voies respiratoires.
- Surveillance de l'équilibre acidobasique.
- Surveillance de l'équilibre hydrique.
- Surveillance de l'état de la peau.
- Surveillance de l'état respiratoire. ⓘ

- Traitement d'un déséquilibre acidobasique.
- Traitement d'un déséquilibre acidobasique : acidose respiratoire.
- Traitement d'un déséquilibre acidobasique : alcalose respiratoire.
- Traitement d'un déséquilibre hydrique.
- Traitement d'un déséquilibre hydroélectrolytique.
- Entretien d'un drain thoracique. Ⓞ
- Extubation. Ⓞ
- Limitation des pressions sur le corps. Ⓞ
- Mise en place d'une intraveineuse. Ⓞ
- Phlébotomie : prélèvement de sang artériel. Ⓞ
- Soins d'urgence. Ⓞ
- Thérapie intraveineuse. Ⓞ

Soins à la famille
- Réanimation d'un nouveau-né. Ⓟ

Soins de sécurité
- Aménagement du milieu ambiant.
- Aménagement du milieu ambiant : bien-être.
- Aménagement du milieu ambiant : sécurité.
- Contrôle de l'infection.
- Prévention des fausses routes.
- Protection contre les infections.
- Surveillance des signes vitaux.
- Contention physique. Ⓞ
- Surveillance. Ⓞ

Système de santé
- Aide à la prise de décisions. Ⓞ
- Gestion de l'équipement technique. Ⓞ
- Protection des droits du patient. Ⓞ

Soins de base
- Hygiène buccodentaire.
- Limitation de la dépense énergétique.
- Positionnement.
- Aide aux soins personnels. Ⓞ
- Entretien d'un drain. Ⓞ
- Entretien d'une sonde gastro-intestinale. Ⓞ
- Entretien d'une sonde urinaire. Ⓞ
- Prévention des escarres de décubitus. Ⓞ
- Soins à un patient alité. Ⓞ

Soins relationnels
- Diminution de l'anxiété.
- Soutien psychologique.
- Technique d'apaisement.
- Amélioration de la sécurité. Ⓞ

- Amélioration de la capacité d'adaptation (*coping*). Ⓘ
- Amélioration de l'image corporelle. Ⓘ
- Distraction. Ⓘ
- Écoute active. Ⓘ
- Humour. Ⓘ
- Insufflation d'espoir. Ⓘ
- Présence. Ⓘ
- Soutien spirituel. Ⓘ
- Toucher. Ⓘ

RÉSULTATS

- État respiratoire : échanges gazeux.
- État respiratoire : ventilation.
- État des signes vitaux.
- État respiratoire.

Autres résultats
- Réaction à la ventilation assistée : adulte.
- Réaction allergique systémique.
- Niveau d'anxiété.
- Conservation de l'énergie.
- Niveau de la fatigue.
- Niveau d'inconfort.
- Niveau d'agitation.
- Rétablissement chirurgical : postopératoire immédiat.
- Endurance.
- Réaction au sevrage de la ventilation assistée : adulte.
- Rétablissement après une intervention.

Domaine 11 : Sécurité/protection
Classe 2 : Lésions

00100
RÉTABLISSEMENT POSTOPÉRATOIRE RETARDÉ
(1998, 2006, 2013 ; N.P. 2.1.)

DÉFINITION – Prolongation du nombre de jours requis en postopératoire afin que les personnes commencent à accomplir seules les activités propres à entretenir la vie, la santé et le bien-être.

CARACTÉRISTIQUES
- Aide requise pour les soins personnels.
- Incapacité de reprendre son emploi.
- Inconfort.

- Mobilité réduite.
- Perte d'appétit.
- Report de la reprise du travail.
- Signes d'interruption du processus de cicatrisation de la plaie chirurgicale.
- Temps de la convalescence anormalement long.

FACTEURS FAVORISANTS
- Antécédents de retard de cicatrisation.
- Contamination du site opératoire.
- Diabète.
- Douleur.
- Extrêmes d'âge.
- Infection du site opératoire.
- Intervention chirurgicale lourde.
- Malnutrition.
- Médicament.
- Mobilité réduite.
- Nausées, vomissements persistants.
- Obésité.
- Œdème au niveau de la plaie.
- Réaction émotionnelle postopératoire.
- Score ASA (American Society of Anesthesiologists) ≥ 3.
- Temps opératoire prolongé.
- Traumatisme au niveau du site opératoire.
- Trouble psychologique pendant la période postopératoire.

> **INTERVENTIONS**

Soins techniques complexes
- Administration de médicaments.
- Conduite à tenir lors de nausées.
- Conduite à tenir lors des vomissements.
- Contrôle de l'infection.
- Gestion de la médication.
- Prévention de l'embolie.
- Régulation de la température.
- Soins d'une incision. ⓟ
- Soins d'une plaie.
- Traitement de la fièvre.
- Traitement d'un déséquilibre hydroélectrolytique.
- Irrigation d'une plaie. Ⓞ
- Stimulation de la toux. Ⓞ
- Surveillance de l'état respiratoire. Ⓞ

Soins à la famille
- Aide dans l'organisation et l'entretien du domicile. Ⓞ

Soins de sécurité
- Surveillance des signes vitaux.
- Aménagement du milieu ambiant : préparation du domicile. Ⓞ

Système de santé
- *Case management*.
- Autorisation de prise en charge. Ⓞ
- Conférence de soins multidisciplinaire. Ⓞ
- Consultation téléphonique. Ⓞ
- Échange d'informations relatives aux soins de santé. Ⓞ
- Orientation dans le réseau de la santé et de la Sécurité sociale. Ⓞ
- Planification de la sortie. Ⓞ

Soins de base
- Aide aux soins personnels. Ⓟ
- Amélioration du sommeil.
- Assistance nutritionnelle. Ⓟ
- Conduite à tenir devant la douleur. Ⓟ
- Établissement d'un régime alimentaire progressif.
- Limitation de la dépense énergétique.
- Thérapie alimentaire.
- Thérapie par l'exercice : marche.
- Alimentation entérale par sonde. Ⓞ
- Amélioration du sommeil. Ⓞ
- Hygiène buccodentaire. Ⓞ
- Positionnement. Ⓞ
- Régulation de l'élimination urinaire. Ⓞ
- Régulation du fonctionnement intestinal. Ⓞ
- Soins à un patient alité. Ⓞ
- Soins des voies respiratoires. Ⓞ

Soins relationnels
- Soutien à un aidant naturel. Ⓞ

RÉSULTATS

- Préparation à la sortie : centre d'hébergement et de soins.
- Préparation à la sortie : indépendance.
- Rétablissement chirurgical : convalescence.

Autres résultats
- Marche.
- Appétit.
- Niveau d'inconfort.
- Endurance.
- Niveau de la fatigue.
- Gravité de l'infection.
- Mobilité.

- Gravité des nausées et vomissements.
- Niveau de la douleur.
- Rétablissement après une intervention.
- Soins personnels : activités de la vie quotidienne (AVQ).
- Cicatrisation : 1re intention.
- Gravité de l'infection : nouveau-né.
- Contrôle de la douleur.
- Soins personnels : toilette.
- Soins personnels : habillage.
- Soins personnels : alimentation.
- Soins personnels : hygiène.
- Soins personnels : activités de la vie quotidienne (AVQ).

Domaine 11 : Sécurité/protection
Classe 2 : Lésions

00246

RISQUE DE **RÉTABLISSEMENT POSTOPÉRATOIRE** RETARDÉ
(2013 ; N.P. 2.1.)

DÉFINITION – Vulnérabilité à une prolongation du nombre de jours requis en postopératoire afin que les personnes commencent à accomplir seules les activités propres à entretenir la vie, la santé et le bien-être, qui peut compromettre la santé.

FACTEURS DE RISQUE
- Antécédents de retard de cicatrisation.
- Contamination du site opératoire.
- Diabète.
- Douleur.
- Extrêmes d'âge.
- Infection du site opératoire.
- Intervention chirurgicale lourde.
- Malnutrition.
- Médicament.
- Mobilité réduite.
- Nausées, vomissements persistants.
- Obésité.
- Œdème au niveau de la plaie.
- Réaction émotionnelle postopératoire.
- Score ASA (American Society of Anesthesiologists) ≥ 3.
- Temps opératoire prolongé.
- Traumatisme au niveau du site opératoire.
- Trouble psychologique pendant la période postopératoire.

Domaine 3 : Élimination/échange
Classe 1 : Fonction urinaire

00023
RÉTENTION URINAIRE
(1986)

DÉFINITION – Vidange incomplète de la vessie.

CARACTÉRISTIQUES
- Distension vésicale.
- Dysurie.
- Fuite mictionnelle.
- Incontinence par regorgement.
- Mictions fréquentes et de faible importance ou absence de mictions.
- Sensation de plénitude vésicale.
- Urine résiduelle.

FACTEURS FAVORISANTS
- Blocage au niveau des voies urinaires.
- Inhibition de l'arc réflexe.
- Pression urétrale élevée.
- Sphincter puissant.

INTERVENTIONS

Soins techniques complexes
- Gestion de la médication.
- Irrigation vésicale.
- Surveillance de l'équilibre hydrique.
- Traitement de la rétention urinaire. ®
- Traitement d'un déséquilibre hydrique.

Soins de base
- Cathétérisme vésical. ®
- Cathétérisme vésical intermittent.
- Entretien d'une sonde urinaire.
- Régulation de l'élimination urinaire.
- Incitation à faire de l'exercice. ⓞ
- Soins périnéaux. ⓞ
- Thérapie par la relaxation. ⓞ
- Thérapie par l'exercice : équilibre. ⓞ
- Thérapie par l'exercice : maîtrise musculaire. ⓞ
- Thérapie par l'exercice : marche. ⓞ
- Thérapie par l'exercice : souplesse articulaire. ⓞ

Soins relationnels
- Distraction. ⓞ
- Massage. ⓞ

> **RÉSULTAT**

- Élimination urinaire.

Autres résultats
- Gravité des symptômes.
- Réaction à un médicament.
- État neurologique : fonction sensorimotrice des nerfs rachidiens.
- Contrôle des symptômes.
- Continence urinaire.
- Bien-être physique.
- Niveau de la douleur.
- Continence urinaire.

> Domaine 1 : Promotion de la santé
> Classe 2 : Prise en charge de la santé
>
> 00215
> # SANTÉ D'UNE COLLECTIVITÉ DÉFICIENTE
> (2010 ; N.P. 2.1.)

DÉFINITION – Présence d'un ou de plusieurs problèmes de santé ou de facteurs qui empêchent le bien-être ou qui augmentent le risque, pour un groupe, de rencontrer des problèmes de santé.

CARACTÉRISTIQUES
- Problèmes de santé rencontrés par des groupes ou des populations.
- Programme visant l'augmentation du bien-être des groupes ou des populations non disponible.
- Programme visant l'élimination d'un ou de plusieurs problèmes de santé des groupes ou des populations non disponible.
- Programme visant la diminution d'un ou de plusieurs problèmes de santé des groupes ou des populations non disponible.
- Programme visant la prévention d'un ou de plusieurs problèmes de santé des groupes ou des populations non disponible.
- Risques relatifs à l'état de santé rencontrés par des groupes ou des populations.
- Risques relatifs à l'état psychologique rencontrés par des groupes ou des populations.
- Risques relatifs aux hospitalisations rencontrés par des groupes ou des populations.

FACTEURS FAVORISANTS

- Accès au dispensateur de soins de santé insuffisant.
- Budget inadéquat pour le programme.
- Données concernant les résultats du programme inadéquates.
- Manque de satisfaction du consommateur vis-à-vis du programme.
- Nombre de spécialistes en santé communautaire insuffisant.
- Plan d'évaluation du programme inadéquat.
- Programme abordant les problèmes de santé de façon incomplète.
- Ressources insuffisantes (par ex. financières, sociales, connaissances).
- Soutien social pour le programme inadéquat.

Domaine 11 : Sécurité/protection
Classe 2 : Lésions

00219
RISQUE DE SÉCHERESSE DE L'ŒIL
(2010, 2013 ; N.P. 2.1)

DÉFINITION – Vulnérabilité à un inconfort au niveau de l'œil, ou à une atteinte à la cornée et la conjonctive, consécutive à une diminution de la quantité ou de la qualité des larmes humectant l'œil, qui peut compromettre la santé.

FACTEURS DE RISQUE

- Antécédents d'allergie.
- Carence en vitamine A.
- Changement hormonal.
- Choix du mode de vie (par ex. tabagisme, usage de caféine, lecture prolongée).
- Facteur environnemental (par ex. air climatisé, vent excessif, exposition au soleil, pollution de l'air, taux d'humidité bas).
- Lentilles de contact.
- Lésion neurologique avec perte du réflexe sensitif ou moteur (par ex. lagophtalmie, perte du réflexe spontané du clignement).
- Lésion oculaire.
- Maladie auto-immune (par ex. arthrite rhumatoïde, diabète, trouble thyroïdien).
- Programme thérapeutique.
- Sexe féminin.
- Ventilation artificielle.
- Vieillissement.

Domaine 12 : Bien-être
Classe 3 : Bien-être au sein de la société

00054

RISQUE DE **SENTIMENT DE SOLITUDE**

(1994, 2006, 2013 ; N.P. 2.1)

DÉFINITION – Vulnérabilité à un sentiment de mal-être associé au désir ou au besoin de plus de contacts avec les autres, qui peut compromettre la santé.

FACTEURS DE RISQUE
- Carence affective.
- Carence émotionnelle.
- Isolement physique.
- Isolement social.

INTERVENTIONS

Soins à la famille
- Aide à la préservation de l'intégrité familiale. ⓟ
- Mise à contribution de la famille.
- Mobilisation des ressources familiales.

Soins de sécurité
- Aménagement du milieu ambiant.

Système de santé
- Facilitation des visites. ⓟ

Soins de base
- Limitation de la dépense énergétique.
- Incitation à faire de l'exercice. ⓞ

Soins relationnels
- Amélioration de la capacité d'adaptation (*coping*).
- Amélioration de la conscience de soi.
- Amélioration de la socialisation. ⓟ
- Amélioration de l'estime de soi.
- Consultation psychosociale.
- Diminution de l'anxiété.
- Élargissement du réseau de soutien.
- Entraînement à l'affirmation de soi.
- Établissement d'une relation complexe.
- Gestion de l'humeur.
- Insufflation d'espoir.
- Présence.
- Réduction du stress lié au déménagement.
- Soutien psychologique.
- Thérapie occupationnelle.
- Amélioration de l'image corporelle. ⓞ

- Art-thérapie. ⓞ
- Groupe de soutien. ⓞ
- Médiation par la présence d'un animal. ⓞ
- Thérapie de groupe. ⓞ
- Thérapie familiale. ⓞ
- Thérapie par la réminiscence. ⓞ
- Thérapie récréationnelle. ⓞ

RÉSULTATS

- Gravité de la solitude.
- Niveau d'anxiété sociale.

Autres résultats
- Adaptation à un handicap physique.
- Développement : adulte d'âge avancé.
- Fonctionnement de la famille.
- Intégrité de la famille.
- Climat social de la famille.
- Travail de deuil.
- Conséquences de l'immobilité : psychocognitives.
- Participation à des loisirs.
- Résilience individuelle.
- Adaptation psychosociale : transition de la vie.
- Contrôle des risques.
- Détection des risques.
- Aptitudes aux relations sociales.
- Soutien social.

Domaine 9 : Adaptation/tolérance au stress
Classe 2 : Stratégies d'adaptation

00125
SENTIMENT D'IMPUISSANCE
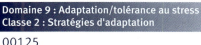
(1982, 2010 ; N.P. 2.1)

DÉFINITION – Expérience vécue de manque de maîtrise devant une situation, incluant un sentiment que ses actes en affecteront peu l'évolution.

CARACTÉRISTIQUES
- Aliénation.
- Dépendance.
- Dépression.
- Doute quant à sa capacité d'exercer son rôle.
- Frustration face à l'incapacité d'accomplir les mêmes activités qu'auparavant.

- Honte.
- Participation inadéquate aux soins.
- Sentiment de contrôle insuffisant.

FACTEURS FAVORISANTS
- Interactions interpersonnelles insatisfaisantes.
- Milieu de soins dysfonctionnel.
- Programme thérapeutique complexe.

INTERVENTIONS

Soins à la famille
- Mise à contribution de la famille. ⓞ

Soins de sécurité
- Aménagement du milieu ambiant. ⓞ

Système de santé
- Aide à la prise de décisions.
- Assistance à la gestion des ressources financières.
- Orientation dans le réseau de la santé et de la Sécurité sociale.

Soins de base
- Aide aux soins personnels. ⓞ
- Gestion du poids. ⓞ
- Relaxation musculaire progressive. ⓞ

Soins relationnels
- Aide à la responsabilisation. ⓟ
- Amélioration de la conscience de soi.
- Amélioration de l'estime de soi.
- Augmentation du sentiment d'efficacité personnelle.
- Clarification des valeurs.
- Détermination d'objectifs communs.
- Établissement d'une relation complexe.
- Facilitation du processus d'apprentissage.
- Insufflation d'espoir.
- Intervention en situation de crise.
- Présence.
- Réduction du stress lié au déménagement.
- Restructuration cognitive.
- Soutien psychologique.
- Art-thérapie. ⓞ
- Conduite à tenir devant une réaction d'anticipation. ⓞ
- Conduite à tenir en cas de traumatisme de viol. ⓞ
- Diminution de l'anxiété. ⓞ
- Éducation individuelle. ⓞ
- Entraînement à l'affirmation de soi. ⓞ
- Groupe de soutien. ⓞ

- Médiation par la présence d'un animal. O
- Méditation. O
- Négociation d'un contrat avec le patient. O
- Soutien protecteur contre les violences. O
- Protection des droits du patient. O
- Thérapie occupationnelle. O
- Thérapie par la réminiscence. O

RÉSULTATS

- Croyances en matière de santé : perception des capacités.
- Croyances en matière de santé : perception du contrôle.

Autres résultats
- Acceptation de son propre état de santé.
- Croyances en matière de santé.
- Croyances en matière de santé : perception des ressources.
- Espoir.
- Participation aux décisions de soins de santé.
- Autonomie.
- Résilience individuelle.
- Exercice du rôle.
- Estime de soi.
- Rétablissement après maltraitance.
- Niveau d'anxiété.
- Autocontrôle de l'anxiété.
- Satisfaction du client.
- Satisfaction du client : accessibilité aux soins.
- Satisfaction du client : *case management*.
- Satisfaction du client : gestion de la douleur.
- Satisfaction du client : respect des droits.
- Prise de décision.
- Niveau de l'état dépressif.

Domaine 9 : Adaptation/tolérance au stress
Classe 2 : Stratégies d'adaptation

00152
RISQUE DE SENTIMENT D'IMPUISSANCE
(1982, 2010, 2013 ; N.P. 2.1)

DÉFINITION – Vulnérabilité à une expérience vécue de manque de maîtrise devant une situation, incluant un sentiment que ses actes en affecteront peu l'évolution, qui peut compromettre la santé.

FACTEURS DE RISQUE
- Anxiété.
- Classe socio-économique défavorisée.
- Connaissances insuffisantes pour gérer la situation.
- Douleur.
- Faible estime de soi.
- Maladie évolutive.
- Maladie.
- Marginalisation sociale.
- Rôle d'aidant naturel.
- Soutien social insuffisant.
- Stigmatisation.
- Stratégies d'adaptation inefficaces.
- Trajectoire de la maladie imprévisible.

INTERVENTIONS

Soins relationnels
- Aide à la prise de décisions.
- Aide à la responsabilisation. P
- Amélioration de la capacité d'adaptation (*coping*).
- Amélioration de l'estime de soi. P
- Augmentation du sentiment d'efficacité personnelle.
- Clarification des valeurs.
- Détermination d'objectifs communs.
- Entraînement à l'affirmation de soi.
- Établissement d'une relation complexe.
- Facilitation de l'apprentissage.
- Insufflation d'espoir.
- Intervention en situation de crise.
- Présence.
- Réduction du stress lié au déménagement.
- Restructuration cognitive.
- Soutien psychologique.
- Art-thérapie. O
- Conduite à tenir devant une réaction d'anticipation. O
- Conduite à tenir en cas de traumatisme de viol. O
- Diminution de l'anxiété. O
- Médiation par la présence d'un animal. O
- Méditation. O
- Prévention des mauvais traitements : système de soutien. O
- Thérapie occupationnelle. O

Soins à la famille
- Mise à contribution de la famille. O

Soins de sécurité
- Aménagement du milieu ambiant. O

Système de santé
- Orientation dans le réseau de la santé et de la Sécurité sociale.
- Préparation pour faire face au bioterrorisme.

Soins de base
- Aide aux soins personnels.

RÉSULTATS

- Autonomie.
- Croyances en matière de santé : perception du contrôle.
- Participation aux décisions de soins de santé.
- Contrôle personnel des soins.

Autres résultats
- Rétablissement après maltraitance.
- Adaptation à un handicap physique.
- Niveau d'anxiété.
- Image corporelle.
- Stratégies d'adaptation.
- Dignité en fin de vie.
- Croyances en matière de santé : perception des capacités.
- Croyances en matière de santé : perception des ressources.
- Connaissances : processus de la maladie.
- Résilience individuelle.
- Contrôle des risques.
- Estime de soi.
- Soutien social.
- Niveau de stress.

Domaine 4 : Activité/repos
Classe 4 : Réponses cardiovasculaires/respiratoires

00034
INTOLÉRANCE AU SEVRAGE DE LA VENTILATION ASSISTÉE
(1992)

DÉFINITION – *Incapacité de s'adapter à une diminution de la ventilation mécanique, ce qui interrompt et prolonge le processus de sevrage.*

CARACTÉRISTIQUES

Intolérance légère
- Agitation.
- Augmentation de la concentration sur la respiration.

- Fatigue.
- Légère augmentation de la fréquence respiratoire (par rapport aux valeurs initiales).
- Perception d'un besoin d'un supplément d'oxygène.
- Peur que l'appareil ne soit déréglé.
- Sensation de chaleur.
- Sensation de gêne respiratoire.

Intolérance moyenne
- Appréhension.
- Augmentation de moins de 20 battements/min de la fréquence cardiaque (par rapport aux valeurs initiales).
- Augmentation de moins de 20 mmHg de la pression artérielle (par rapport aux valeurs initiales).
- Concentration intense sur les activités.
- Couleur anormale de la peau (par ex. pâle, foncée, cyanosée).
- Difficulté à suivre les directives.
- Expression faciale de peur.
- Incapacité de coopérer.
- Légère augmentation de la fréquence respiratoire (par rapport aux valeurs initiales).
- Légère utilisation des muscles accessoires de la respiration.
- Réduction de l'air inspiré audible à l'auscultation.
- Transpiration abondante.

Intolérance grave
- Agitation.
- Augmentation ≥ 20 battements/min de la fréquence cardiaque (par rapport aux valeurs initiales).
- Augmentation ≥ 20 mmHg de la pression artérielle (par rapport aux valeurs initiales).
- Augmentation importante de la fréquence respiratoire (par rapport aux valeurs initiales).
- Bruits respiratoires adventices.
- Couleur anormale de la peau (par ex. pâle, foncée, cyanosée).
- Détérioration des valeurs des gaz du sang artériel (par rapport aux valeurs initiales).
- Diminution de l'état de conscience.
- Respiration abdominale paradoxale.
- Respiration non synchrone avec le respirateur.
- Respiration superficielle et haletante.
- Transpiration profuse.
- Utilisation maximale des muscles accessoires de la respiration.

FACTEURS FAVORISANTS

Facteurs physiologiques
- Alimentation inadéquate.
- Changement des habitudes de sommeil.

- Dégagement inefficace des voies respiratoires.
- Douleur.

Facteurs psychologiques
- Anxiété.
- Connaissances insuffisantes sur le processus de sevrage.
- Diminution de la motivation.
- Faible estime de soi.
- Impression d'être incapable de se passer du respirateur.
- Manque de confiance envers le professionnel de soins de santé.
- Perte d'espoir.
- Peur.
- Sentiment d'impuissance.

Facteurs situationnels
- Antécédents de dépendance à la ventilation de plus de 4 jours.
- Échecs antérieurs à une tentative de sevrage.
- Fluctuations passagères et non maîtrisées des besoins énergétiques.
- Obstacle environnemental (par ex. distractions, ratio patients/infirmier(e)s insuffisant, personnel des soins de santé peu familier).
- Rythme inapproprié du processus de sevrage.
- Soutien social insuffisant.

INTERVENTIONS

Soins techniques complexes
- Amélioration de la ventilation.
- Conduite à tenir en cas de ventilation mécanique invasive. ❷
- Conduite à tenir en cas de ventilation mécanique non invasive.
- Prévention des fausses routes.
- Sevrage de la ventilation mécanique. ❷
- Soins à un patient intubé.
- Soins des voies respiratoires.
- Surveillance de l'état respiratoire.
- Traitement d'un déséquilibre acidobasique.
- Phlébotomie : prélèvement de sang artériel. ❶

Soins de sécurité
- Aménagement du milieu ambiant : sécurité.
- Surveillance des signes vitaux.
- Surveillance. ❶

Soins de base
- Amélioration du sommeil. ❶
- Limitation de la dépense énergétique. ❶

Système de santé
- Gestion de l'équipement technique.

Soins relationnels
- Amélioration de la capacité d'adaptation (*coping*).
- Amélioration de la communication : déficit du langage, de la parole.
- Aménagement du milieu ambiant : bien-être.
- Diminution de l'anxiété.
- Distraction.
- Élargissement du réseau de soutien.
- Information : intervention ou traitement.
- Insufflation d'espoir.
- Présence.
- Soutien psychologique.
- Technique d'apaisement.
- Thérapie par la relaxation.
- Toucher.

RÉSULTAT

- Réaction au sevrage de la ventilation assistée : adulte.

Autres résultats
- État respiratoire : échanges gazeux.
- État respiratoire : ventilation.
- État des signes vitaux.
- Autocontrôle de l'anxiété.
- Niveau d'anxiété.
- Satisfaction du client : aspect technique des soins.
- Connaissances : programme thérapeutique.
- Réaction à la ventilation assistée : adulte.
- État neurologique : conscience.
- Contrôle de la douleur.
- État respiratoire.
- Sommeil.
- Gravité des symptômes.

Domaine 4 : Activité/repos
Classe 5 : Soins personnels

00102
DÉFICIT DE SOINS PERSONNELS : S'ALIMENTER
(1980, 1998)

DÉFINITION – *Difficulté à accomplir ou à terminer les activités liées à l'alimentation.*

CARACTÉRISTIQUES

- Difficulté à avaler les aliments.
- Difficulté à avaler une quantité suffisante de nourriture.
- Difficulté à manger d'une manière socialement acceptable.
- Difficulté à manger en toute sécurité.
- Difficulté à mastiquer.
- Difficulté à ouvrir les contenants.
- Difficulté à porter les aliments à la bouche.
- Difficulté à prendre les aliments avec les ustensiles.
- Difficulté à prendre un verre ou une tasse.
- Difficulté à préparer les aliments.
- Difficulté à remuer les aliments dans la bouche.
- Difficulté à se servir des ustensiles.
- Difficulté à terminer un repas.
- Difficulté à utiliser les aides techniques.

FACTEURS FAVORISANTS

- Altération des fonctions cognitives.
- Anxiété.
- Baisse de motivation.
- Douleur.
- Faiblesse.
- Fatigue.
- Inconfort.
- Obstacle environnemental.
- Trouble de la perception.
- Trouble musculosquelettique.
- Trouble neuromusculaire.

INTERVENTIONS

Soins à la famille
- Alimentation au biberon.

Soins de sécurité
- Aménagement du milieu ambiant.

Système de santé
- Planification de la sortie. **O**

Soins de base
- Aide aux soins personnels : alimentation. **P**
- Alimentation. **P**
- Assistance nutritionnelle.
- Hygiène buccodentaire.
- Positionnement.
- Rééducation de la déglutition.
- Aide aux soins personnels. **O**
- Aide aux soins personnels : AVQ. **O**
- Conduite à tenir devant la douleur. **O**

Soins relationnels
- Amélioration de la communication : déficience auditive.
- Amélioration de la communication : déficience visuelle.
- Amélioration de la socialisation.
- Éducation individuelle.
- Négociation d'un contrat avec le patient.

RÉSULTAT

- Soins personnels : alimentation.

Autres résultats
- Niveau du délire.
- État nutritionnel : aliments et liquides ingérés.
- Déglutition.
- Adaptation à un handicap physique.
- Prévention des fausses routes.
- Satisfaction du client : environnement physique.
- Capacités cognitives.
- Niveau d'inconfort.
- Niveau de la fatigue.
- Mouvement articulaire : coude.
- Mouvement articulaire : doigts.
- Mouvement articulaire : épaule.
- Mouvement articulaire : poignet.
- Motivation.
- État neurologique : système nerveux périphérique.
- État neurologique : contrôle de la motricité centrale.
- Niveau de la douleur.
- Énergie psychomotrice.
- Compensation de la perte de la vision.

Domaine 4 : Activité/repos
Classe 5 : Soins personnels

00108
DÉFICIT DE SOINS PERSONNELS : SE LAVER
(1980, 1998, 2008 ; N.P. 2.1)

DÉFINITION – Difficulté à accomplir ou à terminer les activités liées aux soins d'hygiène.

CARACTÉRISTIQUES

- Difficulté à entrer et sortir de la salle de bains.
- Difficulté à prendre le nécessaire pour le bain.

- Difficulté à régler la température ou le débit de l'eau.
- Difficulté à se laver.
- Difficulté à se procurer de l'eau.
- Difficulté à se sécher le corps.

FACTEURS FAVORISANTS
- Altération des fonctions cognitives.
- Anxiété.
- Difficulté à percevoir le schéma corporel et son rapport avec l'espace.
- Diminution de la motivation.
- Douleur.
- Faiblesse.
- Obstacle environnemental.
- Trouble de la perception.
- Trouble musculosquelettique.
- Trouble neuromusculaire.

INTERVENTIONS

Soins à la famille
- Soins au nourrisson.

Soins de sécurité
- Prévention des chutes.

Système de santé
- Planification de la sortie.

Soins de base
- Aide aux soins d'hygiène d'une personne présentant une démence.
- Aide aux soins personnels : bain et soins d'hygiène. **P**
- Bain. **P**
- Entretien des lentilles cornéennes.
- Hygiène buccodentaire.
- Soins des cheveux et du cuir chevelu.
- Soins des ongles.
- Soins des oreilles.
- Soins des pieds.
- Soins des yeux.
- Soins périnéaux.
- Aide aux soins personnels.
- Aide aux soins personnels : AVQ.
- Incitation à faire de l'exercice.
- Incitation à faire de l'exercice : étirements.
- Limitation de la dépense énergétique.
- Positionnement.
- Thérapie par l'exercice : équilibre.

- Thérapie par l'exercice : maîtrise musculaire. ⓞ
- Thérapie par l'exercice : marche. ⓞ
- Thérapie par l'exercice souplesse articulaire. ⓞ

Soins relationnels
- Aide à la responsabilisation.
- Éducation individuelle.
- Aide à la prise de décisions. ⓞ
- Amélioration de l'estime de soi. ⓞ
- Amélioration de l'image corporelle. ⓞ
- Détermination d'objectifs communs. ⓞ
- Maîtrise du comportement. ⓞ
- Modification du comportement. ⓞ
- Négociation d'un contrat avec le patient. ⓞ
- Soutien psychologique. ⓞ

RÉSULTATS

- Soins personnels : hygiène.
- Soins personnels : toilette.

Autres résultats
- Satisfaction du client : environnement physique.
- Capacités cognitives.
- Niveau d'inconfort.
- Endurance.
- Niveau de la fatigue.
- Connaissances : mécanique corporelle.
- État neurologique : système nerveux périphérique.
- Niveau de la douleur.
- Énergie psychomotrice.
- Fonction squelettique.

Domaine 4 : Activité/repos
Classe 5 : Soins personnels

00109
DÉFICIT DE SOINS PERSONNELS : SE VÊTIR
(1980, 1998, 2008 ; N.P. 2.1)

DÉFINITION – Difficulté à accomplir ou à terminer les activités liées à l'habillage.

CARACTÉRISTIQUES
- Difficulté à attacher ses vêtements.
- Difficulté à choisir ses vêtements.
- Difficulté à enlever ses vêtements.

- Difficulté à maintenir une apparence satisfaisante.
- Difficulté à mettre les vêtements de la partie inférieure du corps.
- Difficulté à mettre les vêtements de la partie supérieure du corps.
- Difficulté à mettre ou enlever les vêtements nécessaires (par ex. chemise, chaussettes, chaussures).
- Difficulté à prendre ou ranger des vêtements et accessoires.
- Difficulté à ramasser ses vêtements.
- Difficulté à utiliser les aides techniques.
- Difficulté à utiliser une fermeture éclair.

FACTEURS FAVORISANTS
- Altération des fonctions cognitives.
- Anxiété.
- Diminution de la motivation.
- Douleur.
- Faiblesse.
- Fatigue.
- Inconfort.
- Malaise.
- Obstacle environnemental.
- Trouble de la perception.
- Trouble musculosquelettique.
- Trouble neuromusculaire.

INTERVENTIONS

Soins techniques complexes
- Surveillance de l'état de la peau. **O**

Soins de sécurité
- Aménagement du milieu ambiant.

Système de santé
- Planification de la sortie. **O**

Soins de base
- Aide aux soins personnels : habillage et mise personnelle. **P**
- Habillage. **P**
- Incitation à faire de l'exercice.
- Limitation de la dépense énergétique.
- Soins des cheveux et du cuir chevelu. **P**
- Soins des ongles.
- Aide aux soins personnels. **O**
- Aide aux soins personnels : AVQ. **O**
- Conduite à tenir devant la douleur. **O**
- Incitation à faire de l'exercice : étirement. **O**
- Thérapie par l'exercice : équilibre. **O**
- Thérapie par l'exercice : maîtrise musculaire. **O**
- Thérapie par l'exercice : marche. **O**
- Thérapie par l'exercice : souplesse articulaire. **O**

Soins relationnels
- Amélioration de l'image corporelle. O
- Éducation individuelle. O
- Négociation d'un contrat avec le patient. O

RÉSULTAT
- Soins personnels : habillage.

Autres résultats
- Satisfaction du client : environnement physique.
- Capacités cognitives.
- Coordination des mouvements.
- Niveau d'inconfort.
- Endurance.
- Conservation de l'énergie.
- Niveau de la fatigue.
- Mouvement articulaire : doigts.
- Connaissances : mécanique corporelle.
- Mobilité.
- Motivation.
- État neurologique : système nerveux périphérique.
- Niveau de la douleur.
- Énergie psychomotrice.
- Fonction squelettique.
- Compensation de la perte de la vision.

Domaine 4 : Activité/repos
Classe 5 : Soins personnels

00110
DÉFICIT DE SOINS PERSONNELS : UTILISER LES TOILETTES
(1980, 1998, 2008 ; N.P. 2.1)

DÉFINITION – Difficulté à accomplir ou à terminer les activités liées à l'utilisation des toilettes.

CARACTÉRISTIQUES
- Difficulté à détacher, attacher, baisser ou relever ses vêtements.
- Difficulté à procéder aux mesures d'hygiène nécessaires après être allé aux toilettes.
- Difficulté à s'asseoir sur les toilettes ou à s'en relever.
- Difficulté à se rendre aux toilettes.
- Difficulté à tirer la chasse d'eau.

FACTEURS FAVORISANTS

- Altération des fonctions cognitives.
- Anxiété.
- Difficulté à effectuer des transferts.
- Diminution de la motivation.
- Douleur.
- Faiblesse ou fatigue.
- Mobilité réduite.
- Obstacle environnemental.
- Trouble de la perception.
- Trouble musculosquelettique.
- Trouble neuromusculaire.

INTERVENTIONS

Soins techniques complexes
- Gestion de la médication.
- Traitement d'un déséquilibre hydrique.
- Administration d'un lavement. **O**
- Surveillance de l'équilibre hydrique. **O**
- Surveillance de l'état de la peau. **O**

Soins de sécurité
- Aménagement du milieu ambiant. **P**

Système de santé
- Planification de la sortie. **O**

Soins de base
- Aide aux soins personnels : utilisation des toilettes. **P**
- Assistance nutritionnelle.
- Régulation du fonctionnement intestinal.
- Régulation de l'élimination urinaire.
- Traitement de l'incontinence fécale : encoprésie.
- Aide aux soins personnels. **O**
- Aide aux soins personnels : AVQ. **O**
- Bain. **O**
- Conduite à tenir devant la douleur. **O**
- Conduite à tenir en présence d'une constipation ou de fécalome. **O**
- Incitation à faire de l'exercice. **O**
- Incitation à faire de l'exercice : étirements. **O**
- Soins de stomie. **O**
- Soins périnéaux. **O**
- Thérapie par l'exercice : équilibre. **O**
- Thérapie par l'exercice : maîtrise musculaire. **O**
- Thérapie par l'exercice : marche. **O**
- Thérapie par l'exercice : souplesse articulaire. **O**

Soins relationnels
- Éducation individuelle.
- Négociation d'un contrat avec le patient.

> **RÉSULTATS**

- Soins personnels lors d'une stomie.
- Soins personnels : utilisation des toilettes.
- Soins personnels : hygiène.

Autres résultats
- Soins personnels : activités de la vie quotidienne (AVQ).
- Niveau du délire.
- Marche.
- Niveau d'anxiété.
- Équilibre.
- Satisfaction du client : environnement physique.
- Capacités cognitives.
- Coordination des mouvements.
- Niveau d'inconfort.
- Endurance.
- Niveau de la fatigue.
- Mouvement articulaire.
- Mobilité.
- État neurologique : contrôle de la motricité centrale.
- Niveau de la douleur.
- Fonction squelettique.
- Aptitude à effectuer des transferts.
- Compensation de la perte de la vision.

Domaine 4 : Activité/repos
Classe 5 : Soins personnels

00182
MOTIVATION À AMÉLIORER SES SOINS PERSONNELS
(2006, 2013 ; N.P. 2.1)

DÉFINITION – Un ensemble d'activités accompli pour soi-même qui permet d'atteindre des objectifs liés à la santé, qui peut être renforcé.

CARACTÉRISTIQUES
- Exprime le désir d'accroître sa responsabilité envers ses soins personnels.
- Exprime le désir d'accroître ses connaissances quant aux stratégies en matière de soins personnels.

- Exprime le désir d'accroître son autonomie dans le maintien de sa vie.
- Exprime le désir d'accroître son autonomie dans le maintien de sa santé.
- Exprime le désir d'accroître son autonomie dans le maintien de son développement humain.
- Exprime le désir d'accroître son autonomie dans le maintien de son bien-être.
- Exprime le désir d'améliorer ses soins personnels.

INTERVENTIONS

Soins de base
- Aide aux soins personnels. **P**
- Aide aux soins personnels : AVQ. **P**
- Conduite à tenir devant la douleur.
- Incitation à faire de l'exercice.
- Limitation de la dépense énergétique.
- Aide aux soins personnels : alimentation. **O**
- Aide aux soins personnels : bain et soins d'hygiène. **O**
- Aide aux soins personnels : utilisation des toilettes. **O**
- Aide aux soins personnels : habillage et mise personnelle. **O**
- Aide aux soins personnels : transfert. **O**
- Incitation à faire de l'exercice : étirement. **O**
- Incitation à faire de l'exercice : entraînement à la force. **O**
- Thérapie par l'exercice : équilibre. **O**
- Thérapie par l'exercice : maîtrise musculaire. **O**
- Thérapie par l'exercice : marche. **O**
- Thérapie par l'exercice : souplesse articulaire. **O**

Soins relationnels
- Aide à la responsabilisation.
- Aide au changement souhaité par le patient.
- Amélioration de l'estime de soi.
- Détermination d'objectifs communs.
- Gestion de l'humeur.

RÉSULTATS

- Observance : régime alimentaire prescrit.
- Observance : médication prescrite.
- Autonomie.
- Comportement de santé de la mère en post-partum.
- Contrôle des risques : infection.
- Contrôle des risques : exposition au soleil.
- Contrôle personnel des soins.
- Soins personnels : activités de la vie quotidienne (AVQ).
- Soins personnels : activités domestiques de la vie quotidienne (ADVQ).

- Soins personnels : toilette.
- Soins personnels : habillage.
- Soins personnels : alimentation.
- Soins personnels : hygiène.
- Soins personnels : médication non parentérale.
- Soins personnels : hygiène buccodentaire.
- Soins personnels : médication parentérale.
- Soins personnels : utilisation des toilettes.
- Arrêt de la consommation de tabac.
- Prise de poids.
- Perte de poids.
- Autogestion : asthme
- Autogestion : maladie cardiaque.
- Autogestion : diabète.
- Recherche d'un meilleur niveau de santé.
- Autogestion : sclérose en plaques.
- Bien-être personnel.

Domaine 4 : Activité/repos
Classe 1 : Sommeil/repos

00096
PRIVATION DE SOMMEIL
(1998)

DÉFINITION – Périodes prolongées d'éveil sans qu'il y ait suspension naturelle et périodique de la vigilance.

CARACTÉRISTIQUES
- Agitation.
- Agressivité.
- Altération de la concentration.
- Anxiété.
- Apathie.
- Augmentation de la sensibilité à la douleur.
- Confusion.
- Diminution de la capacité fonctionnelle.
- Diminution du temps de réaction.
- Fatigue.
- Hallucinations.
- Irritabilité.

- Léthargie.
- Malaise.
- Nystagmus transitoire.
- Paranoïa transitoire.
- Somnolence.
- Tremblements des mains.
- Troubles de la perception.

FACTEURS FAVORISANTS
- Activité physique quotidienne moyenne inférieure aux recommandations pour le sexe et l'âge.
- Apnées du sommeil.
- Cauchemars.
- Changements des phases de sommeil liés à l'âge.
- Démence.
- Désynchronisation du rythme circadien.
- Énurésie nocturne.
- Érections douloureuses pendant le sommeil.
- Hygiène de sommeil régulièrement inadéquate.
- Hypersomnie idiopathique d'origine centrale.
- Inconfort prolongé (par ex. physique, psychologique).
- Narcolepsie.
- Obstacle environnemental.
- Paralysie du sommeil d'origine familiale.
- Pathologies présentant des mouvements périodiques des membres (par ex. syndrome des jambes sans repos, myoclonie nocturne).
- Programme thérapeutique.
- Sommeil non réparateur (dû par ex. aux responsabilités de l'aidant naturel, aux habitudes parentales, au partenaire de sommeil).
- Somnambulisme.
- Stimulation soutenue de l'environnement.
- Syndrome vespéral.
- Terreurs nocturnes.

INTERVENTIONS

Soins techniques complexes
- Gestion de la médication.
- Photothérapie (luminothérapie) : régulation de l'humeur et du sommeil.
- Conduite à tenir lors de nausées. ⓞ
- Conduite à tenir lors des vomissements. ⓞ

Soins de sécurité
- Aménagement du milieu ambiant : bien-être.
- Conduite à tenir face à une démence.

Système de santé
- Aide à la subsistance. Ⓞ

Soins de base
- Amélioration du sommeil. Ⓟ
- Conduite à tenir devant la douleur.
- Limitation de la dépense énergétique.
- Relaxation musculaire progressive.
- Traitement de l'incontinence urinaire : énurésie. Ⓞ

Soins relationnels
- Amélioration de la capacité d'adaptation (*coping*).
- Diminution de l'anxiété.
- Méditation.
- Visualisation.
- Art-thérapie. Ⓞ
- Massage. Ⓞ
- Médiation par la présence d'un animal. Ⓞ
- Musicothérapie. Ⓞ
- Thérapie par la réminiscence. Ⓞ

RÉSULTAT
- Sommeil.

Autres résultats
- Niveau du délire.
- Niveau d'agitation.
- Niveau d'anxiété.
- Concentration.
- Niveau d'inconfort.
- Niveau de la fatigue.
- Régulation de l'humeur.
- Niveau de la douleur.
- Douleur : effets perturbateurs.
- Énergie psychomotrice.
- Repos.
- Autocontrôle de l'anxiété.
- Bien-être environnemental.
- Autocontrôle des altérations de la pensée.
- Traitement de l'information.
- Mémoire.
- Contrôle de la douleur.
- Niveau de stress.
- Gravité des symptômes.

Domaine 4 : Activité/repos
Classe 1 : Sommeil/repos

00165

MOTIVATION À AMÉLIORER SON SOMMEIL
(2002, 2013 ; N.P. 2.1)

DÉFINITION – Suspension naturelle et périodique de la vigilance pour procurer un repos adéquat et permettre le mode de vie souhaité dont le schéma peut être renforcé.

CARACTÉRISTIQUE
- Exprime le désir d'améliorer son sommeil.

INTERVENTIONS

Soins techniques complexes
- Gestion de la médication.
- Photothérapie (luminothérapie) : régulation de l'humeur et du sommeil.

Soins de sécurité
- Aménagement du milieu ambiant : bien-être.
- Conduite à tenir face à une démence.

Soins de base
- Amélioration du sommeil.
- Incitation à faire de l'exercice.
- Limitation de la dépense énergétique.
- Positionnement.
- Massage.
- Relaxation musculaire progressive.

Soins relationnels
- Amélioration de la capacité d'adaptation (*coping*).
- Diminution de l'anxiété.
- Musicothérapie.
- Visualisation.

RÉSULTATS
- Motivation.
- Repos.
- Sommeil.
- Réaction à un médicament.
- Comportement de promotion de la santé.

Domaine 9 : Adaptation/tolérance au stress
Classe 2 : Stratégies d'adaptation

00071

STRATÉGIES D'ADAPTATION DÉFENSIVES

(1988, 2008 ; N.P. 2.1)

DÉFINITION – Système d'autodéfense contre tout ce qui semble menacer une image positive de soi se traduisant par une surestimation systématique de soi.

CARACTÉRISTIQUES
- Attitude de supériorité envers les autres.
- Collaboration au traitement insuffisante.
- Déni de faiblesse.
- Déni des problèmes.
- Difficultés à établir des relations.
- Difficultés à maintenir des relations.
- Distorsion de la réalité.
- Hypersensibilité à la moindre critique.
- Hypersensibilité au manque d'égards.
- Mégalomanie.
- Modification de la confrontation à la réalité.
- Persévérance au traitement insuffisante.
- Railleries hostiles envers les autres.
- Rationalisation des échecs.
- Rejet de la faute sur autrui.
- Rejet de la responsabilité sur autrui.
- Rire hostile.

FACTEURS FAVORISANTS
- Attentes irréalistes envers soi-même.
- Confiance en soi insuffisante.
- Confiance envers les autres insuffisante.
- Conflit entre la perception de soi et le système de valeurs.
- Incertitude.
- Peur de l'échec.
- Peur de l'humiliation.
- Peur des répercussions.
- Réseau de soutien insuffisant.
- Résilience insuffisante.

INTERVENTIONS

Système de santé
- Aménagement du milieu ambiant.

Soins relationnels
- Amélioration de la capacité d'adaptation (*coping*). **ⓟ**
- Amélioration de la conscience de soi. **ⓟ**

- Amélioration de la socialisation.
- Amélioration de l'estime de soi.
- Amélioration de l'image corporelle.
- Établissement d'une relation complexe.
- Négociation d'un contrat avec le patient.
- Aide à la responsabilisation.
- Annonce de la vérité.
- Clarification des valeurs.
- Consultation psychosociale.
- Facilitation du pardon.
- Modification du comportement : aptitudes sociales.
- Restructuration cognitive.
- Soutien psychologique.
- Thérapie de groupe.
- Thérapie par la réminiscence.

RÉSULTAT

- Stratégies d'adaptation.

Autres résultats
- Travail de deuil.
- Acceptation de son propre état de santé.
- Adaptation à un handicap physique.
- Développement de l'adolescent : de 12 à 17 ans.
- Résilience individuelle.
- Estime de soi.
- Aptitudes aux relations sociales.
- Autocontrôle des impulsions.
- Adaptation psychosociale : transition de la vie.
- Soutien social.
- Gravité des symptômes lors du sevrage.

Domaine 9 : Adaptation/tolérance au stress
Classe 2 : Stratégies d'adaptation

00074
STRATÉGIES D'ADAPTATION FAMILIALES COMPROMISES
(1980, 1996)

DÉFINITION – Le soutien, le réconfort, l'aide et l'encouragement que fournit habituellement une personne affectivement importante (membre de la famille ou ami) sont compromis, inefficaces ou insuffisants. Le patient n'a donc pas suffisamment de soutien pour prendre en charge le travail d'adaptation qu'exige son problème de santé.

CARACTÉRISTIQUES
- Diminution de la communication entre la personne affectivement importante et le patient.
- La personne affectivement importante s'éloigne du patient.
- La personne affectivement importante signale des connaissances insuffisantes qui interfèrent avec des comportements efficaces.
- La personne affectivement importante signale sa préoccupation concernant ses réactions personnelles face aux besoins du patient.
- La personne affectivement importante signale une incompréhension de la situation, qui interfère avec des comportements efficaces.
- Le comportement protecteur de la personne affectivement importante ne tient pas compte des capacités ou du besoin d'autonomie du patient.
- Le patient se plaint ou s'inquiète de l'attitude de la personne affectivement importante dans sa vie face à son problème de santé.
- Les tentatives d'aide de la personne affectivement importante donnent des résultats peu satisfaisants.

FACTEURS FAVORISANTS
- Coexistence de situations touchant la personne affectivement importante.
- Compréhension insuffisante, interprétation erronée ou désinformation pour la personne affectivement importante.
- Crise de situation ou de croissance à laquelle la personne affectivement importante doit faire face.
- Désorganisation familiale et changements de rôles.
- Épuisement de la capacité de soutien de la personne affectivement importante.
- Informations disponibles insuffisantes pour la personne affectivement importante.
- Insuffisance de soutien donné par le patient à la personne affectivement importante.
- Longue maladie épuisant la capacité de soutien de la personne affectivement importante.
- Préoccupation de la personne affectivement importante quant à des soucis extérieurs à la famille.
- Soutien mutuel insuffisant.

> **INTERVENTIONS**

Soins à la famille
- Aide à la préservation de l'intégrité familiale.
- Aide au travail de deuil : décès périnatal.

- Facilitation de la présence de la famille.
- Mise à contribution de la famille. **P**
- Mobilisation des ressources familiales. **P**
- Maintien de la dynamique familiale.
- Soutien protecteur contre les violences : enfant.
- Soutien à la famille. **P**
- Soutien aux frères et sœurs. **O**
- Thérapie chez un enfant ayant subi un traumatisme. **O**
- Thérapie familiale. **O**

Soins de sécurité
- Soutien protecteur contre les violences : personne âgée.
- Soutien protecteur contre les violences : partenaire intime.
- Aide au développement de la relation parent-enfant. **O**
- Aménagement du milieu ambiant : bien-être. **O**
- Aménagement du milieu ambiant : prévention de la violence. **O**
- Protection des mauvais traitements : système de soutien. **O**

Système de santé
- Aide à la subsistance.
- Orientation dans le réseau de la santé et de la Sécurité sociale.
- Aide à la prise de décisions. **O**
- Don d'organes. **O**
- Organisation d'une permission. **O**

Soins relationnels
- Aide à la normalisation.
- Amélioration de la capacité d'adaptation (*coping*).
- Établissement d'une relation complexe.
- Remplacement temporaire de l'aidant naturel.
- Soutien à un aidant naturel.
- Soutien psychologique.
- Soutien spirituel.
- Aide à la maîtrise de la colère. **O**
- Amélioration du rôle. **O**
- Conduite à tenir face à un comportement de suractivité/inattention. **O**
- Consultation psychosociale. **O**
- Détermination d'objectifs communs. **O**
- Diminution de l'anxiété. **O**
- Intervention en situation de crise. **O**
- Réduction du stress lié au déménagement. **O**
- Technique d'apaisement. **O**
- Thérapie par la réminiscence. **O**

RÉSULTATS

- Performance de l'aidant naturel : soins directs.
- Performance de l'aidant naturel : soins indirects.

- Normalisation de la famille.
- Stratégies d'adaptation familiales.

Autres résultats
- Équilibre affectif de l'aidant naturel.
- Relation patient–aidant naturel.
- Endurance dans le rôle d'aidant naturel.
- Participation de la famille aux soins dispensés par un professionnel.
- Résilience familiale.
- Soutien de la famille lors d'un traitement.
- Arrêt de la maltraitance.
- Attachement parent–enfant.
- Exercice du rôle parental.

Domaine 9 : Adaptation/tolérance au stress
Classe 2 : Stratégies d'adaptation

00073
STRATÉGIES D'ADAPTATION FAMILIALES INVALIDANTES
(1980, 1996, 2008 ; N.P. 2.1)

DÉFINITION – Comportement de la personne affectivement importante (membre de la famille ou ami ou autre) qui rend celle-ci et le patient incapables d'accomplir efficacement le travail d'adaptation nécessaire face aux problèmes de santé.

CARACTÉRISTIQUES
- Abandon.
- Accomplissement des occupations habituelles sans tenir compte des besoins du patient.
- Adopte les signes de la maladie du patient.
- Affaiblissement du moi, souci excessif et prolongé pour le patient.
- Agitation.
- Agressivité.
- Comportements de la famille préjudiciables au bien-être.
- Déformation de la réalité concernant le problème de santé du patient.
- Dépendance du patient.
- Dépression.
- Désertion.
- Difficulté à donner un sens à sa vie.
- Hostilité.

- Indifférence pour les besoins du patient.
- Intolérance.
- Négligence des relations avec les membres de la famille.
- Négligence face aux besoins fondamentaux du patient et/ou du programme thérapeutique.
- Rejet.
- Symptômes psychosomatiques.

FACTEURS FAVORISANTS

- Ambivalence dans les relations familiales.
- Façon incohérente de traiter les comportements de résistance de la famille vis-à-vis du traitement.
- Sentiments refoulés de façon chronique par la personne affectivement importante.
- Styles différents de stratégies d'adaptation entre le patient et la personne affectivement importante dans sa vie ou entre les différentes personnes clés.

INTERVENTIONS

Soins à la famille
- Aide à la préservation de l'intégrité familiale.
- Maintien de la dynamique familiale.
- Mise à contribution de la famille.
- Mobilisation des ressources familiales.
- Soutien à la famille. ⓟ
- Soutien protecteur contre les violences : enfant.
- Thérapie familiale. ⓟ
- Thérapie chez un enfant ayant subi un traumatisme. ⓞ

Soins de sécurité
- Soutien protecteur contre les violences : partenaire intime.
- Soutien protecteur contre les violences : personne âgée.
- Aménagement du milieu ambiant : bien-être. ⓞ
- Aménagement du milieu ambiant : prévention de la violence. ⓞ
- Intervention en situation de crise. ⓞ

Système de santé
- Aide à la subsistance.
- Orientation dans le réseau de la santé et de la Sécurité sociale.
- Aide à la prise de décisions. ⓞ

Soins relationnels
- Aide à la normalisation.
- Amélioration de la capacité d'adaptation (*coping*).
- Consultation psychosociale.
- Établissement d'une relation complexe.
- Facilitation de l'apprentissage.
- Remplacement temporaire de l'aidant naturel.
- Soutien à un aidant naturel.

- Soutien spirituel.
- Aide à la maîtrise de la colère. **O**
- Détermination d'objectifs communs. **O**
- Diminution de l'anxiété. **O**
- Réduction du stress lié au déménagement. **O**
- Soutien. **O**
- Technique d'apaisement. **O**

RÉSULTATS

- Performance de l'aidant naturel : soins directs.
- Performance de l'aidant naturel : soins indirects.
- Stratégies d'adaptation familiales.
- Normalisation de la famille.
- Soutien de la famille lors d'un traitement.

Autres résultats
- Rétablissement après maltraitance.
- Relation patient–aidant naturel.
- Bien-être de l'aidant naturel.
- Adaptation à un handicap physique.
- Observance : régime alimentaire prescrit.
- Niveau d'agitation.
- Équilibre affectif de l'aidant naturel.
- Facteurs de stress pour l'aidant naturel.
- Observance : régime alimentaire prescrit.
- Stratégies d'adaptation.
- Niveau de l'état dépressif.
- État de santé de la famille.
- Résilience familiale.
- Soutien de la famille lors d'un traitement.
- Résilience individuelle.
- Adaptation psychosociale : transition de la vie.

Domaine 9 : Adaptation/tolérance au stress
Classe 2 : Stratégies d'adaptation

00069
STRATÉGIES D'ADAPTATION INEFFICACES
(1978, 1998)

DÉFINITION – Incapacité d'évaluer correctement les facteurs de stress, de décider ou d'agir de manière appropriée ou de se servir des ressources disponibles.

CARACTÉRISTIQUES

- Accès insuffisant au soutien social.
- Altération des habitudes de sommeil.
- Capacités insuffisantes pour résoudre les problèmes.
- Changement dans les modes de communication.
- Comportement destructeur envers soi ou les autres.
- Difficulté pour organiser et structurer l'information.
- Fatigue.
- Incapacité de faire face à la situation ou de demander de l'aide.
- Incapacité de gérer une situation.
- Incapacité de répondre aux attentes liées au rôle.
- Incapacité de satisfaire les besoins de base.
- Maladies fréquentes.
- Modification de la concentration.
- Objectifs insuffisants pour guider le comportement.
- Prise de risque.
- Résolution de problèmes insuffisante.
- Stratégies d'adaptation inefficaces.
- Toxicomanie.

FACTEURS FAVORISANTS

- Confiance insuffisante en ses capacités de faire face aux situations.
- Crises situationnelles ou de croissance.
- Évaluation imprécise de la menace.
- Incapacité de conserver l'énergie requise pour s'adapter.
- Incertitude.
- Insuffisance d'opportunité pour se préparer à faire face aux facteurs de stress.
- Menace importante.
- Ressources inadéquates.
- Sentiment de contrôle insuffisant.
- Soutien social insuffisant.
- Stratégies d'adaptation différentes selon le sexe.
- Stratégies inefficaces pour soulager les tensions.

INTERVENTIONS

Soins techniques complexes

- Administration de médicaments. Ⓞ
- Gestion de la médication. Ⓞ

Soins de sécurité

- Aménagement du milieu ambiant.
- Conduite à tenir face à une démence.
- Intervention en situation de crise.
- Précautions face au risque incendiaire.
- Aménagement du milieu ambiant : prévention de la violence. Ⓞ
- Soutien protecteur contre les violences. Ⓞ

Soins de base
- Amélioration du sommeil.
- Relaxation musculaire progressive.

Système de santé
- Aide à la prise de décisions. 🅿
- Organisation d'une permission.
- Aide à la subsistance. 🅞

Soins relationnels
- Aide à la maîtrise de la colère.
- Amélioration de la capacité d'adaptation (*coping*). 🅿
- Amélioration du rôle.
- Conduite à tenir devant une réaction d'anticipation.
- Conduite à tenir en cas de persistance d'une idée délirante.
- Conduite à tenir face à un comportement d'automutilation.
- Consultation psychosociale.
- Diminution de l'anxiété.
- Distraction.
- Éducation individuelle.
- Élargissement du réseau de soutien.
- Entraînement au contrôle des impulsions.
- Établissement d'une relation complexe.
- Facilitation du pardon.
- Gestion de l'humeur.
- Gestion du comportement : sexuel.
- Groupe de soutien.
- Méditation.
- Présence.
- Prévention de la toxicomanie.
- Soutien psychologique.
- Technique d'apaisement.
- Thérapie de groupe.
- Thérapie par la réminiscence.
- Traitement de la toxicomanie.
- Traitement de la toxicomanie : sevrage de la drogue.
- Traitement de la toxicomanie : sevrage de l'alcool.
- Traitement de la toxicomanie : surdosage.
- Aide à la responsabilisation. 🅞
- Aide au changement souhaité par le patient. 🅞
- Amélioration de l'estime de soi. 🅞
- Art-thérapie. 🅞
- Biofeedback (rétroaction). 🅞
- Détermination d'objectifs communs. 🅞
- Établissement de limites. 🅞
- Facilitation de l'apprentissage. 🅞
- Gestion du poids. 🅞

- Hypnose. Ⓓ
- Isolement. Ⓓ
- Maîtrise du comportement. Ⓓ
- Médiation par la présence d'un animal. Ⓓ
- Négociation d'un contrat avec le patient. Ⓓ
- Orientation dans le réseau de la santé et de la Sécurité sociale. Ⓓ
- Restructuration cognitive. Ⓓ
- Stimulation de la volonté d'apprendre. Ⓓ
- Thérapie familiale. Ⓓ
- Thérapie occupationnelle. Ⓓ
- Training autogène. Ⓓ

RÉSULTATS

- Stratégies d'adaptation.
- Niveau de stress.

Autres résultats
- Prise de décision.
- Acceptation de son propre état de santé.
- Adaptation à un handicap physique.
- Adaptation de l'enfant à l'hospitalisation.
- Autocontrôle des impulsions.
- Connaissances : ressources sanitaires.
- Résilience individuelle.
- Adaptation psychosociale : transition de la vie.
- Exercice du rôle.
- Autocontrôle de la maltraitance.
- Maîtrise de l'agressivité.
- Arrêt de la consommation d'alcool.
- Autocontrôle de l'anxiété.
- Facteurs de stress pour l'aidant naturel.
- Concentration.
- Niveau de l'état dépressif.
- Arrêt de la toxicomanie.
- Niveau de la fatigue.
- Travail de deuil.
- Traitement de l'information.
- Bien-être personnel.
- Qualité de vie.
- Contrôle des risques : consommation d'alcool.
- Contrôle des risques : consommation de drogues.
- Contrôle des risques : consommation de tabac.
- Estime de soi.
- Contrôle de l'automutilation.
- Sommeil.

- Arrêt de la consommation de tabac.
- Aptitudes aux relations sociales.
- Soutien social.
- Gravité des symptômes lors du sevrage.
- Autocontrôle des idées suicidaires.

Domaine 9 : Adaptation/tolérance au stress
Classe 2 : Stratégies d'adaptation

00077
STRATÉGIES D'ADAPTATION INEFFICACES D'UNE COLLECTIVITÉ
(1994, 1998)

DÉFINITION – Mode d'adaptation et de résolution de problèmes d'une collectivité ne répondant pas à ses exigences ni à ses besoins.

CARACTÉRISTIQUES
- Conflits excessifs au sein de la collectivité.
- Faible participation aux activités communautaires.
- Incidence élevée de problèmes au sein de la collectivité (par ex. : homicides, vandalisme, terrorisme, cambriolages, maltraitance, chômage, pauvreté, activisme, troubles mentaux).
- La collectivité ne répond pas aux attentes de ses membres.
- Morbidité élevée au sein de la collectivité.
- Perception d'un sentiment d'impuissance par la collectivité.
- Perception d'un sentiment de vulnérabilité par la collectivité.
- Stress excessif.

FACTEURS FAVORISANTS
- Antécédents de catastrophe (naturelle ou provoquée par l'homme).
- Exposition à une catastrophe (naturelle ou provoquée par l'homme).
- Ressources communautaires insuffisantes (par ex. service relais pour les soins, loisirs, soutien social).
- Ressources inadéquates pour résoudre les problèmes.
- Services sociaux communautaires inexistants.

INTERVENTIONS

Soins techniques complexes
- Immunisation/vaccination.

Système de santé
- Assistance à la gestion des ressources financières.
- Dépistage des problèmes de santé.
- Développement d'un programme de santé communautaire.
- Gestion des budgets.
- Préparation d'une collectivité à une catastrophe. P
- Préparation pour faire face au bioterrorisme.
- Prévention des risques de l'environnement.
- Promotion de la santé communautaire. P
- Surveillance : collectivité.
- Surveillance de la réglementation sanitaire.
- Aide à la subsistance. D
- Case management. D
- Conférence de soins multidisciplinaire. D
- Contrôle de l'infection. D
- Orientation vers un autre soignant ou un autre établissement. D
- Promotion de la sécurité routière. D
- Rédaction de transmissions. D
- Triage : catastrophe. D

Soins de sécurité
- Aménagement du milieu ambiant : collectivité. P
- Aménagement du milieu ambiant : prévention de la violence.
- Aménagement du milieu ambiant : sécurité.
- Conduite à tenir face aux maladies contagieuses. P
- Identification des risques.

Soins relationnels
- Éducation à la santé.
- Développement de la résilience. D

RÉSULTATS
- Compétence d'une collectivité.
- Réaction d'une collectivité face à une catastrophe.
- Efficacité du programme d'une collectivité.

Autres résultats
- Préparation d'une collectivité une catastrophe.
- Contrôle des risques au sein de la collectivité : maladie chronique.
- Contrôle des risques au sein de la collectivité : maladie transmissible.
- Contrôle des risques au sein de la collectivité : exposition au plomb.
- Contrôle des risques au sein de la collectivité : violence.
- Niveau de violence au sein de la collectivité.
- Préparation d'une collectivité face à une catastrophe.
- État de santé d'une collectivité.
- État immunitaire d'une collectivité.

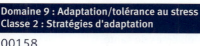

Domaine 9 : Adaptation/tolérance au stress
Classe 2 : Stratégies d'adaptation

00158

MOTIVATION À AMÉLIORER SES STRATÉGIES D'ADAPTATION

(2002, 2013 ; N.P. 2.1)

DÉFINITION – Un ensemble d'efforts cognitifs et comportementaux visant à satisfaire les exigences permettant d'atteindre le bien-être, qui peut être renforcé.

CARACTÉRISTIQUES

- Conscience des changements possibles dans le milieu.
- Exprime le désir d'améliorer la gestion des facteurs de stress.
- Exprime le désir d'améliorer ses connaissances sur les stratégies de gestion du stress.
- Exprime le désir d'augmenter l'utilisation de ressources spirituelles.
- Exprime le désir d'augmenter l'utilisation de stratégies centrées sur le problème et sur les émotions.
- Exprime le désir de renforcer son soutien social.

INTERVENTIONS

Soins techniques complexes
- Gestion de la médication. Ⓞ

Soins de sécurité
- Aménagement du milieu ambiant.

Soins de base
- Amélioration du sommeil.
- Relaxation musculaire progressive.

Soins relationnels
- Aide à la prise de décision. Ⓟ
- Aide à la responsabilisation.
- Aide au changement souhaité par le patient.
- Amélioration de la capacité d'adaptation (*coping*). Ⓟ
- Amélioration de l'estime de soi.
- Augmentation du sentiment d'efficacité personnelle. Ⓟ
- Amélioration du rôle.
- Conduite à tenir devant une réaction d'anticipation.
- Consultation psychosociale.
- Détermination d'objectifs communs.
- Élargissement du réseau de soutien.
- Gestion de l'humeur.
- Groupe de soutien.
- Négociation d'un contrat avec le patient.

- Rédaction d'un récit de vie/journal intime.
- Soutien psychologique.
- Aide à la maîtrise de la colère. Ⓞ
- Développement de la résilience. Ⓞ
- Diminution de l'anxiété. Ⓞ
- Entraînement au contrôle des impulsions. Ⓞ
- Facilitation de l'apprentissage. Ⓞ
- Méditation. Ⓞ
- Prévention de la toxicomanie. Ⓞ
- Thérapie par la réminiscence. Ⓞ
- Traitement de la toxicomanie. Ⓞ

RÉSULTATS

- Acceptation de son propre état de santé.
- Adaptation à un handicap physique.
- Stratégies d'adaptation.
- Résilience individuelle.
- Bien-être personnel.
- Exercice du rôle.
- Niveau de stress.
- Équilibre affectif de l'aidant naturel.
- Facteurs de stress pour l'aidant naturel.
- Adaptation de l'enfant à l'hospitalisation.
- Prise de décision.
- Recherche d'un meilleur niveau de santé.
- Motivation.
- Adaptation psychosociale : transition de la vie.
- Qualité de vie.
- Estime de soi.
- Aptitudes aux relations sociales.

Domaine 9 : Adaptation/tolérance au stress
Classe 2 : Stratégies d'adaptation

00076

MOTIVATION D'UNE COLLECTIVITÉ À AMÉLIORER SES **STRATÉGIES D'ADAPTATION**

(1994, 2013)

DÉFINITION – Mode d'adaptation et de résolution de problèmes d'une collectivité qui répondent à ses exigences et à ses besoins, qui peuvent être renforcées.

CARACTÉRISTIQUES

- Exprime le désir d'améliorer la préparation de la collectivité aux situations de stress prévisibles.
- Exprime le désir d'améliorer la résolution des problèmes pour un problème identifié.
- Exprime le désir d'augmenter la disponibilité de programmes de loisirs et de détente au sein de la collectivité.
- Exprime le désir d'augmenter la responsabilité de la collectivité pour la gestion du stress.
- Exprime le désir d'augmenter les ressources pour gérer les situations de stress.
- Exprime le désir de renforcer la communication entre l'ensemble et les sous-ensembles de la collectivité.
- Exprime le désir de renforcer la communication entre les membres de la collectivité.

INTERVENTIONS

Soins techniques complexes
- Immunisation/vaccination.

Système de santé
- Développement d'un programme de santé communautaire.
- Gestion des budgets.
- Préparation d'une collectivité à une catastrophe.
- Préparation pour faire face au bioterrorisme.

Soins de sécurité
- Aménagement du milieu ambiant : collectivité.
- Aménagement du milieu ambiant : prévention de la violence.
- Aménagement du milieu ambiant : sécurité de l'homme au travail.
- Prévention des risques de l'environnement.
- Promotion de la sécurité routière.
- Surveillance : collectivité.
- Surveillance de la réglementation sanitaire.
- Conduite à tenir face aux maladies contagieuses.
- Dépistage des problèmes de santé.
- Identification des risques.
- Promotion de la santé communautaire.

Soins relationnels
- Éducation à la santé.
- Conduite à tenir devant une réaction d'anticipation.
- Développement de la résilience.

RÉSULTATS

- Compétence d'une collectivité.
- Préparation d'une collectivité une catastrophe.

- Réaction d'une collectivité face à une catastrophe.
- Contrôle des risques au sein de la collectivité : maladie chronique.
- Contrôle des risques au sein de la collectivité : maladie transmissible.
- Contrôle des risques au sein de la collectivité : exposition au plomb.
- Contrôle des risques au sein de la collectivité : violence.

Domaine 9 : Adaptation/tolérance au stress
Classe 2 : Stratégies d'adaptation

00075

MOTIVATION D'UNE FAMILLE À AMÉLIORER SES **STRATÉGIES D'ADAPTATION**
(1980, 2013)

DÉFINITION – Utilisation efficace de stratégies adaptées à la situation par une personne affectivement importante (membre de la famille, ami ou autre) qui s'implique pour relever les défis reliés à la santé du patient, qui peut être renforcée.

CARACTÉRISTIQUES
- Exprime le désir de reconnaître l'impact grandissant de la crise.
- Exprime le désir de rencontrer des personnes ayant connu une expérience similaire.
- Exprime le désir de choisir les expériences qui lui apportent un bien-être optimal.
- Exprime le désir de renforcer l'enrichissement de son mode de vie.
- Exprime le désir de renforcer la promotion de la santé.

INTERVENTIONS

Soins à la famille
- Conduite à tenir face à une grossesse à risque.
- Consultation réalisée avant la conception.
- Éducation des parents qui élèvent un adolescent.
- Éducation des parents qui élèvent un enfant.
- Mise à contribution de la famille. Ⓟ
- Mobilisation des ressources familiales.
- Soins à un enfant : prématuré.

- Soutien à la famille. ⓟ
- Soutien aux frères et sœurs d'un patient.
- Stimulation du développement : adolescent.
- Stimulation du développement : enfant.
- Aide à la préservation de l'intégrité familiale. ⓞ
- Aide au travail de deuil : décès périnatal. ⓞ
- Conduite à tenir en cas de procréation assistée. ⓞ
- Éducation : apprentissage de la propreté. ⓞ
- Enseignement : nutrition du nourrisson de 0 à 3 mois. ⓞ
- Enseignement : nutrition du nourrisson de 4 à 6 mois. ⓞ
- Enseignement : nutrition du nourrisson de 7 à 9 mois. ⓞ
- Enseignement : nutrition du nourrisson de 10 à 12 mois. ⓞ
- Enseignement : nutrition du nourrisson de 13 à 18 mois. ⓞ
- Enseignement : nutrition du nourrisson de 19 à 24 mois. ⓞ
- Enseignement : nutrition du nourrisson de 25 à 36 mois. ⓞ
- Enseignement : sécurité du nourrisson de 0 à 3 mois. ⓞ
- Enseignement : sécurité du nourrisson de 4 à 6 mois. ⓞ
- Enseignement : sécurité du nourrisson de 7 à 9 mois. ⓞ
- Enseignement : sécurité du nourrisson de 10 à 12 mois. ⓞ
- Enseignement : sécurité du nourrisson de 13 à 18 mois. ⓞ
- Enseignement : sécurité du nourrisson de 19 à 24 mois. ⓞ
- Enseignement : sécurité du nourrisson de 25 à 36 mois. ⓞ
- Enseignement : stimulation du nourrisson de 0 à 4 mois. ⓞ
- Enseignement : stimulation du nourrisson de 5 à 8 mois. ⓞ
- Enseignement : stimulation du nourrisson de 9 à 12 mois. ⓞ
- Identification des risques génétiques. ⓞ
- Interruption du travail. ⓞ
- Planning familial : contraception. ⓞ
- Soins prénatals. ⓞ
- Thérapie familiale. ⓞ

Système de santé
- Organisation d'une permission.
- Dons d'organes. ⓞ

Soins relationnels
- Aide à la normalisation. ⓟ
- Conduite à tenir devant une réaction d'anticipation.
- Consultation psychosociale.
- Facilitation de l'apprentissage.
- Remplacement temporaire de l'aidant naturel.
- Soutien à un aidant naturel.
- Détermination d'objectifs communs. ⓞ
- Éducation individuelle. ⓞ

RÉSULTATS

- Stratégies d'adaptation familiales.
- Normalisation de la famille.
- Comportement de promotion de la santé.
- Recherche d'un meilleur niveau de santé.
- Perturbation du mode de vie de l'aidant naturel.
- Performance de l'aidant naturel : soins indirects.
- Fonctionnement de la famille.
- Résilience familiale.
- Soutien de la famille lors d'un traitement.
- Résilience individuelle.

Domaine 9 : Adaptation/tolérance au stress
Classe 2 : Stratégies d'adaptation

00177
EXCÈS DE STRESS
(2006 ; N.P. 3.2)

DÉFINITION – Surcharge d'exigences diverses auxquelles la personne doit répondre.

CARACTÉRISTIQUES

- Colère accrue.
- Conséquences négatives reliées au stress (par ex. symptômes physiques, détresse psychologique, sentiment d'« être malade »).
- Fonctionnement altéré.
- Impatience accrue.
- Manifestation de colère accrue.
- Prise de décisions perturbée.
- Sensation de pression.
- Stress excessif.
- Tension.

FACTEURS FAVORISANTS

- Facteurs de stress.
- Facteurs de stress répétitifs.
- Ressources insuffisantes (par ex. financières, sociales, connaissances).

INTERVENTIONS

Soins relationnels
- Aide à la maîtrise de la colère. **P**
- Aide à la prise de décisions. **P**

- Amélioration de la capacité d'adaptation (*coping*). **P**
- Diminution de l'anxiété.
- Groupe de soutien.
- Prévention de la toxicomanie.
- Soutien psychologique.
- Thérapie par la relaxation.
- Consultation psychosociale. **O**
- Méditation. **O**
- Thérapie de groupe. **O**
- Thérapie familiale. **O**

Soins de base
- Amélioration du sommeil.
- Assistance nutritionnelle.
- Relaxation musculaire progressive.

Soins de sécurité
- Aménagement du milieu ambiant. **O**
- Intervention en situation de crise. **O**
- Prévention des mauvais traitements : système de soutien. **O**

RÉSULTATS

- Niveau de stress.
- Facteurs de stress pour l'aidant naturel.

Autres résultats
- Autocontrôle de la maltraitance.
- Acceptation de son propre état de santé.
- Adaptation à un handicap physique.
- Maîtrise de l'agressivité.
- Autocontrôle de l'anxiété.
- Adaptation de l'aidant naturel au placement du patient en institution.
- Bien-être psychospirituel.
- Stratégies d'adaptation.
- Prise de décision.
- Dignité en fin de vie.
- Niveau d'inconfort.
- Stratégies d'adaptation familiales.
- Adaptation psychosociale : transition de la vie.
- Contrôle de l'automutilation.
- Autocontrôle des idées suicidaires.
- Protection contre la maltraitance.
- Contrôle des risques au sein de la collectivité : violence.
- Stratégies d'adaptation.
- Contrôle des symptômes.
- Gravité des symptômes.

Domaine 11 : Sécurité/protection
Classe 2 : Lésions

00036
RISQUE DE **SUFFOCATION**
(1980, 2013)

DÉFINITION – Vulnérabilité à une suffocation accidentelle (manque d'air à inhaler), qui peut compromettre la santé.

FACTEURS DE RISQUE

Facteurs extrinsèques
- Accès à un réfrigérateur ou un congélateur vide.
- Appareil de chauffage à combustion sans conduit d'aération.
- Biberon calé dans le berceau d'un bébé.
- Corde à linge trop basse.
- Enfants jouant avec des sacs de plastique.
- Enfants laissés sans surveillance dans l'eau.
- Fuite de gaz.
- Personne fumant au lit.
- Petit objet dans les voies aériennes.
- Surface de repos moelleuse (par ex. objets en vrac placés à côté du nourrisson).
- Tétine attachée au cou d'un bébé.
- Trop grosses bouchées de nourriture.
- Véhicule laissé en marche dans un garage fermé.

Facteurs intrinsèques
- Altération de la fonction motrice.
- Altération de l'odorat.
- Altération des fonctions cognitives.
- Connaissances insuffisantes sur les précautions de sécurité.
- Pathologie ou lésion de la face ou du cou.
- Trouble émotionnel.

INTERVENTIONS

Soins techniques complexes
- Intubation des voies respiratoires.
- Prévention des fausses routes.
- Soins des voies respiratoires. **P**
- Surveillance de l'état respiratoire. **P**

Soins à la famille
- Enseignement : sécurité du nourrisson de 0 à 3 mois. **O**
- Enseignement : sécurité du nourrisson de 4 à 6 mois. **O**
- Enseignement : sécurité du nourrisson de 7 à 9 mois. **O**
- Enseignement : sécurité du nourrisson de 10 à 12 mois. **O**
- Éducation des parents qui élèvent un enfant. **O**
- Soins au nourrisson. **O**

Soins de base
- Positionnement.

Soins de sécurité
- Amélioration de la sécurité.
- Aménagement du milieu ambiant : sécurité.
- Surveillance.
- Surveillance des signes vitaux.

> **RÉSULTATS**

- État respiratoire.
- État respiratoire : perméabilité des voies respiratoires.
- État respiratoire : ventilation.

Autres résultats
- Prévention des fausses routes.
- Autogestion : asthme.
- Positionnement corporel autonome.
- Connaissances : sécurité physique de l'enfant.
- Connaissances : soins au prématuré.
- Connaissances : soins à un enfant.
- Connaissances : sécurité personnelle.
- État neurologique : conscience.
- Rétablissement après une intervention.
- Contrôle des risques.
- Détection des risques.
- Sécurité du domicile.
- Déglutition.

> **Domaine 11 : Sécurité/protection**
> **Classe 3 : Violence**
>
> 00150
> # RISQUE DE SUICIDE
> (2000, 2013)

DÉFINITION – Vulnérabilité aux blessures auto-infligées mettant la vie en danger.

FACTEURS DE RISQUE

Facteurs comportementaux
- Accumulation de médicaments.
- Achat d'une arme à feu.
- Distribution de ses biens.
- Impulsivité.
- Modifications notables du comportement, des attitudes, des résultats scolaires.

- Rédaction ou modification de son testament.
- Rétablissement soudain et euphorique d'une dépression majeure.
- Tentative antérieure de suicide.

Facteurs démographiques
- Âge : personnes âgées, jeunes hommes, adolescents.
- Divorcé(e).
- Ethnie (blanc, amérindien).
- Sexe masculin.
- Veuf(ve).

Facteurs physiques
- Douleur chronique.
- Maladie au stade terminal.
- Maladie physique.

Facteurs psychologiques
- Antécédents de maltraitance pendant l'enfance (physique, psychologique, sexuelle).
- Antécédents familiaux de suicide.
- Culpabilité.
- Jeune homosexuel.
- Toxicomanie.
- Trouble psychiatrique.

Facteurs situationnels
- Accès à une arme.
- Adolescent vivant dans un milieu non traditionnel (par ex. centre de détention juvénile, prison, maison de transition, centre d'accueil).
- Changement de milieu de vie.
- Classe socio-économique défavorisée.
- Institutionnalisation.
- Personne retraitée.
- Personne vivant seule.
- Perte d'autonomie ou d'indépendance.

Facteurs sociaux
- Désespoir.
- Deuil.
- Isolement social.
- Perte d'une relation affectivement importante.
- Problème d'ordre juridique ou disciplinaire.
- Sentiment d'impuissance.
- Solitude.
- Soutien social insuffisant.
- Suicides collectifs.
- Vie de famille perturbée.

Facteurs verbaux
- Exprime le désir de mourir.
- Menace de suicide.

INTERVENTIONS

Soins techniques complexes
- Gestion de la médication. ⓞ
- Photothérapie : régulation de l'humeur et du sommeil. ⓞ

Soins à la famille
- Mise à contribution de la famille. ⓞ
- Thérapie familiale. ⓞ

Soins de sécurité
- Amélioration du milieu ambiant : sécurité.
- Amélioration de la sécurité.
- Établissement de limites.
- Intervention en situation de crise.
- Limitation du territoire.
- Conduite à tenir en présence d'hallucinations. ⓞ

Soins relationnels
- Aide à la maîtrise de la colère.
- Aide au travail de deuil.
- Amélioration de la capacité d'adaptation (*coping*).
- Conduite à tenir en cas de persistance d'une idée délirante.
- Conduite à tenir face à un comportement d'automutilation.
- Consultation psychosociale.
- Diminution de l'anxiété.
- Entraînement au contrôle des impulsions.
- Gestion de l'humeur. ⓟ
- Groupe de soutien.
- Modification du comportement.
- Négociation d'un contrat avec le patient.
- Présence.
- Prévention du suicide. ⓟ
- Technique d'apaisement.
- Thérapie de groupe.
- Traitement de la toxicomanie.
- Aide à la responsabilisation. ⓞ
- Aide au changement souhaité par le patient. ⓞ
- Amélioration de la conscience de soi. ⓞ
- Amélioration de l'estime de soi. ⓞ
- Entraînement à l'affirmation de soi. ⓞ
- Facilitation du pardon. ⓞ
- Modification du comportement : aptitudes sociales. ⓞ
- Restructuration cognitive. ⓞ

RÉSULTATS

- Rétablissement après maltraitance.
- Rétablissement après maltraitance : émotionnel.

- Rétablissement après maltraitance : exploitation financière.
- Rétablissement après maltraitance : physique.
- Rétablissement après maltraitance : abus sexuel.
- Adaptation à un handicap physique.
- Niveau de l'état dépressif.
- Travail de deuil.
- Espoir.
- Autocontrôle des impulsions.
- Gravité de la solitude.
- Régulation de l'humeur.
- Douleur : réaction psychologique indésirable.
- Contrôle de la douleur.
- Autonomie.
- Résilience individuelle.
- Bien-être personnel.
- Énergie psychomotrice.
- Contrôle des risques.
- Contrôle des risques : consommation d'alcool.
- Contrôle des risques : consommation de drogues.
- Détection des risques.
- Estime de soi.
- Identité sexuelle.
- Aptitudes aux relations sociales.
- Implication sociale.
- Soutien social.
- Niveau de stress.
- Conséquences de la toxicomanie.
- Gravité des symptômes lors du sevrage.
- Gravité de la souffrance.
- Autocontrôle des idées suicidaires.
- Contrôle des symptômes.
- Élan vital.

Domaine 2 : Nutrition
Classe 1 : Ingestion

00233
SURPOIDS
(2013 ; N.P. 2.2)

DÉFINITION – État dans lequel une personne accumule une quantité anormale ou excessive de graisse pour son âge et son sexe.

CARACTÉRISTIQUES

- Adulte : indice de masse corporelle (IMC) > 25 kg/m^2.
- Enfant < 2 ans : rapport poids/taille > 95e percentile.
- Enfant de 2 à 18 ans : IMC > 85e percentile ou 25 kg/m^2 mais < 95e percentile ou 30 kg/m^2 en fonction de l'âge et du sexe.

FACTEURS FAVORISANTS

- Activité physique quotidienne moyenne inférieure aux recommandations pour le sexe et l'âge.
- Aliments solides comme source principale alimentaire avant l'âge de 5 mois.
- Classe socio-économique défavorisée.
- Collations fréquentes.
- Comportement alimentaire déséquilibré (grignotage compulsif, contrôle de poids extrême).
- Comportement sédentaire > 2 heures par jour.
- Consommation excessive d'alcool.
- Consommation excessive de boissons sucrées.
- Crainte d'un manque d'approvisionnement alimentaire.
- Dépenses énergétiques en dessous de la consommation d'énergie en fonction d'une évaluation standardisée (par ex. WAVE[13]).
- Diabète maternel.
- Fréquentation répétée de restaurants ou consommation fréquente d'aliments frits.
- Hérédité de facteurs interdépendants (répartition du tissu adipeux, dépense d'énergie, activité des lipoprotéines lipases, synthèse des lipides, lipolyse).
- Lait maternisé ou alimentation mixée pour bébé.
- Obésité parentale.
- Obésité pendant la petite enfance.
- Portions alimentaires plus importantes que celles recommandées.
- Prise de poids rapide durant la petite enfance, incluant la 1re semaine, les quatre premiers mois et la 1re année.
- Prise de poids rapide pendant l'enfance.
- Pubarche prématurée.
- Régime alimentaire pauvre en calcium durant l'enfance.
- Score élevé pour des comportements de désinhibition et de restriction alimentaire.
- Tabagisme maternel.
- Temps de sommeil raccourci.

---

13. Évaluation WAVE : *Weight, Activity, Variety in diet, Excess* – poids, activité, variété dans l'alimentation, excès alimentaire.

- Trouble génétique.
- Troubles de perception alimentaire.
- Troubles du sommeil.

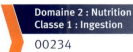

00234
RISQUE DE SURPOIDS
(2013 ; N.P. 2.2)

DÉFINITION – Vulnérabilité à une accumulation d'une quantité anormale ou excessive de graisse pour l'âge et le sexe, qui peut compromettre la santé.

FACTEURS DE RISQUE

- Activité physique quotidienne moyenne inférieure aux recommandations pour le sexe et l'âge.
- Adulte : indice de masse corporelle (IMC) proche de 25 kg/m^2.
- Aliments solides comme source principale alimentaire avant l'âge de 5 mois.
- Classe socio-économique défavorisée.
- Collations fréquentes.
- Comportement alimentaire déséquilibré (par ex. grignotage compulsif, contrôle de poids extrême).
- Comportement sédentaire > 2 heures par jour.
- Consommation excessive d'alcool.
- Consommation excessive de boissons sucrées.
- Crainte d'un manque d'approvisionnement alimentaire.
- Dépenses énergétiques en dessous de la consommation d'énergie en fonction d'une évaluation standardisée (par ex. WAVE[14]).
- Diabète maternel.
- Enfant < 2 ans : rapport poids/taille proche du 95e percentile.
- Enfant de 2 à 18 ans : IMC proche du 85e percentile ou 25 kg/m^2.
- Enfants ayant tendance à dépasser les percentiles de l'IMC.
- Fréquentation répétée de restaurants ou consommation fréquente d'aliments frits.

---

14. Évaluation WAVE : *Weight, Activity, Variety in diet, Excess* – poids, activité, variété dans l'alimentation, excès alimentaire.

- Hérédité de facteurs interdépendants (répartition du tissu adipeux, dépense d'énergie, activité des lipoprotéines lipases, synthèse des lipides, lipolyse).
- Lait maternisé ou alimentation mixée pour bébé.
- Obésité parentale.
- Obésité pendant la petite enfance.
- Portions alimentaires plus importantes que celles recommandées.
- Prise d'aliments en réponse à des facteurs externes (par ex. heure, activités sociales).
- Prise d'aliments en réponse à des facteurs internes autres que la faim (par ex. anxiété).
- Prise de poids rapide durant la petite enfance, incluant la 1re semaine, les quatre premiers mois et la 1re année.
- Prise de poids rapide pendant l'enfance.
- Prise de poids supérieure à la norme au début de chaque grossesse.
- Pubarche prématurée.
- Régime alimentaire pauvre en calcium durant l'enfance.
- Score élevé pour des comportements de désinhibition et de restriction alimentaire.
- Tabagisme maternel.
- Temps de sommeil raccourci.
- Trouble génétique.
- Troubles de perception alimentaire.
- Troubles du sommeil.

Domaine 12 : Bien-être
Classe 1 : Bien-être physique

00255
SYNDROME DE DOULEUR CHRONIQUE
(2013 ; N.P. 2.2)

DÉFINITION – Douleur récurrente et persistante qui dure depuis au moins 3 mois et qui affecte considérablement la vie quotidienne ou le bien-être.

CARACTÉRISTIQUES
- Anxiété (00146).
- Connaissances insuffisantes (00126).
- Constipation (00011).
- Excès de stress (00177).
- Fatigue (00093).
- Habitudes de sommeil perturbées (00198).
- Insomnie (00095).

- Isolement social (00053).
- Mobilité physique réduite (00085).
- Obésité (00232).
- Peur (00148).
- Régulation de l'humeur perturbée (00241).

> **Domaine 1 : Promotion de la santé**
> **Classe 2 : Prise en charge de la santé**

00257

SYNDROME DE FRAGILITÉ CHEZ LA PERSONNE ÂGÉE
(2013 ; N.P. 2.1)

DÉFINITION – État dynamique d'un déséquilibre qui affecte la personne âgée présentant une détérioration dans un ou plusieurs domaines de la santé (physique, fonctionnel, psychologique ou social) et qui prédispose à des effets néfastes pour la santé, lors d'une déficience quelconque.

CARACTÉRISTIQUES
- Alimentation déficiente (00002).
- Débit cardiaque diminué (00029).
- Déficit de soins personnels : s'alimenter (00102).
- Déficit de soins personnels : se laver (00108).
- Déficit de soins personnels : se vêtir (00109).
- Déficit de soins personnels : utiliser les toilettes (00110).
- Difficulté à la marche (00088).
- Fatigue (00093).
- Intolérance à l'activité (00092).
- Isolement social (00053).
- Mobilité physique réduite (00085).
- Perte d'espoir (00124).
- Troubles de la mémoire (00131).

FACTEURS FAVORISANTS
- Altération des fonctions cognitives.
- Antécédents de chute.
- Hospitalisation prolongée.
- Le fait de vivre seul.
- Maladie chronique.
- Malnutrition.
- Mode de vie sédentaire.
- Obésité sarcopénique.
- Problème psychiatrique.
- Sarcopénie.

Domaine 1 : Promotion de la santé
Classe 2 : Prise en charge de la santé

00231

RISQUE DE SYNDROME DE FRAGILITÉ CHEZ LA PERSONNE ÂGÉE

(2013 ; N.P. 2.1)

DÉFINITION – Vulnérabilité à un état dynamique de déséquilibre qui affecte la personne âgée présentant une détérioration dans un ou plusieurs domaines de la santé (physique, fonctionnel, psychologique ou social) et qui prédispose à des effets néfastes pour la santé, lors d'une déficience quelconque.

FACTEURS DE RISQUE

- Activité physique quotidienne moyenne inférieure aux recommandations pour le sexe et l'âge.
- Âge > 70 ans.
- Altération des fonctions cognitives.
- Altération du processus de coagulation (par ex. facteur VII, D-dimères).
- Anorexie.
- Antécédents de chute.
- Anxiété.
- Autre ethnie que caucasienne.
- Classe socio-économique défavorisée.
- Déficit sensoriel (par ex. visuel, auditif).
- Dépression.
- Diminution de l'énergie.
- Diminution de la concentration sérique en 25-hydrovitamine D.
- Diminution de la force musculaire.
- Épuisement.
- Espace de vie restreint.
- Faiblesse musculaire.
- Hospitalisation prolongée.
- Immobilité.
- Intolérance à l'activité.
- Isolement social.
- Le fait de vivre seul.
- Maladie chronique.
- Malnutrition.
- Mobilité réduite.
- Mode de vie sédentaire.
- Niveau d'éducation peu élevé.
- Obésité sarcopénique.
- Obésité.

- Perte de poids involontaire de plus de 25 % sur un an.
- Perte de poids involontaire de plus de 4,5 kg en un an.
- Peur de chuter.
- Réaction inflammatoire supprimée (par ex. interleukine 6 [IL-6], protéine C réactive [CRP]).
- Régulation endocrine dysfonctionnelle (par ex. intolérance au glucose, augmentation des IGF-1 [*insulin-like growth factor 1*], des androgènes, de la DHEA [déhydroépiandrostérone] et du cortisol).
- Sarcopénie.
- Sexe féminin.
- Soutien social insuffisant.
- Temps requis pour marcher 4 mètres > 5 secondes.
- Tristesse.
- Troubles de l'équilibre.
- Vulnérabilité sociale (par ex. absence de pouvoir d'action, diminution du contrôle de sa vie).

Domaine 11 : Sécurité/protection
Classe 2 : Lésions

00156

RISQUE DE SYNDROME DE MORT SUBITE DU NOURRISSON

(2002, 2013 ; N.P. 3.2)

DÉFINITION – Vulnérabilité à une mort subite chez un nouveau-né/nourrisson.

FACTEURS DE RISQUE

Modifiables
- Exposition au tabagisme.
- Nourrisson couché en position ventrale ou latérale.
- Nourrisson trop couvert ou exposé à une température ambiante trop élevée.
- Retard de soins prénatals.
- Soins prénatals insuffisants.
- Surface de repos moelleuse (par ex. objets en vrac placés à côté du nourrisson).

Potentiellement modifiables
- Faible poids à la naissance.
- Jeunes parents.
- Prématurité.

Non modifiables
- Âge de 2 à 4 mois.
- Ethnie (par ex. mère afro-américaine ou amérindienne).
- Saison (automne et hiver).
- Sexe masculin.

INTERVENTIONS

Soins relationnels
- Aide au sevrage tabagique.
- Soutien à un aidant naturel. Ⓞ

Soins de sécurité
- Dépistage des problèmes de santé.
- Identification des risques.
- Surveillance.

Soins à la famille
- Éducation parentale : enfant.
- Enseignement : sécurité du nourrisson de 0 à 3 mois. Ⓟ
- Enseignement : sécurité du nourrisson de 4 à 6 mois. Ⓟ
- Enseignement : sécurité du nourrisson de 7 à 9 mois. Ⓟ
- Enseignement : sécurité du nourrisson de 10 à 12 mois. Ⓟ
- Soins au nourrisson.
- Développement de la parentalité. Ⓞ
- Enseignement : nutrition du nourrisson de 0 à 3 mois. Ⓞ
- Enseignement : nutrition du nourrisson de 4 à 6 mois. Ⓞ
- Enseignement : nutrition du nourrisson de 7 à 9 mois. Ⓞ
- Enseignement : nutrition du nourrisson de 10 à 12 mois. Ⓞ
- Enseignement : stimulation du nourrisson de 0 à 4 mois. Ⓞ
- Enseignement : stimulation du nourrisson de 5 à 8 mois. Ⓞ
- Enseignement : stimulation du nourrisson de 9 à 12 mois. Ⓞ

Système de santé
- Gestion de l'équipement technique. Ⓞ

Soins techniques complexes
- Immunisation/vaccination. Ⓞ

RÉSULTATS

- Connaissances : soins à un enfant.
- Connaissances : soins au prématuré.
- Exercice du rôle parental.
- Exercice du rôle parental : sécurité physique du nourrisson/ jeune enfant.
- Comportement de santé pendant la grossesse.
- Organisation comportementale du prématuré.
- Contrôle des risques.
- Détection des risques.
- Thermorégulation : nouveau-né.

Domaine 4 : Activité/repos
Classe 2 : Activité/exercice

00040

RISQUE DE SYNDROME D'IMMOBILITÉ
(1988, 2013)

DÉFINITION – Vulnérabilité à une détérioration des fonctions organiques résultant d'une inactivité musculosquelettique prescrite ou inévitable, qui peut compromettre la santé.

FACTEURS DE RISQUE
- Altération du niveau de conscience.
- Douleur.
- Immobilisation mécanique ou prescrite.
- Paralysie.

INTERVENTIONS

Soins techniques complexes
- Administration de médicaments.
- Aménagement du milieu ambiant.
- Gestion de la médication.
- Surveillance de l'équilibre hydrique.
- Traitement d'un déséquilibre hydrique.
- Précautions liées à l'utilisation d'un garrot pneumatique. O

Soins de sécurité
- Contention physique. O
- Surveillance. O
- Surveillance des signes vitaux. O

Soins de base
- Conduite à tenir devant la douleur.
- Régulation du fonctionnement intestinal.
- Incitation à faire de l'exercice : étirements.
- Installation périopératoire.
- Limitation de la dépense énergétique. P
- Limitation des pressions sur le corps.
- Positionnement. P
- Surveillance de l'état de la peau.
- Thérapie par l'exercice : équilibre.
- Thérapie par l'exercice : contrôle musculaire.
- Thérapie par l'exercice : marche.
- Thérapie par l'exercice : souplesse articulaire.
- Assistance nutritionnelle. O
- Incitation à faire de l'exercice. O

- Incitation à faire de l'exercice : entraînement à la force. Ⓞ
- Relaxation musculaire progressive. Ⓞ
- Thérapie par la relaxation. Ⓞ

Soins relationnels
- Orientation dans la réalité. Ⓞ

RÉSULTATS

- Rétablissement après une brûlure.
- Attention portée au côté atteint.
- Conséquences de l'immobilité : physiologiques.
- État neurologique : conscience.
- Niveau de la douleur.
- Contrôle des risques.
- Détection des risques.

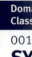

Domaine 9 : Adaptation/tolérance au stress
Classe 1 : Réactions post-traumatiques

00114
SYNDROME D'INADAPTATION À UN CHANGEMENT DE MILIEU
(1992, 2000)

DÉFINITION – Perturbations physiologiques et/ou psychosociales résultant d'un changement de milieu.

CARACTÉRISTIQUES
- Aliénation.
- Altération des habitudes de sommeil.
- Anxiété (00146).
- Augmentation de symptômes physiques/de la maladie.
- Colère.
- Dépendance.
- Dépression.
- Faible estime de soi.
- Frustration.
- Inquiétude à propos du déménagement.
- Insécurité.
- Isolement.
- Perte d'amour propre.
- Perte d'identité.
- Pessimisme.
- Peur (00148).

- Préoccupation.
- Repli sur soi.
- Réticence à changer de milieu.
- Solitude.
- Verbalisation accrue des besoins.

FACTEURS FAVORISANTS
- Antécédents de pertes.
- Barrière linguistique.
- Caractère imprévisible de l'expérience.
- Changement de milieu.
- Dysfonctionnement psychosocial.
- État de santé compromis.
- Isolement social.
- Préparation insuffisante du départ.
- Réseau de soutien insuffisant.
- Sentiment d'impuissance.
- Stratégies d'adaptation inefficaces.

INTERVENTIONS

Soins à la famille
- Mise à contribution de la famille.
- Mobilisation des ressources familiales.
- Soutien à la famille.

Système de santé
- Planification de la sortie. ℗
- Protection des droits du patient.
- Accueil dans un établissement de soins. ⓞ

Soins de sécurité
- Amélioration de la sécurité.
- Conduite à tenir en cas de delirium.
- Conduite à tenir face à une démence. ⓞ
- Identification des risques. ⓞ

Soins de base
- Amélioration du sommeil.
- Surveillance de l'état nutritionnel. ⓞ
- Thérapie alimentaire. ⓞ

Soins relationnels
- Aide à la maîtrise de la colère.
- Aide à la responsabilisation.
- Amélioration de la capacité d'adaptation (*coping*). ℗
- Amélioration de la socialisation.
- Consultation psychosociale.
- Détermination d'objectifs communs.
- Écoute active.

- Élargissement du réseau de soutien.
- Facilitation des visites.
- Insufflation d'espoir.
- Réduction du stress lié au déménagement. **P**
- Soutien psychologique.
- Soutien spirituel.
- Art-thérapie. **O**
- Conduite à tenir devant une réaction d'anticipation. **O**
- Diminution de l'anxiété. **O**
- Gestion de l'humeur. **O**
- Humour. **O**
- Médiation par la présence d'un animal. **O**
- Musicothérapie. **O**
- Présence. **O**
- Thérapie occupationnelle. **O**
- Thérapie par la réminiscence. **O**
- Thérapie récréationnelle. **O**
- Toucher. **O**

RÉSULTATS

- Adaptation de l'enfant à l'hospitalisation.
- Adaptation à un changement d'environnement.
- Adaptation de l'aidant naturel au placement du patient en institution.

Autres résultats
- Niveau d'agitation.
- Niveau de l'état dépressif.
- Stratégies d'adaptation.
- Niveau de la peur.
- Gravité de la solitude.
- Autonomie.
- Résilience individuelle.
- Adaptation psychosociale : transition de la vie.
- Estime de soi.
- Sommeil.
- Gravité des symptômes.
- Niveau du délire.
- Niveau d'anxiété.
- Autocontrôle de l'anxiété.
- Adaptation de l'aidant naturel au placement du patient en institution.
- Préparation d'un aidant naturel pour les soins à domicile.
- Niveau de l'état dépressif.
- Préparation à la sortie : indépendance.
- Préparation à la sortie : centre d'hébergement et de soins.

- Risque de propension aux fugues.
- Participation de la famille aux soins dispensés par un professionnel.
- Qualité de vie.
- Errance sans danger.
- Soutien social.
- Niveau de stress.

Domaine 9 : Adaptation/tolérance au stress
Classe 1 : Réactions post-traumatiques

00149

RISQUE DE SYNDROME D'INADAPTATION À UN CHANGEMENT DE MILIEU
(2000, 2013)

DÉFINITION – Vulnérabilité aux perturbations physiologiques et/ou psychosociales résultant d'un changement de milieu, qui peut compromettre la santé.

FACTEURS DE RISQUE
- Antécédents de pertes.
- Capacités intellectuelles déficientes.
- Caractère imprévisible de l'expérience.
- Changement de milieu.
- Changement important d'environnement.
- État de santé compromis.
- Préparation insuffisante du départ.
- Réseau de soutien insuffisant.
- Sentiment d'impuissance.
- Stratégies d'adaptation inefficaces.

INTERVENTIONS

Soins à la famille
- Mise à contribution de la famille.
- Mobilisation des ressources familiales.
- Soutien à la famille.

Système de santé
- Planification de la sortie. **P**
- Protection des droits du patient.
- Accueil dans un établissement de soins. **O**

Soins de sécurité
- Amélioration de la sécurité.
- Conduite à tenir en cas de delirium.
- Conduite à tenir face à une démence. O
- Identification des risques. O

Soins de base
- Amélioration du sommeil.
- Surveillance de l'état nutritionnel. O
- Thérapie alimentaire. O

Soins relationnels
- Aide à la maîtrise de la colère.
- Aide à la responsabilisation.
- Amélioration de la capacité d'adaptation (*coping*). P
- Amélioration de la socialisation.
- Consultation psychosociale.
- Détermination d'objectifs communs.
- Écoute active.
- Élargissement du réseau de soutien.
- Facilitation des visites.
- Insufflation d'espoir.
- Réduction du stress lié au déménagement. P
- Soutien psychologique.
- Soutien spirituel.
- Art-thérapie. O
- Conduite à tenir devant une réaction d'anticipation. O
- Diminution de l'anxiété. O
- Humour. O
- Médiation par la présence d'un animal. O
- Musicothérapie. O
- Présence. O
- Thérapie occupationnelle. O
- Thérapie par la réminiscence. O
- Thérapie récréationnelle. O
- Toucher. O

RÉSULTATS

- Adaptation à un changement de milieu.
- Adaptation de l'enfant à l'hospitalisation.
- Préparation à la sortie : indépendance.
- Adaptation psychosociale : transition de la vie.

Autres résultats
- Acceptation de son propre état de santé.
- Niveau d'agitation.

- Capacités cognitives.
- Stratégies d'adaptation.
- Préparation à la sortie : centre d'hébergement et de soins.
- Risque de propension aux fugues.
- Participation de la famille aux soins dispensés par un professionnel.
- Mémoire.
- Participation aux décisions de soins de santé.
- Autonomie.
- État de santé personnel.
- Contrôle personnel des soins.
- Soutien social.

> **Domaine 9 : Adaptation/tolérance au stress**
> **Classe 1 : Réactions post-traumatiques**

00142

SYNDROME DU TRAUMATISME DE VIOL
(1980, 1998)

DÉFINITION – Réponse différée et inadaptée à une pénétration sexuelle violente et forcée, contre la volonté et le consentement de la victime.

CARACTÉRISTIQUES
- Agitation.
- Agressivité.
- Altération des habitudes de sommeil.
- Antécédents de tentatives de suicide.
- Anxiété (00146).
- Auto-accusation.
- Cauchemars.
- Changement dans les relations.
- Colère.
- Confusion.
- Culpabilité.
- Déni.
- Dépendance.
- Dépression.
- Désorganisation.
- Dysfonctionnement sexuel (00059).
- État de choc.
- Faible estime de soi.

- Gêne.
- Honte.
- Humiliation.
- Hypervigilance.
- Idées de vengeance.
- Impuissance.
- Labilité émotionnelle.
- Paranoïa.
- Perception de vulnérabilité.
- Peur (00148).
- Phobies.
- Prise de décisions altérée.
- Sentiment d'impuissance (00125).
- Tension et/ou spasmes musculaires.
- Toxicomanie.
- Traumatisme physique.
- Troubles dissociatifs de l'identité.

FACTEUR FAVORISANT
- Viol.

 INTERVENTIONS

Soins à la famille
- Thérapie chez l'enfant ayant subi un traumatisme.
- Planning familial : contraception. ⓞ

Système de santé
- Manipulation d'un échantillon biologique.
- Recueil de données pour un service médicolégal. ⓞ

Soins de sécurité
- Soutien protecteur contre les violences.
- Surveillance des signes vitaux.
- Amélioration de la sécurité. ⓞ

Soins de base
- Soins d'une plaie.
- Conduite à tenir devant la douleur. ⓞ

Soins relationnels
- Aide à la maîtrise de la colère.
- Aide à la prise de décisions.
- Amélioration de l'estime de soi.
- Conduite à tenir en cas de traumatisme de viol. ⓟ
- Consultation en matière de sexualité.
- Consultation psychosociale.

- Diminution de l'anxiété.
- Élargissement du réseau de soutien.
- Groupe de soutien.
- Insufflation d'espoir.
- Intervention en situation de crise. ℗
- Orientation vers un autre soignant ou un autre établissement.
- Présence.
- Soutien psychologique.
- Technique d'apaisement.
- Aide au travail de deuil. ⓞ
- Amélioration de la capacité d'adaptation (*coping*). ⓞ
- Art-thérapie. ⓞ
- Conduite à tenir devant une réaction d'anticipation. ⓞ
- Prévention de la toxicomanie. ⓞ
- Soutien spirituel. ⓞ
- Thérapie par le jeu. ⓞ

RÉSULTAT

- Rétablissement après maltraitance : abus sexuel.

Autres résultats
- Protection contre la maltraitance.
- Rétablissement après maltraitance : émotionnel.
- Bien-être psychospirituel.
- Stratégies d'adaptation.
- Résilience individuelle.
- Fonctionnement sexuel.
- Arrêt de la maltraitance.
- Rétablissement après maltraitance.
- Niveau d'agitation.
- Niveau d'anxiété.
- Autocontrôle de l'anxiété.
- Niveau de l'état dépressif.
- Niveau de la peur.
- Autocontrôle de la peur.
- Autocontrôle des impulsions.
- Régulation de l'humeur.
- Autonomie.
- Qualité de vie.
- Estime de soi.
- Sommeil.
- Autocontrôle des idées suicidaires.

Domaine 9 : Adaptation/tolérance au stress
Classe 1 : Réactions post-traumatiques

00141
SYNDROME POST-TRAUMATIQUE
(1986, 1998, 2010 ; N.P. 2.1)

DÉFINITION – Réponse inadaptée et prolongée à un événement traumatique et accablant.

CARACTÉRISTIQUES
- Agressivité.
- Amnésie dissociative.
- Antécédents de détachement.
- Anxiété (00146).
- Cauchemars.
- Colère.
- Comportement compulsif.
- Comportement d'évitement.
- Crises de panique.
- Culpabilité.
- Déni.
- Dépression.
- Deuil.
- Énurésie.
- Honte.
- Hypervigilance.
- Irritabilité neurosensorielle.
- Irritabilité.
- Irritation gastro-intestinale.
- Migraines.
- Modification de l'humeur.
- Modification de la concentration.
- Palpitations.
- Pensées intrusives.
- Perte d'espoir (00124).
- Peur (00148).
- Rage.
- Réaction de sursaut exagérée.
- Refoulement.
- Réminiscences (flash-back).
- Rêves intrusifs.
- Sensation d'engourdissement.
- Sentiment d'aliénation.
- Sentiment d'horreur.
- Toxicomanie.

FACTEURS FAVORISANTS

- Accident grave (de voiture ou industriel).
- Antécédents comme prisonnier de guerre.
- Antécédents comme victime d'actes criminels.
- Antécédents de maltraitance (par ex. physique, psychologique, sexuelle).
- Antécédents de torture.
- Blessures à l'encontre de sa propre personne.
- Blessures graves à l'encontre de l'être cher.
- Destruction de son habitation.
- Événement hors du registre de l'expérience humaine habituelle.
- Exposition à un événement tragique impliquant plusieurs morts.
- Exposition à une catastrophe (naturelle ou provoquée par l'homme).
- Exposition à une épidémie.
- Exposition à une guerre.
- Menaces graves à l'encontre de l'être cher.
- Menaces graves à l'encontre de sa propre personne.
- Témoin de mort violente.
- Témoin de mutilation.

INTERVENTIONS

Soins à la famille
- Thérapie chez un enfant ayant subi un traumatisme.

Système de santé
- Assistance à la gestion des ressources financières. O

Soins de base
- Amélioration du sommeil. O
- Relaxation musculaire progressive. O

Soins de sécurité
- Aménagement du milieu ambiant. O
- Orientation dans la réalité. O
- Prévention du suicide. O
- Soutien protecteur contre les violences. O

Soins techniques complexes
- Gestion de la médication.

Soins relationnels
- Aide à la déculpabilisation.
- Aide à la maîtrise de la colère.
- Aide au travail de deuil.
- Amélioration de la capacité d'adaptation (*coping*).

- Amélioration de la sécurité.
- Conduite à tenir en cas de traumatisme de viol.
- Consultation psychosociale. 🅿
- Diminution de l'anxiété.
- Élargissement du réseau de soutien. 🅿
- Facilitation du pardon.
- Gestion de l'humeur.
- Insufflation d'espoir.
- Prévention de la toxicomanie.
- Thérapie par la relaxation.
- Traitement de la toxicomanie.
- Amélioration de la socialisation. 🅞
- Détermination d'objectifs communs. 🅞
- Groupe de soutien. 🅞
- Thérapie de groupe. 🅞
- Thérapie par la réminiscence. 🅞

RÉSULTATS

- Régulation de l'humeur.
- Résilience individuelle.
- Bien-être personnel.

Autres résultats
- Contrôle de l'automutilation.
- Autocontrôle des idées suicidaires.
- Rétablissement après maltraitance : émotionnel.
- Rétablissement après maltraitance : abus sexuel.
- Rétablissement après maltraitance : exploitation financière.
- Maîtrise de l'agressivité.
- Rétablissement après maltraitance : physique.
- Niveau d'anxiété.
- Bien-être psychospirituel.
- Stratégies d'adaptation.
- Niveau de l'état dépressif.
- Niveau de la peur.
- Niveau de la peur chez l'enfant.
- Espoir.
- Arrêt de la maltraitance.
- Protection contre la maltraitance.
- Rétablissement après maltraitance.
- Adaptation à un handicap physique.
- Niveau d'agitation.
- Autocontrôle de l'anxiété.
- Image corporelle.
- Concentration.
- Niveau de l'état dépressif.
- Autocontrôle des altérations de la pensée.

- Autocontrôle de la peur.
- Travail de deuil.
- Comportement personnel de sécurité.
- Adaptation psychosociale : transition de la vie.
- Qualité de vie.
- Détection des risques.
- Estime de soi.
- Sommeil.
- Soutien social.
- Élan vital.

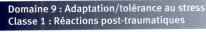

Domaine 9 : Adaptation/tolérance au stress
Classe 1 : Réactions post-traumatiques

00145

RISQUE DE SYNDROME POST-TRAUMATIQUE
(1998, 2013)

DÉFINITION – Vulnérabilité à une réaction inappropriée et prolongée face à un événement traumatisant ou accablant, qui peut compromettre la santé.

FACTEURS DE RISQUE
- Diminution de l'amour propre.
- Durée de l'événement traumatique.
- Éloignement du domicile.
- Environnement peu propice à la satisfaction des besoins.
- Perception de l'événement comme traumatique.
- Profession au service des citoyens (par ex. policier, pompier, sauveteur, personnel de maison de correction, personnel des services d'urgences, personnel d'unités psychiatriques).
- Sens exacerbé des responsabilités.
- Soutien social insuffisant.
- Statut de survivant.

INTERVENTIONS

Soins à la famille
- Thérapie chez un enfant ayant subi un traumatisme.
- Aide à la préservation de l'intégrité familiale. ⓘ
- Mise à contribution de la famille. ⓘ

Système de santé
- Assistance à la gestion des ressources financières. ⓘ

Soins de base
- Relaxation musculaire progressive. Ⓞ

Soins de sécurité
- Aménagement du milieu ambiant. Ⓞ
- Orientation dans la réalité. Ⓞ
- Prévention du suicide. Ⓞ

Soins relationnels
- Aide à la déculpabilisation.
- Aide à la prise de décisions.
- Amélioration de la capacité d'adaptation (*coping*).
- Amélioration de la sécurité.
- Conduite à tenir en cas de traumatisme de viol.
- Consultation psychosociale. Ⓟ
- Diminution de l'anxiété.
- Écoute active.
- Élargissement du réseau de soutien. Ⓟ
- Facilitation du pardon.
- Insufflation d'espoir.
- Intervention en situation de crise. Ⓟ
- Présence.
- Soutien spirituel.
- Suivi par téléphone.
- Thérapie de groupe.
- Thérapie par la relaxation.
- Amélioration de la socialisation. Ⓞ
- Détermination d'objectifs communs. Ⓞ
- Médiation par la présence d'un animal. Ⓞ
- Orientation dans la réalité. Ⓞ
- Thérapie par la réminiscence. Ⓞ

RÉSULTATS

- Rétablissement après maltraitance.
- Bien-être psychospirituel.

Autres résultats
- Protection contre la maltraitance.
- Rétablissement après maltraitance : émotionnel.
- Rétablissement après maltraitance : abus sexuel.
- Adaptation à un handicap physique.
- Travail de deuil.
- Autocontrôle des impulsions.
- Traitement de l'information.
- Résilience individuelle.
- Adaptation psychosociale : transition de la vie.
- Contrôle des risques.

Domaine 11 : Sécurité/protection
Classe 6 : Thermorégulation

00005

RISQUE DE **TEMPÉRATURE CORPORELLE** ANORMALE

(1986, 2000, 2013 ; N.P. 2.1)

DÉFINITION – Vulnérabilité à une incapacité de maintenir sa température corporelle dans les limites de la normale, qui peut compromettre la santé.

FACTEURS DE RISQUE

- Altération du métabolisme.
- Augmentation de la demande en oxygène.
- Déshydratation.
- Effort violent.
- Extrêmes d'âge.
- Extrêmes de poids.
- Extrêmes de température ambiante.
- Inactivité.
- Lésion cérébrale aiguë.
- Maladie affectant la thermorégulation.
- Médicaments.
- Ratio surface corporelle/poids augmenté.
- Réserve de graisse sous-cutanée insuffisante.
- Sédation.
- Septicémie.
- Sudation diminuée.
- Thermogenèse inefficace par manque de frissons.
- Vêtements inadaptés à la température ambiante.

INTERVENTIONS

Soins techniques complexes

- Conduite à tenir en cas de survenue d'une hyperthermie maligne.
- Conduite à tenir en présence d'un œdème cérébral.
- Régulation de la température. **P**
- Régulation de la température préopératoire.
- Soins postanesthésiques.
- Surveillance de l'équilibre hydrique.
- Traitement de la fièvre.
- Traitement d'un déséquilibre hydrique.
- Gestion de la médication. **O**
- Régulation hémodynamique. **O**
- Surveillance de l'état de la peau. **O**

Soins à la famille

- Réanimation d'un nouveau-né. **O**
- Soins kangourou. **O**

Soins de base
- Application de chaleur ou de froid. ⓞ
- Assistance nutritionnelle. ⓞ
- Bain. ⓞ
- Limitation de la dépense énergétique. ⓞ

Soins de sécurité
- Aménagement du milieu ambiant.
- Aménagement du milieu ambiant : bien-être.
- Surveillance des signes vitaux. ⓟ
- Surveillance. ⓞ

RÉSULTATS

- Thermorégulation.
- Thermorégulation : nouveau-né.

Autres résultats
- Cicatrisation d'une brûlure.
- Hydratation.
- État immunitaire.
- Gravité de l'infection.
- Gravité de l'infection : nouveau-né.
- Réaction à un médicament.
- État neurologique : système nerveux autonome.
- Rétablissement après une intervention.
- Contrôle des risques.
- Contrôle des risques : hyperthermie.
- Contrôle des risques : hypothermie.
- Contrôle des risques : infection.
- Contrôle des risques : exposition au soleil.
- Détection des risques.
- Gravité des symptômes lors du sevrage.

Domaine 7 : Relations et rôles
Classe 1 : Rôles de l'aidant naturel

00061
TENSION DANS L'EXERCICE DU RÔLE DE L'AIDANT NATUREL
(1992, 1998, 2000)

DÉFINITION – Difficulté pour la famille ou une personne importante affectivement à exercer le rôle d'aidant naturel.

CARACTÉRISTIQUES

Activités soignantes
- Appréhension concernant l'éventualité de placer la personne soignée dans un établissement de soins.
- Appréhension concernant le bien-être de la personne soignée si l'aidant est incapable d'assurer les soins.
- Appréhension face à l'avenir, qu'il s'agisse de la santé de la personne soignée ou des capacités de l'aidant de dispenser les soins.
- Difficultés à réaliser et à terminer les activités requises.
- Modification des soins à dispenser.
- Préoccupation pour les soins usuels.

État de santé de l'aidant naturel : physiologique
- Céphalées.
- Diabète.
- Éruptions cutanées.
- Fatigue.
- Hypertension.
- Maladie cardiovasculaire.
- Modification du poids.
- Troubles gastro-intestinaux.

État de santé de l'aidant naturel : émotionnel
- Altération des habitudes de sommeil.
- Colère.
- Dépression.
- Facteurs de stress.
- Frustration.
- Impatience.
- Indécision émotionnelle.
- Nervosité.
- Somatisation.
- Stratégies d'adaptation inefficaces.
- Temps insuffisant pour prendre soin de soi.

État de santé de l'aidant naturel : socio-économique
- Changement dans les loisirs.
- Faible productivité dans le travail.
- Isolement social.
- Refus de promotion de carrière.

Relations entre l'aidant naturel et la personne soignée
- Chagrin/incertitude concernant les relations avec la personne soignée.
- Difficulté à être le témoin de la maladie de la personne soignée.

Dynamique familiale
- Conflit familial.
- Préoccupations concernant les membres de la famille.

FACTEURS FAVORISANTS

État de santé de la personne soignée
- Altération des fonctions cognitives.
- Augmentation des soins requis.
- Codépendance.
- Dépendance.
- État de santé instable.
- Gravité de la maladie.
- Maladie chronique.
- Problème de comportements.
- Toxicomanie.
- Trajectoire imprévisible de la maladie.
- Trouble psychiatrique.

État de santé de l'aidant naturel
- Altération des fonctions cognitives.
- Attentes irréalistes par rapport à soi.
- Codépendance.
- Problèmes physiques.
- Réponse insuffisante à ses propres attentes et à celles des autres.
- Stratégies d'adaptation inefficaces.
- Toxicomanie.

Relations avec la personne soignée
- Attentes irréalistes de la part de la personne soignée.
- Maladie de la personne soignée inhibant la conversation.
- Modèle de relation inefficace.
- Relation de maltraitance ou d'abus.
- Relation de violence.

Activités soignantes
- Caractère imprévisible de la situation de soins.
- Changement dans la nature des soins.
- Complexité des soins.
- Durée de l'aide.
- Responsabilité des soins assumée 24 heures sur 24.
- Retour récent à domicile avec des besoins en soins importants.
- Soins excessifs.

Dynamique familiale
- Modèle de dysfonctionnement familial.
- Modèle de stratégies d'adaptation familiale inefficaces.

Ressources

- Connaissances insuffisantes sur l'accès aux ressources communautaires.
- Difficulté à accéder à l'assistance.
- Difficulté d'accès aux ressources communautaires ou aux aides.
- Énergie insuffisante.
- Environnement physique inadapté aux exigences des soins.
- Équipements insuffisants pour prodiguer les soins.
- Inexpérience de l'aidant naturel.
- Intimité insuffisante pour l'aidant naturel.
- Manque de maturité de l'aidant naturel pour assurer les soins.
- Moyens de transport insuffisants.
- Problèmes financiers (par ex. dettes, ressources financières insuffisantes).
- Résilience émotionnelle insuffisante.
- Ressources communautaires insuffisantes (par ex. soins de répit, activités de loisirs, soutien social).
- Soutien social insuffisant.
- Temps insuffisant.

Socio-économique

- Concurrence entre différents rôles de l'aidant naturel.
- Éloignement des autres.
- Isolement social.
- Loisirs insuffisants.

INTERVENTIONS

Soins à la famille

- Aide dans l'organisation et l'entretien du domicile.
- Développement de la parentalité. ⓟ
- Éducation des parents d'un adolescent.
- Éducation des parents qui élèvent un enfant.
- Soutien protecteur contre les violences : enfant.
- Soutien protecteur contre les violences : personne âgée.
- Aide à la préservation de l'intégrité familiale. ⓞ
- Éducation : apprentissage de la propreté. ⓞ
- Enseignement : nutrition du nourrisson de 0 à 3 mois. ⓞ
- Enseignement : nutrition du nourrisson de 4 à 6 mois. ⓞ
- Enseignement : nutrition du nourrisson de 7 à 9 mois. ⓞ
- Enseignement : nutrition du nourrisson de 10 à 12 mois. ⓞ
- Enseignement : nutrition du nourrisson de 13 à 18 mois. ⓞ
- Enseignement : nutrition du nourrisson de 19 à 24 mois. ⓞ
- Enseignement : nutrition du nourrisson de 25 à 36 mois. ⓞ
- Enseignement : sécurité du nourrisson de 0 à 3 mois. ⓞ

- Enseignement : sécurité du nourrisson de 4 à 6 mois. Ⓞ
- Enseignement : sécurité du nourrisson de 7 à 9 mois. Ⓞ
- Enseignement : sécurité du nourrisson de 10 à 12 mois. Ⓞ
- Enseignement : sécurité du nourrisson de 13 à 18 mois. Ⓞ
- Enseignement : sécurité du nourrisson de 19 à 24 mois. Ⓞ
- Enseignement : sécurité du nourrisson de 25 à 36 mois. Ⓞ
- Enseignement : stimulation du nourrisson de 0 à 4 mois. Ⓞ
- Enseignement : stimulation du nourrisson de 5 à 8 mois. Ⓞ
- Enseignement : stimulation du nourrisson de 9 à 12 mois. Ⓞ

Système de santé
- Assistance à la gestion des ressources financières.
- Orientation dans le réseau de la santé et de la Sécurité sociale.

Soins de base
- Limitation de la dépense énergétique.

Soins relationnels
- Amélioration de la capacité d'adaptation (*coping*).
- Amélioration du rôle.
- Conduite à tenir devant une réaction d'anticipation.
- Éducation individuelle.
- Enseignement : processus de la maladie.
- Remplacement temporaire de l'aidant naturel.
- Soutien à un aidant naturel. Ⓟ
- Soutien protecteur contre les violences : partenaire intime.
- Aide à la déculpabilisation. Ⓞ
- Aide au travail de deuil. Ⓞ
- Conduite à tenir face à un comportement de suractivité/inattention. Ⓞ
- Consultation auprès d'un expert. Ⓞ
- Consultation psychosociale. Ⓞ
- Élargissement du réseau de soutien. Ⓞ

RÉSULTATS

- Performance de l'aidant naturel : soins directs.
- Performance de l'aidant naturel : soins indirects.
- Endurance dans le rôle d'aidant naturel.

Autres résultats
- Santé physique de l'aidant naturel.
- Facteurs de stress pour l'aidant naturel.
- Équilibre affectif de l'aidant naturel.
- Perturbation du mode de vie de l'aidant naturel.
- Relations patient–aidant naturel.
- Bien-être de l'aidant naturel.
- Soutien de la famille lors d'un traitement.
- Exercice du rôle parental.

- Résilience individuelle.
- Comportement de santé de la mère en post-partum.
- Exercice du rôle.
- Préparation d'un aidant naturel pour les soins à domicile.
- Niveau de l'état dépressif.
- Stratégies d'adaptation familiales.
- Fonctionnement de la famille.
- Résilience familiale.
- Niveau de la fatigue.
- Connaissances : ressources sanitaires.
- Soutien social.
- Niveau de stress.

Domaine 7 : Relations et rôles
Classe 1 : Rôles de l'aidant naturel

00062
RISQUE DE TENSION DANS L'EXERCICE DU RÔLE DE L'AIDANT NATUREL
(1992, 2010, 2013 ; N.P. 2.1)

DÉFINITION – Vulnérabilité aux difficultés rencontrées par la famille ou la personne affectivement importante à exercer le rôle d'aidant naturel, qui peut compromettre la santé.

FACTEURS DE RISQUE
- Adaptation inefficace de la famille.
- Altération des fonctions cognitives de la personne soignée.
- Anomalie congénitale.
- Co-dépendance.
- Complexité des soins à dispenser.
- Comportement déviant ou bizarre de la personne soignée.
- Conflits entre les différents rôles de l'aidant naturel.
- Durée prolongée de la période de soins.
- Dysfonctionnement de la famille avant la maladie.
- Exposition à la violence.
- Facteurs de stress.
- Gravité de la maladie de la personne soignée.
- Inexpérience de l'aidant naturel.
- Isolement de l'aidant naturel.
- Isolement de la famille.
- L'aidant naturel est le conjoint.

- L'aidant naturel est une femme.
- Manque de loisirs pour l'aidant naturel.
- Manque de maturité de l'aidant naturel pour assurer les soins.
- Manque de répit pour l'aidant naturel.
- Mésentente de longue date entre la personne soignée et l'aidant naturel.
- Milieu physique mal adapté aux exigences des soins.
- Prématurité.
- Présence de maltraitance (par ex. physique, psychologique, sexuelle).
- Problème de santé de l'aidant naturel.
- Problèmes psychologiques de l'aidant naturel.
- Problèmes psychologiques de la personne soignée.
- Retard de développement de la personne soignée ou de l'aidant naturel.
- Retour à domicile de la personne soignée nécessitant des soins importants.
- Santé instable de la personne soignée.
- Stratégies d'adaptation inefficaces de l'aidant naturel.
- Surinvestissement.
- Toxicomanie.
- Trajectoire imprévisible de la maladie.

INTERVENTIONS

Soins à la famille
- Aide dans l'organisation et l'entretien du domicile.
- Développement de la parentalité. **P**
- Éducation des parents d'un adolescent.
- Éducation des parents qui élèvent un enfant.
- Remplacement temporaire de l'aidant naturel.
- Soins kangourou.
- Soutien à la famille.
- Soutien à un aidant naturel. **P**
- Aide à la préservation de l'intégrité familiale. **O**
- Éducation : apprentissage de la propreté. **O**
- Enseignement : nutrition du nourrisson de 0 à 3 mois. **O**
- Enseignement : nutrition du nourrisson de 4 à 6 mois. **O**
- Enseignement : nutrition du nourrisson de 7 à 9 mois. **O**
- Enseignement : nutrition du nourrisson de 10 à 12 mois. **O**
- Enseignement : nutrition de l'enfant de 13 à 18 mois. **O**
- Enseignement : nutrition de l'enfant de 19 à 24 mois. **O**
- Enseignement : nutrition de l'enfant de 25 à 36 mois. **O**
- Enseignement : sécurité du nourrisson de 0 à 3 mois. **O**
- Enseignement : sécurité du nourrisson de 4 à 6 mois. **O**
- Enseignement : sécurité du nourrisson de 7 à 9 mois. **O**
- Enseignement : sécurité du nourrisson de 10 à 12 mois. **O**

- Enseignement : sécurité de l'enfant de 13 à 18 mois. Ⓞ
- Enseignement : sécurité de l'enfant de 19 à 24 mois. Ⓞ
- Enseignement : sécurité de l'enfant de 25 à 36 mois. Ⓞ
- Enseignement : stimulation du nourrisson de 0 à 4 mois. Ⓞ
- Enseignement : stimulation du nourrisson de 5 à 8 mois. Ⓞ
- Enseignement : stimulation du nourrisson de 9 à 12 mois. Ⓞ
- Mise à contribution de la famille. Ⓞ
- Mobilisation des ressources familiales O.
- Maintien de la dynamique familiale. Ⓞ
- Thérapie familiale. Ⓞ

Système de santé
- Assistance à la gestion des ressources financières.
- Orientation dans le réseau de la santé et de la Sécurité sociale.
- Orientation vers un autre soignant ou un autre établissement. Ⓞ

Soins de base
- Limitation de la dépense énergétique.

Soins relationnels
- Aide à la normalisation.
- Aide au travail de deuil.
- Amélioration de la capacité d'adaptation (*coping*).
- Conduite à tenir devant une réaction d'anticipation.
- Éducation individuelle.
- Enseignement : processus de la maladie.
- Groupe de soutien.
- Aide à la déculpabilisation. Ⓞ
- Amélioration du rôle. Ⓞ
- Conduite à tenir face à un comportement de suractivité/inattention. Ⓞ
- Consultation psychosociale. Ⓞ
- Élargissement du réseau de soutien. Ⓞ
- Soutien protecteur contre les violences. Ⓞ

RÉSULTATS

- Performance de l'aidant naturel : soins directs.
- Performance de l'aidant naturel : soins indirects.
- Endurance dans le rôle d'aidant naturel.
- Exercice du rôle parental.

Autres résultats
- Équilibre affectif de l'aidant naturel.
- Préparation d'un aidant naturel pour les soins à domicile.
- Perturbation du mode de vie de l'aidant naturel.
- Relations patient–aidant naturel.
- Santé physique de l'aidant naturel.
- Facteurs de stress pour l'aidant naturel.

- Niveau de l'état dépressif.
- Préparation à la sortie : centre d'hébergement et de soins.
- Stratégies d'adaptation.
- Stratégies d'adaptation familiales.
- Fonctionnement de la famille.
- Soutien de la famille lors d'un traitement.
- Niveau de la fatigue.
- Connaissances : programme thérapeutique.
- Connaissances : processus de la maladie.
- Connaissances : conservation de l'énergie.
- Participation à des loisirs.
- Exercice du rôle parental.
- Résilience individuelle.
- Repos.
- Contrôle des risques.
- Détection des risques.
- Exercice du rôle.
- Sommeil.
- Niveau de stress.
- Gravité des symptômes lors du sevrage.

Domaine 11 : Sécurité/protection
Classe 6 : Thermorégulation

00008

THERMORÉGULATION INEFFICACE
(1986)

DÉFINITION – Fluctuations de la température corporelle entre hypothermie et hyperthermie.

CARACTÉRISTIQUES
- Augmentation de la fréquence respiratoire.
- Augmentation de la température corporelle au-dessus de la normale.
- Bradycardie.
- Crise.
- Diminution de la température corporelle en dessous de la normale.
- Fluctuations de la température corporelle au-dessus ou au-dessous de la normale.
- Horripilation (chair de poule).
- Hypertension.
- Légers frissons.
- Lit unguéal cyanosé.

- Pâleur modérée.
- Peau chaude au toucher.
- Peau froide au toucher.
- Peau rouge.
- Remplissage capillaire lent.
- Tachycardie.

FACTEURS FAVORISANTS
- Extrêmes d'âge.
- Fluctuations de la température ambiante.
- Maladie.
- Traumatisme.

INTERVENTIONS

Soins techniques complexes
- Régulation de la température.
- Régulation de la température peropératoire.
- Régulation hémodynamique.
- Surveillance de l'équilibre hydrique.
- Traitement de la fièvre.
- Traitement d'un déséquilibre hydrique.
- Administration de médicaments.
- Administration de produits sanguins.
- Entretien d'un cathéter central inséré en périphérie.
- Phlébotomie : prélèvement de sang artériel.

Soins à la famille
- Soins à un enfant : nouveau-né.

Soins de sécurité
- Aménagement du milieu ambiant.
- Surveillance des signes vitaux.

Soins de base
- Bain.

Soins relationnels
- Diminution de l'anxiété.

RÉSULTATS

- Thermorégulation.
- Thermorégulation : nouveau-né.

Autres résultats
- Cicatrisation d'une brûlure.
- État des signes vitaux.
- Contrôle des risques : hypothermie.
- Adaptation du nouveau-né.
- Organisation comportementale du prématuré.
- État respiratoire.

Domaine 4 : Activité/repos
Classe 2 : Activité/exercice

00090

DIFFICULTÉ LORS D'UN TRANSFERT
(1998, 2006 ; N.P. 2.1)

DÉFINITION – Restriction de la capacité de se mouvoir de façon autonome entre deux surfaces rapprochées.

CARACTÉRISTIQUES
- Difficulté à entrer ou à sortir de la baignoire.
- Difficulté à entrer ou à sortir de la douche.
- Difficulté à s'asseoir sur la chaise percée ou à se relever.
- Difficulté à s'asseoir sur les toilettes ou à se relever.
- Difficulté à se transférer d'un niveau à l'autre.
- Difficulté à se transférer entre la voiture et le fauteuil.
- Difficulté à se transférer entre le fauteuil et la position debout.
- Difficulté à se transférer entre le fauteuil et le sol.
- Difficulté à se transférer entre le lit et la position debout.
- Difficulté à se transférer entre le lit et le fauteuil.
- Difficulté se transférer de la position au sol à la position debout.

FACTEURS FAVORISANTS
- Altération des fonctions cognitives.
- Connaissances insuffisantes des techniques de transfert.
- Déconditionnement physique.
- Diminution de la vision.
- Douleur.
- Force musculaire insuffisante.
- Obésité.
- Obstacles environnementaux (par ex. hauteur du lit, espace inadapté, type de fauteuil roulant, dispositifs thérapeutiques, contentions).
- Trouble musculosquelettique.
- Trouble neuromusculaire.
- Troubles de l'équilibre.

INTERVENTIONS

Soins techniques complexes
- Gestion de la médication. ⓘ

Soins de sécurité
- Prévention des chutes.

Système de santé
- Transport intraétablissement.

Soins de base
- Aide aux soins personnels : transfert. ⓟ
- Enseignement des règles de la mécanique corporelle.
- Incitation à faire de l'exercice.
- Incitation à faire de l'exercice : étirement.
- Incitation à faire de l'exercice : entraînement à la force. ⓟ
- Limitation de la dépense énergétique.
- Positionnement.
- Positionnement en cas de lésion cervicale.
- Positionnement en fauteuil roulant.
- Thérapie par l'exercice : équilibre.
- Thérapie par l'exercice : maîtrise musculaire.
- Transfert. ⓟ
- Aide aux soins personnels. ⓞ
- Aide aux soins personnels : alimentation. ⓞ
- Aide aux soins personnels : bain et soins d'hygiène. ⓞ
- Aide aux soins personnels : utilisation des toilettes. ⓞ
- Aide aux soins personnels : habillage et mise personnelle. ⓞ
- Amélioration du sommeil. ⓞ
- Assistance nutritionnelle. ⓞ
- Conduite à tenir devant la douleur. ⓞ
- Gestion du poids. ⓞ

Soins relationnels
- Éducation : exercices prescrits.
- Détermination d'objectifs communs. ⓞ

RÉSULTATS

- Positionnement corporel autonome.
- Aptitude à effectuer des transferts.

Autres résultats
- Coordination des mouvements.
- Équilibre.
- Capacités cognitives.
- Niveau d'inconfort.
- Endurance.
- Niveau de la fatigue.
- Mouvement articulaire : hanche.
- Mouvement articulaire : genou.
- Mouvement articulaire : colonne vertébrale.
- Mouvement articulaire : épaule.
- Connaissances : mécanique corporelle.
- Connaissances : prévention des chutes.
- Niveau de la douleur.
- Soins personnels : toilette.

- Soins personnels : utilisation des toilettes.
- Fonction squelettique.
- Compensation de la perte de la vision.

Domaine 11 : Sécurité/protection
Classe 2 : Lésions

00038
RISQUE DE **TRAUMATISME**
(1980, 2013)

DÉFINITION – Vulnérabilité à une blessure accidentelle des tissus (par ex. plaie, brûlure, fracture), qui peut compromettre la santé.

FACTEURS DE RISQUE

Facteurs extrinsèques
- Absence de barrière de sécurité pour escalier.
- Absence de protection aux fenêtres.
- Absence ou dysfonctionnement d'un dispositif d'appel à l'aide.
- Accès aux armes.
- Allumage tardif du brûleur ou d'un four à gaz.
- Appareils défectueux.
- Bain dans de l'eau trop chaude.
- Combustibles ou corrosifs rangés dans des endroits inadéquats (par ex. allumettes, torchons huileux, lessive).
- Conduite dangereuse de véhicule lourd (par ex. vitesse excessive, état d'ébriété, sans les aides visuelles nécessaires).
- Dangers d'origine électrique (par ex. prises de courant défectueuses, fils dénudés, surcharge des prises électriques ou des boîtes à fusibles).
- Éclairage insuffisant.
- Emploi d'une échelle ou d'une chaise instables.
- Exposition à des appareils dangereux.
- Exposition à des produits corrosifs.
- Exposition à des toxiques chimiques.
- Exposition aux radiations.
- Extrêmes de température ambiante.
- Fils électriques non fixés.
- Fuites de gaz.
- Glaçons pendant d'un toit.
- Graisse accumulée sur une cuisinière.
- Installation d'un enfant sur le siège avant d'un véhicule.
- Jeux avec des explosifs.
- Jeux avec des objets dangereux.

- Lit trop haut.
- Matériel antidérapant insuffisant dans la salle de bains.
- Non-utilisation ou mauvaise utilisation de la ceinture de sécurité.
- Objets inflammables (par ex. jouets ou vêtements d'enfant).
- Passages encombrés.
- Poignées de casseroles tournées vers le devant de la cuisinière.
- Port de vêtements flottants à proximité d'une flamme.
- Port inadéquat du casque (par ex. casque de protection, casque de motocyclette).
- Protection insuffisante d'une source de chaleur.
- Proximité d'un chemin réservé aux véhicules (par ex. entrée de garage, rails de chemin de fer).
- Rampe d'escalier branlante.
- Résistance aux moyens de contention.
- Route dangereuse.
- Sols glissants.
- Tapis roulant dangereux.
- Taux élevé de criminalité dans le voisinage.
- Usage du tabac au lit ou à proximité d'une source d'oxygène.
- Utilisation de carpettes.
- Utilisation de vaisselle fêlée.

Facteurs intrinsèques
- Altération de la sensibilité (résultant d'une lésion au niveau de la moelle épinière, diabète, etc.).
- Altération des fonctions cognitives.
- Antécédents de traumatisme (par ex. physique, psychologique, sexuel).
- Classe socio-économique défavorisée.
- Connaissances insuffisantes sur les mesures de sécurité.
- Diminution de la coordination des muscles.
- Diminution de la coordination main–œil.
- Faiblesse.
- Trouble de l'équilibre.
- Trouble émotionnel.
- Vue affaiblie.

INTERVENTIONS

Soins techniques complexes
- Conduite à tenir en cas d'altération de la sensibilité périphérique.
- Conduite à tenir lors d'une crise convulsive.
- Précautions à prendre lors de l'utilisation d'un laser.
- Précautions à prendre lors d'une intervention chirurgicale.
- Surveillance de l'état de la peau.
- Prévention de l'embolie. ⓘ

Soins à la famille
- Enseignement : sécurité du nourrisson de 0 à 3 mois. 🅿
- Enseignement : sécurité du nourrisson de 4 à 6 mois. 🅿
- Enseignement : sécurité du nourrisson de 7 à 9 mois. 🅿
- Enseignement : sécurité du nourrisson de 10 à 12 mois. 🅿
- Enseignement : sécurité de l'enfant de 13 à 18 mois. 🅿
- Enseignement : sécurité de l'enfant de 19 à 24 mois. 🅿
- Enseignement : sécurité de l'enfant de 25 à 36 mois. 🅿
- Éducation des parents d'un adolescent. Ⓞ
- Éducation des parents qui élèvent un enfant. Ⓞ

Soins de sécurité
- Aménagement du milieu ambiant : sécurité. 🅿
- Aménagement du milieu ambiant : sécurité de l'homme au travail.
- Contention physique.
- Limitation des pressions sur le corps.
- Prévention des chutes.
- Prévention des lésions sportives chez les jeunes.
- Promotion de la sécurité routière. 🅿
- Soins consécutifs à la radiothérapie.
- Surveillance.
- Surveillance des signes vitaux.

Soins de base
- Positionnement.
- Positionnement en cas de lésion cervicale. Ⓞ
- Positionnement en fauteuil roulant. Ⓞ
- Soins périnéaux. Ⓞ

Soins relationnels
- Éducation à la santé.
- Éducation individuelle.
- Enseignement : processus de la maladie.
- Promotion de la santé communautaire.

RÉSULTATS

- Fréquence des chutes.
- Intégrité tissulaire : peau et muqueuses.
- Gravité d'une blessure physique.
- Rétablissement après une brûlure.
- Cicatrisation : 1re intention.
- Cicatrisation : 2e intention.
- Consolidation osseuse.

Autres résultats
- Protection contre la maltraitance.
- Niveau de la démence.
- Niveau d'agitation.

- Équilibre.
- Contrôle des risques au sein de la collectivité : violence.
- Niveau de violence au sein de la collectivité.
- Coordination des mouvements.
- Risque de propension aux fugues.
- Prévention des chutes.
- Connaissances : sécurité physique de l'enfant.
- Connaissances : prévention des chutes.
- Connaissances : sécurité personnelle.
- Exercice du rôle parental : sécurité physique de l'adolescent.
- Exercice du rôle parental : sécurité physique du nourrisson/jeune enfant.
- Exercice du rôle parental : sécurité physique de l'enfant.
- Comportement personnel de sécurité.
- Contrôle des risques.
- Contrôle des risques : consommation de drogues.
- Contrôle des risques : consommation d'alcool.
- Détection des risques.
- Contrôle des risques : exposition au soleil.
- Sécurité du domicile.
- Errance sans danger.
- Gravité des symptômes lors du sevrage.

Domaine 11 : Sécurité/protection
Classe 2 : Lésions

00213

RISQUE DE TRAUMATISME VASCULAIRE

(2008, 2013 ; N.P. 2.1)

DÉFINITION – Vulnérabilité à une lésion d'une veine et du tissu environnant en raison de la présence d'un cathéter et/ou de la perfusion de solutions, qui peut compromettre la santé.

FACTEURS DE RISQUE
- Calibre du cathéter inapproprié.
- Débit rapide de la perfusion.
- Difficulté à visualiser l'artère ou la veine.
- Durée de la présence du cathéter.
- Fixation du cathéter inadéquate.
- Point d'insertion.
- Solution irritante (par ex. concentration, température, pH).
- Type de cathéter inapproprié.

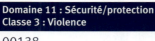

Domaine 11 : Sécurité/protection
Classe 3 : Violence

00138

RISQUE DE **VIOLENCE** ENVERS LES AUTRES
(1980, 1996, 2013)

DÉFINITION – Vulnérabilité à des conduites indiquant que la personne est susceptible d'infliger à autrui des blessures physiques, psychologiques et/ou sexuelles.

FACTEURS DE RISQUE

- Accès aux armes.
- Altération des fonctions cognitives.
- Antécédents de maltraitance (par ex. physique, psychologique, sexuelle).
- Antécédents de toxicomanie.
- Complications prénatales et périnatales.
- Comportement suicidaire.
- Cruauté envers les animaux.
- Impulsivité.
- Infractions au volant (par ex. manquements au code de la route, conduite agressive pour soulager sa colère).
- Intoxication pathologique.
- Langage corporel négatif (par ex. posture rigide, poings et mâchoires crispés, hyperactivité, déambulation, oppression et attitude menaçante).
- Provocation d'incendie.
- Recours systématique à la violence (par ex. menaces verbales visant les biens, la personne, menaces sociales, jurons, lettres de menaces, gestes agressifs, menaces sexuelles).
- Recours systématique à la violence envers la société (par ex. vol, emprunts importuns, requêtes et réclamations incessantes, interruptions répétées de réunions, refus de manger, de prendre son traitement, de respecter les directives).
- Recours systématique à la violence envers les autres (par ex. coups, coups de pied, crachats, écorchures, lancement d'objets, morsures, tentatives de viol, viol, attentat à la pudeur, urine/selles sur une personne).
- Recours systématique à la violence indirecte (par ex. arrachage d'objets fixés au mur, urine ou défécation par terre, battements de pied, accès de colère, lancement d'objets, bris de vitres, claquement de portes, harcèlement sexuel).
- Témoin de violence familiale pendant l'enfance.
- Trouble neurologique (par ex. électroencéphalogramme [EEG] positif, traumatisme crânien, convulsions).
- Trouble psychotique.

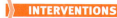

INTERVENTIONS

Soins techniques complexes
- Administration de médicaments.
- Gestion de la médication.

Soins à la famille
- Mise à contribution de la famille. ⓞ
- Soutien à la famille. ⓞ

Soins de base
- Aide aux soins d'hygiène d'une personne présentant une démence.

Soins de sécurité
- Aménagement du milieu ambiant : prévention de la violence. ⓟ
- Conduite à tenir face à une démence.
- Limitation du territoire.
- Précautions face au risque incendiaire.
- Surveillance.
- Triage dans un service d'urgences. ⓞ
- Triage par téléphone. ⓞ

Soins relationnels
- Aide à la maîtrise de la colère. ⓟ
- Amélioration de la capacité d'adaptation (*coping*).
- Amélioration de la sécurité.
- Art-thérapie.
- Conduite à tenir en cas de persistance d'une idée délirante.
- Contrainte physique sur prescription médicale.
- Diminution de l'anxiété.
- Distraction.
- Élargissement du réseau de soutien.
- Gestion de l'humeur.
- Intervention en situation de crise.
- Isolement.
- Maîtrise du comportement.
- Modification du comportement.
- Prévention de la toxicomanie.
- Traitement de la toxicomanie.
- Traitement de la toxicomanie : sevrage de la drogue.
- Traitement de la toxicomanie : sevrage de l'alcool.
- Soutien protecteur contre les violences.
- Soutien protecteur contre les violences : enfant.
- Soutien protecteur contre les violences : personne âgée.
- Technique d'apaisement.
- Aide à la déculpabilisation. ⓞ
- Amélioration de l'estime de soi. ⓞ
- Détermination d'objectifs communs. ⓞ

- Entraînement au contrôle des impulsions. Ⓞ
- Groupe de soutien. Ⓞ
- Médiation par la présence d'un animal. Ⓞ
- Modification du comportement : aptitudes sociales. Ⓞ
- Orientation dans la réalité. Ⓞ
- Présence. Ⓞ
- Thérapie par le jeu. Ⓞ

RÉSULTATS

- Autocontrôle des idées suicidaires.
- Contrôle de l'automutilation.

Autres résultats
- Arrêt de la maltraitance.
- Protection contre la maltraitance.
- Autocontrôle de la maltraitance.
- Maîtrise de l'agressivité.
- Niveau de la démence.
- Niveau d'agitation.
- Capacités cognitives.
- Autocontrôle des altérations de la pensée.
- Niveau d'hyperactivité.
- Autocontrôle des impulsions.
- Contrôle des risques.
- Contrôle des risques : consommation de drogues.
- Contrôle des risques : consommation d'alcool.
- Détection des risques.
- Niveau de stress.

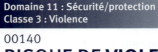

Domaine 11 : Sécurité/protection
Classe 3 : Violence

00140
RISQUE DE VIOLENCE ENVERS SOI
(1994, 2013)

DÉFINITION – Vulnérabilité à des conduites indiquant que la personne est susceptible de s'infliger des blessures physiques, émotionnelles et/ou sexuelles.

FACTEURS DE RISQUE
- Âge : 15 à 19 ans, et ≥ 45 ans.
- Antécédents de nombreuses tentatives de suicide.

- Catégorie professionnelle (par ex. cadre, propriétaire, chef d'entreprise, profession libérale, ouvrier qualifié).
- Conflit quant à l'orientation sexuelle.
- Difficultés au sein du milieu familial (par ex. chaotique ou conflictuel, antécédents de suicide).
- État civil (par ex. célibataire, veuf[ve], divorcé[e]).
- Indices comportementaux (par ex. lettres d'amour désespérées, messages courroucés envers une personne affectivement importante qui a rejeté l'individu, don de biens personnels, souscription à une assurance vie élevée).
- Indices verbaux (par ex. propos sur la mort, « vous serez mieux sans moi », questions sur les doses mortelles des médicaments).
- Isolement social.
- Pensées suicidaires.
- Personne qui se livre à des actes auto-érotiques.
- Problème de santé mentale (par ex. dépression, psychose, troubles de la personnalité, toxicomanie).
- Projet de suicide.
- Relations interpersonnelles conflictuelles.
- Ressources personnelles insuffisantes (par ex. accomplissement, introspection, affect émoussé, mal contrôlé).
- Situation professionnelle (par ex. sans emploi, échec professionnel, perte d'un travail récent).
- Trouble psychologique.

INTERVENTIONS

Soins techniques complexes
- Gestion de la médication. 🅞
- Photothérapie (luminothérapie) : régulation de l'humeur et du sommeil. 🅞

Soins à la famille
- Aide à la déculpabilisation. 🅞
- Mise à contribution de la famille. 🅞
- Thérapie familiale. 🅞

Soins de sécurité
- Aménagement du milieu ambiant : prévention de la violence.
- Aménagement du milieu ambiant : sécurité.
- Contention physique.
- Intervention en situation de crise.
- Isolement.
- Prévention du suicide. 🅟

Soins relationnels
- Aide à la maîtrise de la colère.
- Aide à la responsabilisation.

- Aide au changement souhaité par le patient.
- Amélioration de la capacité d'adaptation (*coping*).
- Amélioration de la conscience de soi.
- Amélioration de l'estime de soi.
- Amélioration de la sécurité.
- Conduite à tenir en cas de persistance d'une idée délirante.
- Conduite à tenir face à un comportement d'automutilation. ⓟ
- Consultation psychosociale.
- Diminution de l'anxiété.
- Entraînement au contrôle des impulsions.
- Établissement de limites.
- Gestion de l'humeur. ⓟ
- Limitation du territoire.
- Modification du comportement.
- Négociation d'un contrat avec le patient.
- Technique d'apaisement.
- Traitement de la toxicomanie.
- Traitement de la toxicomanie : sevrage de la drogue.
- Traitement de la toxicomanie : sevrage de l'alcool.
- Traitement de la toxicomanie : surdosage.
- Aide au travail de deuil. Ⓞ
- Conduite à tenir en présence d'hallucinations. Ⓞ
- Entraînement à l'affirmation de soi. Ⓞ
- Groupe de soutien. Ⓞ
- Médiation par la présence d'un animal. Ⓞ
- Modification du comportement : aptitudes sociales. Ⓞ
- Restructuration cognitive. Ⓞ
- Thérapie de groupe. Ⓞ

RÉSULTATS

- Autocontrôle des idées suicidaires.
- Contrôle de l'automutilation.

Autres résultats
- Adaptation à un handicap physique.
- Autocontrôle de la dépression.
- Capacités cognitives.
- Stratégies d'adaptation.
- Autocontrôle des altérations de la pensée.
- Autocontrôle des impulsions.
- Contrôle des risques.
- Contrôle des risques : consommation de drogues.
- Contrôle des risques : consommation d'alcool.
- Détection des risques.
- Gravité de la solitude.
- Niveau d'agitation.
- Niveau de la démence.

- Niveau de l'état dépressif.
- Qualité de vie.
- Régulation de l'humeur.
- Élan vital.

Domaine 2 : Nutrition
Classe 5 : Hydratation

00027
DÉFICIT DE VOLUME LIQUIDIEN
(1978, 1996)

DÉFINITION – Diminution des liquides intravasculaire, interstitiel et/ou intracellulaire. Cela fait référence à une déshydratation, avec perte de liquide, sans modification du sodium.

CARACTÉRISTIQUES
- Altération de l'état mental.
- Augmentation de l'hématocrite.
- Augmentation de la concentration urinaire.
- Augmentation de la fréquence cardiaque.
- Augmentation de la température corporelle.
- Diminution de la diurèse.
- Diminution de la pression artérielle.
- Diminution de la pression pulsatile de l'amplitude du pouls.
- Diminution de la turgescence linguale.
- Diminution du remplissage veineux.
- Faiblesse.
- Modification de la turgescence cutanée.
- Perte brusque de poids.
- Sécheresse de la peau et des muqueuses.
- Soif.

FACTEURS FAVORISANTS
- Mécanismes de régulation compromis.
- Pertes actives de liquides.

INTERVENTIONS

Soins techniques complexes
- Administration de produits sanguins.
- Conduite à tenir en présence d'un état de choc.
- Conduite à tenir en présence d'un état de choc hypovolémique. ⓟ
- Gestion d'un dispositif d'abord veineux central.
- Limitation des pertes sanguines. ⓟ

- Limitation des pertes sanguines : saignement gastro-intestinal.
- Limitation des pertes sanguines : utérus en post-partum.
- Limitation des pertes sanguines : utérus gravide.
- Mise en place d'une intraveineuse.
- Prévention des états de choc.
- Prévention des saignements.
- Soins en phase aiguë d'une dysfonction cardiaque.
- Surveillance de l'équilibre électrolytique. **P**
- Surveillance de l'équilibre hydrique. **P**
- Thérapie intraveineuse. **P**
- Traitement de l'hypovolémie. **P**
- Traitement d'un déséquilibre acidobasique.
- Traitement d'un déséquilibre électrolytique.
- Traitement d'un déséquilibre électrolytique : hypercalcémie.
- Traitement d'un déséquilibre électrolytique : hyperkaliémie.
- Traitement d'un déséquilibre électrolytique : hypermagnésémie.
- Traitement d'un déséquilibre électrolytique : hypernatrémie.
- Traitement d'un déséquilibre électrolytique : hyperphosphatémie.
- Traitement d'un déséquilibre électrolytique : hypocalcémie.
- Traitement d'un déséquilibre électrolytique : hypokaliémie.
- Traitement d'un déséquilibre électrolytique : hypomagnésémie.
- Traitement d'un déséquilibre électrolytique : hyponatrémie.
- Traitement d'un déséquilibre électrolytique : hypophosphatémie.
- Traitement d'un déséquilibre hydrique. **P**
- Traitement d'un déséquilibre hydroélectrolytique.
- Alimentation parentérale totale. **O**
- Conduite à tenir en présence d'un œdème cérébral. **O**
- Entretien d'un cathéter central inséré en périphérie. **O**
- Entretien d'un drain thoracique. **O**
- Gestion de la médication. **O**
- Monitorage hémodynamique invasif. **O**
- Phlébotomie : cathéter veineux tunnellisé. **O**
- Phlébotomie : prélèvement de sang artériel. **O**
- Phlébotomie : prélèvement de sang veineux. **O**
- Prélèvement de sang capillaire. **O**
- Régulation de la température. **O**
- Régulation hémodynamique. **O**

- Soins d'une plaie. Ⓞ
- Surveillance de l'état neurologique. Ⓞ
- Traitement de la fièvre. Ⓞ
- Traitement de l'arythmie cardiaque. Ⓞ

Soins à la famille
- Perfusion amniotique.
- Réanimation du fœtus.
- Interruption du travail. Ⓞ

Soins de sécurité
- Surveillance.
- Surveillance des signes vitaux.

Soins de base
- Alimentation.
- Assistance nutritionnelle.
- Cathétérisme vésical.
- Entretien d'une sonde gastro-intestinale.
- Gestion du poids.
- Intubation gastro-intestinale.

RÉSULTATS

- Hydratation.
- Équilibre hydrique.

Autres résultats
- Fonction rénale.
- Thermorégulation.
- Thermorégulation : nouveau-né.
- État des signes vitaux.
- Niveau du délire.
- Équilibre électrolytique.
- Appétit.
- Gravité de la perte sanguine.
- Élimination intestinale.
- Rétablissement après une brûlure.
- Fonction gastro-intestinale.
- Gravité des nausées et vomissements.
- État nutritionnel : aliments et liquides ingérés.
- Intégrité tissulaire : peau et muqueuses.
- Élimination urinaire.

Domaine 2 : Nutrition
Classe 5 : Hydratation

00028

RISQUE DE DÉFICIT DE VOLUME LIQUIDIEN
(1978, 2010, 2013)

DÉFINITION – Vulnérabilité à une déshydratation intravasculaire, interstitielle et/ou intracellulaire, qui peut compromettre la santé.

FACTEURS DE RISQUE
- Anomalies affectant l'absorption des liquides.
- Anomalies affectant la prise de liquides.
- Connaissances insuffisantes sur les besoins en liquides.
- Extrêmes d'âge.
- Extrêmes de poids.
- Facteurs agissant sur les besoins en liquides.
- Mécanismes de régulation compromis.
- Médicaments.
- Obstacle à l'accès aux liquides.
- Perte active de liquide.
- Perte de liquides par une voie artificielle.
- Perte excessive de liquides par les voies naturelles.

INTERVENTIONS

Soins techniques complexes
- Administration de produits sanguins.
- Autotransfusion.
- Conduite à tenir en présence d'un état de choc.
- Conduite à tenir en présence d'un état de choc hypovolémique.
- Gestion d'un dispositif d'abord veineux central.
- Limitation des pertes sanguines.
- Limitation des pertes sanguines : saignement gastro-intestinal.
- Mise en place d'une intraveineuse.
- Prévention des états de choc.
- Prévention des saignements.
- Soins en phase aiguë d'une dysfonction cardiaque.
- Surveillance de l'équilibre électrolytique. **P**
- Surveillance de l'équilibre hydrique. **P**
- Thérapie intraveineuse. **P**
- Traitement de l'hypovolémie. **P**
- Traitement d'un déséquilibre électrolytique.
- Traitement d'un déséquilibre électrolytique : hypercalcémie.
- Traitement d'un déséquilibre électrolytique : hyperkaliémie.

- Traitement d'un déséquilibre électrolytique : hypermagnésémie.
- Traitement d'un déséquilibre électrolytique : hypernatrémie.
- Traitement d'un déséquilibre électrolytique : hyperphosphatémie.
- Traitement d'un déséquilibre électrolytique : hypocalcémie.
- Traitement d'un déséquilibre électrolytique : hypokaliémie.
- Traitement d'un déséquilibre électrolytique : hypomagnésémie.
- Traitement d'un déséquilibre électrolytique : hyponatrémie.
- Traitement d'un déséquilibre électrolytique : hypophosphatémie.
- Traitement d'un déséquilibre hydrique. Ⓟ
- Traitement d'un déséquilibre hydroélectrolytique.
- Alimentation parentérale totale. Ⓞ
- Conduite à tenir en présence d'un œdème cérébral. Ⓞ
- Entretien d'un cathéter central inséré en périphérie. Ⓞ
- Entretien d'un drain thoracique. Ⓞ
- Entretien d'une sonde gastro-intestinale. Ⓞ
- Gestion de la médication. Ⓞ
- Monitorage hémodynamique invasif. Ⓞ
- Phlébotomie : cathéter veineux tunnellisé. Ⓞ
- Phlébotomie : prélèvement de sang artériel. Ⓞ
- Phlébotomie : prélèvement de sang veineux. Ⓞ
- Prélèvement de sang capillaire. Ⓞ
- Régulation de la température. Ⓞ
- Régulation hémodynamique. Ⓞ
- Soins d'une plaie : brûlures. Ⓞ
- Surveillance de l'état neurologique. Ⓞ
- Traitement de la fièvre. Ⓞ
- Traitement de l'arythmie cardiaque. Ⓞ

Soins à la famille
- Conduite à tenir en présence de risque d'accouchement prématuré.
- Réanimation du fœtus.
- Monitorage fœtal durant l'accouchement. Ⓞ

Soins de sécurité
- Surveillance.
- Surveillance des signes vitaux.

Soins de base
- Alimentation. Ⓞ
- Assistance nutritionnelle. Ⓞ
- Cathétérisme vésical. Ⓞ
- Gestion du poids. Ⓞ
- Intubation gastro-intestinale. Ⓞ
- Soins d'une plaie. Ⓞ

RÉSULTATS

- Équilibre hydrique.
- Hydratation.

Autres résultats

- Observance : régime alimentaire prescrit.
- Connaissances : médication.
- Connaissances : alimentation saine.
- Contrôle des risques.
- Contrôle des risques : hyperthermie.
- Détection des risques.
- Élimination intestinale.
- Élimination urinaire.
- Équilibre électrolytique et acidobasique.
- Déglutition.
- État nutritionnel : aliments et liquides ingérés.
- Gravité des nausées et vomissements.
- Cicatrisation d'une brûlure.
- Poursuite de l'allaitement maternel.
- Réaction à un médicament.
- Thermorégulation.
- Thermorégulation : nouveau-né.

Domaine 2 : Nutrition
Classe 5 : Hydratation

00026
EXCÈS DE VOLUME LIQUIDIEN
(1982, 1996, 2013)

DÉFINITION – Augmentation de la rétention de liquide isotonique.

CARACTÉRISTIQUES

- Agitation.
- Altération de l'état mental.
- Anasarque.
- Anxiété.
- Apports supérieurs aux pertes.
- Augmentation de la pression veineuse centrale.
- Augmentation de poids en peu de temps.
- Azotémie.
- Bruits respiratoires adventices.
- Changement de la densité urinaire.
- Changement du mode respiratoire.
- Congestion pulmonaire.

- Déséquilibre électrolytique.
- Diminution de l'hématocrite.
- Diminution de l'hémoglobine.
- Dyspnée nocturne paroxystique.
- Dyspnée.
- Épanchement pleural.
- Hépatomégalie.
- Modification de la pression artérielle pulmonaire (PAP).
- Modification de la pression artérielle.
- Œdème.
- Oligurie.
- Orthopnée.
- Présence du troisième bruit du cœur (B_3).
- Reflux hépatojugulaire.
- Turgescence des veines jugulaires.

FACTEURS FAVORISANTS
- Apport excessif de liquide.
- Apport excessif de sodium.
- Mécanismes de régulation compromis.

INTERVENTIONS

Soins techniques complexes
- Mise en place d'une intraveineuse.
- Régulation de la température.
- Surveillance de l'équilibre électrolytique. ❶
- Surveillance de l'équilibre hydrique. ❶
- Thérapie intraveineuse.
- Traitement de l'hypervolémie. ❶
- Traitement d'un déséquilibre électrolytique.
- Traitement d'un déséquilibre électrolytique : hypercalcémie.
- Traitement d'un déséquilibre électrolytique : hyperkaliémie.
- Traitement d'un déséquilibre électrolytique : hypermagnésémie.
- Traitement d'un déséquilibre électrolytique : hypernatrémie.
- Traitement d'un déséquilibre électrolytique : hyperphosphatémie.
- Traitement d'un déséquilibre électrolytique : hypocalcémie.
- Traitement d'un déséquilibre électrolytique : hypokaliémie.
- Traitement d'un déséquilibre électrolytique : hypomagnésémie.
- Traitement d'un déséquilibre électrolytique : hyponatrémie.
- Traitement d'un déséquilibre électrolytique : hypophosphatémie.
- Traitement d'un déséquilibre hydrique. ❶
- Traitement d'un déséquilibre hydroélectrolytique.
- Alimentation parentérale totale. ❶

- Conduite à tenir en présence d'un œdème cérébral.
- Entretien d'un cathéter central inséré en périphérie.
- Gestion de la médication.
- Monitorage hémodynamique invasif.
- Phlébotomie : cathéter veineux tunnellisé.
- Phlébotomie : prélèvement de sang artériel.
- Phlébotomie : prélèvement de sang veineux.
- Prélèvement de sang capillaire.
- Régulation hémodynamique.
- Soins d'une plaie.
- Surveillance de l'état neurologique.
- Traitement de l'arythmie cardiaque.
- Traitement par dialyse péritonéale.
- Traitement par hémodialyse.

Soins à la famille
- Interruption du travail.

Soins de sécurité
- Surveillance des signes vitaux.

Soins de base
- Alimentation.
- Assistance nutritionnelle.
- Cathétérisme vésical.
- Entretien d'une sonde gastro-intestinale.
- Gestion du poids.
- Intubation gastro-intestinale.
- Positionnement.
- Surveillance de l'état de la peau.

RÉSULTAT

- Équilibre hydrique.

Autres résultats
- État cardiopulmonaire.
- Équilibre électrolytique.
- Gravité de l'excès de volume liquidien.
- Fonction rénale.
- État respiratoire.
- État des signes vitaux.
- Poids : masse corporelle.
- Observance : régime alimentaire prescrit.
- Connaissances : gestion de l'insuffisance cardiaque.
- Connaissances : gestion de l'hypertension.
- Efficacité de la pompe cardiaque.
- Élimination urinaire.
- État nutritionnel : aliments et liquides ingérés.
- État respiratoire : échanges gazeux.

Domaine 2 : Nutrition
Classe 5 : Hydratation

00025
RISQUE DE DÉSÉQUILIBRE DE VOLUME LIQUIDIEN
(1998, 2008, 2013 ; N.P. 2.1)

DÉFINITION – Vulnérabilité à une augmentation, une diminution ou à un passage rapide de l'un vers l'autre des liquides intravasculaire, interstitiel et/ou intracellulaire, qui peut compromettre la santé. Cela fait référence à une perte, un excès (ou les deux à la fois) de liquides corporels.

FACTEURS DE RISQUE
- Aphérèse.
- Ascite.
- Brûlures.
- Obstruction intestinale.
- Pancréatite.
- Programme thérapeutique.
- Septicémie.
- Traumatisme.

INTERVENTIONS

Soins techniques complexes
- Administration de produits sanguins.
- Autotransfusion.
- Conduite à tenir en présence d'un état de choc.
- Conduite à tenir en présence d'un état de choc hypovolémique.
- Gestion d'un dispositif d'abord veineux central.
- Limitation des pertes sanguines.
- Limitation des pertes sanguines : saignement gastro-intestinal.
- Mise en place d'une intraveineuse.
- Prévention des états de choc.
- Prévention des saignements.
- Surveillance de l'équilibre électrolytique. ⓟ
- Surveillance de l'équilibre hydrique. ⓟ
- Thérapie intraveineuse. ⓟ
- Traitement de l'hypovolémie.
- Traitement d'un déséquilibre électrolytique.
- Traitement d'un déséquilibre électrolytique : hypercalcémie.
- Traitement d'un déséquilibre électrolytique : hyperkaliémie.
- Traitement d'un déséquilibre électrolytique : hypermagnésémie.
- Traitement d'un déséquilibre électrolytique : hypernatrémie.

- Traitement d'un déséquilibre électrolytique : hyperphosphatémie.
- Traitement d'un déséquilibre électrolytique : hypocalcémie.
- Traitement d'un déséquilibre électrolytique : hypokaliémie.
- Traitement d'un déséquilibre électrolytique : hypomagnésémie.
- Traitement d'un déséquilibre électrolytique : hyponatrémie.
- Traitement d'un déséquilibre électrolytique : hypophosphatémie.
- Traitement d'un déséquilibre hydrique. P
- Traitement d'un déséquilibre hydroélectrolytique.
- Cathétérisme vésical. O
- Conduite à tenir en présence d'un œdème cérébral. O
- Entretien d'un cathéter central inséré en périphérie. O
- Entretien d'un drain thoracique. O
- Entretien d'une sonde gastro-intestinale. O
- Gestion de la médication. O
- Intubation gastro-intestinale. O
- Monitorage hémodynamique invasif. O
- Phlébotomie : cathéter veineux tunnellisé. O
- Phlébotomie : prélèvement de sang artériel. O
- Phlébotomie : prélèvement de sang veineux. O
- Prélèvement de sang capillaire. O
- Régulation de la température. O
- Régulation hémodynamique. O
- Soins d'une plaie. O
- Surveillance de l'état neurologique. O
- Traitement de la fièvre. O
- Traitement de l'arythmie cardiaque. O

Soins de sécurité
- Surveillance.
- Surveillance des signes vitaux.

Soins de base
- Alimentation parentérale totale. O
- Assistance nutritionnelle. O

RÉSULTATS

- Hydratation.
- Gravité de l'excès de volume liquidien.
- Équilibre hydrique.

Autres résultats
- Cicatrisation d'une brûlure.
- Rétablissement après une brûlure.
- Efficacité de la pompe cardiaque.
- Fonction gastro-intestinale.
- Fonction rénale.
- Rétablissement après une intervention.
- Contrôle des risques.
- Contrôle des risques : hyperthermie.
- Détection des risques.
- Thermorégulation.
- Thermorégulation : nouveau-né.
- Cicatrisation : 2e intention.

Partie III
Interventions

Les interventions infirmières comprennent les actions et le rôle infirmier. Les diagnostics infirmiers et les résultats reflètent les actions et les réactions du patient. Cette distinction est primordiale.

La présente sélection d'interventions est extraite de la 5e édition de la classification des interventions de soins infirmiers (CISI/NIC) proposée par G.M. Bulechek, H.K. Butcher et J.C. McCloskey Dochterman ; elle tient également compte des modifications apportées à la 6e édition américaine (non traduite à ce jour[1]).

LA TAXONOMIE

Pour rappel, une taxonomie permet de classer les éléments qui la composent selon une structure précise et définie. Dans la 5e édition de la *Classification des interventions infirmières*, G.M. Bulechek, H.K. Butcher et J.C. McCloskey décrivent dans la deuxième partie la taxonomie de la classification. Cette taxonomie est divisée en trois niveaux :
- Niveau 1 : les domaines (1 à 7).
- Niveau 2 : les classes (A à Z).
- Niveau 3 : les interventions (0100 à 9099).

Afin de repérer plus rapidement les classes des interventions du niveau 2, la correspondance et les abréviations suivantes peuvent être utilisées (proposition des auteurs) :

Proposition de classes de niveau 2
1. Soins de base (SB)
2. Soins techniques complexes (STC)
3. Soins relationnels (SR)
4. Soins de sécurité (SS)
5. Soins à la famille (SF)
6. Système de santé (SDS)

LES INTERVENTIONS

La classification (de 2008) comprend 542 interventions décrites dans leur intégralité[2]. Elles se composent :
- de l'intitulé de l'intervention, du numéro de la taxonomie ;
- de la définition ;
- de la liste des activités ;
- de références (qui ne sont pas reprises dans la présente édition).

Au total, 58 interventions sont développées dans cette partie. Elles s'intègrent aux plans de soins et sont listées en regard des diagnostics infirmiers de la partie précédente.

---

1. Gloria M. Bulechek, Howard K. Butcher, Joanne M. Dochterman, Cheryl M. Wagner, *Nursing Interventions Classification (NIC)*, 6th ed., St. Louis, Elsevier Mosby, 2013.
2. La 6e édition américaine comprend dorénavant 554 interventions : 23 nouvelles interventions ont été ajoutées ; 11 autres ont été soit retirées, soit modifiées pour être intégrées dans d'autres interventions. Le lecteur retrouvera la classification mise à jour dans la liste des interventions fournie dans les pages suivantes.

Les autres interventions sont présentées sous la forme d'un tableau respectant les trois niveaux de la classification.

Le choix a été fait parmi les interventions de tous les jours, centrées sur l'hygiène, le confort, la sécurité des patients (ex. : aide aux soins personnels, prévention des chutes, soins à un patient alité), et en lien avec le domaine de la gestion des risques. La réalisation de ces soins concerne les infirmières mais aussi les aides-soignantes. D'autres correspondent au rôle sur prescription (ex. : administration de médicaments, oxygénothérapie). La dimension relationnelle des soins est présente. Ainsi des interventions comme : écoute active, présence, etc. sont développées et des interventions à portée éducative sont abordées (ex. : éducation individuelle ; enseignement à un groupe, etc.). L'aspect indirect des soins est également souligné par des interventions du système de santé (planification de la sortie, vérification des substances réglementées, etc.).

Enfin, cette sélection correspond à une synthèse des diagrammes d'activité réalisée dans diverses unités et établissements de santé. Chacune des 58 interventions fait l'objet d'une présentation triptyque :
- l'intitulé de l'intervention par ordre alphabétique, le numéro (de 0100 à 9099), la référence à la taxonomie (abréviation du domaine de soins) ;
- la définition ;
- une liste d'activités accomplies par l'infirmière dans le cadre de cette intervention.

Elles correspondent à la traduction intégrale de l'ouvrage de G.M. Bulechek, H.K. Butcher et J.C. McCloskey Dochterman. Toutefois, certaines activités s'intègrent difficilement dans la pratique ou sont manquantes.

> Le signe ▽ correspond aux activités peu fréquentes ou trop spécifiques, voire inutilisées.
> Le signe ✚ signale des activités supplémentaires, qui n'ont pas été répertoriées par G.M. Bulechek, H.K. Butcher et J.C. McCloskey Dochterman.

Les références législatives permettent de situer l'intervention dans les textes officiels français. La liste n'est pas exhaustive :
- décret n° 2004-802 du 29 juillet 2004, relatif aux parties IV et V (dispositions réglementaires) du Code de la santé publique, et modifiant certaines dispositions de ce Code. Livre III – auxiliaires médicaux – Titre I : profession d'infirmier ou d'infirmière :
  - exercice de la profession d'infirmier : articles L.4311-1 à L.4311-29 ;

- organisation de la profession et règles professionnelles : articles L.4312-1 à L.4312-9.
- exercice de la profession d'aide-soignant : article R.4311-4 du Code de la santé publique ;
- arrêté du 31 juillet 2009 modifié par l'arrêté du 26 septembre 2014 relatif au diplôme d'État d'infirmier. Articles D.4311-16 à D.4311-23 du Code de la santé publique.

Le rappel de ces références a pour seul objectif de faciliter les liens avec les interventions infirmières proposées dans le cadre législatif français. Il n'explicite pas les actions citées dans les décrets.

Les notes complètent la présentation, sous la forme de recommandations, de conseils, de remarques.

Afin d'éviter un rejet, le langage professionnel a été privilégié, au détriment d'expressions non adaptées à notre culture, à notre pratique. C'est ainsi que « flatucité » est remplacée par « flatulence », « zoothérapie » par « médiation par la présence d'un animal ». L'expérience donne à penser que les interventions ne peuvent être appliquées sans réflexion préalable en équipe. Des valeurs, des conceptions sous-jacentes sont à expliciter.

La présentation des interventions fait intervenir l'ordre alphabétique. L'intitulé de l'intervention et son numéro de classification sont précisés en référence à la 6e édition de l'ouvrage de G.M. Bulechek, H.K. Butcher et J.C. McCloskey Dochterman, en vue d'un éventuel codage informatique. Le domaine du soin est pris en compte en référence à la taxonomie.

FICHES INTERVENTIONS : MODE D'EMPLOI

Afin de donner à ces interventions un caractère opérationnel, il est nécessaire de conduire une réflexion en équipe. L'objectif visé par cette démarche est d'analyser le contenu puis de l'intégrer à la pratique en référence au projet de la structure de soins.

Comme pour les plans de soins guides, la réalisation de fiches synthétiques selon une méthodologie précise est nécessaire. La première étape consiste à identifier les interventions infirmières les plus courantes. Ce travail se conduit à partir de l'analyse des dossiers de soins et des outils de transmission et sur la base d'une réflexion de groupe de type *brainstorming*.

Une maquette est réalisée en intégrant les éléments suivants :
- intitulé de l'intervention selon la classification de l'équipe de l'Université de l'Iowa et éventuellement dans des termes retenus par les soignants ;
- domaine de soins, numéro de l'intervention ;
- définition ;
- liste des actions ;
- références législatives ;
- notes bibliographiques ou autres.

Après validation et réajustement au sein de l'équipe pluridisciplinaire, chaque fiche constitue pour chacun une référence commune. Ce document peut être consulté par les nouveaux membres ou étudiants ; il est daté et réactualisé régulièrement.

À terme, ce travail autorise chaque soignant à inscrire seulement l'intervention à l'intérieur du plan de soins et sur les diagrammes de soins.

LISTE DES INTERVENTIONS

SOINS DE BASE
A. GESTION DE L'ACTIVITÉ ET DE L'EXERCICE

5612	Éducation : exercices prescrits S[1]
0140	Enseignement des règles de la mécanique corporelle
0200	Incitation à faire de l'exercice
0202	Incitation à faire de l'exercice : étirement
0201	Incitation à faire de l'exercice : renforcement musculaire
0180	Limitation de la dépense énergétique
0222	Thérapie par l'exercice : équilibre
0226	Thérapie par l'exercice : maîtrise musculaire
0221	**Thérapie par l'exercice : marche**[2]
0224	Thérapie par l'exercice : souplesse articulaire

1. Les lettres indiquent une autre classe où cette intervention figure également.
2. Les interventions en gras sont développées dans les pages suivantes.

B. GESTION DE L'ÉLIMINATION

0466	Administration d'un lavement
1804	**Aide aux soins personnels : utilisation des toilettes F**
0580	Cathétérisme vésical
0582	Cathétérisme vésical intermittent
0450	**Conduite à tenir en présence de constipation ou d'un fécalome**
0630	Conduite à tenir pour les patientes porteuses d'un pessaire
0430	Contrôle du fonctionnement intestinal
0470	Diminution de la flatulence
0570	Entraînement de la vessie
0600	Entraînement en vue d'acquérir des habitudes d'élimination urinaire
1876	Entretien d'une sonde urinaire
0640	Incitation à l'élimination urinaire
0550	Irrigation vésicale
0440	Rééducation intestinale
0560	Rééducation périnéale
0590	Régularisation de l'élimination urinaire
0480	Soins d'une stomie L
0490	Traitement d'un prolapsus rectal
0410	Traitement de l'incontinence fécale
0412	Traitement de l'incontinence fécale : encoprésie Z

0610	**Traitement de l'incontinence urinaire**
0612	Traitement de l'incontinence urinaire : énurésie Z
0460	**Traitement de la diarrhée**
0620	Traitement de la rétention urinaire

C. GESTION DE L'IMMOBILITÉ

1806	Aide aux soins personnels : transfert
6580	Contention physique V
0762	Entretien d'un plâtre
0764	Entretien d'un plâtre humide
0910	Pose d'une attelle
0840	**Positionnement**
0846	**Positionnement en fauteuil roulant**
0740	**Soins à un patient alité**
0940	Soins à un patient en traction ou immobilisé
0970	Transfert

D. AIDE À LA NUTRITION

1280	Aide à la perte de poids
1240	Aide à la prise de poids
1803	**Aide aux soins personnels : alimentation F**
1056	**Alimentation entérale par sonde**
1050	**Alimentation F**
1200	Alimentation parentérale totale G
1100	Assistance nutritionnelle
1030	Conduite à tenir en cas de troubles des conduites alimentaires
5246	Consultation de diététique
5614	Éducation : régime alimentaire prescrit S
1874	Entretien d'une sonde gastro-intestinale
1020	Établissement d'un régime alimentaire progressif
1024	Établissement d'un régime alimentaire progressif : postchirurgie bariatrique
1260	Gestion du poids
1080	Intubation gastro-intestinale
1860	Rééducation de la déglutition F
1160	Surveillance de l'état nutritionnel
1120	Thérapie nutritionnelle

E. PROMOTION DU CONFORT PHYSIQUE

1320	Acupression
6482	Aménagement du milieu ambiant : bien-être

1380	**Application de chaleur ou de froid**
1330	Aromathérapie
1400	**Conduite à tenir devant la douleur**
3550	Conduite à tenir en cas de prurit L
1440	Conduite à tenir face a un syndrome prémenstruel
1450	Conduite à tenir lors de nausées
1570	Conduite à tenir lors des vomissements
1540	Électrostimulation transcutanée
1480	**Massage**
1350	Prévention de la sécheresse oculaire
1520	Reiki
1460	Relaxation musculaire progressive
1340	Stimulation cutanée
1390	Toucher énergétique
5465	Toucher thérapeutique

F. FACILITATION DES SOINS PERSONNELS

6462	Aide aux soins d'hygiène d'une personne présentant une démence F
1800	**Aide aux soins personnels**
1803	**Aide aux soins personnels : alimentation D**
1805	Aide aux soins personnels : AVQ
1801	**Aide aux soins personnels : bain et soins d'hygiène**
1802	**Aide aux soins personnels : habillage et mise personnelle**
1806	Aide aux soins personnels : transfert C
1804	**Aide aux soins personnels : utilisation des toilettes B**
1050	**Alimentation D**
1850	**Amélioration du sommeil**
5603	Éducation : soins aux pieds S
1870	Entretien d'un drain
1620	Entretien des lentilles cornéennes
1610	**Hygiène : bain**
1720	Hygiène buccodentaire
1670	Hygiène : soins des cheveux et du cuir chevelu
1660	**Hygiène : soins des pieds**
1860	Rééducation de la déglutition D
1730	Rétablissement de la santé buccodentaire
1710	**Soins buccodentaires**
1680	Soins des ongles
1640	Soins des oreilles
1650	Soins des yeux

1750	Soins périnéaux
1770	Soins postmortem
1630	**Soins personnels : habillage**

SOINS TECHNIQUES COMPLEXES
G. GESTION HYDROÉLECTROLYTIQUE ET ACIDOBASIQUE

1200	Alimentation parentérale totale D
4232	Phlébotomie : prélèvement de sang artériel N
1920	Surveillance de l'équilibre acidobasique
2020	Surveillance de l'équilibre électrolytique
1910	Traitement d'un déséquilibre acidobasique
1911	Traitement d'un déséquilibre acidobasique : acidose métabolique
1913	Traitement d'un déséquilibre acidobasique : acidose respiratoire K
1912	Traitement d'un déséquilibre acidobasique : alcalose métabolique
1914	Traitement d'un déséquilibre acidobasique : alcalose respiratoire K
2000	Traitement d'un déséquilibre électrolytique
2001	Traitement d'un déséquilibre électrolytique : hypercalcémie
2002	Traitement d'un déséquilibre électrolytique : hyperkaliémie
2003	Traitement d'un déséquilibre électrolytique : hypermagnésémie
2004	Traitement d'un déséquilibre électrolytique : hypernatrémie
2005	Traitement d'un déséquilibre électrolytique : hyperphosphatémie
2006	Traitement d'un déséquilibre électrolytique : hypocalcémie
2007	Traitement d'un déséquilibre électrolytique : hypokaliémie
2008	Traitement d'un déséquilibre électrolytique : hypomagnésémie
2009	Traitement d'un déséquilibre électrolytique : hyponatrémie
2010	Traitement d'un déséquilibre électrolytique : hypophosphatémie
2080	Traitement d'un déséquilibre hydroélectrolytique N
2120	Traitement de l'hyperglycémie
2130	Traitement de l'hypoglycémie
2150	Traitement par dialyse péritonéale
2100	Traitement par hémodialyse
2110	Traitement par hémofiltration

H. GESTION DES MÉDICAMENTS

2210	Administration d'analgésiques
2840	Administration d'anesthésiques J
2214	Administration d'un analgésique par voie intrathécale
2300	**Administration de médicaments**
2307	Administration de médicaments : réservoir ventriculaire
2311	Administration de médicaments par inhalation (aérosol)
2308	Administration de médicaments par voie auriculaire

2316	**Administration de médicaments par voie cutanée**
2301	**Administration de médicaments par voie entérale**
2319	Administration de médicaments par voie épidurale ou intrathécale
2312	Administration de médicaments par voie intradermique
2313	Administration de médicaments par voie intramusculaire
2303	Administration de médicaments par voie intraosseuse
2302	Administration de médicaments par voie intrapleurale
2314	Administration de médicaments par voie intraveineuse (IV)
2320	Administration de médicaments par voie nasale
2310	Administration de médicaments par voie oculaire
2304	**Administration de médicaments par voie orale**
2315	Administration de médicaments par voie rectale
2317	Administration de médicaments par voie sous-cutanée
2318	Administration de médicaments par voie vaginale
2400	Aide à l'analgésie contrôlée par le patient (PCA)
2240	Conduite à tenir en cas de traitement par chimiothérapie S
4270	Conduite à tenir lors d'un traitement thrombolytique N
6430	Contention chimique V
2395	**Coordination (conciliation) du traitement médicamenteux V**
5616	Éducation : médication prescrite S
2380	Gestion de la médication
2260	Gestion de la sédation
4054	Gestion d'un dispositif d'abord veineux central N
2280	Hormonothérapie de substitution
2390	Prescription médicamenteuse

I. FONCTION NEUROLOGIQUE

2550	Amélioration de la perfusion cérébrale
2660	Conduite à tenir en cas d'altération de la sensibilité périphérique
2680	Conduite à tenir en cas de crise convulsive V
2560	Conduite à tenir en cas de dysréflexie
2760	Conduite à tenir en cas de négligence de l'hémicorps
2540	Conduite à tenir en présence d'un œdème cérébral
2570	Conduite à tenir lors d'une électroconvulsivothérapie (ECT)
1878	Entretien d'un drain de ventriculostomie ou lombaire
2590	Monitorage de la pression intracrânienne
0844	Positionnement en cas de lésion cervicale
2720	Précautions en cas d'hémorragie sous-arachnoïdienne
2690	Précautions en cas de crise convulsive
2620	Surveillance de l'état neurologique

J. SOINS PÉRIOPÉRATOIRES

2840	Administration d'anesthésiques H
2900	Aide opératoire
2860	Autotransfusion N
6545	Contrôle de l'infection : période préopératoire
2880	Coordination préopératoire Y
2910	Gestion de l'instrumentation chirurgicale
5610	Information préopératoire S
0842	Installation préopératoire
2920	Précautions à prendre lors d'une intervention chirurgicale V
2930	Préparation à la chirurgie
3902	Régulation de la température préopératoire M
3582	Soins de la peau : site donneur L
3583	Soins de la peau : site greffé L
3000	Soins lors d'une circoncision W
2870	Soins postanesthésiques

K. FONCTION RESPIRATOIRE

3390	Amélioration de la ventilation
3160	Aspiration des sécrétions des voies respiratoires
3300	Conduite à tenir en cas de ventilation mécanique invasive
3302	Conduite à tenir en cas de ventilation mécanique non invasive
3304	Conduite à tenir en cas de ventilation mécanique non invasive : prévention des pneumopathies V
6412	Conduite à tenir en présence d'un état de choc anaphylactique V
3210	Conduite à tenir face à l'état asthmatique
1872	Entretien d'un drain thoracique
3270	Extubation
3120	Intubation des voies respiratoires
3316	Irrigation nasale
3230	Kinésithérapie respiratoire
3320	**Oxygénothérapie**
3200	**Prévention des fausses routes V**
3310	Sevrage de la ventilation mécanique
3180	Soins à un patient intubé
3140	Soins des voies respiratoires
3250	Stimulation de la toux
3350	Surveillance de l'état respiratoire
1913	Traitement d'un déséquilibre acidobasique : acidose respiratoire G
1914	Traitement d'un déséquilibre acidobasique : alcalose respiratoire G
4106	Traitement de l'embolie pulmonaire N

III. Interventions

L. GESTION DE LA PEAU ET DES PLAIES

3550	Conduite à tenir en cas de prurit E
3680	Irrigation d'une plaie
3500	**Limitation des pressions sur le corps**
3540	**Prévention des escarres de décubitus V**
3420	Soins consécutifs à une amputation
3440	Soins d'une incision
3660	Soins d'une plaie
3664	Soins d'une plaie : absence de cicatrisation
3661	Soins d'une plaie : brûlures
3662	Soins d'une plaie : drainage en circuit fermé
0480	Soins d'une stomie B
3582	Soins de la peau : site donneur J
3583	Soins de la peau : site greffé J
3584	Soins de la peau : traitements topiques
3520	**Soins des escarres de décubitus**
3590	**Surveillance de l'état de la peau**
3480	Surveillance des extrémités des membres inférieurs
3620	Suture
3460	Thérapie par les sangsues

M. THERMORÉGULATION

3840	Conduite à tenir en cas de survenue d'une hyperthermie maligne U
3790	Induction d'une hypothermie
3900	Régulation de la température
3902	Régulation de la température préopératoire J
3786	Traitement de l'hyperthermie
3800	Traitement de l'hypothermie
3740	Traitement de la fièvre

N. PERFUSION TISSULAIRE

4030	Administration de produits sanguins
2860	Autotransfusion J
4095	Conduite à tenir en cas de défibrillation externe U
4096	Conduite à tenir en cas de défibrillation interne
4250	Conduite à tenir en présence d'un état de choc
4254	Conduite à tenir en présence d'un état de choc cardiogénique
4258	Conduite à tenir en présence d'un état de choc hypovolémique
4256	Conduite à tenir en présence d'un état de choc vasoplégique
4270	Conduite à tenir lors d'un traitement thrombolytique H

4220	Entretien d'un cathéter central inséré en périphérie
4240	Entretien des sites d'accès de la dialyse
4054	Gestion d'un dispositif d'abord veineux central H
4050	Gestion du risque cardiaque
4020	Limitation des pertes sanguines
4028	Limitation des pertes sanguines : saignement d'une plaie
4022	Limitation des pertes sanguines : saignement gastro-intestinal
4024	Limitation des pertes sanguines : saignement nasal
4026	Limitation des pertes sanguines : utérus en postpartum W
4021	Limitation des pertes sanguines : utérus gravide W
4190	Mise en place d'une intraveineuse
4210	Monitorage hémodynamique invasif
4266	Perfusion de cellules souches
4235	Phlébotomie : cathéter veineux tunnellisé
4234	Phlébotomie : collecte d'une unité de sang
4232	Phlébotomie : prélèvement de sang artériel G
4238	**Phlébotomie : prélèvement de sang veineux**
4035	Prélèvement de sang capillaire
4110	Prévention de l'embolie
4260	Prévention des états de choc
4010	Prévention des saignements
4070	Prévention des troubles circulatoires locaux
4150	Régulation hémodynamique
4140	Rétablissement d'urgence de l'équilibre hydrique
4040	Soins à un patient cardiaque
4091	Soins au patient porteur d'un pacemaker permanent
4092	Soins au patient porteur d'un pacemaker provisoire
4046	Soins cardiaques : réadaptation
4064	Soins circulatoires : appareil d'assistance mécanique
4062	Soins circulatoires : insuffisance artérielle
4066	Soins circulatoires : insuffisance veineuse
4044	Soins en phase aiguë d'une dysfonction cardiaque
4130	Surveillance de l'équilibre hydrique
4200	Thérapie intraveineuse (IV)
4120	Traitement d'un déséquilibre hydrique
2080	Traitement d'un déséquilibre hydroélectrolytique G
4090	Traitement de l'arythmie cardiaque
4104	Traitement de l'embolie périphérique
4106	Traitement de l'embolie pulmonaire K

III. Interventions

| 4170 | Traitement de l'hypervolémie |
| 4180 | Traitement de l'hypovolémie |

SOINS RELATIONNELS
O. THÉRAPIE COMPORTEMENTALE

4480	Aide à la responsabilisation
4470	Aide au changement souhaité par le patient
4490	Aide au sevrage tabagique
4330	Art-thérapie Q
4354	Conduite à tenir face à un comportement d'automutilation
4352	Conduite à tenir face à un comportement de suractivité/inattention
4410	Détermination d'objectifs communs
4364	Encouragements
4340	Entraînement à l'affirmation de soi
4370	Entraînement au contrôle des impulsions
4380	Établissement de limites
4390	Exploitation du milieu
4356	Gestion du comportement : sexuel
4350	Maîtrise du comportement
4320	Médiation par la présence d'un animal Q
4360	Modification du comportement
4362	Modification du comportement : aptitudes sociales
4400	Musicothérapie Q
4420	Négociation d'un contrat avec le patient
6926	Photothérapie (luminothérapie) : régulation de l'humeur et du sommeil
4500	Prévention de la toxicomanie
4310	Thérapie occupationnelle
4430	Thérapie par le jeu Q
4510	Traitement de la toxicomanie
4512	Traitement de la toxicomanie : sevrage de l'alcool
4514	Traitement de la toxicomanie : sevrage de la drogue
4516	Traitement de la toxicomanie : surdosage

P. THÉRAPIE COGNITIVE

4640	Aide à la maîtrise de la colère
4680	Bibliothérapie
4760	Entraînement de la mémoire
5520	Facilitation de l'apprentissage S
4820	Orientation dans la réalité

4740	Rédaction d'un récit de vie/journal intime
4700	Restructuration cognitive
4720	Stimulation cognitive
5540	Stimulation de la volonté d'apprendre S
4860	Thérapie par la réminiscence

Q. AMÉLIORATION DE LA COMMUNICATION

4974	Amélioration de la communication : déficience auditive
4978	Amélioration de la communication : déficience visuelle
4976	Amélioration de la communication : déficit du langage, de la parole
5100	Amélioration de la socialisation
4330	Art-thérapie O
4920	**Écoute active**
5000	Établissement d'une relation complexe
5020	Médiation
4320	Médiation par la présence d'un animal O
4400	Musicothérapie O
4430	Thérapie par le jeu O
5328	Visites d'écoute R

R. AIDE AUX STRATÉGIES D'ADAPTATION

5426	Aide à la croissance spirituelle
5300	Aide à la déculpabilisation
5250	Aide à la prise de décisions Y
5290	Aide au travail de deuil
5294	Aide au travail de deuil : décès périnatal W
5400	Amélioration de l'estime de soi
5220	Amélioration de l'image corporelle
5230	Amélioration de la capacité d'adaptation (*coping*)
5390	Amélioration de la conscience de soi
5326	Amélioration des connaissances pratiques de la vie quotidienne
5424	Amélioration des rituels religieux
5370	Amélioration du rôle X
5380	**Amélioration du sentiment de sécurité**
5470	Annonce de la vérité
5395	Augmentation du sentiment d'efficacité personnelle
5480	Clarification des valeurs
5210	Conduite à tenir devant une réaction d'anticipation Z
5242	Consultation de génétique W
5248	Consultation en matière de sexualité

5240	Consultation psychosociale
5440	Élargissement du réseau de soutien
5280	Facilitation du pardon
5330	Gestion de l'humeur
5430	Groupe de soutien
5320	Humour
5310	Insufflation d'espoir
6160	Intervention en situation de crise U
5340	**Présence**
5422	Prévention de l'addiction religieuse
5350	Réduction du stress lié au déménagement
5260	**Soins à un mourant**
5270	**Soutien psychologique**
5420	Soutien spirituel
5410	Thérapie chez un enfant ayant subi un traumatisme
5450	Thérapie de groupe
5360	Thérapie récréationnelle
5460	Toucher
5328	Visites d'écoute R

S. ÉDUCATION DU PATIENT

5515	Augmentation du degré d'instruction en matière de santé
2240	Conduite à tenir en cas de traitement par chimiothérapie H
5634	Éducation : apprentissage de la propreté Z
5612	Éducation : exercices prescrits A
5620	Éducation : habileté psychomotrice
5616	Éducation : médication prescrite H
5622	Éducation : rapports sexuels sans risque
5614	Éducation : régime alimentaire prescrit D
5603	Éducation : soins aux pieds F
5510	Éducation à la santé c
5562	Éducation des parents d'un adolescent Z
5566	Éducation des parents qui élèvent un enfant Z
5568	Éducation des parents qui élèvent un nourrisson Z
5606	**Éducation individuelle**
5624	Éducation sexuelle
5640	Enseignement : nutrition du nourrisson de 0 à 3 mois Z
5641	Enseignement : nutrition du nourrisson de 4 à 6 mois Z
5642	Enseignement : nutrition du nourrisson de 7 à 9 mois Z
5643	Enseignement : nutrition du nourrisson de 10 à 12 mois Z

5660	Enseignement : nutrition de l'enfant de 13 à 18 mois Z
5661	Enseignement : nutrition de l'enfant de 19 à 24 mois Z
5662	Enseignement : nutrition de l'enfant de 25 à 36 mois Z
5602	Enseignement : processus de la maladie
5645	Enseignement : sécurité du nourrisson de 0 à 3 mois Z
5646	Enseignement : sécurité du nourrisson de 4 à 6 mois Z
5647	Enseignement : sécurité du nourrisson de 7 à 9 mois Z
5648	Enseignement : sécurité du nourrisson de 10 à 12 mois Z
5665	Enseignement : sécurité de l'enfant de 13 à 18 mois Z
5666	Enseignement : sécurité de l'enfant de 19 à 24 mois Z
5667	Enseignement : sécurité de l'enfant de 25 à 36 mois Z
5655	Enseignement : stimulation du nourrisson de 0 à 4 mois Z
5656	Enseignement : stimulation du nourrisson de 5 à 8 mois Z
5657	Enseignement : stimulation du nourrisson de 9 à 12 mois Z
5604	**Enseignement à un groupe**
5520	Facilitation de l'apprentissage P
5618	**Information : intervention ou traitement**
5610	Information préopératoire J
5580	Information sensorielle préparatoire
6784	Planning familial : contraception W
5540	Stimulation de la volonté d'apprendre P

T. PROMOTION DU BIEN-ÊTRE PSYCHOLOGIQUE

5860	Biofeedback (rétroaction biologique)
5820	**Diminution de l'anxiété**
5900	Distraction
5922	Facilitation de l'autohypnose
5920	Hypnose
5960	Médiation/facilitation
5880	Technique d'apaisement
6040	Thérapie par la relaxation
5840	Training autogène
6000	Visualisation

SOINS DE SÉCURITÉ
U. GESTION DE LA CRISE

4095	Conduite à tenir en cas de défibrillation externe N
3840	Conduite à tenir en cas de survenue d'une hyperthermie maligne M
6300	Conduite à tenir en cas de traumatisme de viol
6140	Coordination des mesures de réanimation cardiaque

III. Interventions

	6260	Don d'organes
	7170	Facilitation de la présence de la famille X
	6160	Intervention en situation de crise R
	6240	Premiers soins
	6340	Prévention du suicide V
	6320	Réanimation
	6200	Soins d'urgence
	6362	Triage : catastrophe
	6364	Triage dans un service d'urgences
	6366	Triage par téléphone

V. GESTION DU RISQUE

6462	Aide aux soins d'hygiène d'une personne présentant une démence F
6480	Aménagement du milieu ambiant
6487	Aménagement du milieu ambiant : prévention de la violence
6486	**Aménagement du milieu ambiant : sécurité**
2680	Conduite à tenir en cas de crise convulsive I
6440	Conduite à tenir en cas de delirium
6470	Conduite à tenir en cas de fugue d'un patient
6450	Conduite à tenir en cas de persistance d'une idée délirante
3304	Conduite à tenir en cas de ventilation mécanique non invasive : prévention des pneumopathies V
6510	Conduite à tenir en présence d'hallucinations
6412	Conduite à tenir en présence d'un choc anaphylactique K
6460	Conduite à tenir face à une démence
6466	Conduite à tenir face à une démence : errance
6430	Contention chimique H
6580	Contention physique C
6540	Contrôle de l'infection
2395	Coordination du traitement médicamenteux H
6520	Dépistage des problèmes de santé d
6522	Examen des seins
6610	**Identification des risques d**
6574	Identification du patient
6530	Immunisation/vaccination c
6630	Isolement
6420	Limitation du territoire
2920	Précautions à prendre lors d'une intervention chirurgicale J
6560	Précautions à prendre lors de l'utilisation d'un laser
6500	Précautions face au risque incendiaire

6590	Précautions liées à l'utilisation d'un garrot pneumatique
6570	Précautions lors de l'emploi de dérivés du latex
6490	**Prévention des chutes**
3540	**Prévention des escarres de décubitus L**
3200	Prévention des fausses routes K
6648	Prévention des lésions sportives chez les jeunes Z
6400	Prévention des mauvais traitements : système de soutien
6340	Prévention du suicide U
9050	Promotion de la sécurité routière d
6550	Protection contre les infections
6600	Soins consécutifs à la radiothérapie
6402	Soutien protecteur contre les violences : enfant Z
6403	Soutien protecteur contre les violences : partenaire intime
6404	Soutien protecteur contre les violences : personne âgée
6408	Soutien protecteur contre les violences : spirituelles ou religieuses
6650	**Surveillance**
6680	**Surveillance des signes vitaux**
6670	Thérapie de validation
6410	Traitement des allergies

SOINS À LA FAMILLE
W. SOINS LIÉS À LA MATERNITÉ

6720	Accouchement
6750	Accouchement par césarienne
7104	Aide à la préservation de l'intégrité familiale : famille qui attend un enfant
5294	Aide au travail de deuil : décès périnatal R
6834	Conduite à tenir en cas d'accouchement à risque
7886	Conduite à tenir en cas de procréation médicalement assistée
6800	Conduite à tenir face à une grossesse à risque
5242	Consultation de génétique R
5247	Consultation réalisée avant la conception
6850	Déclenchement du travail
6982	Échographie obstétricale
1875	Entretien d'un cathéter ombilical
6612	Identification des risques : familles ayant de jeunes enfants
6870	Interruption artificielle de la lactation
6860	Interruption du travail
4026	Limitation des pertes sanguines : utérus en postpartum N
4021	Limitation des pertes sanguines : utérus gravide N

6772	Monitorage fœtal durant l'accouchement	
6771	Monitorage fœtal durant la grossesse	
6700	Perfusion amniotique	
6924	Photothérapie : nouveau-né	
6784	Planning familial : contraception S	
6788	Planning familial : grossesse non prévue	
6786	Planning familial : infertilité	
6760	Préparation à l'accouchement	
7160	Préservation de la fertilité	
6974	Réanimation d'un nouveau-né	
6972	Réanimation du fœtus	
6900	Satisfaction du besoin de succion	
6824	Soins à un enfant : nouveau-né	
6826	Soins à un enfant : prématuré	
6950	Soins à une patiente venant pour une interruption de grossesse	
6830	Soins durant le travail et l'accouchement	
6840	Soins kangourou	
3000	Soins lors d'une circoncision J	
6930	Soins postnatals	
6960	Soins prénatals	
6656	Surveillance d'une grossesse avancée	

Z. SOINS LIÉS À LA NAISSANCE DES ENFANTS

7200	Aide à la normalisation	
6710	Aide au développement de la relation parent-enfant	
8240	Alimentation à la tasse : nouveau-né	
1052	**Allaitement au biberon**	
5210	Conduite à tenir devant une réaction d'anticipation R	
5244	Conseils relatifs à la conduite d'un allaitement	
8300	Développement de la parentalité	
8340	Développement de la résilience	
5634	Éducation : apprentissage de la propreté S	
5562	Éducation des parents d'un adolescent S	
5566	Éducation des parents qui élèvent un enfant S	
5568	Éducation des parents qui élèvent un nourrisson S	
5640	Enseignement : nutrition du nourrisson de 0 à 3 mois S	
5641	Enseignement : nutrition du nourrisson de 4 à 6 mois S	
5642	Enseignement : nutrition du nourrisson de 7 à 9 mois S	
5643	Enseignement : nutrition du nourrisson de 10 à 12 mois S	
5660	Enseignement : nutrition de l'enfant de 13 à 18 mois S	

5661	Enseignement : nutrition de l'enfant de 19 à 24 mois S
5662	Enseignement : nutrition de l'enfant de 25 à 36 mois S
5645	Enseignement : sécurité du nourrisson de 0 à 3 mois S
5646	Enseignement : sécurité du nourrisson de 4 à 6 mois S
5647	Enseignement : sécurité du nourrisson de 7 à 9 mois S
5648	Enseignement : sécurité du nourrisson de 10 à 12 mois S
5665	Enseignement : sécurité de l'enfant de 13 à 18 mois S
5666	Enseignement : sécurité de l'enfant de 19 à 24 mois S
5667	Enseignement : sécurité de l'enfant de 25 à 36 mois S
5655	Enseignement : stimulation du nourrisson de 0 à 4 mois S
5656	Enseignement : stimulation du nourrisson de 5 à 8 mois S
5657	Enseignement : stimulation du nourrisson de 9 à 12 mois S
6648	Prévention des lésions sportives chez les jeunes V
6820	**Soins au nourrisson**
7280	Soutien aux frères et sœurs d'un patient
6402	Soutien protecteur contre les violences : enfant V
8272	Stimulation du développement : adolescent
8274	Stimulation du développement : enfant
8278	Stimulation du développement : nourrisson
0412	Traitement de l'incontinence fécale : encoprésie B
0612	Traitement de l'incontinence urinaire : énurésie Z

X. SOINS RELATIFS AU CYCLE DE LA VIE

7100	Aide à la préservation de l'intégrité familiale
7180	Aide dans l'organisation et l'entretien du domicile
5370	Amélioration du rôle R
7170	Facilitation de la présence de la famille U
6614	Identification des risques génétiques
7110	Mise à contribution de la famille
7120	Mobilisation des ressources familiales
7130	Protection de la dynamique familiale
7260	Remplacement temporaire de l'aidant naturel
7140	**Soutien à la famille**
7040	**Soutien à un aidant naturel**
7150	Thérapie familiale

SYSTÈME DE SANTÉ
Y. MÉDIATION AU SEIN DES SYSTÈMES DE SANTÉ

7310	**Accueil dans un établissement de soins**
5250	Aide à la prise de décisions R

	7500	Aide à la subsistance
	6485	Aménagement du milieu ambiant : préparation du retour à domicile
	7380	Assistance à la gestion des ressources financières
	7410	Autorisation de prise en charge
	7320	*Case management* c
	2880	Coordination préopératoire J
	7560	**Facilitation des visites**
	7330	Médiation culturelle
	7440	Organisation d'une permission
	7400	Orientation dans le réseau de la santé et de la Sécurité sociale
	7370	**Planification de la sortie**
	7460	Protection des droits du patient

Y-a. GESTION DU SYSTÈME DE SANTÉ

7726	Accompagnement d'un étudiant
7722	Accompagnement d'un nouvel employé
7680	Aide à la réalisation d'un examen
7710	Aide apportée au médecin
7700	Analyse des pratiques par les pairs
7650	Délégation
7640	Développement d'un chemin clinique
7850	Développement des compétences d'une équipe
7760	Évaluation d'un produit
7880	Gestion de l'équipement technique
8550	Gestion des budgets c
7840	Gestion du matériel
7690	Interprétation de valeurs de laboratoire
7630	Maîtrise des coûts
7820	Manipulation d'un échantillon biologique
7610	Réalisation de tests de laboratoire au chevet du malade
7830	Supervision d'une équipe
7800	Surveillance qualité
7890	Transport interétablissements
7892	Transport intraétablissement
7620	**Vérification des substances réglementées**
7660	Vérification du chariot d'urgence

Y-b. GESTION DE L'INFORMATION

8020	Conférence de soins multidisciplinaire
7910	Consultation auprès d'un expert

8180	Consultation téléphonique
7980	Déclaration d'un incident
7930	Déposition/témoignage
7960	**Échange d'informations relatives aux soins de santé**
8100	**Orientation vers un autre soignant ou un autre établissement**
8080	Prescription : examen diagnostique
8086	Prescription : traitement non pharmacologique
8060	Programmation d'une prescription
8120	Recueil de données de recherches
7940	Recueil de données pour un service médicolégal
7920	Rédaction de transmissions
8190	Suivi par téléphone
7970	Surveillance de la réglementation sanitaire c
6658	Surveillance par support électronique
8140	Transmissions interéquipes

Y-c. PROMOTION DE LA SANTÉ COMMUNAUTAIRE

7320	*Case management* Y
8700	Développement d'un programme de santé communautaire
5510	Éducation à la santé S
8550	Gestion des budgets a
6530	Immunisation/vaccination V
8750	Marketing social/amélioration des comportements de santé d'une population ciblée
8500	Promotion de la santé communautaire
7970	Surveillance de la réglementation sanitaire b

Y-d. PRÉVENTION DES RISQUES DE LA COLLECTIVITÉ

6484	Aménagement du milieu ambiant : collectivité
6489	Aménagement du milieu ambiant : sécurité de l'homme au travail
8820	Conduite à tenir face aux maladies contagieuses
6520	Dépistage des problèmes de santé V
6610	Identification des risques V
8840	Préparation d'une collectivité à une catastrophe
8810	Préparation pour faire face au bioterrorisme
8880	Prévention des risques de l'environnement
9050	Promotion de la sécurité routière V
6652	Surveillance : collectivité

III. Interventions

Toutes les interventions sont présentées sur le modèle suivant :

Domaine de soins

Numéro
INTITULÉ DE L'INTERVENTION

Retenu par l'équipe soignante (« langage naturel »), intitulé selon la classification de l'équipe de l'Université de l'Iowa.

Définition : précise l'intitulé et est formulée en termes compréhensibles pour tout professionnel nouveau dans l'unité de soins.

ACTIVITÉS

Liste la plus exhaustive possible des activités ou soins réalisés dans l'unité de soins.

RÉFÉRENCES LÉGISLATIVES

Précise les liens avec les textes (décrets) français régissant la profession infirmière ou aide-soignante.

NOTES

Précisent, s'il y a lieu, les articles ou ouvrages sur lesquels s'appuie le contenu de la fiche ; les protocoles en vigueur dans l'établissement, les spécificités liées à un exercice particulier (ex. : pédiatrie-gériatrie).

Fiche intervention type.
Validée le :
Auteurs (équipe soignante)

Système de santé

7310
ACCUEIL DANS UN ÉTABLISSEMENT DE SOINS

Faciliter l'entrée d'un patient dans un établissement de soins de santé.

ACTIVITÉS

- Se présenter et préciser son rôle dans la dispensation des soins.
- Indiquer au patient/à la famille/aux proches les prévisions en ce qui concerne les soins.
- Procurer une intimité appropriée au patient/à la famille/aux proches.
- Guider le patient/la famille/les proches dans l'environnement immédiat.
- Guider le patient/la famille/les proches dans l'établissement de soins.

- Effectuer une anamnèse qui intègre les données sur les antécédents médicaux, les médicaments, les allergies.
- Remplir le questionnaire d'admission relatif à l'évaluation physique, si nécessaire.
- Remplir le questionnaire d'admission relatif à l'aspect financier, si nécessaire.
- Remplir le questionnaire d'admission relatif au domaine psychosocial, si nécessaire.
- Remplir le questionnaire d'admission relatif au domaine religieux, si nécessaire.
- Remplir le questionnaire d'admission relatif aux risques (ex. : risque de chute, dépistage de la tuberculose, risque d'atteinte à l'intégrité de la peau).
- Remettre le formulaire « Droits des patients ».
- Obtenir des informations relatives à la gestion future des soins (c'est-à-dire dernières volontés, procuration).
- Consigner les informations pertinentes.
- Assurer la confidentialité des données personnelles concernant le patient.
- Identifier les patients avec des risques de réadmission.
- Rédiger le programme de soins du patient, les diagnostics infirmiers, les résultats et les interventions.
- Prévoir le retour à domicile.
- Mettre en place des mesures de sécurité, si nécessaire.
- Inscrire le nom du patient au tableau mural, sur la porte et/ou au-dessus du lit, si nécessaire.
- Avertir le médecin de l'admission et de l'état du patient.
- Obtenir des prescriptions du médecin quant aux soins à apporter au patient.

RÉFÉRENCES LÉGISLATIVES

Livre III – Titre Ier : Profession d'infirmier ou d'infirmière. Articles R. 4311-1 à R. 4311-15 du Code de la santé publique.

Article R. 4311-5. Dans le cadre de son rôle propre, l'infirmier accomplit les actes ou dispense les soins suivants visant à identifier les risques et à assurer le confort et la sécurité de la personne et de son environnement et comprenant son information et celle de son entourage : […] 40° Entretien d'accueil privilégiant l'écoute de la personne avec orientation si nécessaire.

Article R. 4311-6. Dans le domaine de la santé mentale : entretien d'accueil du patient et de son entourage.

Chapitre II – Règles professionnelles, Sous-section 2 : Devoirs envers les patients.

Article R. 4312-25. L'infirmier ou l'infirmière doit dispenser ses soins à toute personne avec la même conscience quels que soient les sentiments qu'il peut éprouver à son égard et quels que soient l'origine de cette personne, son sexe, son âge, son appartenance ou non-appartenance à une ethnie, à une nation ou une religion déterminée, ses mœurs, sa situation de famille, sa maladie ou son handicap et sa réputation.

(Titre II, règles applicables aux infirmiers ou infirmières d'exercice libéral). L'infirmier ou l'infirmière doit disposer, au lieu de son exercice professionnel, d'une installation adaptée et de moyens suffisants pour assurer l'accueil, la bonne exécution des soins et la sécurité des patients.

La charte du patient hospitalisé : [...] 2. Les établissements de santé garantissent la qualité des traitements, des soins et de l'accueil.

NOTES

Cette intervention doit s'appuyer sur une réflexion de l'équipe soignante, en regard des points suivants :
- le projet et les objectifs de la structure de soins, la conception des soins, le rôle de chaque intervenant ;
- l'élaboration d'un livret d'accueil ou d'un document d'information à remettre au patient ;
- le recueil des informations à l'entrée et durant le séjour.

Soins à la famille

7040
SOUTIEN À UN AIDANT NATUREL

Transmission de l'information nécessaire, appui et soutien pour faciliter les soins de base prodigués par une personne autre qu'un professionnel de la santé.

ACTIVITÉS
- Mesurer les connaissances de l'aidant naturel.
- Évaluer le degré d'acceptation de son rôle par l'aidant naturel.
- Accepter l'expression de sentiments négatifs.
- Reconnaître les difficultés de l'aidant naturel.
- Évaluer avec l'aidant naturel ses forces et ses faiblesses.
- Accepter la dépendance du patient face à l'aidant naturel, si nécessaire.
- Saluer les efforts de l'aidant naturel.
- Encourager l'aidant naturel à assumer ses responsabilités, si nécessaire.
- Soutenir les décisions de l'aidant naturel.
- Encourager les membres de la famille à accepter les liens d'interdépendance entre eux.
- Surveiller la présence de problèmes dans les relations familiales qui sont dus aux soins à donner au patient.
- Fournir des informations sur la condition du patient en tenant compte de son consentement.
- Renseigner l'aidant naturel sur le traitement suivi en tenant compte du consentement du patient.
- Enseigner à l'aidant naturel les techniques pour améliorer la sécurité du patient.
- Assurer le suivi auprès de l'aidant naturel par des appels téléphoniques ou par le biais des services infirmiers communautaires.
- Surveiller les signes de stress.
- Évaluer avec l'aidant naturel ses stratégies d'adaptation.
- Enseigner à l'aidant naturel les stratégies d'adaptation.
- Renseigner l'aidant naturel sur le processus de deuil.

- Soutenir l'aidant naturel durant la période de deuil.
- Conseiller à l'aidant naturel de se joindre à un groupe d'entraide.
- Enseigner à l'aidant naturel les stratégies à mettre en place afin de l'aider à se maintenir en bonne santé physiquement et mentalement.
- Encourager l'aidant naturel à poursuivre ses activités sociales.
- Identifier les causes du besoin de repos pour l'aidant naturel.
- Renseigner l'aidant naturel sur les services de santé et sur les groupes d'entraide.
- Enseigner à l'aidant naturel les stratégies pour accéder aux services de santé, aux ressources communautaires et les utiliser au maximum.
- Remplacer l'aidant naturel si le besoin s'en fait sentir.
- Aviser les services médicaux (services d'urgences, services de soins à domicile) de l'état de santé du patient et des techniques de soins utilisés, avec le consentement du patient et de sa famille.
- Discuter avec l'aidant naturel des limites à établir avec le patient.
- Encourager l'aidant naturel lors des périodes de revers chez le patient.
- Soutenir l'aidant naturel dans la fixation des limites et lorsqu'il prend soin de lui-même.

RÉFÉRENCES LÉGISLATIVES

Article R. 4311-5. Dans le cadre de son rôle propre, l'infirmier accomplit les actes ou dispense les soins suivants visant à identifier les risques et à assurer le confort et la sécurité de la personne et de son environnement et comprenant son information et celle de son entourage :
40° Entretien d'accueil privilégiant l'écoute de la personne avec orientation si nécessaire.
41° Aide et soutien psychologique.

Soins de base

1050
ALIMENTATION

Apport nutritionnel à un patient incapable de s'alimenter seul.

ACTIVITÉS

- ✚ Établir une fiche de goût et demander à la personne ses habitudes alimentaires.
- Prendre connaissance du régime alimentaire prescrit.

A

- Arranger le plateau de façon attrayante.
- Créer un environnement agréable à l'heure des repas (ex. : ranger les bassins, urinoirs et autres accessoires hors de la vue).
- Administrer un soulagement adéquat de la douleur avant le repas, si nécessaire.
- Prodiguer les soins d'hygiène buccale avant les repas.
- Vérifier la présence du réflexe de déglutition si nécessaire.
- S'asseoir durant le repas afin de favoriser la détente et la relaxation.
- Offrir au patient la possibilité de sentir les aliments afin de stimuler son appétit.
- S'informer auprès du patient de ses préférences quant à l'ordre dans lequel il désire ses aliments.
- Préparer les aliments selon les goûts du patient.
- Installer le patient dans une position assise, avec la tête et le cou légèrement inclinés vers l'avant durant le repas.
- Présenter les aliments du côté intact de la bouche, si nécessaire.
- Placer les aliments dans le champ de vision de la personne si celle-ci présente une déficience du champ visuel.
- Choisir de la vaisselle de différentes couleurs pour favoriser la distinction des plats, en présence d'un déficit visuel.
- Offrir de l'eau après les aliments si approprié.
- Protéger les vêtements à l'aide d'un bavoir si nécessaire.
- Demander au patient d'avertir lorsqu'il aura terminé, si nécessaire.
- Noter les entrées si nécessaire.
- Éviter de dissimuler des médicaments dans les aliments.
- Éviter de présenter à boire ou une bouchée pendant qu'il est encore occupé à mastiquer.
- Fournir une paille pour boire, si nécessaire ou à la demande du patient.
- Offrir des aliments qui se mangent avec les doigts si nécessaire.
- S'assurer que les aliments sont servis à la température appropriée.
- Éviter de distraire le patient lorsqu'il avale.
- Procéder lentement, sans hâte.
- Maintenir son attention sur le patient pendant qu'il mange.
- Remettre le repas à plus tard si le patient est fatigué.
- Vérifier s'il ne reste pas de résidus dans la cavité buccale, à la fin du repas.
- Essuyer la bouche et laver les mains après le repas.
- Encourager les membres de la famille à alimenter le patient.
- ✚ Évaluer l'autonomie du patient pour s'alimenter.

RÉFÉRENCES LÉGISLATIVES

Article R. 4311-5 du Code de la santé publique. Dans le cadre de son rôle propre, l'infirmier accomplit les actes ou dispense les soins suivants, visant à identifier les risques et à assurer le confort et la sécurité de la personne et de son environnement et comprenant son information et celle de son entourage [...] surveillance de l'hygiène et de l'équilibre alimentaire, soin de bouche avec application de produits non médicamenteux...

Programme d'études : diplôme professionnel d'aide-soignant : module 1, Accompagnement d'une personne dans les activités de la vie quotidienne, Aide à l'hygiène et l'équilibre alimentaire.

NOTES

Certains points peuvent être abordés en équipe et en concertation avec la diététicienne, le cas échéant :
- l'installation du patient et la présentation du plateau-repas, la conservation des aliments à la bonne température ;
- l'organisation et l'installation en salle à manger, notamment en gériatrie ;
- les divers appareillages de suppléance, etc.

Soins de base

1056
ALIMENTATION ENTÉRALE PAR SONDE

Administration des aliments et de l'eau par une sonde d'alimentation.

ACTIVITÉS

- Expliquer la procédure au patient.
- Introduire une sonde nasogastrique, nasoduodénale ou nasojéjunale selon le protocole de l'institution.
- Appliquer une substance favorisant l'adhésion sur la peau et fixer la sonde avec un adhésif.
- Vérifier la position de la sonde en examinant la cavité buccale, la présence d'un résidu gastrique ou en écoutant le bruit de l'air injecté et ôté de l'estomac, selon le protocole de l'institution.
- Placer un repère au point de sortie pour maintenir la sonde bien en place.
- La confirmation de l'emplacement de la sonde par radiographie est préférable avant d'administrer l'alimentation ou les médicaments par la sonde, selon le protocole de l'institution.
- Surveiller la présence de bruits intestinaux toutes les 4 à 8 heures, si besoin.
- Surveiller le bilan des liquides et des électrolytes.
- Consulter les autres membres de l'équipe soignante afin de déterminer le type et le dosage du mélange nutritif.

- Relever la tête du lit durant l'administration.
- Offrir une tétine durant l'administration, si besoin.
- Tenir et parler à l'enfant durant la procédure afin de le stimuler lors des activités liées à l'alimentation.
- Cesser l'administration 30 à 60 minutes avant d'installer le patient dans une position tête baissée.
- Clamper la sonde 1 heure avant un examen ou un transfert si le patient va devoir rester en position inférieure à 30°.
- Irriguer la sonde toutes les 4 à 6 heures, si nécessaire, dans le cas d'une alimentation continue ou après chaque période d'administration intermittente.
- Utiliser une technique propre lors de l'administration du mélange.
- Vérifier le débit du mélange par gravité ou le débit de la pompe toutes les heures.
- Diminuer le débit de la sonde ou diminuer le dosage afin d'enrayer la diarrhée.
- Surveiller la sensation de plénitude, les nausées ainsi que les vomissements.
- Vérifier le résidu toutes les 4 à 6 heures dans les premières 24 heures, ensuite toutes les 8 heures lors d'une alimentation continue.
- Vérifier le résidu avant chaque alimentation intermittente.
- Cesser l'administration si les résidus sont plus importants que 150 ml ou de plus de 110 à 120 % du débit horaire.
- Garder les ballonnets des sondes d'intubation ou de trachéotomie gonflés pendant la procédure, si besoin.
- Conserver les contenants de solution d'alimentation dans le réfrigérateur une fois ouverts.
- Changer le site d'insertion ainsi que la tubulure régulièrement, selon le protocole (✚ respecter les consignes du Comité de lutte contre les infections nosocomiales [CLIN], de l'unité d'hygiène et de la diététicienne pour la préparation et la conservation de solution de gavage).
- Nettoyer la peau autour de la sonde tous les jours avec un savon doux et laisser sécher.
- Évaluer le niveau d'eau dans le ballonnet selon le protocole.
- Jeter les contenants de solution d'alimentation de même que le matériel utilisé après 24 heures.
- Remplir le sac d'administration toutes les 4 heures au besoin.
- Surveiller la présence de bruits intestinaux toutes les 4 à 8 heures si approprié.
- Surveiller l'équilibre hydro-électrolytique.
- Surveiller l'augmentation de la taille ou du poids tous les mois si approprié.

- Surveiller le poids 3 fois par semaine, au début et progressivement 1 fois par mois.
- Surveiller les signes d'œdèmes et de déshydratation.
- Surveiller les entrées et les sorties.
- Surveiller l'apport adéquat en calories, graisse, hydrates de carbone, vitamines et minéraux (ou en référer à la diététicienne) deux fois par semaine au début et progressivement 1 fois par mois.
- Surveiller les changements d'humeur.
- Préparer le patient en vue de réaliser cette procédure à domicile, si besoin.
- Surveiller le poids, au moins 3 fois par semaine, si approprié à l'âge.

RÉFÉRENCES LÉGISLATIVES

Article R. 4311-5. Surveillance de l'hygiène et de l'équilibre alimentaires ; soins et surveillance des patients en assistance nutritive entérale ; administration de l'alimentation par sonde gastrique, sous réserve des dispositions prévues à l'article R. 4311-7 : pose et changement de sonde d'alimentation gastrique.
Article R. 4311-6. Pose de sondes gastriques […] en vue d'alimentation gastrique.
Article R. 4311-13. Surveillance du régime alimentaire du nourrisson (infirmière titulaire du DE de puéricultrice).
Programme d'études : diplôme professionnel d'aide-soignant : Module 1, Accompagnement d'une personne dans les activités de la vie quotidienne, Aide à l'hygiène et l'équilibre alimentaire.

NOTES

Les actions suivantes sont à valider avec le médecin prescripteur, le Comité de lutte contre les infections nosocomiales (CLIN) et la diététicienne :
- cesser le gavage sur prescription médicale si le résidu est supérieur à 150 ml ou plus de 110 à 120 % du débit horaire (adultes) en concertation avec les autres professionnels ;
- conserver les préparations de gavage au réfrigérateur une fois ouvertes ;
- jeter les préparations et changer le matériel nécessaire à l'administration du gavage toutes les 24 heures.

Soins de base

0740
SOINS À UN PATIENT ALITÉ

Mise en œuvre de moyens visant à favoriser le bien-être et la sécurité, et à prévenir les complications, dans le cas où un patient est incapable de se lever.

ACTIVITÉS

- Renseigner le patient sur les raisons pour lesquelles il doit garder le lit.
- Utiliser un lit et un matelas thérapeutiques appropriés.

- Installer le patient de façon adéquate, en appliquant les principes d'un bon alignement corporel.
- ▽ Éviter d'utiliser du linge de lit rugueux.
- Garder le linge de lit propre, sec et sans pli.
- ▽ Poser un marchepied près du lit [*inutile en cas de lit réglable en hauteur*].
- Équiper le lit de matériel (ex. : peau de mouton) pour protéger le patient.
- ▽ Utiliser un dispositif permettant de prévenir le pied tombant.
- Relever les barrières, si nécessaire.
- Placer la commande de positionnement du lit à portée de main.
- Installer la sonnette d'appel à portée de main.
- Installer la table de chevet à la portée du patient.
- ▽ Équiper le lit d'un trapèze, si nécessaire.
- Changer le patient de position comme prévu, en fonction de l'état de la peau (éviter les positions en appui sur le grand trochanter).
- ▽ Changer de position le patient immobilisé toutes les 2 heures, selon un horaire précis.
- Surveiller l'état de la peau.
- ▽ Enseigner au patient les exercices à pratiquer au lit, si nécessaire.
- Faciliter de petits déplacements du poids du corps.
- ▽ Faire pratiquer une gamme d'exercices passifs ou actifs.
- Aider aux soins d'hygiène (ex. : usage d'un déodorant, d'un parfum).
- Aider aux activités de la vie quotidienne.
- ▽ Faire porter des bas antithrombo-emboliques.
- Surveiller les signes de constipation.
- Surveiller les fonctions urinaires.
- Surveiller les fonctions respiratoires.

RÉFÉRENCES LÉGISLATIVES

Article R. 4311-3 : […] relèvent du rôle propre de l'infirmier les soins infirmiers liés aux fonctions d'entretien et de continuité de la vie et visant à compenser partiellement ou totalement un manque ou une diminution d'autonomie d'une personne ou d'un groupe de personnes.

Article R4311-7 : L'infirmier ou l'infirmière est habilité à pratiquer les actes suivants soit en application d'une prescription médicale qui, sauf urgence, est écrite, qualitative et quantitative, datée et signée, soit en application d'un protocole écrit, qualitatif et quantitatif, préalablement établi, daté et signé par un médecin. […] 11° Pose de bandages de contention.

NOTE

« Équiper le lit de matériel (ex. : peau de mouton) pour protéger le patient » : cette activité doit être planifiée en accord avec l'équipe soignante.

Soins à la famille

1052
ALLAITEMENT AU BIBERON

Préparation des liquides destinés à un nourrisson et administration de ces liquides à l'aide d'un biberon.

ACTIVITÉS

- Évaluer le stade de développement du nourrisson avant de procéder à l'allaitement.
- Réchauffer le biberon à la température de la pièce avant l'allaitement.
- Tenir le nourrisson dans ses bras durant l'allaitement.
- Installer le nourrisson dans une position demi-assise pour le nourrir.
- Faire faire son rot à l'enfant, fréquemment, pendant et après l'allaitement.
- Placer la tétine sur la langue.
- Déterminer la quantité de lait absorbé en vérifiant la souplesse de la tétine, la grandeur de l'orifice et le format du biberon.
- Éveiller le nourrisson somnolent en desserrant ses vêtements, en lui massant les mains et les pieds ou en lui parlant.
- Caresser la joue du bébé pour stimuler le réflexe de succion (réflexe des points cardinaux), si nécessaire.
- Comprimer les joues du bébé pendant qu'il tète pour accroître l'efficacité de la succion, si nécessaire.
- Soutenir le menton du bébé afin de réduire les fuites de lait et d'améliorer l'occlusion des lèvres.
- Consigner les ingesta.
- Surveiller et évaluer le réflexe de succion pendant l'allaitement.
- Surveiller le poids du nourrisson, si nécessaire.
- Faire bouillir le lait s'il n'est pas pasteurisé.
- Faire bouillir l'eau devant servir à la préparation du lait maternisé, si nécessaire.
- Montrer aux parents ou à la personne chargée des soins de l'enfant les techniques de stérilisation des biberons et des autres accessoires.
- Enseigner aux parents ou à la personne chargée des soins de l'enfant le mode de préparation du lait maternisé.
- Indiquer aux parents la méthode de conservation du lait préparé.
- Vérifier la provenance de l'eau utilisée pour diluer le lait concentré ou le lait en poudre.
- Vérifier si l'eau utilisée pour diluer le lait concentré ou le lait en poudre contient du fluor et évaluer s'il est nécessaire de donner une supplémentation en fluor.

- Prévenir les parents ou la personne chargée des soins de l'enfant des dangers d'utiliser le four à micro-ondes pour réchauffer le lait.
- Montrer aux parents les soins d'hygiène buccale adaptés à la dentition du nourrisson et devant être pratiqués après chaque tétée.

RÉFÉRENCES LÉGISLATIVES

Article 4311-13. Surveillance du régime alimentaire du nourrisson (infirmière titulaire du DE de puéricultrice).

Programme d'études : diplôme professionnel d'aide-soignant et d'auxiliaire de puériculture : Module 1, Accompagnement d'une personne dans les activités de la vie quotidienne, Aide à l'hygiène et l'équilibre alimentaire.

Soins relationnels

5820
DIMINUTION DE L'ANXIÉTÉ

Atténuation d'un sentiment de crainte, d'appréhension, de malaise ou des pressentiments liés à une source non identifiée de danger.

ACTIVITÉS

- S'adresser au patient d'une manière calme et rassurante.
- ▽ Exprimer clairement ses attentes face au comportement du patient.
- Expliquer au patient les interventions prévues, de même que les sensations qu'il peut s'attendre à éprouver.
- Chercher à comprendre le point de vue du patient face à une situation stressante.
- ▽ Informer le patient de façon objective sur le diagnostic, le traitement et le pronostic.
- Demeurer auprès du patient afin d'assurer sa sécurité et de le rassurer.
- Encourager la famille à rester avec leur parent, si nécessaire.
- Fournir au patient des objets qui symbolisent la sécurité.
- ▽ Masser le dos et la nuque du patient, si nécessaire.
- ▽ Encourager le patient à pratiquer des activités non compétitives, si nécessaire.
- ▽ Retirer de la vue du patient le matériel utilisé pour le traitement.
- Écouter attentivement.
- ▽ Renforcer les comportements adéquats, si nécessaire.
- Créer un climat qui favorise la confiance.
- Encourager le patient à exprimer ses sentiments, ses perceptions et ses craintes.

- Reconnaître à quel moment le niveau d'anxiété change.
- ▽ Prévoir des activités récréatives ayant pour but la diminution de l'anxiété.
- Aider le patient à reconnaître les situations qui provoquent son anxiété.
- ▽ Réduire les stimuli selon les besoins du patient.
- ▽ Encourager l'utilisation de mécanismes d'adaptation appropriés.
- ▽ Aider le patient à faire une description réaliste d'un événement à venir.
- ▽ Déterminer la capacité du patient à prendre des décisions.
- ▽ Enseigner au patient des techniques de relaxation.
- Administrer des médicaments en vue de réduire l'anxiété, si nécessaire.
- Observer les signes verbaux et non verbaux de l'anxiété.

RÉFÉRENCES LÉGISLATIVES

Article R. 4311-5. Dans le cadre de son rôle propre, l'infirmier accomplit les actes ou dispense les soins suivants, visant à assurer le confort et la sécurité de la personne et de son environnement et comprenant son information et celle de son entourage : [...] aide et soutien psychologique.
Programme d'études : diplôme professionnel d'aide-soignant : Module 3, Relation, communication, notions de psychologie.

Soins de base

1380
APPLICATION DE CHALEUR OU DE FROID

Stimulation de la peau et des tissus sous-cutanés par l'application de chaleur ou de froid dans le but de diminuer la douleur, les spasmes musculaires ou l'inflammation des tissus sous-cutanés.

ACTIVITÉS

- ✚ Informer le médecin afin de confirmer l'application de chaleur ou de froid lors de douleur, d'inflammation.
- Expliquer en quoi consiste l'utilisation de chaleur ou de froid, les motifs du traitement et les effets prévisibles sur les symptômes.
- Vérifier la possibilité de contre-indications à l'application de chaleur ou de froid telles que la diminution ou l'absence de sensibilité, une mauvaise circulation et une incapacité de communiquer.

A

- Choisir une méthode de stimulation pratique et facilement disponible (ex. : sacs imperméables remplis de glace fondante, glace artificielle, glace chimique, immersion glacée, linge ou serviette refroidis au congélateur, bouteille d'eau chaude, coussin chauffant électrique, compresses humides chaudes, immersion dans une baignoire ou une baignoire à jets, ▽ cire chaude, bain de siège, ampoule radiante ou enveloppe de plastique).
- Vérifier la disponibilité et la sécurité d'utilisation de tout matériel servant à l'application de chaleur ou de froid.
- Vérifier l'état de la peau et déterminer toute modification nécessitant un changement de méthode ou un arrêt de la stimulation.
- Choisir le siège de la stimulation en tenant compte des autres endroits possibles lorsque la stimulation directe ne peut être appliquée (ex. : adjacent, éloigné, entre les régions affectées et le cerveau, controlatéral).
- Envelopper l'appareil servant à l'application de chaleur ou de froid d'un linge protecteur si nécessaire.
- Appliquer un linge humide sur la peau afin d'accroître la sensation de chaleur ou de froid si nécessaire.
- Indiquer comment éviter les lésions cutanées dues à la chaleur ou au froid.
- Vérifier la température du matériel employé, en particulier lors de l'utilisation de la chaleur.
- Déterminer la durée de l'application en tenant compte des réactions verbales, comportementales et biologiques.
- Mesurer avec précision la durée de l'application.
- Appliquer la chaleur ou le froid directement sur l'endroit affecté ou le plus proche possible.
- Examiner le siège de la stimulation soigneusement afin de déceler tout signe d'irritation ou de lésion cutanée après les cinq premières minutes du traitement et de façon régulière par la suite.
- Observer les conditions générales, la sécurité et le bien-être tout au long du traitement.
- Installer le patient de façon à ce que la chaleur irradie du lieu d'application si nécessaire.
- Recommander de ne pas modifier le réglage de la température sans en obtenir la permission.
- Changer de lieu d'application ou modifier le type de stimulation si aucun soulagement n'est observé.
- Mentionner que l'application de froid peut causer une douleur brève ou un engourdissement environ 5 minutes après le début de la stimulation.

- Renseigner le patient sur les signes indiquant un besoin de stimulation, sur la fréquence des applications et sur la méthode utilisée.
- Recommander d'éviter les blessures cutanées après la stimulation.
- Mesurer et consigner les réactions dues à l'application de chaleur ou de froid.

RÉFÉRENCES LÉGISLATIVES

Article R. 4311-7. L'infirmière est habilitée à pratiquer les actes suivants soit en application d'une prescription médicale, qui, sauf urgence, est écrite, qualitative et quantitative, datée et signée, soit en application d'un protocole écrit, qualitatif et quantitatif, préalablement établi, daté et signé par un médecin : [...] participation à l'hyperthermie et à l'hypothermie.

Soins de base

1710
SOINS BUCCODENTAIRES

Mise en œuvre de moyens destinés à préserver et à favoriser l'hygiène buccodentaire chez un patient susceptible de présenter des lésions buccales ou dentaires.

ACTIVITÉS

- Établir un programme de soins buccaux.
- Appliquer au besoin un lubrifiant pour humidifier les lèvres et la muqueuse buccale.
- Vérifier la couleur et l'éclat des dents ainsi que la présence de débris.
- Déterminer le risque de développement d'une stomatite à la suite d'un traitement médicamenteux.
- Encourager et aider le patient à se rincer la bouche.
- ▽ Évaluer les effets thérapeutiques d'anesthésiques topiques, de pâtes protectrices orales et d'analgésiques topiques ou systémiques, si nécessaire.
- Demander au patient de procéder aux soins d'hygiène buccale après les repas et l'y aider, au besoin.
- Surveiller les signes et symptômes de glossite et de stomatite.
- Consulter un médecin ou un dentiste au sujet du rajustement de broches ou d'appareils orthodontiques et d'autres méthodes de soins buccaux, si les dispositifs employés entraînent une irritation des muqueuses buccales.
- Consulter un médecin si une sécheresse de la cavité buccale, une irritation et une gêne persistent.

- Favoriser le brossage des dents et l'utilisation de fil dentaire à intervalles réguliers.
- Conseiller à la personne de se brosser les dents, les gencives et la langue.
- Recommander l'utilisation d'une brosse à dents à poils souples.
- Recommander une alimentation saine et une consommation d'eau adéquate.
- Organiser des bilans dentaires, si nécessaire.
- Encourager les personnes qui portent un appareil dentaire à se brosser les gencives et la langue et à se rincer la bouche, quotidiennement.
- Aider au soin de la prothèse dentaire, si besoin.
- Déconseiller l'usage de la cigarette ou du tabac à chiquer.
- Recommander au patient de mâcher du chewing-gum sans sucre pour stimuler la salivation et nettoyer les dents.

RÉFÉRENCES LÉGISLATIVES

Article R. 4311-5. Dans le cadre de son rôle propre, l'infirmier accomplit les actes ou dispense les soins suivants, visant à identifier les risques et à assurer le confort et la sécurité de la personne et de son environnement et comprenant son information et celle de son entourage : [...] soins de bouche avec application de produits non médicamenteux.

Article R. 4311-7. L'infirmier est habilité à pratiquer les actes suivants soit en application d'une prescription médicale, qui, sauf urgence, est écrite, qualitative et quantitative, datée et signée, soit en application d'un protocole écrit, qualitatif et quantitatif, préalablement établi, daté et signé par un médecin : [...] 25° Soins de bouche avec application de produits médicamenteux et, en tant que de besoin aide instrumentale.

Soins de sécurité

6490
PRÉVENTION DES CHUTES

Emploi de précautions particulières dans le cas où un patient présente des risques de blessures dues à des chutes.

ACTIVITÉS

- Déterminer les déficits cognitifs ou physiques susceptibles d'augmenter les risques de chutes dans un environnement particulier.
- Identifier les comportements et les facteurs qui influencent le risque de chute.
- Passer en revue l'histoire des chutes avec le patient et sa famille.
- Déterminer les caractéristiques de l'environnement susceptibles de causer des chutes (ex. : planchers glissants, escaliers).

- Observer la démarche, l'équilibre et le degré de fatigue lors de la marche.
- Interroger le patient à propos de sa sensation d'équilibre, si nécessaire.
- Discuter avec le patient des observations sur sa démarche et ses mouvements.
- Suggérer des changements dans la démarche.
- Accompagner le patient dans son adaptation aux changements de démarche suggérés.
- Aider le patient instable quand il marche.
- Fournir un appareil de marche (ex. : canne, déambulateur) afin de stabiliser la démarche.
- Encourager le patient à utiliser une canne ou un déambulateur.
- Enseigner au patient l'emploi de la canne ou du déambulateur.
- Maintenir l'appareil en bon état.
- Verrouiller les roues du fauteuil roulant, du lit ou du chariot à brancard lors du transfert.
- Placer les objets dont il a besoin à la portée du patient.
- Recommander au patient de demander de l'aide pour se mouvoir si nécessaire.
- Montrer au patient comment tomber de façon à réduire les blessures.
- ▽ Installer des affiches afin de rappeler au patient de demander de l'aide pour se lever.
- Observer la capacité à passer du lit à une chaise.
- Utiliser la technique appropriée afin de transférer le patient dans son fauteuil roulant, dans son lit, aux toilettes, etc.
- Utiliser un siège de toilette surélevé afin de faciliter le transfert.
- Utiliser des fauteuils de la hauteur appropriée, munis de dossiers et d'appuis-bras afin de faciliter le transfert.
- Utiliser un matelas aux rebords rigides afin de faciliter le transfert.
- Utiliser des barrières de longueur et de hauteur appropriées afin d'éviter les chutes du lit, si nécessaire.
- Régler le lit à sa position la plus basse.
- Mettre en place les mesures de contention afin de limiter les mouvements dangereux si nécessaire.
- Installer un espace de couchage fermé à l'étage, si nécessaire.
- Fournir un siège baquet pour limiter la mobilité, si approprié.
- Placer un rebord de mousse sur le siège du fauteuil afin d'empêcher le patient de se lever, si nécessaire.
- ▽ Utiliser un matelas d'eau partiellement rempli afin de limiter la mobilité si nécessaire.
- Fournir au patient dépendant le moyen de demander de l'aide (ex. : cloche, lumière d'appel) lorsque la personne soignante est absente.

- Répondre à l'appel immédiatement.
- Aider le patient à se rendre aux toilettes à intervalles fréquents et réguliers.
- ▽ Mettre en place un dispositif d'alarme sur le lit afin d'indiquer à la personne soignante que le patient se lève.
- Marquer les seuils et les bords des marches au besoin.
- Éliminer les meubles bas (ex. : tabourets, tables) qui peuvent faire trébucher.
- Éviter le désordre sur le plancher.
- Assurer un éclairage adéquat pour une meilleure visibilité.
- Installer une lampe de nuit au chevet du lit.
- Mettre en place des rampes et des barres d'appui bien visibles.
- Installer des barrières dans les entrées d'escaliers.
- S'assurer que la surface des planchers est antidérapante.
- S'assurer que la surface de la baignoire ou de la douche est antidérapante.
- ▽ Fournir un tabouret solide et antidérapant pour permettre d'atteindre facilement les objets.
- Prévoir des espaces de rangement faciles d'accès.
- Préconiser des meubles lourds qui ne céderont pas s'ils servent d'appui.
- Aider le patient à étudier la disposition de la pièce.
- Éviter de modifier inutilement l'environnement physique.
- S'assurer que le patient porte des chaussures bien ajustées et bien attachées et dont la semelle est antidérapante.
- Recommander au patient de porter ses lunettes lorsqu'il se lève si nécessaire.
- Renseigner les membres de la famille sur les facteurs qui peuvent causer des chutes et sur la façon de diminuer ces risques.
- Suggérer des aménagements de l'habitat visant à augmenter la sécurité.
- Indiquer à la famille l'importance d'installer des barres d'appui dans les escaliers, les salles de bain et les corridors.
- Aider la famille à déceler et à éliminer les dangers au domicile.
- Proposer des chaussures adaptées.
- Conseiller au patient d'éviter les surfaces glacées ou glissantes à l'extérieur.
- Aménager des chemins pour une participation sécurisée aux activités de loisir.
- Mettre en œuvre un programme d'exercices physiques qui inclut de la marche sur une base régulière.
- Mettre en place des affiches indiquant au personnel que le patient présente des risques de chute.

- Collaborer avec les autres membres de l'équipe soignante afin de réduire les effets secondaires des médicaments qui augmentent le risque de chute (ex. : hypotension orthostatique, démarche instable).
- Assurer une surveillance étroite ou utiliser un dispositif de contention (ex. : siège d'enfant muni d'une ceinture) lorsqu'un nourrisson ou un jeune enfant est installé sur une surface surélevée (ex. : table, chaise haute).
- Éloigner les objets qui permettent à de jeunes enfants de grimper sur des surfaces élevées.
- Maintenir les côtés d'un lit d'enfant en position élevée lorsque la personne soignante est absente si nécessaire.
- Recouvrir les lits des patients du service de pédiatrie qui sont susceptibles de grimper par-dessus les côtés relevés, si nécessaire.
- ▽ Fermer avec soin les loquets du panneau d'accès de l'incubateur lorsque le bébé est laissé seul si nécessaire.

Soins de base

0450

CONDUITE À TENIR EN PRÉSENCE DE **CONSTIPATION** OU D'UN **FÉCALOME**

Prévention de la constipation et de la formation d'un fécalome et soulagement de ces problèmes.

ACTIVITÉS

- Surveiller les signes et symptômes de constipation.
- Surveiller les signes et symptômes d'un fécalome.
- Observer et noter la fréquence et les caractéristiques des selles incluant la consistance, la forme, le volume et la couleur, si nécessaire.
- Écouter les bruits intestinaux.
- Consulter le médecin en cas d'augmentation ou de diminution des bruits intestinaux.
- Surveiller les signes de perforation de l'intestin ou de péritonite.
- Expliquer au patient les facteurs d'étiologie et les raisons d'intervenir.
- Déterminer les facteurs (ex. : médicaments, repos au lit, diète) susceptibles de causer ou d'aggraver la constipation.

- Instaurer des horaires pour aller aux toilettes, si nécessaire.
- Conseiller au patient d'augmenter l'absorption de liquides à moins de contre-indications.
- Évaluer les effets secondaires possibles de la médication sur le système gastro-intestinal.
- Demander au patient et à la famille de noter la couleur, le volume, la fréquence et la consistance des selles.
- Montrer au patient et à la famille comment tenir un journal nutritionnel.
- Renseigner le patient et la famille sur l'alimentation riche en fibres, si approprié.
- Enseigner au patient et à la famille l'usage adéquat des laxatifs.
- Enseigner au patient et à la famille la relation entre le régime alimentaire, l'exercice, l'ingestion de liquides et la constipation ou le fécalome.
- Évaluer le contenu nutritionnel des aliments ingérés.
- Conseiller au patient de consulter le médecin si les symptômes de constipation ou de fécalome persistent.
- Suggérer l'utilisation de laxatifs/d'émollients, si nécessaire.
- Administrer les laxatifs ou les lavements prescrits.
- Enseigner au patient comment retirer les selles manuellement si nécessaire.
- Retirer manuellement le fécalome si nécessaire.
- Administrer le lavement ou procéder à l'irrigation si nécessaire.
- Peser le patient de façon régulière.
- Expliquer au patient ou à sa famille le déroulement d'une digestion normale.
- Renseigner le patient ou sa famille sur le temps prévu pour la suppression de la constipation.
- ✚ Établir une fiche de bilan des entrées et sorties.
- Voir s'il existe des signes associés à la constipation : vomissements, diarrhée, douleurs abdominales, ballonnements, etc.

RÉFÉRENCES LÉGISLATIVES

Article R. 4311-5. Dans le cadre de son rôle propre, l'infirmier accomplit les actes ou dispense les soins suivants, visant à identifier les risques et à assurer le confort et la sécurité de la personne et de son environnement et comprenant son information et celle de son entourage [...] 9° Surveillance de l'élimination intestinale et urinaire.

Article R. 4311-7. L'infirmière est habilitée à pratiquer les actes suivants soit en application d'une prescription médicale qui, sauf urgence, est écrite, qualitative et quantitative, datée et signée, soit en application d'un protocole écrit, qualitatif et quantitatif, préalablement établi, daté et signé par un médecin : [...] 18° Pose de sondes rectales, lavements, extractions de fécalomes, pose et surveillance de goutte à goutte rectal.

Soins de base

0460
TRAITEMENT DE LA DIARRHÉE

Prévention et soulagement de la diarrhée.

ACTIVITÉS

- Reprendre l'historique de la diarrhée.
- Obtenir un échantillon des selles afin de procéder à une culture et à l'analyse de la sensibilité aux antibiotiques si la diarrhée persiste.
- Évaluer la médication afin de prévenir les problèmes gastro-intestinaux.
- Enseigner au patient comment utiliser les médicaments contre la diarrhée.
- Conseiller au patient et à la famille de noter la couleur, la quantité, la fréquence et la consistance des selles.
- Évaluer le contenu nutritionnel des entrées.
- Conseiller au patient de s'alimenter peu mais souvent, en augmentant la quantité d'aliments graduellement.
- Indiquer au patient d'éviter les aliments épicés ou gazogènes.
- Suggérer d'éviter les aliments contenant du lactose pour une certaine période.
- Déterminer les facteurs (ex. : médicaments, bactéries alimentaires, gavage) pouvant causer de la diarrhée.
- Surveiller les signes et les symptômes de diarrhée.
- Indiquer au patient d'aviser le personnel soignant de chaque épisode de diarrhée.
- Observer l'élasticité de la peau de façon régulière.
- Examiner la peau de la région périanale afin de déceler toute irritation ou ulcération.
- Mesurer les sorties intestinales.
- Peser le patient de façon régulière.
- Aviser le médecin dans le cas d'une augmentation de la fréquence des bruits intestinaux ou si ceux-ci sont aigus.
- Consulter le médecin si les signes et les symptômes de diarrhée persistent.
- Fournir des informations sur un régime pauvre en fibres et riche en protéines et en calories.
- Conseiller au patient d'éviter les laxatifs.
- Enseigner au patient et à la famille comment tenir un journal sur la diète.
- Enseigner des techniques de relaxation au patient, si nécessaire.
- Aider le patient à effectuer les techniques de relaxation.
- Renseigner le patient sur la préparation adéquate des aliments.
- Favoriser le repos de l'intestin (rien per os).

RÉFÉRENCES LÉGISLATIVES

Article R. 4311-5. Dans le cadre de son rôle propre, l'infirmier accomplit les actes ou dispense les soins suivants, visant à identifier les risques et à assurer le confort et la sécurité de la personne et de son environnement et comprenant son information et celle de son entourage : [...] 9° Surveillance de l'élimination intestinale et urinaire.

Programme d'études : diplôme professionnel d'aide-soignant : rôle en collaboration : Module 1, Aide et assistance d'un patient en cas de diarrhée.

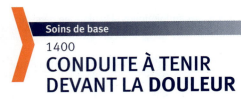

Soins de base

1400
CONDUITE À TENIR DEVANT LA DOULEUR

Apaisement de la douleur ou diminution de la douleur à un seuil tolérable par le patient.

ACTIVITÉS

- Réaliser une évaluation globale de la douleur : localisation, caractéristiques, début, durée, fréquence, qualité, intensité/sévérité de la douleur et de ses facteurs déclenchants.
- Observer les indices non verbaux traduisant un inconfort, en particulier en cas d'altération de la communication.
- S'assurer que le patient reçoit les traitements analgésiques appropriés.
- Utiliser des stratégies de relation d'aide afin de reconnaître l'expérience douloureuse vécue par le patient et d'accepter sa réponse à la douleur.
- Évaluer la connaissance du patient et ses croyances concernant la douleur.
- Prendre en compte l'influence culturelle de la réponse à la douleur.
- Déterminer l'impact de la douleur sur la qualité de vie du patient : sommeil, appétit, activité, processus cognitif, humeur, relations, performances professionnelles et responsabilité dans l'exercice du rôle.
- Évaluer avec le patient les facteurs qui soulagent/aggravent la douleur.
- Évaluer les expériences douloureuses passées afin de recueillir les antécédents personnels ou familiaux de douleur chronique ou bien leurs séquelles éventuelles, si besoin.
- Évaluer, avec le patient et l'équipe soignante, l'efficacité des mesures prises dans le passé pour contrôler la douleur.
- Aider le patient et sa famille à demander et/ou à trouver du soutien.

- Employer une méthode d'évaluation adaptée au développement du patient afin de surveiller les modifications du phénomène douloureux et d'en reconnaître les facteurs déclenchants réels ou potentiels (feuille de surveillance et relevé quotidien).
- Déterminer la fréquence appropriée des évaluations du bien-être à réaliser chez le patient et mettre en œuvre un plan de surveillance.
- Donner des informations concernant la douleur, ses causes, sa durée et l'inconfort éventuel lié aux procédures.
- Limiter les facteurs environnementaux qui peuvent influencer la réponse du patient face à l'inconfort (température de la pièce, éclairage et bruit).
- Réduire ou éliminer les facteurs qui déclenchent ou aggravent la douleur (peur, fatigue, monotonie et manque de connaissances).
- Prendre en compte la volonté du patient de participer, sa capacité à le faire, ses préférences, le soutien apporté par l'entourage quant à la méthode employée ainsi que les contre-indications à prendre en considération lors du choix d'une stratégie antalgique.
- Choisir et mettre en œuvre des mesures diversifiées (pharmacologiques, non pharmacologiques, interpersonnelles) pour favoriser le soulagement de la douleur, si besoin.
- Enseigner au patient les principes de la prise en charge de la douleur.
- Prendre en compte le type et l'origine de la douleur lors du choix d'une stratégie pour soulager la douleur.
- Encourager le patient à évaluer lui-même sa douleur et à intervenir sur elle de manière appropriée.
- Enseigner les techniques non pharmacologiques (biofeedback, stimulation transcutanée, hypnose, relaxation, visualisation, musicothérapie, distraction, thérapie par le jeu, thérapie occupationnelle, accupression, application de chaleur/de froid et massage) avant, pendant (si possible) et après des activités douloureuses, avant la survenue de la douleur ou son augmentation et en association avec d'autres moyens de soulager la douleur.
- Rechercher les moyens pharmacologiques de soulagement de la douleur utilisés par le patient.
- Renseigner le patient sur les méthodes pharmacologiques de soulagement de la douleur.
- Encourager le patient à utiliser un traitement antalgique adéquat.
- Collaborer avec le patient, ses proches et les autres professionnels de santé pour sélectionner et mettre en œuvre des moyens non pharmacologiques de soulagement de la douleur, s'il y a lieu.

- Procurer à la personne un soulagement optimal grâce à l'emploi des analgésiques prescrits.
- Mettre en œuvre un système d'analgésie contrôlée par le patient (PCA), si besoin.
- Utiliser des mesures de contrôle de la douleur avant que la douleur ne s'intensifie.
- Administrer le traitement contre la douleur avant une activité pour favoriser la participation du patient, mais évaluer les risques de la sédation.
- S'assurer que le patient a reçu un traitement analgésique et/ou des stratégies non pharmacologiques avant des interventions douloureuses.
- Vérifier le niveau de l'inconfort avec le patient, noter les changements sur le dossier infirmier et informer les autres professionnels de santé au contact du patient.
- Évaluer l'efficacité des mesures de contrôle de la douleur en ayant recours à une surveillance continue de l'expérience douloureuse.
- Instituer et réajuster les mesures de contrôle de la douleur en fonction des réactions du patient.
- Promouvoir un repos/sommeil adéquats pour faciliter le soulagement de la douleur.
- Encourager le patient à parler de son expérience douloureuse, s'il y a lieu.
- Avertir le médecin si le traitement est inefficace ou bien si le patient se plaint de façon inhabituelle de sa douleur.
- Informer les autres professionnels de santé et les membres de la famille des mesures non pharmacologiques étant utilisées par le patient afin d'encourager une approche préventive de la gestion de la douleur.
- Adopter une approche multidisciplinaire de la prise en charge de la douleur, lorsque cela est approprié.
- Envisager la possibilité d'orienter le patient, la famille, et les personnes significatives vers des groupes de soutien et vers d'autres structures, s'il y a lieu.
- Donner une information précise à la famille pour favoriser la compréhension et la réponse adaptée à l'expérience douloureuse.
- Intégrer la famille dans la démarche de gestion de la douleur, si possible.
- Évaluer la satisfaction du patient au regard de la prise en charge de la douleur à des intervalles réguliers.
- ✚ Fournir des informations sur une méthode d'évaluation adaptée qui permet un suivi de la douleur et une modification du traitement (proposition fiche PCA et consultation au centre antidouleur).

RÉFÉRENCES LÉGISLATIVES

Article R. 4311-2. Les soins infirmiers, préventifs, curatifs ou palliatifs, intègrent qualité technique et qualité des relations avec le malade. Ils sont réalisés en tenant compte de l'évolution des sciences et des techniques. Ils ont pour objet, dans le respect des droits de la personne, dans le souci de son éducation à la santé et en tenant compte de la personnalité de celle-ci dans ses composantes physiologique, psychologique, économique, sociale et culturelle :
5°) De participer à la prévention, à l'évaluation et au soulagement de la douleur et de la détresse physique et psychique des personnes, particulièrement en fin de vie au moyen des soins palliatifs, et d'accompagner, en tant que de besoin, leur entourage.
Article R. 4311-8. L'infirmière est habilitée à entreprendre et à adapter les traitements antalgiques, dans le cadre des protocoles pré-établis, écrits, datés et signés par un médecin de protocole, et intégrés dans le dossier de soins infirmiers.
Article R. 4311-9. L'infirmière est habilitée à accomplir sur prescription médicale écrite, qualitative et quantitative, datée et signée, les actes et soins suivants, à condition qu'un médecin puisse intervenir à tout moment : [...] 2° injections de médicaments à des fins analgésiques dans des cathéters périduraux ou intrathécaux ou placés à proximité d'un tronc ou d'un plexus nerveux mis en place par un médecin et après que celui-ci a effectué la première injection.
Article R. 4311-5. [...] Recueil des observations de toute nature susceptible de concourir à la connaissance de l'état de la santé de la personne et appréciation des principaux paramètres servant à sa surveillance [...] évaluation de la douleur.

Soins relationnels

4920
ÉCOUTE ACTIVE

Attention portée aux messages verbaux et non verbaux émis par un patient afin de leur donner une signification.

ACTIVITÉS

- ▽ Établir les objectifs de l'interaction.
- Manifester de l'intérêt envers le patient.
- Encourager l'expression des sentiments, des idées et des inquiétudes, à partir de questions ou de déclarations.
- Se concentrer sur l'interaction en éliminant tout préjugé, idée préconçue, supposition, préoccupation personnelle ou autre source d'inattention.
- Se montrer attentif et réceptif aux émotions.
- Utiliser un langage non verbal qui facilite la communication (être conscient du message non verbal transmis par sa propre posture pour faciliter la communication).
- Guetter les messages et les sentiments non exprimés, en plus du contenu de la conversation.

- Être conscient des mots non prononcés ainsi que du message non verbal qui accompagne le discours.
- Être attentif au timbre, au rythme, au volume, au ton et aux inflexions de la voix du patient.
- Déceler les thèmes qui prédominent dans la conversation du patient.
- Déterminer la signification du message en se référant aux attitudes, aux expériences passées et à la situation actuelle.
- Choisir le bon moment pour répondre, de façon à faire sentir sa compréhension du message.
- Clarifier le message reçu à l'aide de questions et en renvoyant un feed-back au patient.
- Vérifier la bonne compréhension du message par des questions ou grâce au feed-back.
- ▽ Utiliser une série d'interactions afin de mieux comprendre la signification du comportement.
- ▽ Éviter les barrières à l'écoute active (minimisation des sentiments, proposition de solutions faciles, interruptions, discours sur soi-même et terme prématuré apporté à la conversation).
- ▽ Encourager l'expression des sentiments, des pensées et des inquiétudes par le silence et l'écoute.

RÉFÉRENCES LÉGISLATIVES

Article R. 4311-5. Dans le cadre de son rôle propre, l'infirmier accomplit les actes ou dispense les soins suivants, visant à identifier les risques et à assurer le confort et la sécurité de la personne et de son environnement et comprenant son information et celle de son entourage : [...] 41° aide et soutien psychologique.
Programme d'études : diplôme professionnel d'aide-soignant : Module 5, Relation, communication, notions de psychologie.

Soins relationnels

5606
ÉDUCATION INDIVIDUELLE

Planification, implantation et évaluation d'un programme d'éducation conçu pour répondre aux besoins particuliers d'un patient.

ACTIVITÉS
- Établir une relation interpersonnelle.
- Établir sa crédibilité en tant qu'enseignant, si nécessaire.
- Déterminer les besoins d'apprentissage du patient.
- Évaluer les connaissances actuelles du patient et sa compréhension du contenu de l'enseignement.

- Évaluer le niveau d'éducation du patient.
- Évaluer les capacités et les incapacités d'ordre cognitif, psychomoteur et affectif.
- Déterminer la capacité du patient à apprendre une information précise (stade de développement, condition physiologique, orientation, douleur, fatigue, besoins fondamentaux non satisfaits, état émotionnel, adaptation à la maladie).
- Déterminer la motivation du patient à apprendre de l'information précise (croyances relatives à la santé, antécédents d'inobservance, expériences négatives avec les soins de santé ou l'apprentissage, buts conflictuels).
- Stimuler la motivation du patient à apprendre, si nécessaire.
- Fixer conjointement avec le patient des objectifs d'apprentissage réalistes.
- Déterminer les objectifs d'apprentissage nécessaires pour atteindre les buts.
- Déterminer la séquence de présentation de l'information.
- Évaluer le mode d'apprentissage du patient.
- Choisir des méthodes et des stratégies d'enseignement appropriées.
- Choisir le matériel didactique approprié.
- Ajuster le contenu aux capacités et aux incapacités du point de vue cognitif, psychomoteur ou affectif du patient.
- Adapter l'enseignement de façon à faciliter l'apprentissage, si nécessaire.
- Créer un environnement propice à l'apprentissage.
- Débuter l'enseignement au patient lorsque c'est approprié.
- Évaluer l'atteinte par le patient des objectifs définis.
- Renforcer le comportement, si nécessaire.
- Corriger les interprétations erronées de l'information reçue, si nécessaire.
- Allouer du temps au patient afin qu'il puisse poser des questions et discuter de ses préoccupations.
- Choisir de nouvelles méthodes et stratégies d'enseignement si les précédentes se sont avérées inefficaces.
- Diriger le patient vers d'autres spécialistes ou d'autres ressources de façon qu'il atteigne les objectifs d'apprentissage, si nécessaire.
- Indiquer dans le dossier médical le contenu présenté, le matériel écrit fourni et la compréhension de l'information qu'a le patient ou ses comportements qui témoignent d'un apprentissage.
- Faire participer la famille et les autres personnes significatives, si nécessaire.

RÉFÉRENCES LÉGISLATIVES

Les références sont identiques à celles de l'intervention : « Enseignement à un groupe ».

Soins relationnels

5604

ENSEIGNEMENT À UN GROUPE

Élaboration, mise en place et évaluation d'un programme d'enseignement adapté à un groupe de personnes présentant le même état de santé.

ACTIVITÉS

- Créer un environnement propice à l'apprentissage.
- Faire participer la famille et les personnes significatives, si nécessaire.
- Évaluer le besoin de mettre sur pied un programme.
- Déterminer le soutien administratif requis.
- Déterminer le budget requis.
- Coordonner les ressources disponibles pour la mise sur pied d'un comité de planification et de consultation pouvant contribuer à l'obtention de résultats favorables et mettre en œuvre une réunion pour s'assurer de l'engagement envers le programme.
- Mettre à contribution les ressources de la communauté, si nécessaire.
- Définir la ou les populations cibles potentielles.
- Écrire les buts du programme.
- Fixer les thèmes principaux.
- Écrire les objectifs d'apprentissage.
- Établir une description de tâches pour un coordonnateur chargé de l'éducation du patient.
- Choisir un coordonnateur.
- Prévoir le matériel didactique disponible.
- Préparer du nouveau matériel didactique, si nécessaire.
- Faire l'inventaire des stratégies d'enseignement possibles, des outils didactiques et des activités d'apprentissage.
- Entraîner le personnel enseignant, si nécessaire.
- Renseigner ce personnel sur le programme d'enseignement du patient, si nécessaire.
- Distribuer au personnel et aux patients un horaire écrit, indiquant les dates, les heures et les lieux des séances d'enseignement, si nécessaire.
- Déterminer les jours et les heures qui permettent de rejoindre le maximum de patients.
- Préparer les documents destinés à rendre compte des résultats si nécessaire.
- Vérifier la taille du groupe et les aptitudes de ses membres, si nécessaire.
- Orienter le ou les patients et les personnes significatives vers le programme éducatif en fonction des objectifs pour lesquels il a été conçu.

- Répondre aux besoins particuliers des personnes inscrites (ex. : accès pour les handicapés, oxygène portatif), si nécessaire.
- Adapter les méthodes et le matériel didactique aux besoins d'apprentissage et aux caractéristiques du groupe, si nécessaire.
- Effectuer l'enseignement de groupe.
- Évaluer le progrès du patient à l'intérieur du programme et sa maîtrise du contenu.
- Noter le progrès du patient dans le dossier médical permanent.
- Réviser les stratégies d'enseignement et les activités d'apprentissage, si nécessaire, en vue d'augmenter l'apprentissage.
- Fournir au patient des questionnaires pour l'évaluation du programme.
- Poursuivre ultérieurement un enseignement individuel, si nécessaire.
- Évaluer l'atteinte des objectifs.
- Transmettre l'évaluation de l'atteinte des objectifs du programme au comité de planification et de consultation.
- Organiser des rencontres d'évaluation récapitulative avec le comité de planification et de consultation dans le but d'améliorer le programme, si nécessaire.
- Noter le nombre de patients ayant atteint les objectifs d'apprentissage.
- Diriger le patient vers d'autres spécialistes ou d'autres ressources en vue d'atteindre les objectifs d'apprentissage, si nécessaire.

RÉFÉRENCES LÉGISLATIVES

Article R. 4311-15. Selon le secteur d'activité où il exerce, y compris dans le cadre de réseaux de soins, et en fonction des besoins identifiés, l'infirmier propose des actions, les organise, y participe dans les domaines suivants : [...] 3° Formation, prévention, éducation et dépistage notamment dans le domaine des soins de santé primaires et communautaires ; 4° Dépistage, prévention et éducation en matière d'hygiène, de santé individuelle et collective et de sécurité.

Soins techniques complexes

3540
PRÉVENTION DES ESCARRES DE DÉCUBITUS

Emploi de mesures visant à prévenir les escarres de décubitus chez un patient présentant un risque élevé.

ACTIVITÉS
- Utiliser un outil d'évaluation des risques validé afin de surveiller les facteurs de risque du patient (ex. : échelle de Braden).

- Utiliser des méthodes pour évaluer la température de la peau afin de déterminer le risque d'escarre, en fonction du protocole de l'établissement.
- Encourager l'arrêt du tabac et éviter l'usage de l'alcool.
- Noter les formations d'escarres antérieures.
- Noter le poids du patient et les changements.
- Noter l'état de la peau du patient dès l'admission puis de façon quotidienne.
- Surveiller scrupuleusement la présence de rougeurs cutanées.
- Ôter l'excès d'humidité de la peau due à la transpiration, au drainage de la blessure et à l'incontinence fécale ou urinaire.
- Appliquer des barrières protectrices, telles que des crèmes ou des compresses absorbantes, afin d'éponger l'excès d'humidité, si nécessaire.
- Appliquer un pansement occlusif mince et transparent sur les régions à risque afin de protéger la peau de l'humidité.
- Changer le patient de position toutes les 1 ou 2 heures [*en fonction du protocole de service*], si nécessaire.
- Installer le patient en décubitus ventral [*en fonction du protocole de service*], si nécessaire.
- Changer le patient de position avec précaution afin d'éviter des lésions aux régions fragiles de la peau.
- Placer l'horaire des changements de position au chevet du patient.
- Inspecter, au moins une fois par jour, la peau recouvrant les saillies osseuses et les autres points de pression lors des changements de position du patient.
- Éviter de masser les points de pression [*massages doux*].
- Installer des coussins pour hausser les points de pression au-dessus du lit.
- Garder les draps du lit propres, secs et sans plis.
- Faire les lits avec des plis d'aisance pour les pieds.
- Utiliser des lits et matelas spéciaux, si nécessaire.
- Utiliser des dispositifs qui protègent l'individu (ex. : peau de mouton).
- Éviter l'utilisation de bouée pour la région du sacrum.
- Hydrater la peau intacte si elle est sèche.
- Éviter l'eau chaude et utiliser du savon doux pour le bain.
- Surveiller les sources de pression et de friction.
- Appliquer des protecteurs de coude et de talon, si nécessaire.
- Faciliter de faibles et fréquents déplacements de poids.
- Procurer au patient un trapèze pour l'aider à déplacer fréquemment son poids.
- Surveiller la mobilité et l'activité de la personne.
- Veiller à une nutrition adéquate, particulièrement pour ce qui a trait aux protéines, aux vitamines B et C, au fer et aux calories, et ce en utilisant au besoin des suppléments alimentaires.

- Aider l'individu à maintenir un poids de santé stable.
- Informer les membres de la famille ou les aidants naturels des signes de rupture de continuité de la peau, si nécessaire.
- ✚ Éduquer le patient et/ou sa famille sur les actions de prévention des escarres : informations, apprentissage des changements de position appropriés.
- ✚ Mettre en place des moyens pour maintenir la température stable.
- ✚ Réaliser les soins d'hygiène, si nécessaire.

RÉFÉRENCES LÉGISLATIVES

Article R. 4311-5. Dans le cadre de son rôle propre, l'infirmier accomplit les actes ou dispense les soins suivants, visant à identifier les risques et à assurer le confort et la sécurité de la personne et de son environnement et comprenant son information et celle de son entourage : […] 22° Prévention et soins d'escarres.

Soins techniques complexes

3520

SOINS DES ESCARRES DE DÉCUBITUS

Mise en œuvre de mesures destinées à favoriser la guérison d'une escarre de décubitus.

ACTIVITÉS

- Décrire les caractéristiques de l'escarre à intervalles réguliers : taille (longueur, largeur, profondeur), stade (I-IV), localisation, exsudat, granulation ou nécrose des tissus et épithélialisation.
- Surveiller la couleur, la température, la présence d'œdèmes, l'humidité et l'apparence de la plaie autour de l'escarre.
- Maintenir l'escarre humide afin de hâter sa guérison.
- Appliquer de la chaleur humide sur l'escarre pour améliorer la perfusion sanguine et l'oxygénation de la zone.
- Nettoyer la peau autour de l'escarre avec un savon doux et de l'eau.
- Débrider l'escarre, si besoin.
- Nettoyer l'escarre avec une solution non toxique appropriée en utilisant un mouvement circulaire partant du centre.
- ▽ Utiliser une aiguille de calibre 19 et une seringue de 35 ml pour nettoyer les escarres profondes.
- Noter les caractéristiques du liquide de drainage.
- Appliquer une membrane adhésive perméable sur l'escarre, si nécessaire.
- ▽ Administrer des bains salins, si nécessaire.

- Appliquer des onguents, si nécessaire.
- Poser des pansements, si nécessaire.
- Administrer des traitements oraux si nécessaire.
- Surveiller les signes et symptômes d'infection de la blessure.
- Changer de position toutes les 1 à 2 heures pour éviter une pression prolongée.
- Utiliser des matelas et lits spéciaux si nécessaire.
- Utiliser des dispositifs (ex. : peau de mouton) qui protègent la personne.
- S'assurer des apports alimentaires appropriés.
- Surveiller l'état nutritionnel.
- Surveiller si l'apport de calories et de protéines de haute qualité est adéquat.
- Informer les membres de la famille ou les aidants naturels sur les signes d'altération de la peau.
- Enseigner à un membre de la famille ou à la famille les procédures de soins de plaie.
- Initier une consultation de l'infirmière stomathérapeute, si nécessaire.
- ✚ Hydrater le patient et le faire boire.

RÉFÉRENCES LÉGISLATIVES

Article R. 4311-5. Dans le cadre de son rôle propre, l'infirmier accomplit les actes ou dispense les soins suivants, visant à identifier et à assurer le confort et la sécurité de la personne et de son environnement et comprenant son information et celle de son entourage : [...] 22° Prévention et soins d'escarres.

> **Soins de base**
>
> 0221
> # THÉRAPIE PAR L'EXERCICE : MARCHE

Incitation et aide à la marche afin de maintenir ou de rétablir les fonctions corporelles volontaires et involontaires d'un patient durant un traitement et durant la convalescence faisant suite à une maladie ou à une blessure.

ACTIVITÉS

- Habiller le patient avec des vêtements amples.
- Aider le patient à choisir des chaussures qui facilitent la marche et qui préviennent les blessures.
- Prévoir un lit surbaissé si nécessaire.
- Installer la manette de réglage du lit à portée de main.
- Conseiller au patient de s'asseoir dans le lit, sur le côté du lit avec les jambes pendantes ou encore dans un fauteuil, selon sa tolérance.

- Aider le patient à s'asseoir sur le côté du lit afin de favoriser l'adaptation posturale.
- Consulter le kinésithérapeute concernant le programme de marche, si nécessaire.
- Informer le patient sur la possibilité d'utiliser des appareils d'aide si nécessaire.
- Montrer au patient comment se tenir durant les transferts.
- Utiliser une ceinture conçue pour aider le patient lors des transferts et de la marche si nécessaire.
- Aider le patient lors des transferts si nécessaire.
- Installer des cartes illustrées à la tête du lit afin d'aider le patient à se souvenir comment procéder aux transferts.
- Fournir des aides (canne, déambulateur, fauteuil roulant) si le patient démontre des signes de déséquilibre.
- Aider le patient lors des premières déambulations et lorsque cela s'avère nécessaire.
- Informer le patient et l'aidant naturel sur la façon de procéder aux transferts et sur les techniques de marche.
- Assurer une surveillance du patient qui utilise des béquilles ou d'autres aides pour marcher.
- Aider le patient à se tenir debout et à marcher une distance déterminée avec un nombre déterminé de membres du personnel.
- Aider le patient à évaluer les distances à parcourir de façon réaliste.
- Encourager le patient à marcher seul à l'intérieur de certaines limites.
- Encourager le patient à se mettre debout à volonté, si nécessaire.

RÉFÉRENCES LÉGISLATIVES

Article R. 4311-5. Dans le cadre de son rôle propre, l'infirmier ou l'infirmière accomplit les actes ou dispense les soins suivants visant à identifier les risques et à assurer le confort et la sécurité de la personne et de son environnement et comprenant son information et celle de son entourage :

14° Lever du patient et aide à la marche ne faisant pas appel aux techniques de rééducation.

Soins à la famille

7140
SOUTIEN À LA FAMILLE

Mise en œuvre de moyens propres à répondre aux objectifs et aux intérêts des membres de la famille d'un patient.

ACTIVITÉS

- Rassurer la famille sur la qualité des soins prodigués au patient.
- Noter les réactions émotives de la famille face à la condition du patient.

- Évaluer l'impact psychologique du pronostic pour la famille.
- S'assurer que les attentes demeurent réalistes.
- Accorder une écoute attentive aux inquiétudes, aux sentiments et aux questions de la famille.
- Permettre aux différents membres de la famille de verbaliser leurs inquiétudes et leurs émotions entre eux et avec le patient.
- Établir une relation de confiance avec la famille.
- Accepter les valeurs familiales sans avoir une attitude de jugement.
- Répondre à toutes les questions des membres de la famille ou les aider dans leur recherche de réponses.
- Orienter la famille dans un milieu comme une unité de soins ou une clinique.
- Aider la famille à se procurer les premières nécessités : logement, nourriture, vêtements.
- Évaluer le soutien spirituel souhaité par la famille.
- S'assurer que les attentes du patient et de la famille correspondent à celles du personnel soignant.
- Diminuer les écarts entre les attentes de la famille et celles des professionnels par le biais des techniques de communication.
- Aider les membres de la famille à identifier et à résoudre leurs conflits de valeurs.
- Appuyer et respecter les stratégies d'adaptation utilisées par la famille.
- Donner un feed-back à la famille sur les stratégies adoptées.
- Suggérer d'autres stratégies d'adaptation si nécessaire.
- Rechercher des personnes pouvant offrir un soutien spirituel si nécessaire.
- Transmettre régulièrement à la famille des renseignements sur la condition du patient tout en tenant compte des désirs de celui-ci.
- Informer la famille sur le plan de soins élaboré (tant au plan médical qu'infirmier).
- Fournir suffisamment d'information sur les différentes possibilités afin que la famille puisse prendre une décision éclairée.
- Faire participer la famille aux prises de décisions concernant les soins si nécessaire.
- Encourager la famille dans ses prises de décisions qui risquent d'influencer la structure familiale et la situation financière à long terme.
- S'assurer que la famille comprend bien l'implication de sa décision sur les soins posthospitaliers.
- Aider la famille dans sa recherche d'information, d'habiletés et de matériel nécessaires pour appliquer sa décision face aux soins à prodiguer.
- Défendre les droits de la famille si nécessaire.

- Encourager la famille dans sa recherche d'information si nécessaire.
- Faciliter les visites du patient par les membres éloignés de la famille si nécessaire.
- Mettre la famille en relation avec d'autres familles vivant une situation similaire.
- Prendre la relève afin d'offrir un répit à la famille lorsque le besoin se fait sentir ou lorsqu'elle est dans l'impossibilité d'assurer les soins.
- Prévoir un répit lorsque le besoin se fait sentir.
- Faciliter le recours aux groupes d'entraide.
- Orienter la famille vers les services de thérapie familiale si nécessaire.
- Indiquer aux membres de la famille comment joindre l'infirmière.
- Aider et réconforter la famille au moment du décès et du processus de deuil, si nécessaire.

Soins techniques complexes

3200
PRÉVENTION DES FAUSSES ROUTES

Prévention et diminution des facteurs de risque chez un patient présentant un risque de fausse route.

ACTIVITÉS

- Évaluer l'état de conscience, le réflexe de toux, le réflexe pharyngé et le réflexe de déglutition.
- Détecter une dysphagie, le cas échéant.
- Assurer la liberté des voies respiratoires.
- Diminuer l'utilisation de narcotiques et sédatifs.
- Réduire, si possible, l'utilisation de médicaments connus pour retarder la vidange gastrique.
- Surveiller l'état respiratoire.
- Surveiller les besoins d'élimination intestinale
- Asseoir le patient dans une position supérieure ou égale à 30° (alimentation par sonde nasogastrique) jusqu'à 90 degrés ou aussi droit que possible.
- Garder élevée la tête du lit pendant 30 à 45 minutes après le repas.
- S'assurer que le ballonnet est suffisamment gonflé.
- Garder un appareil d'aspiration à portée de main.

- Superviser le repas ou aider à la prise si nécessaire.
- Nourrir le patient en lui donnant peu de nourriture à la fois.
- S'assurer que la sonde gastrique, ou la sonde de gastrostomie, est placée adéquatement avant le gavage.
- Contrôler les résidus de la sonde gastrique ou de la sonde de gastrostomie avant le gavage (ex. : supérieure à 250 ml pour une alimentation par sonde nasogastrique ou à 100 ml pour une gastrostomie percutanée).
- Éviter le gavage si le patient présente une grande quantité de résidus gastriques.
- Faire passer l'alimentation entérale continue par nutripompe à la place d'un système par gravité, ou par bolus si nécessaire.
- Avoir recours à un médicament prokinétique, si approprié.
- Éviter les liquides ou utiliser des agents épaississants.
- Proposer des aliments ou des liquides pouvant former un bol avant la déglutition.
- Couper la nourriture en petites bouchées.
- Demander des médicaments sous forme d'élixirs.
- Émietter ou écraser les comprimés avant de les administrer.
- Vérifier que la cavité buccale est exempte d'aliments ou de médicaments.
- Dispenser des soins de bouche.
- Conseiller au patient de consulter un orthophoniste, si nécessaire.
- Conseiller la déglutition de biscuits barytés ou une fluorovidéoscopie, si nécessaire.

Soins de base

1610
HYGIÈNE : BAIN

Lavage du corps pour procurer détente, propreté et guérison.

ACTIVITÉS
- Aider le patient à utiliser le fauteuil de douche, la baignoire, la douche, le bain de siège, ou pendant le bain au lavabo, si nécessaire ou désiré.
- Laver les cheveux, si nécessaire ou désiré.
- Utiliser de l'eau réglée à la bonne température.
- Utiliser des techniques ludiques de bain pour les enfants (ex. : laver des poupées ou des jouets, faire des trous dans une cuvette en plastique, et la remplir d'eau pour la faire pleuvoir sur l'enfant).

- Aider aux soins du périnée, si nécessaire.
- Aider aux soins d'hygiène (ex. : usage d'un déodorant, d'un parfum).
- ▽ Procéder au bain de pieds, si nécessaire.
- Raser le patient, si nécessaire.
- ▽ Appliquer un onguent ou une crème sur la peau sèche.
- ▽ Proposer au patient de se laver les mains après être allé aux toilettes ou avant les repas.
- Appliquer du talc dans les replis cutanés.
- Examiner l'état de la peau au cours du bain.
- Évaluer la motricité fonctionnelle pendant le bain.

RÉFÉRENCES LÉGISLATIVES

Article R. 4311-5. Soins et procédés visant à assurer l'hygiène de la personne et de son environnement.
Règles professionnelles.
Article R. 4312-2. L'infirmier ou l'infirmière exerce sa profession dans le respect de la vie et de la personne humaine. Il respecte la dignité et l'intimité du patient et de la famille.
Programme d'études : diplôme professionnel d'aide-soignant : Module 3, Toilette complète, bain, douche.

NOTES

La toilette est un soin à part entière où domine la dimension relationnelle. Les activités qui complètent ce soin doivent s'appuyer sur le recueil d'informations et la prise en compte des habitudes de vie de la personne. Elle permet d'apporter le bien-être et le confort. La relation privilégiée qui s'instaure lors du soin doit préserver l'intimité et la sécurité du patient.
Voir « Aide aux soins personnels : bain et soins d'hygiène ».

Soins de base

1660
HYGIÈNE : SOINS DES PIEDS

Nettoyage et inspection des pieds afin de garder la peau propre et saine, et de favoriser la relaxation.

ACTIVITÉS

- Examiner la peau afin de déceler l'irritation, le fendillement, les lésions, la corne, les cors, les déformations ou l'œdème.
- Vérifier l'ajustement des chaussures du patient.
- Procéder au trempage des pieds si nécessaire.
- Assécher soigneusement l'espace entre les orteils.
- Appliquer de la lotion.
- Nettoyer les ongles.
- Appliquer de la poudre de talc si nécessaire.

- Discuter avec le patient des soins quotidiens des pieds.
- Indiquer au patient et à sa famille l'importance des soins des pieds.
- Féliciter le patient relativement aux soins personnels de ses pieds.
- Observer la démarche du patient et la distribution du poids.
- Surveiller la propreté et l'état des souliers et des chaussettes.
- Indiquer au patient de vérifier la présence de rugosités à l'intérieur des souliers.
- Surveiller l'état d'hydratation des pieds.
- Vérifier les signes d'insuffisance artérielle dans la partie inférieure des jambes.
- Surveiller la présence d'œdème aux jambes ou aux pieds.
- Montrer au patient comment vérifier la température de ses pieds avec le revers de sa main.
- Indiquer au patient l'importance de l'examen, en particulier lorsque la sensibilité est diminuée.
- Couper les ongles d'orteils lorsqu'ils sont ramollis, à l'aide d'un coupe-ongle, en suivant la courbe de l'ongle.
- Consulter un podologue pour tailler les ongles épais, si nécessaire.
- Vérifier l'épaisseur et la coloration des ongles.
- Enseigner au patient comment préparer et tailler les ongles.

RÉFÉRENCES LÉGISLATIVES

Article R. 4311-5. Dans le cadre de son rôle propre, l'infirmier ou l'infirmière accomplit les actes ou dispense les soins suivants visant à identifier les risques et à assurer le confort et la sécurité de la personne et de son environnement et comprenant son information et celle de son entourage :

1° Soins et procédés visant à assurer l'hygiène de la personne et de son environnement.

Soins de base

0610
TRAITEMENT DE L'INCONTINENCE URINAIRE

Mise en œuvre d'un programme visant à favoriser la continence et à maintenir l'intégrité de la peau périnéale.

ACTIVITÉS

- Identifier les causes multifactorielles de l'incontinence (ex. : débit urinaire, mode d'élimination urinaire, fonctions cognitives, problèmes urinaires préexistants, résidu post-mictionnel, et médication).

- Garantir l'intimité.
- Expliquer l'étiologie du problème et la raison des interventions.
- Discuter avec le patient des mesures employées et des résultats escomptés.
- Surveiller l'élimination urinaire : fréquence, densité, odeur, volume et couleur.
- Susciter/conserver un sentiment d'espoir.
- Adapter les vêtements et l'environnement afin de garantir un accès facile aux toilettes.
- Aider le patient à choisir des changes/protections visant à palier à une incontinence de court terme pendant l'élaboration de modalités de traitement plus définitives.
- Procurer au patient des protections absorbantes, si besoin.
- Nettoyer avec de l'eau et du savon la peau de la région génitale à intervalles réguliers.
- Féliciter le patient pour toute diminution de l'incontinence.
- Réduire l'absorption de liquides durant les 2 ou 3 heures qui précèdent le coucher, si nécessaire.
- Programmer la prise de diurétiques afin qu'ils aient le moins d'impact possible sur la vie quotidienne.
- Demander au patient et à sa famille de noter par écrit chaque émission d'urine, si nécessaire.
- Demander au patient d'absorber un minimum de 1500 ml de liquide par jour.
- Enseigner au patient les moyens d'éviter la constipation/le fécalome.
- Éviter les liquides irritant la vessie (ex. : cola, café, thé et chocolat).
- Recueillir des échantillons d'urines en vue d'effectuer des tests bactériologiques et de sensibilité aux antibiotiques, si nécessaire.
- Surveiller l'efficacité des traitements chirurgicaux, médicaux, pharmacologiques et ceux réalisés à l'initiative du patient.
- Surveiller les habitudes d'élimination intestinale.
- Adresser le patient à un spécialiste du traitement de l'incontinence urinaire, si besoin.

RÉFÉRENCES LÉGISLATIVES

Article R. 4311-5. Dans le cadre de son rôle propre, l'infirmier accomplit les actes ou dispense les soins suivants, visant à identifier les risques et à assurer le confort et la sécurité de la personne et de son environnement et comprenant son information et celle de son entourage : [...] 9° Surveillance de l'élimination intestinale et urinaire et changement de sondes vésicales.

Programme d'études : diplôme professionnel d'aide-soignant : Module 1, Installation de la personne pour permettre l'élimination urinaire et fécale, pose de protections anatomiques.

Soins relationnels

5618

INFORMATION : INTERVENTION OU TRAITEMENT

Aide apportée à un patient pour qu'il comprenne ce qui l'attend et se prépare mentalement à une intervention ou un traitement prescrit.

ACTIVITÉS

- Informer le patient et les personnes significatives du moment et du lieu de l'intervention, si nécessaire.
- Informer le patient et les personnes significatives de la durée prévue de l'intervention.
- Informer le patient et les personnes significatives de la personne ou des personnes qui effectueront l'intervention.
- Raffermir la confiance du patient envers le personnel concerné, si nécessaire.
- Déterminer les expériences antérieures et les connaissances du patient au sujet de l'intervention.
- Expliquer le but de l'intervention ou du traitement.
- Décrire les activités précédant l'intervention.
- Expliquer l'intervention.
- Obtenir le consentement éclairé du patient à l'intervention/au traitement, à destination de la compagnie d'assurance.
- Enseigner au patient comment il peut coopérer ou participer durant l'intervention, si nécessaire.
- Impliquer l'enfant dans l'intervention (ex. : lui permettre de tenir le bandage), mais ne pas lui donner le choix quant à l'intervention en elle-même.
- Faire visiter la salle où se déroulera l'intervention ainsi que la salle d'attente, si nécessaire.
- Présenter le patient au personnel qui participera à l'intervention, si nécessaire.
- Expliquer la nécessité d'employer certains appareils (ex. : dispositifs de surveillance) et leur fonction.
- Discuter de la nécessité de mesures spéciales durant l'intervention, si nécessaire.
- Informer sur ce qui sera entendu, senti, vu, goûté ou ressenti durant l'intervention.
- Décrire les évaluations et les activités qui auront lieu après l'intervention et leurs raisons d'être.
- Informer le patient de la manière dont il pourrait contribuer à son rétablissement.
- Répéter l'information fournie par les autres membres de l'équipe soignante, si nécessaire.

- Allouer du temps au patient pour répéter les événements à venir, si nécessaire.
- Apprendre au patient à utiliser des techniques d'adaptation destinées à maîtriser des aspects particuliers de l'expérience (ex. : relaxation, visualisation), si nécessaire.
- Distraire l'enfant afin de détourner son attention de l'intervention.
- Informer du moment et du lieu où les résultats seront disponibles et de la personne qui les expliquera.
- Déterminer les attentes du patient à l'égard de l'intervention/du traitement.
- Rectifier les attentes irréalistes du patient à l'égard de l'intervention/du traitement, si nécessaire.
- Discuter d'autres traitements possibles, si nécessaire.
- Allouer du temps au patient pour poser des questions et discuter de ses préoccupations.
- Faire participer la famille et les personnes significatives, si nécessaire.

RÉFÉRENCES LÉGISLATIVES

Article R. 4311-5. Dans le cadre de son rôle propre, l'infirmier accomplit les actes ou dispense les soins suivants, visant à identifier les risques et à assurer le confort et la sécurité de la personne et de son environnement et comprenant son information et celle de son entourage : […] 26° Préparation du patient en vue d'une intervention, notamment soins cutanés préopératoires.

Système de santé

7960
ÉCHANGE D'INFORMATIONS RELATIVES AUX SOINS DE SANTÉ

Donner des informations relatives aux soins d'un patient aux professionnels de santé appartenant à d'autres structures.

ACTIVITÉS

- Identifier l'infirmière référente et sa localisation dans l'institution.
- Identifier les données démographiques essentielles.
- Décrire les antécédents de santé pertinents.
- Identifier les diagnostics médicaux et infirmiers actuels.
- Décrire le plan de soins, en incluant le régime alimentaire, les médicaments et les exercices.
- Décrire les interventions infirmières à mettre en œuvre.

- Identifier les équipements et le matériel nécessaires aux soins.
- Résumer les progrès du patient vers l'atteinte des objectifs.
- Anticiper une date de sortie ou de transfert.
- Identifier les rendez-vous de suivi planifiés.
- Décrire le rôle de la famille dans le cadre des soins continus.
- Identifier les aptitudes du patient et de la famille dans la mise en œuvre des soins après la sortie.
- Identifier les autres structures dispensant des soins.
- Requérir des informations auprès de professionnels de la santé d'autres centres.
- Coordonner les soins avec les autres professionnels de la santé.
- Discuter avec le patient de ses forces et de ses ressources.
- Partager avec les autres prestataires de soins les informations concernant le patient et la famille.
- Partager avec le patient et la famille les informations provenant des autres professionnels de la santé.

RÉFÉRENCES LÉGISLATIVES

Article R. 4311-3. [...] Il est chargé de la conception, de l'utilisation et de la gestion du dossier de soins.

Article R. 4312-28. L'infirmier ou l'infirmière peut établir pour chaque patient un dossier de soins infirmiers contenant tous les éléments relatifs à son propre rôle et permettant le suivi du patient. L'infirmier ou l'infirmière, quel que soit son mode d'exercice, doit veiller à la protection contre toute indiscrétion de ses fiches de soins et des documents qu'il peut détenir concernant les patients qu'il prend en charge...

NOTES

De nombreux établissement possèdent des fiches de liaison qui se présentent sous forme de documents synthétiques et résument l'essentiel des informations à transmettre pour la continuité de la prise en charge. De même, des formulaires spécifiques peuvent être paramétrés dans le dossier patient informatisé.

Soins de base

1480
MASSAGE

Stimulation de la peau et des tissus sous-jacents avec diverses intensités de pression de la main afin d'atténuer la douleur, d'induire la relaxation ou d'améliorer la circulation sanguine.

ACTIVITÉS

- Vérifier les contre-indications, telles qu'un nombre réduit de plaquettes, une intégrité de la peau diminuée, une thrombose veineuse profonde, région avec lésions ouvertes, rougeur ou inflammation, tumeurs et une hypersensibilité au toucher.
- Déterminer le degré de bien-être psychologique du patient par rapport au toucher.

- Fixer une période de temps pour le massage qui correspond à l'effet souhaité.
- Choisir la région ou les régions qui seront massées.
- Se laver les mains à l'eau chaude.
- Préparer un environnement confortable, bien chauffé et sans distractions.
- Installer le patient dans une position confortable qui facilite le massage.
- Recouvrir la personne de draps de manière à n'exposer que la région massée, au besoin.
- Recouvrir les régions non exposées avec des couvertures, des draps ou des serviettes de bain si nécessaire.
- Utiliser de la lotion, de l'huile ou de la poudre sèche afin de réduire la friction, en évaluant la sensibilité ou les contre-indications (ne pas appliquer de lotion ou d'huile sur la tête ou le cuir chevelu).
- Réchauffer la lotion ou l'huile dans les paumes des mains ou en passant le flacon sous l'eau chaude pendant quelques minutes.
- Masser avec des mouvements continus, réguliers, en pétrissant ou en créant des vibrations avec les paumes, les doigts et les pouces.
- Adapter le choix de la région massée, la technique et la pression appliquée selon la perception de bien-être par le patient et selon le but du massage.
- Masser les mains ou les pieds si les autres régions sont inopportunes ou si cela est plus agréable pour le patient.
- Encourager le patient à respirer profondément et à se relaxer durant le massage.
- Inviter le patient à avertir pour toute partie du massage qui est inconfortable.
- Demander au patient, une fois le massage terminé, de se reposer jusqu'à ce qu'il soit prêt, puis de bouger lentement.
- Utiliser le massage seul ou en combinaison avec d'autres mesures, si nécessaire.
- Évaluer et consigner au dossier la réaction au massage.

RÉFÉRENCES LÉGISLATIVES

Article R. 4311-5. Dans le cadre de son rôle propre, l'infirmier accomplit les actes ou dispense les soins suivants visant à identifier les risques et à assurer le confort et la sécurité de la personne et de son environnement et comprenant son information et celle de son entourage :

12° Installation du patient dans une position en rapport avec sa pathologie ou son handicap ;

13° Préparation et surveillance du repos et du sommeil.

Dans tous les cas, une formation s'impose. De plus, il s'agit d'un travail d'équipe, qui ne doit pas se substituer aux interventions des kinésithérapeutes ou psychomotriciens.

Soins techniques complexes

2300
ADMINISTRATION DE MÉDICAMENTS

Préparation et administration de médicaments prescrits sur ordonnance ou en vente libre, et évaluation de leur efficacité.

ACTIVITÉS
- Mettre en place des règles et des procédures dans l'établissement pour une administration précise et sans danger des médicaments.
- Créer et utiliser un environnement qui maximise l'innocuité et l'efficacité de l'administration des médicaments.
- Suivre les cinq règles de l'administration des médicaments (les bons produit, dose, patient, voie d'administration et fréquence).
- Vérifier la prescription ou l'ordonnance avant l'administration du médicament.
- ✚ Vérifier la capacité de déglutition du patient.
- Prescrire des médicaments ou les recommander selon les limites permises, si nécessaire.
- Vérifier les allergies et les interactions médicamenteuses possibles, ainsi que les contre-indications.
- Noter et tenir compte des allergies connues du patient avant l'administration de chaque médicament.
- S'assurer que les hypnotiques, les narcotiques et les antibiotiques sont renouvelés ou que leur usage est interrompu à leur date de renouvellement.
- Inscrire la date de péremption sur le contenant du médicament.
- Préparer les médicaments avec l'équipement et les techniques appropriés compte tenu de leur mode d'administration.
- Éviter l'administration de médicaments incorrectement étiquetés.
- Éliminer les médicaments non utilisés ou périmés selon les procédures de l'établissement.
- Vérifier les signes vitaux et les résultats de laboratoire avant l'administration d'un médicament, si nécessaire.
- Aider le patient à prendre ses médicaments.
- Donner le médicament en utilisant la technique appropriée.
- Suivre les ordonnances, les règles de l'établissement et les procédés en vigueur afin de déterminer la méthode adéquate pour l'administration du médicament.

- Renseigner le patient et sa famille sur les effets thérapeutiques et les effets indésirables du médicament.
- Observer le patient afin de déterminer s'il nécessite la prescription d'un traitement à la demande.
- Évaluer l'effet thérapeutique de la médication sur le patient.
- Surveiller les effets indésirables, la toxicité et les interactions médicamenteuses éventuelles.
- Signer la feuille de contrôle lors du retrait de la pharmacie de narcotiques et d'autres médicaments à usage contrôlé en suivant les règles de l'établissement.
- Vérifier toute ordonnance de médication douteuse auprès du personnel soignant approprié.
- Consigner l'administration des médicaments et la réponse du patient selon les règles de l'établissement.
- ✚ S'assurer de la bonne prise des médicaments.
- ✚ Noter la prise quotidienne sur la feuille de température et surveiller les effets secondaires, l'efficacité du traitement.

RÉFÉRENCES LÉGISLATIVES

Article R. 4311-2. Les soins infirmiers, préventifs, curatifs ou palliatifs, intègrent qualité technique et qualité des relations avec le malade. Ils sont réalisés en tenant compte de l'évolution des sciences et des techniques. Ils ont pour objet, dans le respect des droits de la personne, dans le souci de son éducation à la santé et en tenant compte de la personnalité de celle-ci dans ses composantes physiologique, psychologique, économique, sociale et culturelle [...] : 4° de contribuer à la mise en œuvre des traitements en participant à la surveillance clinique et à l'application des prescriptions médicales contenues, le cas échéant, dans des protocoles établis à l'initiative du ou des médecins prescripteurs.

Article R. 4311-5. Dans le cadre du rôle propre, l'infirmier accomplit les actes ou dispenses les soins suivants visant à identifier les risques et à assurer le confort et la sécurité de la personne et de son environnement et comprenant son information et celle de son entourage. [...] Entretien d'accueil privilégiant l'écoute de la personne avec orientation si nécessaire. [...] 4° Aide à la prise de médicaments présentés sous forme non injectable ; 5° Vérification de leurs prises ; 6° Surveillance de leurs effets et éducation du patient.

Article R. 4311-7. L'infirmière est habilitée à pratiquer les actes suivants soit en application d'une prescription médicale qui, sauf urgence, est écrite, qualitative et quantitative, datée et signée, soit en application d'un protocole écrit, qualitatif et quantitatif, préalablement établi, daté et signé par un médecin : scarification, injection et perfusion [...] Ces injections et perfusions font l'objet d'un compte rendu d'exécution écrit, daté et signé par l'infirmière et transcrit dans le dossier de soins infirmiers.

Article R. 4312-29. L'infirmier ou l'infirmière applique et respecte la prescription médicale écrite, datée et signée par le médecin prescripteur, ainsi que les protocoles thérapeutiques et de soins d'urgence que celui-ci a déterminés. Il vérifie et respecte la date de péremption et le mode d'emploi des produits ou matériels qu'il utilise. Il doit demander au médecin prescripteur un complément d'information chaque fois qu'il le juge utile, notamment s'il estime être insuffisamment éclairé. L'infirmier ou l'infirmière communique au médecin prescripteur toute information en sa possession susceptible de concourir à l'établissement du diagnostic ou de permettre une meilleure adaptation du traitement en fonction de l'état de santé du patient et de son évolution.

Voir également les articles R. 4312-18, R. 4312-19, R. 4312-21.

NOTES

L'administration des médicaments est en lien étroit avec la prescription médicale. Toute modification de l'organisation doit se faire en concertation avec les médecins et les pharmaciens.

Les points suivants sont plus particulièrement à développer quel que soit le mode d'administration de la thérapeutique : les supports de transmissions (feuille de température, de traitement), la retranscription des traitements, la dispensation des médicaments, le stockage des produits médicamenteux, etc.

Soins techniques complexes

2316
ADMINISTRATION DE MÉDICAMENTS PAR VOIE CUTANÉE

Préparation et application de médicaments par voie cutanée.

ACTIVITÉS

- Suivre les cinq règles de l'administration des médicaments (les bons produit, dose, patient, voie d'administration et fréquence).
- Noter les antécédents médicaux et allergiques du patient.
- Déterminer les connaissances du patient concernant le médicament et sa compréhension du mode d'administration.
- Évaluer l'état de la peau du patient au niveau de la zone où le médicament sera appliqué.
- Nettoyer les précédentes doses de médicament et la peau.
- Mesurer la quantité correcte de médicament à appliquer par voie topique en utilisant des dispositifs de mesure standardisés.
- Appliquer les médicaments topiques prescrits.
- Appliquer des patchs transdermiques et des médicaments topiques sur les surfaces non poilues de la peau, si nécessaire.
- Étendre régulièrement le médicament sur la peau, si nécessaire.
- Alterner les lieux d'application des médicaments topiques.
- Surveiller les effets locaux, systémiques et indésirables du médicament.
- Expliquer et surveiller la technique d'auto-administration, si nécessaire.
- Noter l'administration du médicament et la réponse du patient, conformément au protocole de l'établissement.

RÉFÉRENCES LÉGISLATIVES

Les références sont identiques à celles de l'intervention « Administration de médicaments ».

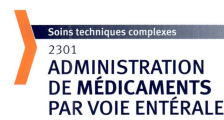

Soins techniques complexes

2301

ADMINISTRATION DE MÉDICAMENTS PAR VOIE ENTÉRALE

Administration de médicaments par l'intermédiaire d'une sonde gastro-intestinale.

ACTIVITÉS

- Suivre les cinq règles de l'administration des médicaments (les bons produit, dose, patient, voie d'administration et fréquence).
- Noter les antécédents médicaux et allergiques du patient.
- Vérifier les connaissances du patient concernant le traitement et sa compréhension du mode d'administration (ex. : sonde nasogastrique, sonde orogastrique, sonde de gastrostomie).
- Identifier toute contre-indication pour un patient recevant une médication orale par sonde (ex. : inflammation intestinale, diminution du péristaltisme, chirurgie gastro-intestinale récente, aspiration gastrique).
- Préparer la médication (ex. : écraser ou mixer avec un liquide, si nécessaire).
- Informer le patient des effets attendus et des effets indésirables possibles des médicaments.
- Vérifier que la sonde est introduite au bon endroit, en aspirant le contenu intestinal et en mesurant le pH de l'aspiration, ou par radiographie ou radioscopie, si nécessaire.
- Planifier le traitement en tenant compte du mode d'alimentation.
- Placer le patient en position assise, si cela n'est pas contre-indiqué.
- Aspirer le contenu gastrique, et renvoyer avec 30 ml d'air, ou une quantité appropriée à l'âge, et injecter dans la sonde 30 ml d'eau, si approprié.
- Enlever le piston de la seringue et remplir la seringue de médicament.

- Administrer le médicament en laissant s'écouler le médicament du corps de la seringue, et en utilisant le piston seulement si cela est nécessaire pour faciliter l'écoulement.
- Rincer la sonde avec 30 ml d'eau chaude, ou une quantité appropriée à l'âge, après l'administration du médicament.
- Surveiller les effets de la médication sur le patient, les effets indésirables, la toxicité des produits et leurs interactions.
- Retranscrire l'administration du médicament et la réponse du patient en suivant les protocoles de l'établissement.

RÉFÉRENCES LÉGISLATIVES

Article R. 4311-2. Les soins infirmiers, préventifs, curatifs ou palliatifs, intègrent qualité technique et qualité des relations avec le malade. Ils sont réalisés en tenant compte de l'évolution des sciences et des techniques. Ils ont pour objet, dans le respect des droits de la personne, dans le souci de son éducation à la santé et en tenant compte de la personnalité de celle-ci dans ses composantes physiologique, psychologique, économique, sociale et culturelle :

2° De concourir à la mise en place de méthodes et au recueil des informations utiles aux autres professionnels, et notamment aux médecins pour poser leur diagnostic et évaluer l'effet de leurs prescriptions ;

3° De participer à l'évaluation du degré de dépendance des personnes ;

4° De contribuer à la mise en œuvre des traitements en participant à la surveillance clinique et à l'application des prescriptions médicales contenues, le cas échéant, dans des protocoles établis à l'initiative du ou des médecins prescripteurs.

Article R. 4311-5. Dans le cadre de son rôle propre, l'infirmier accomplit les actes ou dispense les soins suivants visant à identifier les risques et à assurer le confort et la sécurité de la personne et de son environnement et comprenant son information et celle de son entourage :

4° Aide à la prise des médicaments présentés sous forme non injectable ;

5° Vérification de leur prise ; 6° surveillance de leurs effets et éducation du patient ;

36° Surveillance des cathéters, sondes et drains.

Article R. 4311-7. L'infirmier ou l'infirmière est habilité à pratiquer les actes suivants soit en application d'une prescription médicale qui, sauf urgence, est écrite, qualitative et quantitative, datée et signée, soit en application d'un protocole écrit, qualitatif et quantitatif, préalablement établi, daté et signé par un médecin :

14° Pose de sondes gastriques en vue de tubage, d'aspiration, de lavage ou d'alimentation gastrique.

Article R. 4312-29. L'infirmier ou l'infirmière applique et respecte la prescription médicale écrite, datée et signée par le médecin prescripteur, ainsi que les protocoles thérapeutiques et de soins d'urgence que celui-ci a déterminés. Il vérifie et respecte la date de péremption et le mode d'emploi des produits ou matériels qu'il utilise. Il doit demander au médecin prescripteur un complément d'information chaque fois qu'il le juge utile, notamment s'il estime être insuffisamment éclairé. L'infirmier ou l'infirmière communique au médecin prescripteur toute information en sa possession susceptible de concourir à l'établissement du diagnostic ou de permettre une meilleure adaptation du traitement en fonction de l'état de santé du patient et de son évolution. Chaque fois qu'il l'estime indispensable, l'infirmier ou l'infirmière demande au médecin prescripteur d'établir un protocole thérapeutique et de soins d'urgence écrit, daté et signé.

En cas de mise en œuvre d'un protocole écrit de soins d'urgence ou d'actes conservatoires accomplis jusqu'à l'intervention d'un médecin, l'infirmier ou l'infirmière remet à ce dernier un compte rendu écrit, daté et signé.

Voir également les articles R. 4312-18, R. 4312-19, R. 4312-21.

Soins techniques complexes

2304
ADMINISTRATION DE MÉDICAMENTS PAR VOIE ORALE

Préparation et administration de médicaments par la bouche et surveillance de la réaction du patient.

ACTIVITÉS

- Suivre les cinq règles de l'administration des médicaments (les bons produit, dose, patient, voie d'administration et fréquence).
- Noter les antécédents médicaux et allergiques du patient.
- Déterminer les connaissances du patient concernant le traitement et sa compréhension du mode d'administration.
- Déterminer toute contre-indication à ce que le patient reçoive un traitement per os (ex. : difficultés à avaler, nausées/vomissements, inflammation intestinale, réduction du péristaltisme, intervention gastro-intestinale récente, à jeun strict, degré de conscience diminué).
- Vérifier les interactions médicamenteuses possibles et les contre-indications.
- S'assurer que les hypnotiques, les narcotiques et les antibiotiques sont soit interrompus soit reconduits à leur date de renouvellement.
- Noter la date de péremption du médicament sur son contenant.
- Administrer les médicaments lorsque le patient est à jeun ou les associer à la prise de nourriture selon les cas.
- Mélanger les médicaments au goût désagréable avec de la nourriture solide ou liquide, si nécessaire.
- Mélanger le médicament avec du sirop aromatisé obtenu à la pharmacie de l'établissement si nécessaire.
- Écraser les médicaments et les mélanger avec de petites quantités d'aliments mous (ex. : compote de pommes), si nécessaire.
- Indiquer au patient les effets indésirables et les effets escomptés du médicament.
- Informer le patient sur la façon de prendre un traitement en sublingual.
- Placer le médicament sous la langue du patient et lui demander de ne pas avaler le comprimé.
- Demander au patient de mettre le traitement per os dans sa bouche contre les parois muqueuses des joues jusqu'à ce qu'il se dissolve.

- Conseiller au patient de ne pas boire ni manger jusqu'à ce que le traitement per os ou sublingual soit complètement dissous.
- Aider le patient à prendre ses médicaments, si nécessaire.
- Surveiller le patient pour éviter la survenue d'une fausse route, si nécessaire.
- Vérifier l'intérieur de la bouche du patient après la prise du médicament, si nécessaire.
- Montrer au patient ou à un membre de sa famille la manière de prendre ou d'administrer le médicament.
- Surveiller chez le patient les effets thérapeutiques, les effets indésirables, la toxicité ainsi que les interactions médicamenteuses.
- Noter l'administration du traitement et la réponse du patient, conformément au protocole de l'institution.

RÉFÉRENCES LÉGISLATIVES

Article R. 4311-2. Les soins infirmiers, préventifs, curatifs ou palliatifs, intègrent qualité technique et qualité des relations avec le malade. Ils sont réalisés en tenant compte de l'évolution des sciences et des techniques. Ils ont pour objet, dans le respect des droits de la personne, dans le souci de son éducation à la santé et en tenant compte de la personnalité de celle-ci, dans ses composantes physiologique, psychologique, économique, sociale et culturelle :

2° de concourir à la mise en place de méthodes et au recueil des informations utiles aux autres professionnels, et notamment aux médecins pour poser leur diagnostic et évaluer l'effet de leurs prescriptions ;

3° de participer à l'évaluation du degré de dépendance des personnes ;

4° de contribuer à la mise en œuvre des traitements en participant à la surveillance clinique et à l'application des prescriptions médicales contenues, le cas échéant, dans des protocoles établis à l'initiative du ou des médecins prescripteurs.

Article R. 4311-5. Dans le cadre de son rôle propre, l'infirmier ou l'infirmière accomplit les actes ou dispense les soins suivants visant à identifier les risques, et à assurer le confort et la sécurité de la personne et de son environnement, et comprenant son information et celle de son entourage :

4° Aide à la prise des médicaments présentés sous forme non injectable ;

5° Vérification de leur prise ;

6° Surveillance de leurs effets et éducation du patient.

Article R. 4312-29. L'infirmier ou l'infirmière applique et respecte la prescription médicale écrite, datée et signée par le médecin prescripteur, ainsi que les protocoles thérapeutiques et de soins d'urgence que celui-ci a déterminés. Il vérifie et respecte la date de péremption et le mode d'emploi des produits ou matériels qu'il utilise. Il doit demander au médecin prescripteur un complément d'information chaque fois qu'il le juge utile, notamment s'il estime être insuffisamment éclairé L'infirmier ou l'infirmière communique au médecin prescripteur toute information en sa possession susceptible de concourir à l'établissement du diagnostic ou de permettre une meilleure adaptation du traitement en fonction de l'état de santé du patient et de son évolution. Chaque fois qu'il l'estime indispensable, l'infirmier ou l'infirmière demande au médecin prescripteur d'établir un protocole thérapeutique et de soins d'urgence écrit, daté et signé. En cas de mise en œuvre d'un protocole écrit de soins d'urgence ou d'actes conservatoires accomplis jusqu'à l'intervention d'un médecin, l'infirmier ou l'infirmière remet à ce dernier un compte rendu écrit, daté et signé.

Voir également les articles R. 4312-18, R. 4312-19, R. 4312-21.

Soins techniques complexes

2395

COORDINATION (CONCILIATION) DU TRAITEMENT MÉDICAMENTEUX

Comparaison entre les médicaments habituels pris au domicile du patient et ceux prescrits lors de son admission, son transfert et/ou sa sortie afin de garantir l'exactitude et la sécurité du patient.

ACTIVITÉS

- Utiliser un formulaire standard pour obtenir toute l'information concernant les médications, incluant les médicaments prescrits, les médicaments vendus sans ordonnance, les compléments alimentaires ou à base de plantes.
- Obtenir une histoire complète du traitement médicamenteux en examinant les flacons de médicaments ou les ordonnances, en vérifiant avec le patient et/ou sa famille, en communiquant avec les médecins et pharmaciens, si besoin.
- Rassembler sur une feuille de prescription le nom des médicaments, leur dosage, leur fréquence et leur voie d'administration.
- Définir le moment où ils ont été pris pour la dernière fois.
- Comparer la liste des médicaments avec les indications et l'histoire de la maladie pour s'assurer que la liste est exacte et complète.
- Ajuster les médicaments en fonction des moments de transition du malade : admission, transfert et sortie.
- Ajuster les médicaments en fonction des changements dans l'état de santé du malade, ou des changements de médicaments.
- Communiquer les divergences aux praticiens prescripteurs, si nécessaire.
- Informer le patient et sa famille sur la nécessité de mettre à jour son ordonnance et de la vérifier avec le praticien à chaque rendez-vous ou admission à l'hôpital.
- Informer le patient et sa famille du fait qu'il est préférable de prendre les médicaments dans une seule pharmacie pour réduire les risques d'erreur.
- Informer le patient et sa famille sur la nécessité d'adopter un rôle actif dans la gestion des médicaments.

NOTES

D'après la HAS, « la conciliation des traitements médicamenteux est un processus formalisé qui prend en compte, lors d'une nouvelle prescription, tous les médicaments pris et à prendre par le patient. Elle associe le patient et repose sur le partage d'informations et sur une coordination pluriprofessionnelle. Elle prévient ou corrige les erreurs médicamenteuses en favorisant la transmission d'informations complètes et exactes des médicaments du patient entre professionnels de santé aux points de transition que sont l'admission, la sortie et les transferts » (« Rapport d'expérimentation sur la mise en œuvre de la conciliation des traitements médicamenteux par neuf établissements de santé français », septembre 2015.)

Soins de sécurité

6486

AMÉNAGEMENT DU MILIEU AMBIANT : SÉCURITÉ

Surveillance et organisation de l'environnement physique d'un patient de façon à assurer sa sécurité.

ACTIVITÉS

- Évaluer les besoins du patient en termes de sécurité en se basant sur son fonctionnement physique et cognitif et sur son histoire comportementale.
- Surveiller les dangers de l'environnement (ex. : objets, situations, personnes).
- Éliminer les dangers de l'environnement lorsque c'est possible.
- Modifier l'environnement afin de limiter les risques et les dangers.
- Fournir au patient le matériel d'adaptation (ex. : tabouret, rampes) qui accroît sa sécurité.
- Utiliser des dispositifs de sécurité (ex. : contention, verrouillage des portes, clôtures, barrières) afin de limiter la mobilité ou l'accès à des situations dangereuses.
- Informer les agences spécialisées dans la protection de l'environnement (département de santé, services de l'environnement, services de protection de la nature et police).
- Procurer au patient la liste des numéros de téléphone d'urgence (police, service de santé et centre antipoison).
- Surveiller l'environnement afin de déceler tout changement dans les conditions de sécurité.
- Aider le patient à se reloger au sein d'un milieu ambiant plus sûr (service d'aide au relogement).
- Initier et/ou conduire des programmes de dépistage des dangers de l'environnement (plomb, radioactivité).
- Informer les personnes à risque et les groupes des dangers présents dans l'environnement.
- Collaborer avec d'autres organisations à l'amélioration de la sécurité de l'environnement (département de santé, police et protection de la nature).

RÉFÉRENCES LÉGISLATIVES

Article R. 4311-5. Dans le cadre de son rôle propre, l'infirmier ou l'infirmière accomplit les actes ou dispense les soins suivants visant à identifier les risques et à assurer le confort et la sécurité de la personne et de son environnement et comprenant son information et celle de son entourage [...].

Article R. 4312-10. Pour garantir la qualité des soins qu'il dispense et la sécurité du patient, l'infirmier ou l'infirmière a le devoir d'actualiser et de perfectionner ses connaissances professionnelles.

Soins relationnels

5260
SOINS À UN MOURANT

Emploi des mesures nécessaires pour favoriser le bien-être physique et psychologique d'un patient en phase terminale.

ACTIVITÉS

- Réduire les demandes cognitives lorsque le patient est malade ou fatigué.
- Surveiller la présence d'anxiété chez le patient.
- Surveiller les changements d'humeur.
- Communiquer au patient sa disponibilité à parler de la mort avec lui s'il le désire.
- Encourager le patient et la famille à partager leurs sentiments face à la mort.
- Apporter un soutien au patient et à la famille durant les différentes étapes du deuil.
- Soulager la douleur.
- Réduire les malaises autant que possible.
- Administrer les médicaments par d'autres voies lorsque le patient montre de la difficulté à avaler.
- Retarder les repas lorsque le patient est fatigué.
- Offrir fréquemment des boissons et des aliments mous.
- Offrir des aliments adaptés à la culture du patient.
- Surveiller la détérioration des capacités physiques et intellectuelles.
- Prévoir de fréquentes périodes de repos.
- Aider le patient à pratiquer les soins de base si nécessaire.
- Demeurer près du patient qui démontre de la crainte.
- Respecter le besoin d'intimité.
- Modifier l'environnement selon les besoins et les désirs du patient.
- Établir les priorités du patient face aux soins.
- Aider le patient et la famille à obtenir un soutien spirituel.
- Respecter les demandes spéciales du patient et de la famille concernant les soins.
- Aider les membres de la famille qui désirent demeurer au chevet du malade.

- Faire participer les membres de la famille qui le souhaitent à la prise de décisions concernant les soins.
- Aider la famille lors des discussions concernant les funérailles.

RÉFÉRENCES LÉGISLATIVES

Article R. 4311-2. Les soins infirmiers, préventifs, curatifs ou palliatifs, intègrent qualité technique et qualité des relations avec le malade. Ils sont réalisés en tenant compte de l'évolution des sciences et des techniques. Ils ont pour objet, dans le respect des droits de la personne, dans le souci de son éducation à la santé et en tenant compte de la personnalité de celle-ci dans ses composantes physiologique, psychologique, économique, sociale et culturelle :
5° De participer à la prévention, à l'évaluation et au soulagement de la douleur et de la détresse physique et psychique des personnes, particulièrement en fin de vie au moyen des soins palliatifs, et d'accompagner, en tant que de besoin, leur entourage.

Soins à la famille

6820
SOINS AU NOURRISSON

Apport de soins à l'enfant d'un an et moins, centrés sur la famille et appropriés à son stade de développement.

ACTIVITÉS

- Mesurer la taille et le poids de l'enfant.
- Surveiller les entrées et les sorties, si nécessaire.
- Changer les langes, si nécessaire.
- Nourrir l'enfant avec des aliments appropriés pour son âge.
- Offrir des occasions de succion non nutritive, si nécessaire.
- Garder les côtés du lit du nourrisson relevés en dehors des périodes de soins.
- Vérifier si l'environnement du nourrisson est sûr.
- Fournir des jouets sûrs et adaptés au stade de développement de l'enfant.
- Fournir de l'information aux parents au sujet du développement et de l'éducation de l'enfant.
- Offrir des activités adaptées au stade de développement du nourrisson pour en stimuler le développement intellectuel.
- Fournir une stimulation qui fait appel aux cinq sens.
- Structurer le jeu et les soins au nourrisson suivant son style de comportement et son tempérament.
- Parler au nourrisson quand on lui donne des soins.
- Bercer le nourrisson afin d'augmenter son sentiment de sécurité ou de favoriser son sommeil.
- Encourager les parents à procurer les soins quotidiens au nourrisson, si nécessaire.

- Informer les parents des soins particuliers à prodiguer au nourrisson, si nécessaire.
- Renforcer l'habileté du parent à prodiguer des soins particuliers au nourrisson.
- Informer les parents des progrès du nourrisson.
- Expliquer aux parents la raison d'être des traitements, des interventions, etc.
- Tenir le nourrisson durant les interventions.
- Réconforter le nourrisson après une intervention douloureuse.
- Expliquer aux parents que la régression est normale lors de périodes de stress, telles que celles entraînées par la maladie ou l'hospitalisation.
- Réconforter le nourrisson qui vit une angoisse de séparation.
- Encourager la visite de la famille.
- Maintenir la routine quotidienne du nourrisson durant l'hospitalisation.
- Assurer un environnement tranquille et éviter les dérangements pendant les siestes et la nuit, si possible.

RÉFÉRENCES LÉGISLATIVES

Article R. 4311-13. Surveillance du régime alimentaire du nourrisson. Suivi de l'enfant dans son développement et son milieu de vie : [...] surveillance de l'hygiène et de l'équilibre alimentaires (infirmière titulaire du DE de puéricultrice).

Système de santé

8100
ORIENTATION VERS UN AUTRE SOIGNANT OU UN AUTRE ÉTABLISSEMENT

Prise des dispositions nécessaires pour diriger un patient vers un autre soignant ou vers un autre organisme.

ACTIVITÉS

- Procéder à une évaluation continue afin de déterminer si un transfert est nécessaire.
- Déterminer la préférence du patient, de la famille et des personnes significatives quant à l'endroit où le patient sera transféré.
- S'enquérir au besoin de la recommandation de transfert faite par les personnes soignantes.
- Déterminer les soins requis.

- Déterminer si le soutien approprié est disponible à domicile ou dans la communauté.
- Déterminer s'il existe des services de réadaptation dont le patient peut bénéficier à domicile.
- Évaluer la capacité de la famille et des personnes significatives à assumer la responsabilité des soins en tenant compte de leurs forces et de leurs faiblesses.
- Évaluer la disponibilité à la maison ou dans la communauté des moyens pour répondre aux besoins du patient en termes d'environnement.
- Déterminer l'équipement approprié dont le patient aura besoin après son départ, si nécessaire.
- Déterminer les ressources financières dont dispose le patient pour payer un autre professionnel.
- Prendre les dispositions nécessaires pour assurer des services de santé à domicile appropriés, au besoin.
- Permettre une visite des représentants de l'autre établissement ou d'un autre soignant pour une évaluation, si nécessaire.
- Communiquer avec l'établissement ou la personne soignante appropriés.
- Remplir le formulaire de transfert approprié.
- Organiser le transport du patient.
- Discuter du plan de soins du patient avec le soignant suivant.

Soins techniques complexes

3320
OXYGÉNOTHÉRAPIE

Administration d'oxygène et surveillance de son efficacité.

ACTIVITÉS

- Évacuer les sécrétions orales, nasales et trachéales, si nécessaire.
- Supprimer l'usage de la cigarette.
- Maintenir la liberté des voies aériennes.
- Assembler l'équipement d'oxygénation et administrer l'oxygène par l'intermédiaire d'un système réchauffé et humidifié.
- Administrer le supplément d'oxygène suivant la prescription médicale.

- Surveiller le débit d'oxygène.
- Vérifier l'efficacité de l'appareil d'oxygénation.
- Informer le patient de l'importance de maintenir en place le dispositif d'oxygénation.
- Vérifier régulièrement l'appareil d'oxygénation afin de s'assurer que la concentration prescrite est fournie au patient.
- Vérifier l'efficacité de l'appareil d'oxygénation (ex. : oxymètre de pouls, gazométrie artérielle).
- Veiller au remplacement du masque et des lunettes à oxygène chaque fois que l'appareil est retiré.
- Vérifier la tolérance du patient au retrait du masque à l'occasion des repas.
- Substituer les lunettes au masque à oxygène durant les repas, si le patient le tolère.
- Surveiller les signes d'hypoventilation induite par l'oxygène.
- Surveiller les signes de toxicité à l'oxygène et d'atélectasie par absorption.
- Veiller à ce que l'installation d'oxygénothérapie n'interfère pas avec les tentatives de respiration autonome du patient.
- Surveiller l'anxiété du patient découlant d'un besoin en oxygénothérapie.
- Vérifier la présence de lésions cutanées résultant de la friction avec l'appareillage d'oxygénothérapie.
- Fournir de l'oxygène pour le transport du patient.
- Demander au patient d'obtenir une prescription pour de l'oxygène supplémentaire avant un voyage en avion ou des déplacements à haute altitude, si nécessaire.
- Consulter les autres membres du personnel concernant le recours à de l'oxygène supplémentaire durant les périodes d'activité ou de sommeil.
- Informer le patient et sa famille sur l'utilisation de l'oxygène à la maison.
- Faire en sorte que le patient puisse utiliser des dispositifs d'oxygénation qui facilitent sa mobilité et l'informer en conséquence.
- Changer de dispositif d'oxygénation pour le mieux-être du patient, si nécessaire.

RÉFÉRENCES LÉGISLATIVES

Article R. 4311-7. L'infirmière est habilitée à pratiquer les actes suivants soit en application d'une prescription médicale qui, sauf urgence, est écrite, qualitative et quantitative, datée et signée, soit en application d'un protocole écrit, qualitatif et quantitatif, préalablement établi, daté et signé par un médecin : [...] 31° Pose d'une sonde à oxygène ; 32° Installation et surveillance des patients placés sous oxygénothérapie normobare et à l'intérieur d'un caisson hyperbare.

Soins techniques complexes

3590
SURVEILLANCE DE L'ÉTAT DE LA PEAU

Collecte et analyse des données présentes chez un patient afin de préserver l'intégrité de sa peau et de ses muqueuses.

ACTIVITÉS

- Examiner la peau et les muqueuses à la recherche de rougeurs, de chaleur extrême ou d'œdème de drainage.
- Observer la coloration, la chaleur, l'enflure, les pouls, la texture, l'œdème et les ulcérations des extrémités.
- Inspecter l'état de l'incision chirurgicale, si nécessaire.
- Utiliser un outil d'évaluation pour identifier les patients à risque de lésion cutanée (ex. : échelle de Braden).
- Vérifier la coloration et la température de la peau.
- Surveiller la présence de zones de décoloration et de contusion ou de lésion cutanée sur la peau et les muqueuses.
- Examiner la peau à la recherche d'éruptions et d'abrasions.
- Examiner la peau afin de détecter une sécheresse ou une humidité excessive.
- Vérifier les sources de pression et de friction.
- Surveiller les signes d'infection, particulièrement dans les régions œdémateuses.
- Vérifier l'étroitesse des vêtements.
- Noter toute modification de la peau ou des muqueuses.
- Prendre les mesures nécessaires afin de prévenir une détérioration plus importante, au besoin (ex. : matelas superposés, changement de position).
- Renseigner les membres de la famille ou la personne soignante sur les signes indiquant une lésion cutanée, si nécessaire.

RÉFÉRENCES LÉGISLATIVES

Article R. 4311-2. [...] de contribuer à la mise en œuvre des traitements en participant à la surveillance clinique et à l'application des prescriptions médicales contenues, le cas échéant, dans des protocoles établis à l'initiative du ou des médecins prescripteurs : [...] participent à la surveillance clinique des patients et à l'application des prescriptions.
Programme d'études : diplôme professionnel d'aide-soignant : rôle en collaboration : Module 2, L'état clinique d'une personne : surveillance des signes cliniques : couleur de la peau et des téguments.

Soins techniques complexes

4238
PHLÉBOTOMIE : PRÉLÈVEMENT DE SANG VEINEUX

Prélèvement d'un échantillon de sang à partir d'une veine non canulée.

ACTIVITÉS

- Revoir la prescription médicale relative à l'échantillon à prélever.
- Vérifier que l'identité du patient soit correcte.
- Minimiser l'anxiété du patient en expliquant la procédure et la raison de sa réalisation, si nécessaire.
- Procurer un espace privé.
- Choisir une veine, considérant la quantité de sang nécessaire, le confort, l'âge, la disponibilité et l'état des vaisseaux sanguins et la présence de fistules ou de shunts artério-veineux.
- Sélectionner le type et le calibre appropriés de l'aiguille.
- Choisir le tube à prélèvement approprié.
- Favoriser la dilatation des vaisseaux grâce à l'emploi d'un garrot, à la gravité, à l'application de chaleur, en trayant la veine et en serrant et en relâchant le poing.
- Nettoyer la zone à l'aide d'une solution adaptée.
- Nettoyer le site en effectuant un mouvement circulaire, débutant au point de ponction choisi et en réalisant ensuite un mouvement circulaire vers l'extérieur.
- Maintenir une technique aseptique stricte.
- Maintenir des précautions universelles.
- Demander au patient de rester immobile pendant la ponction.
- Insérer l'aiguille à un angle de 20 à 30 degrés dans la direction du retour veineux.
- Observer le retour veineux au niveau de l'aiguille.
- Prélever l'échantillon de sang.
- Ôter l'aiguille de la veine et appliquer immédiatement une pression sur le point de ponction à l'aide d'une compresse sèche.
- Appliquer un pansement, comme il convient.
- Identifier l'échantillon en notant le nom du patient, la date et l'heure de prélèvement ainsi que toute autre information nécessaire.
- Envoyer les échantillons munis de leur identification vers le laboratoire approprié.
- Placer tous les objets contondants (aiguilles) dans le container prévu à cet effet.

RÉFÉRENCES LÉGISLATIVES

Article R. 4311-7. L'infirmier ou l'infirmière est habilité à pratiquer les actes suivants soit en application d'une prescription médicale qui, sauf urgence, est écrite, qualitative et quantitative, datée et signée, soit en application d'un protocole écrit, qualitatif et quantitatif, préalablement établi, daté et signé par un médecin.

35° Prélèvements de sang par ponction veineuse ou capillaire ou par cathéter veineux.

40° Transmission des indications techniques se rapportant aux prélèvements en vue d'analyses de biologie médicale.

Soins de base

0840
POSITIONNEMENT

Installation d'un patient ou d'une partie de son corps de façon à assurer le confort physiologique et/ou le bien-être psychologique.

ACTIVITÉS

- Installer le patient sur un matelas ou un lit thérapeutique approprié.
- Fournir un matelas ferme.
- Expliquer au patient qu'il va être changé de position, si nécessaire.
- Encourager le patient à s'impliquer dans les changements de position, si nécessaire.
- Surveiller l'état d'oxygénation avant et après les changements de position.
- Prémédiquer le patient avant le changement de position, si nécessaire.
- Installer dans la position thérapeutique choisie.
- Intégrer la position de repos préférée du patient dans le plan de soins, sauf contre-indication.
- Installer suivant l'alignement approprié du corps.
- Immobiliser ou soutenir la partie corporelle atteinte, si nécessaire.
- Surélever la partie corporelle atteinte, si nécessaire.
- Installer le patient de manière à soulager la dyspnée (ex. : position semi-Fowler), si nécessaire.
- Procurer un soutien aux régions œdémateuses (ex. : coussin sous les bras, suspensoir), si nécessaire.
- Installer le patient de manière à faciliter l'équilibre entre la ventilation et la perfusion, si nécessaire.

- Encourager des exercices de mobilité actifs et passifs dans la mesure des possibilités du patient.
- Procurer un soutien approprié au cou.
- Éviter de mettre le patient dans une position qui augmente la douleur.
- Éviter de placer le moignon d'amputation en position fléchie.
- Minimiser les forces de cisaillement et de pression.
- Installer un marchepied auprès du lit.
- Retourner le patient en se servant d'un drap ou d'une alèse dont les bords sont roulés de chaque côté (technique dite du *log roll*).
- Installer le patient de manière à favoriser le drainage urinaire, si nécessaire.
- Installer le patient de manière à éviter qu'une pression s'exerce sur la blessure, si nécessaire.
- Appuyer le dos du patient sur un appui-dos, si nécessaire.
- Élever le membre atteint d'au moins 20° par rapport au cœur afin d'améliorer le retour veineux, si nécessaire.
- Informer le patient sur la bonne posture et les bons mouvements corporels lorsqu'il effectue une activité.
- Vérifier le réglage approprié des dispositifs de traction.
- Maintenir la position et la force de la traction.
- Soulever la tête du lit, si nécessaire.
- Changer le patient de position selon l'état de sa peau.
- Réaliser un plan écrit des changements, si nécessaire.
- Changer le patient immobilisé de position au moins toutes les heures suivant un horaire précis.
- Utiliser les dispositifs adéquats pour soutenir les membres (ex. : rouleau pour la main, coussinet sous le trochanter).
- Mettre à la portée du patient les objets qu'il utilise fréquemment.
- Mettre les commandes pour régler la position du lit à portée de la main.
- Mettre la sonnette d'appel à la portée du patient.

RÉFÉRENCES LÉGISLATIVES

Article R. 4311-5. Dans le cadre de son rôle propre, l'infirmier accomplit les actes ou dispense les soins suivants, visant à identifier les risques et à assurer le confort et la sécurité de la personne et de son environnement et comprenant son information et celle de son entourage : [...] 12° Installation du patient dans une position en rapport avec sa pathologie ou son handicap.

Soins de base

0846

POSITIONNEMENT EN FAUTEUIL ROULANT

Installation d'un patient dans un fauteuil roulant adéquat de manière à améliorer le confort, à favoriser l'intégrité de la peau et à permettre l'indépendance.

ACTIVITÉS

- Choisir un fauteuil roulant approprié à la condition du patient, soit standard, semi-inclinable ou entièrement inclinable, ou encore un fauteuil pour amputé.
- Choisir un coussin adapté aux besoins du patient.
- Vérifier la position du patient dans le fauteuil roulant alors qu'il est assis sur le coussin choisi et porte des chaussures appropriées.
- Installer le bassin au centre et le plus loin possible dans le fond du siège.
- Vérifier si les crêtes iliaques sont ajustées de niveau et alignées.
- Veiller à ce qu'il y ait un espace libre d'au moins 1 cm jusqu'aux bords latéraux du fauteuil.
- S'assurer qu'il y a au moins 4,5 à 6,5 cm à partir de l'arrière du genou jusqu'au bord du siège.
- Vérifier si les appuis-pieds s'élèvent à au moins 4,5 cm du sol.
- Maintenir les hanches à un angle de 100°, les genoux à un angle de 105° ▽ et les chevilles à un angle de 90° et ce, lorsque les talons sont déposés à plat sur les appuis-pieds.
- Mesurer la distance entre le coussin et le dessous du coude et régler les appuis-bras à 2 cm au-dessus de cette valeur.
- Régler le dossier de manière à procurer le soutien requis, généralement à une inclinaison verticale de 10° à 15° vers l'arrière.
- Incliner le siège de 10° vers l'arrière.
- Installer les jambes de telle sorte qu'elles présentent un angle de flexion de 20° vers l'avant.
- Vérifier si le patient est capable de maintenir une posture correcte dans le fauteuil roulant.
- Apporter des modifications ou ajouter des appareils au fauteuil roulant de manière à corriger les problèmes du patient ou à compenser la faiblesse musculaire.
- Faciliter de légers et fréquents déplacements de poids.
- Déterminer un horaire approprié pour l'utilisation du fauteuil roulant par le patient en tenant compte de son état de santé.
- Montrer au patient comment effectuer le transfert du lit au fauteuil roulant, si nécessaire.
- Fournir un trapèze pour aider au transfert, si nécessaire.
- Informer le patient sur la manœuvre du fauteuil roulant, si nécessaire.

- Montrer au patient des exercices pour le renforcement de la partie supérieure du corps, si nécessaire.

RÉFÉRENCES LÉGISLATIVES

Les références sont identiques à celles de l'intervention : « Positionnement ».

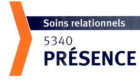

Soins relationnels

5340
PRÉSENCE

Être auprès d'une personne qui en a besoin, d'une manière physique ainsi qu'avec une disponibilité psychologique.

ACTIVITÉS

- Faire preuve d'une attitude bienveillante.
- Communiquer verbalement son empathie ou sa compréhension à l'égard de l'expérience vécue par le patient.
- Être sensible aux traditions et aux croyances du patient.
- Créer un climat de confiance et de considération.
- Écouter les préoccupations du patient.
- Garder le silence, si nécessaire.
- Toucher le patient pour exprimer son intérêt, si nécessaire.
- Être physiquement disponible pour aider.
- Demeurer présente physiquement sans espérer d'interactions.
- S'éloigner ou se retirer afin de respecter l'intimité du patient et de sa famille, au besoin.
- Offrir de demeurer aux côtés du patient à l'occasion de ses premières interactions avec d'autres personnes sur l'unité de soins.
- Aider le patient à se rendre compte que l'on est disponible tout en évitant de renforcer des comportements de dépendance.
- Demeurer auprès du patient afin de favoriser sa sécurité et de diminuer sa peur.
- Réassurer et aider les parents dans leur rôle de soutien auprès de leurs enfants.
- Demeurer auprès du patient au cours de ses crises d'anxiété et le rassurer sur sa sécurité.
- Offrir de communiquer avec d'autres personnes qui peuvent apporter un soutien (ex. : prêtre, rabbin), si nécessaire.

RÉFÉRENCES LÉGISLATIVES

Article R. 4312-25. L'infirmier ou l'infirmière doit dispenser ses soins à toute personne avec la même conscience quels que soient les sentiments qu'il peut éprouver à son égard et quels que soient l'origine de cette personne, son sexe, son âge, son appartenance ou non-appartenance à une ethnie, à une nation ou une religion déterminée, ses mœurs, sa situation de famille, sa maladie ou son handicap et sa réputation.

Soins techniques complexes

3500
LIMITATION DES PRESSIONS SUR LE CORPS

Réduction au minimum de la pression exercée sur les régions corporelles.

ACTIVITÉS

- Habiller le patient avec des vêtements amples.
- Bi-valver et écarter le plâtre afin d'alléger la pression.
- Matelasser les angles rugueux du plâtre et les éléments de traction, si nécessaire.
- Installer le patient sur un matelas ou un lit thérapeutique approprié.
- Poser le plâtre sur un coussin de mousse polyuréthane, si nécessaire.
- S'abstenir d'appliquer une pression sur la région corporelle affectée.
- Frictionner le dos ou la nuque, si nécessaire.
- Soulever les extrémités blessées.
- Tourner le patient immobilisé toutes les deux heures au moins, en suivant un horaire précis.
- Faciliter de faibles déplacements du poids corporel.
- Examiner la peau afin d'y déceler des zones de rougeurs et des lésions.
- Surveiller la mobilité et les activités du patient.
- Utiliser un outil d'évaluation des risques validé afin de surveiller les facteurs de risque du patient (par exemple : échelle de Braden).
- Utiliser les dispositifs appropriés pour maintenir hors du lit les talons et les saillies osseuses.
- Installer les draps de manière qu'ils forment des coins en triangle au pied du matelas.
- Appliquer des protecteurs de talon, si nécessaire.
- Surveiller l'état nutritionnel du patient.
- Surveiller les sources de pression et de friction.

RÉFÉRENCES LÉGISLATIVES

Article R. 4311-5. Dans le cadre de son rôle propre, l'infirmier accomplit les actes ou dispense les soins suivants, visant à identifier les risques et à assurer le confort et la sécurité de la personne et de son environnement et comprenant son information et celle de son entourage : […] 22° Prévention et soins d'escarres, recherche des signes de complications pouvant survenir chez un patient porteur d'un dispositif d'immobilisation ou de contention.

Soins de sécurité

6610
IDENTIFICATION DES RISQUES

Analyse des facteurs de risque, détermination des risques pour la santé et établissement de priorités visant la réduction des risques pour un individu ou un groupe.

ACTIVITÉS

- Réviser les antécédents dans le dossier et les documents médicaux pour vérifier les diagnostics médicaux et infirmiers actuels ou antérieurs.
- Réviser les données à partir d'un référentiel d'évaluation du risque.
- Identifier la fiabilité, la validité des données et ressources (ex. : données psychologiques, financières, niveau d'éducation, environnement familial et social ou soutien communautaire).
- Identifier les moyens nécessaires pour favoriser la compréhension des facteurs de risque.
- Garder les dossiers et les statistiques à jour et complets.
- Déterminer les interrelations avec les facteurs de risque biologiques, environnementaux et comportementaux.
- Déterminer les stratégies individuelles et de groupe généralement utilisées pour faire face aux événements.
- Déterminer le degré de fonctionnement, passé et actuel.
- Déterminer si les besoins fondamentaux sont satisfaits.
- Déterminer les niveaux de fonctionnement passés et présents.
- Déterminer les ressources communautaires pouvant répondre aux besoins essentiels de subsistance et de santé.
- Évaluer l'observance aux traitements médicaux et infirmiers.
- Effectuer la détermination d'objectifs communs, si nécessaire.
- Établir des critères précis pour prioriser les domaines de réduction des risques (ex. : le niveau de motivation et de sensibilisation, l'efficacité, le coût, la faisabilité, les préférences, l'équité, la stigmatisation, et la gravité des résultats si les risques ne sont pas abordés).
- Identifier les ressources dont dispose l'établissement.
- Discuter et planifier, en collaboration avec l'individu ou le groupe, les mesures qui nécessitent une réduction du risque.
- Mettre en œuvre les activités de réduction des risques.
- Amorcer les démarches pour les transferts vers du personnel soignant ou à des organismes, si nécessaire.
- Planifier une surveillance à long terme des risques sur la santé.
- Organiser, à long terme, le suivi des stratégies et des moyens de réduction des risques.

Soins relationnels

5380
AMÉLIORATION DU SENTIMENT DE SÉCURITÉ

Renforcement du sentiment de sécurité physique et psychologique d'un patient.

ACTIVITÉS

- Créer un environnement non menaçant.
- Faire preuve de calme.
- Passer du temps avec le patient.
- Offrir au patient de demeurer à ses côtés durant ses interactions initiales avec d'autres personnes dans un nouvel environnement.
- Demeurer auprès du patient et le rassurer sur sa sécurité durant les crises d'anxiété.
- Introduire tout changement graduellement.
- Discuter des changements prochains (ex. : transfert dans une autre unité) avant qu'ils ne surviennent.
- Éviter de provoquer des situations émotionnelles intenses.
- Donner une tétine au nourrisson, si nécessaire.
- Tenir un enfant ou un nourrisson dans ses bras, si nécessaire.
- Faciliter l'installation des parents pour la nuit auprès de l'enfant hospitalisé.
- Faciliter le maintien du rituel du coucher habituel des parents.
- Encourager la famille à apporter des objets personnels du patient pour son usage ou son divertissement.
- Écouter les craintes exprimées par le patient ou sa famille.
- ▽ Encourager l'exploration dans l'obscurité, si nécessaire.
- Laisser une lumière allumée la nuit, au besoin.
- Discuter des situations ou des individus précis qui menacent le patient ou la famille.
- Expliquer au patient ou à la famille l'ensemble des tests et des interventions.
- Répondre honnêtement aux questions relatives à l'état de santé.
- Aider le patient et la famille à déterminer les facteurs qui augmentent leur sentiment de sécurité.
- Aider le patient à déterminer les stratégies d'adaptation habituelles en différentes circonstances.
- Aider le patient à utiliser les stratégies d'adaptation qui ont prouvé leur efficacité dans le passé.

Soins de sécurité

6680
SURVEILLANCE DES SIGNES VITAUX

Collecte et analyse des données relatives à l'état cardio-vasculaire, à l'état respiratoire et à la température corporelle afin de prévoir et de prévenir les complications éventuelles.

ACTIVITÉS

- Vérifier la tension artérielle, le pouls, la température et l'état respiratoire, si nécessaire.
- Noter les tendances et les fluctuations importantes de la tension artérielle.
- Prendre la pression artérielle en position couchée, assise et debout avant et après un changement de position, si nécessaire.
- Prendre la pression artérielle après que le patient a pris ses médicaments, si possible.
- Prendre la pression artérielle aux deux bras et comparer les résultats obtenus, si nécessaire.
- Vérifier la tension artérielle, le pouls et la respiration avant, durant et après une activité, si nécessaire.
- Installer un dispositif de surveillance continue de la température, si nécessaire.
- Vérifier et signaler tout signe et symptôme d'hypothermie et d'hyperthermie.
- Vérifier la présence et les caractéristiques du pouls.
- Prendre simultanément les pouls apical et radial et noter la différence, si nécessaire.
- Surveiller la présence d'un pouls paradoxal.
- Surveiller la présence d'un pouls alternant.
- Surveiller l'augmentation ou la diminution de la pression du pouls.
- Vérifier le rythme et la fréquence cardiaques.
- Surveiller les bruits cardiaques.
- Surveiller la fréquence et le rythme respiratoires (ex. : amplitude et symétrie).
- Surveiller les bruits pulmonaires.
- Effectuer l'oxymétrie du pouls.
- Surveiller les rythmes respiratoires anormaux (ex. : respirations de Cheyne-Stokes, de Kussmaul, de Biot, apneustique, ataxique ; soupirs excessifs).
- Vérifier la coloration, la température et l'humidité de la peau.
- Vérifier s'il y a cyanose centrale et périphérique.
- Vérifier la présence d'hippocratisme digital.

- Vérifier la présence de la triade de Cushing (ex. : pouls ample, bradycardie et augmentation de la pression artérielle systolique).
- Déterminer les causes possibles des changements observés relativement aux signes vitaux.
- Vérifier périodiquement la précision des instruments qui fournissent les données relatives au patient.

RÉFÉRENCES LÉGISLATIVES

Article R. 4311-5. Dans le cadre de son rôle propre, l'infirmier accomplit les actes ou dispense les soins suivants visant à identifier les risques et à assurer le confort et la sécurité de la personne et de son environnement et comprenant son information et celle de son entourage :

19° Recueil des observations de toute nature susceptibles de concourir à la connaissance de l'état de santé de la personne et appréciation des principaux paramètres servant à sa surveillance : température, pulsations, pression artérielle, rythme respiratoire, volume de la diurèse, poids, mensurations, réflexes pupillaires, réflexes de défense cutanée, observations des manifestations de l'état de conscience, évaluation de la douleur ;

35° Surveillance des fonctions vitales et maintien de ces fonctions par des moyens non invasifs et n'impliquant pas le recours à des médicaments.

Soins de base

1800

AIDE AUX SOINS PERSONNELS

Aide apportée à une personne dans ses activités de la vie quotidienne.

ACTIVITÉS

- Tenir compte de la culture du patient lorsqu'on l'encourage à effectuer ses soins personnels.
- Tenir compte de l'âge du patient lorsqu'on lui recommande des activités de soins personnels.
- Évaluer la capacité du patient à effectuer ses soins personnels de façon indépendante.
- Déterminer si le patient a besoin de dispositifs adaptés pour son hygiène personnelle, son habillement, sa mise personnelle, ses fonctions d'élimination et son alimentation.
- Fournir un environnement thérapeutique en assurant une expérience chaleureuse, relaxante, privée et individualisée.
- Fournir les articles personnels désirés par le patient (ex. : déodorant, brosse à dents, savon pour le bain).
- Fournir une assistance au patient jusqu'à ce qu'il soit entièrement capable d'assumer ses soins personnels.
- Aider le patient à accepter sa situation de dépendance.
- Répéter souvent les mêmes habitudes de santé afin de les renforcer.

- Encourager le patient à accomplir ses activités quotidiennes habituelles selon ses capacités.
- Encourager l'indépendance, mais intervenir lorsque le patient est incapable d'accomplir une activité.
- Enseigner aux parents et à la famille à encourager l'indépendance et à n'intervenir que lorsque le patient est incapable de se débrouiller seul.
- Établir une routine pour les activités de soins personnels.

RÉFÉRENCES LÉGISLATIVES

Article R. 4311-3. Relèvent du rôle propre de l'infirmier les soins infirmiers liés aux fonctions d'entretien et de continuité de la vie et visant à compenser partiellement ou totalement un manque ou une diminution d'autonomie d'une personne ou d'un groupe de personnes.

Programme d'études : diplôme professionnel d'aide-soignant : Module 1, Accompagnement d'une personne dans les activités de la vie quotidienne : aide à l'hygiène corporelle, aide à l'habillage, déshabillage ; aide à la mobilisation et à l'installation de la personne ; aide à l'hygiène et à l'équilibre alimentaire ; aide au sommeil ; aide à l'élimination.

Soins de base

1803
AIDE AUX SOINS PERSONNELS : ALIMENTATION

Aide apportée à une personne pour qu'elle puisse se nourrir.

ACTIVITÉS

- Déterminer la capacité du patient d'avaler.
- Identifier le régime prescrit.
- Agencer le plateau et la table de façon attrayante.
- Créer un environnement agréable durant les heures de repas (ex. : mettre bassin hygiénique, urinal et équipement d'aspiration hors de vue).
- Assurer une position adéquate du patient pour faciliter la mastication et la déglutition.
- Procurer une aide physique, si nécessaire.
- Veiller au soulagement adéquat de la douleur avant les repas, si nécessaire.
- Prodiguer les soins d'hygiène buccale avant les repas.
- Préparer la nourriture présentée sur le plateau si nécessaire, par exemple en coupant la viande ou en enlevant la coquille de l'œuf.
- Retirer les aliments de leur emballage.
- Éviter de disposer la nourriture du côté aveugle de la personne.

- Décrire la localisation de la nourriture sur le plateau à une personne dont la vue est déficiente.
- Installer le patient dans une position confortable pour manger.
- Protéger avec une bavette, si nécessaire.
- Fournir une paille au besoin ou à la demande.
- Servir les aliments à la température à laquelle ils sont le plus appétissants.
- Servir les aliments et les boissons préférés, si nécessaire ou désiré.
- Surveiller le poids du patient, si nécessaire.
- Surveiller l'état hydrique, si nécessaire.
- Encourager le patient à prendre ses repas dans la salle à manger si celle-ci est disponible.
- Procurer une interaction sociale si approprié.
- Fournir des dispositifs d'assistance afin de faciliter au patient la tâche de se nourrir seul (ex. : longs manches, manche à grande circonférence ou petite courroie sur les ustensiles), au besoin.
- Utiliser une tasse avec une grande poignée, si nécessaire.
- Utiliser des plats et des verres incassables et lestés, si nécessaire.
- Fournir de fréquents commentaires et une supervision étroite, si nécessaire.
- ✚ Encourager l'indépendance, mais intervenir lorsque cela est nécessaire.
- ✚ Surveiller l'alimentation, si besoin.

RÉFÉRENCES LÉGISLATIVES

Article R. 4311-5 du Code de la santé publique. Dans le cadre de son rôle propre, l'infirmier accomplit les actes ou dispense les soins suivants visant à identifier les risques et à assurer le confort et la sécurité de la personne et de son environnement et comprenant son information et celle de son entourage : [...] surveillance de l'hygiène et de l'équilibre alimentaire...

Article R. 4312-2. L'infirmier ou l'infirmière exerce sa profession dans le respect de la vie et de la personne humaine. Il respecte la dignité et l'intimité du patient et de la famille.

Programme d'études : diplôme professionnel d'aide-soignant : Module 1, Accompagnement d'une personne dans les activités de la vie quotidienne : aide à l'hygiène et à l'équilibre alimentaire.

Soins de base

1801
AIDE AUX SOINS PERSONNELS : BAIN ET SOINS D'HYGIÈNE

Aide apportée à un patient dans ses soins d'hygiène personnelle.

ACTIVITÉS

- Tenir compte de la culture du patient lorsqu'on l'encourage à effectuer ses soins personnels.
- Tenir compte de l'âge du patient lorsqu'on l'encourage à effectuer ses soins personnels.
- Déterminer l'importance et le type d'assistance nécessaire.
- Disposer les serviettes, le savon, le déodorant, la trousse de rasage et tous les accessoires nécessaires au chevet du patient ou dans la salle de bain.
- Fournir les articles personnels demandés par le patient (ex. : déodorant, brosse à dents, savon pour le bain, shampoing, lotion, produits d'aromathérapie).
- Fournir un environnement thérapeutique en assurant une expérience chaleureuse, relaxante, privée et individualisée.
- Faciliter au patient la tâche de se brosser les dents seul, si nécessaire.
- Faciliter au patient la tâche de prendre un bain seul, si nécessaire.
- Veiller au nettoyage des ongles selon la capacité du patient à se donner des soins personnels.
- Surveiller l'intégrité de la peau du patient.
- Maintenir les rituels d'hygiène.
- ✚ Respecter les habitudes du patient tout en conseillant des mesures d'hygiène corporelle.
- ✚ Stimuler et encourager toute initiative personnelle.
- Faciliter le maintien des rituels du coucher du patient, des indices de pré-sommeil, des accessoires et des objets familiers (ex. : s'il s'agit d'un enfant, une couverture ou un jouet favori, le bercement, une sucette, une histoire ; s'il s'agit d'un adulte, un livre, un oreiller qui provient de la maison), si nécessaire.
- Encourager la participation d'un parent ou de la famille dans les rituels du coucher, si nécessaire.
- Fournir de l'assistance au patient jusqu'à ce qu'il soit entièrement capable d'assumer ses soins personnels.
- ✚ Encourager l'indépendance, mais intervenir lorsque cela est nécessaire.

- ✚ Informer sur les diverses prestations possibles dans l'établissement : linge, coiffeur, blanchisserie, etc.
- ✚ Installer et/ou mobiliser au fauteuil.
- ✚ Créer un environnement ludique et familier, s'il s'agit d'un enfant (jouets, boîte musicale, etc.).
- ✚ Encourager la participation de la famille et conseiller.

RÉFÉRENCES LÉGISLATIVES

Les références sont identiques à celles de l'intervention : « Aide aux soins personnels : alimentation ».
Programme d'études : diplôme professionnel d'aide-soignant : Module 1, Accompagnement d'une personne dans les activités de la vie quotidienne : aide à l'hygiène corporelle.

NOTES

L'aide à la toilette ne peut se résumer à une succession d'activités. Il s'agit d'un moment important pendant lequel chaque soignant s'efforce de privilégier l'intimité, la pudeur du patient et de répondre à ses demandes. L'objectif principal est de procurer du bien-être et du confort.
Un travail de fond doit être entrepris sur ces bases en prenant en compte la spécificité et les ressources du service.

Soins de base

1802
AIDE AUX SOINS PERSONNELS : HABILLAGE ET MISE PERSONNELLE

Aide apportée à un patient pour qu'il puisse se vêtir et soigner son apparence.

ACTIVITÉS

- Tenir compte de la culture du patient lorsqu'on l'encourage à effectuer ses soins personnels.
- Tenir compte de l'âge du patient lorsqu'on l'encourage à effectuer ses soins personnels.
- Faire part au patient du choix de vêtements disponibles.
- Déposer les vêtements du patient en un endroit accessible (ex. : à son chevet).
- Fournir les vêtements personnels, si nécessaire.
- Être disponible pour aider le patient à se vêtir, si nécessaire.
- Faciliter au patient la tâche de se coiffer les cheveux seul, si nécessaire.
- Faciliter au patient la tâche de se raser seul, si nécessaire.
- Assurer l'intimité du patient lorsqu'il s'habille.
- Aider le patient avec les lacets, les boutons et les fermetures à glissière.

- Utiliser un équipement d'extension pour tirer sur les vêtements, si nécessaire.
- Offrir de laver le linge, si nécessaire.
- Mettre les vêtements retirés dans la buanderie.
- ✚ Informer sur les diverses prestations possibles à l'hôpital : linge, coiffeur, blanchisserie, etc.
- Offrir de suspendre les vêtements ou de les placer dans le placard.
- Offrir de rincer les accessoires spéciaux, tels que les bas de nylon.
- ✚ Encourager la participation de la famille et conseiller.
- Procurer du vernis à ongles si la patiente en fait la demande.
- Procurer une trousse de maquillage si la patiente en fait la demande.
- Soutenir les efforts pour s'habiller seul.
- Offrir les services d'un barbier ou d'une esthéticienne, au besoin.
- ✚ Encourager le patient à s'habiller seul, mais intervenir lorsque cela est nécessaire.
- ✚ Fournir de l'aide au patient jusqu'à ce qu'il soit entièrement capable d'assumer ses soins personnels.

RÉFÉRENCES LÉGISLATIVES

Les références sont identiques à celles de l'intervention : « Aide aux soins personnels : alimentation ».
Programme d'études : diplôme professionnel d'aide-soignant : Module 1, Accompagnement d'une personne dans les activités de la vie quotidienne : aide à l'habillage, déshabillage.

Soins de base

1804

AIDE AUX SOINS PERSONNELS : UTILISATION DES TOILETTES

Aide apportée à un patient pour qu'il puisse éliminer.

ACTIVITÉS

- Tenir compte de la culture du patient lorsqu'on l'encourage à effectuer ses soins personnels.
- Tenir compte de l'âge du patient lorsqu'on l'encourage à effectuer ses soins personnels.
- Lors du passage aux toilettes, retirer les vêtements nécessaires pour permettre l'élimination.
- Assister le patient aux toilettes et pour l'utilisation de la chaise d'aisance, du bassin ou de l'urinal, et ce à intervalles déterminés.
- Tenir compte de la réaction du patient au manque d'intimité.
- Assurer l'intimité durant l'élimination.
- Faciliter les soins d'hygiène après l'élimination.
- Remettre en place les vêtements du patient après l'élimination.

- Actionner la chasse d'eau et nettoyer les instruments utilisés pour l'élimination.
- Établir un horaire d'élimination, si nécessaire.
- Renseigner le patient et les personnes significatives sur les rythmes d'élimination.
- Établir un rythme de passages à la salle de bain, si nécessaire.
- Fournir des dispositifs d'assistance (ex. : cathéter externe, urinal), si nécessaire.
- Surveiller l'intégrité de la peau du patient
- ✚ Installer le bassin ou l'urinal.
- ✚ Mettre en place un étui pénien, s'il y a lieu.
- ✚ Noter la fréquence des selles sur la feuille de température.

RÉFÉRENCES LÉGISLATIVES

Article R. 4311-5. Dans le cadre de son rôle propre, l'infirmier accomplit les actes ou dispense les soins suivants, visant à identifier les risques et à assurer le confort et la sécurité de la personne et de son environnement et comprenant son information et celle de son entourage : [...] soins d'hygiène corporelle et de propreté, surveillance de l'élimination intestinale et urinaire...
Règles professionnelles.
Article R. 4312-2. L'infirmier ou l'infirmière exerce sa profession dans le respect de la vie et de la personne humaine. Il respecte la dignité et l'intimité du patient et de la famille.
Programme d'études : diplôme professionnel d'aide-soignant : Module 1, Accompagnement d'une personne dans les activités de la vie quotidienne : aide à l'élimination (installation de la personne pour permettre l'élimination urinaire et fécale).

Soins de base

1630
SOINS PERSONNELS : HABILLAGE

Aide apportée à un patient pour choisir, mettre ou enlever ses vêtements dans le cas où il est incapable de le faire seul.

ACTIVITÉS

- Déterminer les gestes pour lesquels le patient a besoin d'aide.
- Évaluer la capacité du patient à se vêtir seul.
- Habiller le patient une fois les soins d'hygiène terminés.
- Encourager le patient à participer au choix de ses vêtements.
- Encourager le patient à utiliser ses propres moyens, si approprié.
- Couvrir d'abord le membre affecté, si nécessaire.
- Choisir des vêtements amples si nécessaire.
- Utiliser les vêtements du patient si nécessaire.
- Changer le patient de vêtements au moment du coucher.
- Choisir des chaussures ou des pantoufles adaptées à la marche.
- Offrir de faire laver les vêtements au besoin.
- Apporter de l'aide jusqu'au moment où le patient est entièrement capable d'assumer la responsabilité de s'habiller.

RÉFÉRENCES LÉGISLATIVES

Les références sont identiques à celles de l'intervention : « Aide aux soins personnels : alimentation ».

Soins de base

1850
AMÉLIORATION DU **SOMMEIL**

Mise en application de mesures devant permettre à un patient d'obtenir un rythme régulier de sommeil.

ACTIVITÉS

- ✚ Évaluer les habitudes de sommeil du patient.
- Déterminer les caractéristiques de l'éveil-sommeil du patient.
- Planifier les soins en évaluant approximativement le cycle éveil-sommeil du patient.
- Expliquer l'importance d'une durée adéquate du sommeil durant la grossesse, la maladie, les stress psychosociaux, etc.
- Évaluer les effets des médicaments consommés par le patient les caractéristiques de son sommeil.
- Observer et consigner au dossier du patient les caractéristiques de son sommeil, et compter le nombre d'heures de sommeil.
- Observer le cycle de sommeil du patient et noter les circonstances physiques (ex. : apnée du sommeil, voies respiratoires obstruées, douleur ou inconfort, mictions nombreuses) ou psychologiques (ex. : peur, anxiété) qui interrompent le sommeil.
- Apprendre au patient à surveiller les caractéristiques de son sommeil.
- Surveiller la participation du patient à des activités fatigantes durant sa période d'éveil afin d'éviter l'épuisement.
- Adapter l'environnement (ex. : lumière, bruit, température, matelas, lit) pour qu'il soit propice au sommeil.
- Encourager le patient à établir une routine au coucher pour faciliter l'endormissement.
- Faciliter le maintien par le patient de ses routines habituelles à l'heure du coucher, le recours aux moyens et aux objets familiers qu'il utilise habituellement pour l'aider à s'endormir (ex. : pour les enfants, une couverture ou un jouet favori, le bercement, une tétine, une histoire ; pour les adultes, un livre, un oreiller apporté de la maison), si nécessaire.
- Aider à éliminer les situations stressantes avant le coucher.
- Vérifier parmi la nourriture et les boissons pris à l'heure du coucher ceux qui facilitent ou gênent le sommeil.
- Recommander au patient d'éviter à l'heure du coucher les aliments et les boissons qui gênent le sommeil.

- Aider le patient à limiter le sommeil durant le jour en l'occupant par des activités qui favorisent la vigilance, si nécessaire.
- Enseigner au patient la technique de la relaxation musculaire autogène ou d'autres moyens non pharmacologiques pour l'induction du sommeil.
- Utiliser le massage, le positionnement et le toucher affectif de manière à favoriser le bien-être.
- Encourager l'augmentation du nombre d'heures de sommeil, au besoin.
- Permettre au patient de faire des siestes durant le jour, si c'est indiqué, pour combler ses besoins en sommeil.
- Regrouper les activités de soins de manière à réduire le nombre de réveils ; permettre des cycles de sommeil d'au moins 90 minutes.
- Planifier l'horaire d'administration des médicaments pour qu'il s'harmonise avec le cycle éveil-sommeil du patient.
- Renseigner le patient et les personnes significatives au sujet des facteurs (ex. : physiologiques, psychologiques, style de vie, changements fréquents du quart de travail, changements rapides de fuseau horaire, heures de travail excessives et autres facteurs environnementaux) qui concourent aux perturbations du sommeil.
- Vérifier les médicaments que le patient prend pour dormir.
- Recommander des médicaments contre l'insomnie qui ne contiennent pas de suppresseurs du sommeil paradoxal.
- Régulariser les stimuli de l'environnement afin de maintenir des cycles circadiens normaux.
- Discuter avec le patient et la famille des mesures pour assurer le bien-être, des techniques pour favoriser le sommeil et des changements du mode de vie qui peuvent contribuer à optimiser le sommeil.
- Fournir des documents qui informent sur les techniques d'amélioration du sommeil.

RÉFÉRENCES LÉGISLATIVES

Article R. 4311-5. Dans le cadre de son rôle propre, l'infirmier accomplit les actes ou dispense les soins suivants, visant à identifier les risques et à assurer le confort et la sécurité de la personne et de son environnement et comprenant son information et celle de son entourage : [...] Préparation et surveillance du repos et du sommeil.
Programme d'études : diplôme professionnel d'aide-soignant : Module 1, Accompagnement d'une personne dans les activités de la vie quotidienne : aide au sommeil.

NOTES

Le recueil des informations permet dès l'entrée de connaître les habitudes de sommeil de la personne soignée.
Quel que soit le modèle conceptuel retenu, il est possible d'élaborer un guide de recueil des données à partir d'un cadre d'analyse qui prend en compte le sommeil et le repos.

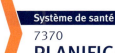

Système de santé

7370
PLANIFICATION DE LA **SORTIE**

Préparatifs en vue de faire passer le patient d'une étape de soins à une autre, que ce soit lors de son transfert d'une unité de soins vers une autre ou lors de son retour au domicile.

ACTIVITÉS

- Aider le patient et ses proches à se préparer à la sortie de l'unité de soins.
- Évaluer les capacités du patient en vue de la sortie.
- Collaborer avec le médecin, le patient, ses proches et les autres membres de l'équipe soignante afin d'assurer la continuité des soins.
- Coordonner les actions des différents membres de l'équipe soignante afin que la sortie se fasse au moment le plus opportun.
- Vérifier si le patient et le principal aidant naturel ont les connaissances et les capacités nécessaires pour assurer les soins une fois de retour à la maison.
- Évaluer ce qu'il est nécessaire d'enseigner au patient en ce qui concerne les soins requis à la suite de son départ de l'unité de soins.
- Vérifier si le patient est prêt à quitter l'unité.
- ▽ Communiquer au patient les plans prévus pour sa sortie, si nécessaire.
- ▽ Consigner les plans pour la sortie du patient dans son dossier.
- ▽ Préparer un plan relatif à la poursuite des soins après la sortie de l'unité.
- ▽ Aider le patient ou ses proches à préparer l'aménagement de son domicile en vue de faciliter les soins posthospitaliers.
- ▽ Développer un plan qui prend en compte les soins de santé et les besoins du patient au point de vue social et financier.
- ▽ Assurer le suivi nécessaire à la suite du départ de l'unité, si nécessaire.
- Encourager le patient à assumer ses soins personnels, si nécessaire.
- Organiser le passage vers une autre étape de soins.
- Prévoir du soutien pour l'aidant naturel, si nécessaire.
- ▽ Vérifier les ressources financières du patient s'il est nécessaire de prendre des dispositions pour des soins de santé après sa sortie.
- ▽ Coordonner les interventions des différents professionnels de la santé.

Soins relationnels

5270

SOUTIEN PSYCHOLOGIQUE

Manifestations de réconfort, d'encouragement et d'acceptation qu'on apporte à une personne qui traverse une période de stress.

ACTIVITÉS

- Discuter avec le patient des émotions qu'il ressent.
- Explorer avec le patient ce qui a déclenché ses émotions.
- Tenir des propos encourageants et sympathiques.
- Étreindre ou toucher le patient pour manifester son soutien.
- Appuyer l'utilisation de stratégies de défense appropriées.
- Aider le patient à reconnaître les sentiments tels que l'anxiété, la colère ou la tristesse.
- Encourager le patient à verbaliser ses sentiments d'anxiété, de colère et de tristesse.
- Discuter avec le patient des conséquences de ne pas maîtriser la honte et la culpabilité.
- Être à l'écoute du patient qui exprime ses sentiments et ses opinions.
- Favoriser la découverte, par le patient, de ses stratégies habituelles visant à réduire ses craintes.
- Assurer le soutien nécessaire durant les phases de déni, de colère, de négociation et d'acceptation du chagrin.
- Déterminer le rôle joué par la colère, la frustration et la fureur chez le patient.
- Conseiller au patient de parler ou de pleurer afin de réduire l'intensité de la réaction émotionnelle.
- Demeurer avec le patient et le rassurer sur sa sécurité et sa protection durant ses crises d'anxiété.
- Aider le patient dans ses prises de décisions.
- Réduire les demandes cognitives lorsque le patient est fatigué ou malade.
- Diriger le patient en consultation si nécessaire.

RÉFÉRENCES LÉGISLATIVES

Article R. 4311-5. Dans le cadre de son rôle propre, l'infirmier accomplit les actes ou dispense les soins suivants, visant à identifier les risques et à assurer le confort et la sécurité de la personne et de son environnement et comprenant son information et celle de son entourage : [...] 41° Aide et soutien psychologique.
Programme d'études : diplôme professionnel d'aide-soignant : Module 5, Relation – communication.

Système de santé

7620
VÉRIFICATION DES SUBSTANCES RÉGLEMENTÉES

Promouvoir un usage approprié et maintenir la sécurité des substances contrôlées.

ACTIVITÉS

- Être responsable à tout moment des clés donnant accès au placard des substances contrôlées.
- Suivre le protocole de l'institution quant à la délivrance et à l'administration des substances contrôlées.
- Compter toutes les substances contrôlées avec l'infirmière du roulement suivant.
- Inspecter l'emballage des substances contrôlées à la recherche de signes d'altération.
- Reporter tout manque immédiatement, selon le règlement de l'institution.
- Suivre le protocole de l'institution afin de résoudre les problèmes de substances manquantes.
- Verrouiller le placard des substances contrôlées dès que le comptage est terminé.
- Noter l'exactitude du comptage sur le formulaire adapté.
- Compter les substances contrôlées reçues de la pharmacie.
- Retourner à la pharmacie les substances contrôlées qui ne sont pas utilisées de façon courante.
- Noter les substances contrôlées gâchées.
- Surveiller les mauvaises administrations ou les détournements de substances contrôlées.
- Reporter toute mauvaise administration ou tout détournement de substance contrôlée, selon le règlement de l'institution.

RÉFÉRENCES LÉGISLATIVES

Article R. 4311-5. Dans le cadre de son rôle propre, l'infirmier accomplit les actes ou dispense les soins suivants, visant à identifier les risques et à assurer le confort et la sécurité de la personne et de son environnement et comprenant son information et celle de son entourage : [...] 4° Aide à la prise des médicaments prescrits sous forme non injectable ; 5° Vérification de la prise ; 6° Surveillance de leurs effets et éducation du patient.

Article R. 4311-7. [...] 6° Administration des médicaments sans préjudice des dispositions prévues à l'article R. 4311-5 ci-dessus.

Article R. 4312-29. L'infirmier ou l'infirmière applique et respecte la prescription médicale écrite, datée et signée par le médecin prescripteur, ainsi que les protocoles thérapeutiques et de soins d'urgence que celui-ci a déterminés. Il vérifie et respecte la date de péremption et le mode d'emploi des produits ou matériels qu'il utilise. Il doit demander au médecin prescripteur un complément d'information chaque fois qu'il le juge utile, notamment s'il estime être insuffisamment éclairé. L'infirmier ou l'infirmière communique au médecin prescripteur toute information en sa possession susceptible

de concourir à l'établissement du diagnostic ou de permettre une meilleure adaptation du traitement en fonction de l'état de santé du patient et de son évolution.
Voir également les articles R. 4312-18, R. 4312-19, R. 4312-21.
Arrêté du 9 août 1991 portant application de l'article R.5203 du Code de la santé publique dans les établissements mentionnés à l'article L.577 du même code :
- Section 1 : prescription des médicaments contenant des substances toxiques.
- Section 2 : dispensation et administration des médicaments contenant des substances toxiques.
- Section 3 : détention et étiquetage des médicaments contenant des substances toxiques.

Soins de sécurité
6650
SURVEILLANCE

Collecte, interprétation et synthèse intentionnelles et continues des données relatives au patient afin de permettre la prise de décisions cliniques.

ACTIVITÉS

- Déterminer les risques d'atteinte à la santé du patient, si nécessaire.
- Obtenir des informations sur le comportement normal et les habitudes de vie du patient.
- Demander au patient sa perception de son état de santé.
- Choisir des indices appropriés de la condition du patient, qui seront surveillés de manière continue.
- Interroger le patient à propos des signes, symptômes et problèmes.
- Établir la fréquence de collecte et d'interprétation de données suivant la condition du patient.
- Faciliter la réalisation des tests diagnostiques, si nécessaire.
- Interpréter les résultats des tests diagnostiques, si nécessaire.
- Récupérer les résultats de laboratoire dans le dossier du patient, et les interpréter ; communiquer avec le médecin, si nécessaire.
- Expliquer les résultats des tests diagnostiques au patient et à la famille.
- Évaluer la capacité du patient à effectuer ses soins personnels.
- Vérifier la condition neurologique du patient.
- Contrôler l'ensemble des comportements.
- Contrôler l'état émotionnel.
- Surveiller les signes vitaux, si nécessaire.
- Collaborer avec le médecin pour la mise en œuvre du monitorage hémodynamique invasif, si nécessaire.
- Collaborer avec le médecin pour la mise en œuvre du monitorage de la pression intracrânienne, si nécessaire.
- Surveiller le niveau de bien-être et réagir en conséquence.

- Observer les stratégies d'adaptation mises en œuvre par le patient et la famille.
- Surveiller les modifications du cycle de sommeil.
- Surveiller l'oxygénation et prendre les mesures pour favoriser une oxygénation adéquate des organes vitaux.
- Entreprendre la surveillance de routine de la peau chez un patient à risque élevé.
- Surveiller les signes et symptômes de déséquilibre hydroélectrolytique.
- Surveiller la perfusion tissulaire, si nécessaire.
- Surveiller les signes d'infection, si nécessaire.
- Vérifier l'état nutritionnel, si nécessaire.
- Vérifier la fonction gastro-intestinale, si nécessaire.
- Surveiller les modes habituels d'élimination, si nécessaire.
- Surveiller les tendances au saignement chez un patient à risque élevé.
- Noter la nature et le volume du liquide de drainage provenant des tubes et des orifices et aviser le médecin des changements importants.
- Tester l'équipement et les systèmes afin d'améliorer la fiabilité des données recueillies.
- Comparer la condition présente du patient avec sa condition antérieure afin de détecter toute amélioration ou détérioration de son état.
- Amorcer ou modifier un traitement médical, suivant les protocoles, afin de maintenir les paramètres physiologiques du patient dans les limites fixées par le médecin.
- Faciliter l'accès à des services interdisciplinaires (ex. : services pastoraux, audiologie), si nécessaire.
- Obtenir une consultation auprès d'un médecin lorsque les données recueillies auprès du patient traduisent le besoin d'un changement de traitement médical.
- Entreprendre un traitement approprié, en utilisant les protocoles en vigueur.
- Établir des priorités dans les interventions en se basant sur la condition du patient.
- Analyser les prescriptions médicales au regard de l'état du patient afin d'assurer sa sécurité.
- Obtenir la consultation du professionnel de la santé approprié pour initier un nouveau traitement ou changer le traitement existant.

RÉFÉRENCES LÉGISLATIVES

Article R. 4311-2. […] de contribuer à la mise en œuvre des traitements en participant à la surveillance clinique et à l'application des prescriptions médicales contenues, le cas échéant, dans des protocoles établis à l'initiative du ou des médecins prescripteurs.

Article R. 4311-5. Dans le cadre de son rôle propre, l'infirmier accomplit les actes ou dispense les soins suivants, visant à identifier les risques et à assurer le confort et la

sécurité de la personne et de son environnement et comprenant son information et celle de son entourage : [...] 19° Recueil des observations de toute nature susceptibles de concourir à la connaissance de l'état de santé de la personne et appréciation des principaux paramètres servant à sa surveillance : température, pulsations, pression artérielle, rythme respiratoire, volume de la diurèse, poids, mensurations, réflexes pupillaires, réflexes de défense cutanée, observations des manifestations de l'état de conscience, évaluation de la douleur; 35° Surveillance des fonctions vitales et maintien de ces fonctions par des moyens non invasifs et n'impliquant pas le recours à des médicaments.
Programme d'études : diplôme professionnel d'aide-soignant : Module 2, État clinique d'une personne : surveillance des signes cliniques.

Système de santé
7560
FACILITATION DES VISITES

Promouvoir les visites bénéfiques de la famille et des amis.

ACTIVITÉS

- Déterminer les préférences du patient relativement aux visites et communiquer les informations.
- Considérer les implications légales et éthiques vis-à-vis du patient, et des droits de visite et d'information de la famille.
- Déterminer si nécessaire de restreindre les visites, compte tenu, par exemple, du nombre trop élevé de visiteurs, de l'impatience, de la fatigue ou de la condition physique du patient.
- Déterminer les besoins d'augmenter les visites de la famille et des amis.
- Identifier les problèmes spécifiques des visites, s'il y en a.
- Établir des flexibilités, concernant les visites au patient, si nécessaire.
- Préparer l'environnement pour les visites.
- Discuter des règles de visite avec la famille et les personnes significatives.
- Discuter des règlements relatifs au fait que la famille ou les personnes significatives restent la nuit avec le patient.
- Discuter de la compréhension de la famille quant à la condition du patient.
- Négocier les responsabilités et les activités revenant à la famille et aux personnes significatives en ce qui concerne l'aide à apporter au patient (ex. : nourrir le patient).
- Établir les moments idéaux pour les visites au patient rendues par la famille et les personnes significatives.
- Indiquer la raison de la limitation du temps de visite.
- Évaluer périodiquement avec la famille et le patient si les modalités de visite satisfont leurs besoins respectifs et les réviser en conséquence.

- Informer les visiteurs, y compris les enfants avant leur première visite au patient, de ce qu'ils doivent s'attendre à voir et à entendre, si nécessaire.
- Expliquer les procédures à suivre.
- Encourager les membres de la famille à communiquer autant par le toucher que par la parole, si nécessaire.
- Installer une chaise au chevet du patient.
- Être flexible par rapport aux visites tout en facilitant des périodes de repos.
- Surveiller la réaction du patient à la visite de sa famille.
- Noter les réactions verbales et non verbales du patient au moment des visites.
- Faciliter la visite d'enfants, si nécessaire.
- Encourager l'utilisation du téléphone pour maintenir les contacts avec les personnes significatives, si nécessaire.
- Filtrer les visiteurs à leur arrivée, particulièrement les enfants, afin de dépister les maladies contagieuses.
- Clarifier la signification de ce qu'a perçu un membre de la famille durant la visite.
- Procurer un soutien et des soins aux membres de la famille après la visite, si nécessaire.
- Remettre aux membres de la famille, avant leur départ de l'établissement, le numéro de téléphone de l'unité où ils peuvent appeler.
- Informer les membres de la famille qu'une infirmière communiquera avec l'un d'entre eux si un changement important survient dans la condition du patient.
- Procurer aux parents des endroits où dormir près de l'unité, si nécessaire.
- Aider les membres de la famille à trouver un lieu adéquat et de la nourriture.
- Informer les membres de la famille qu'ils ont droit à des semaines de congé sans solde.
- Répondre aux questions et donner des explications sur les soins en des termes que les visiteurs puissent comprendre.
- Communiquer les sentiments d'acceptation aux visiteurs.
- Faciliter la rencontre ou la consultation avec un médecin ou tout autre fournisseur de soins.
- Faire un bilan avec les visiteurs, y compris les enfants, après la visite.
- Aider les parents à planifier un soutien continu aux enfants après la visite.
- Arranger la visite d'un animal, si nécessaire.

Partie IV
Résultats

La loi hospitalière du 31 juillet 1991 renforcée par l'ordonnance hospitalière du 24 avril 1996 met les établissements hospitaliers dans l'obligation d'évaluer leur activité : « ... Les établissements de santé, publics ou privés, développent une politique d'évaluation des pratiques professionnelles, des modalités d'organisation des soins et de toute action concourant à une prise en charge globale du malade afin notamment d'en garantir la qualité et l'efficience[1]... ».

Le projet de classification des résultats sensibles aux soins infirmiers (Nursing Outcomes Classification [NOC]) représente l'amorce d'une réponse dans le domaine de l'évaluation de l'efficacité des soins infirmiers. Dans l'esprit de la loi, tous les professionnels sont concernés. Les résultats en soins infirmiers constituent un maillon dans un processus beaucoup plus global. Pour cette raison, il est important de ne pas occulter les nombreux outils existants mais plutôt de les considérer en complémentarité des autres et dans leur spécificité.

Mais de nombreuses questions se posent quant à la nature de ces résultats et à l'utilisation de ces données.

Les professionnels souhaitent enrichir le système d'information de santé par l'intégration de données infirmières. Les résultats s'inscrivent dans le Système d'information en soins infirmiers (SISI).

Dans cette logique, il est possible d'insérer ces données dans des tableaux de bord, véritables outils de pilotage du service infirmier.

La réflexion s'articule autour de plusieurs interrogations, principalement en regard de la complexité de l'outil et par conséquent de sa facilité d'utilisation.

Dans la pratique actuelle, les professionnels s'expriment en termes d'amélioration, de stabilité, d'aggravation, de résolution partielle ou non des problèmes de soins, d'objectifs de soins atteints ou non atteints, voire de degré de satisfaction des patients ou de façon plus générale du taux de mortalité.

Parallèlement, de nombreux outils existent : échelles, grilles, scores, mesures, etc. Ils permettent des évaluations très spécifiques et parfois peu utilisables ou adaptées.

Face à la multiplicité de ces méthodes d'évaluation, une cohérence au sein des pratiques est à rechercher. L'utilisation, à terme, d'un langage harmonisé et transférable d'une structure de soins à une autre permettra une meilleure connaissance de l'activité infirmière.

La classification des résultats infirmiers s'avère être un outil qui répond à ces critères. Sa construction repose sur un savoir validé et opérationnel. Ce chapitre comprend une sélection de ces résultats et une présentation spécifique, en lien avec les diagnostics infirmiers développés dans la première partie.

---

1. Article L. 710-5. La réforme hospitalière : loi n° 91-748 du 31 juillet 1991.

Chaque résultat est cité sous son intitulé en français, dans la liste des résultats fournie aux pages suivantes. Les 490 résultats sont répartis, selon la Taxonomie NOC, en 7 domaines et en 32 classes.

Ensuite, 52 résultats sont décrits dans leur intégralité et comprennent une définition des échelles de mesure et des indicateurs, sous forme de tableau.

FICHE RÉSULTATS : MODE D'EMPLOI

L'intégration de cet outil dans la pratique repose sur son accessibilité. Selon la même méthode utilisée pour les plans de soins et les interventions, il est nécessaire de partir d'une démarche précise.

L'identification du ou des résultats retenus par l'équipe en regard des diagnostics infirmiers le plus souvent utilisés correspond à la première étape. En d'autres termes, il convient de préciser les axes prioritaires d'évaluation.

L'élaboration de la maquette passe par l'appropriation des différents indicateurs et de leur degré de mesure.

Les éléments suivants doivent apparaître comme dans l'exemple ci-dessous :
- intitulé du résultat ;
- définition ;
- indicateurs ;
- score global du résultat de 1 à 5.

À cette étape, une réflexion commune reste indispensable afin d'éviter la multiplicité des supports d'évaluation.

LISTE DES RÉSULTATS[2] – TAXONOMIE

DOMAINES, CLASSES ET RÉSULTATS

Domaine I – Santé fonctionnelle

Résultats qui décrivent la capacité et la compétence pour exécuter les tâches élémentaires de la vie

Classe A – Maintien de l'énergie

Résultats qui décrivent la conservation, la dépense et la récupération d'énergie d'un individu

0005	Tolérance à l'activité
0001	Endurance
0002	Conservation de l'énergie
0006	Énergie psychomotrice
0008	Fatigue : effets perturbateurs
0007	Niveau de la fatigue
0003	**Repos**[3]
0004	**Sommeil**

Domaine I – Santé fonctionnelle (*suite*)

Classe B – Croissance et développement

Résultats qui décrivent la maturation physique, émotionnelle et sociale d'un individu

0118	Adaptation du nouveau-né
0110	Croissance
0122	Développement : adulte d'âge moyen
0123	Développement : jeune adulte
0120	Développement de l'enfant : à 1 mois
0100	**Développement de l'enfant : à 2 mois**
0101	Développement de l'enfant : à 4 mois
0102	Développement de l'enfant : à 6 mois
0103	Développement de l'enfant : à 12 mois
0104	Développement de l'enfant : à 2 ans
0105	Développement de l'enfant : à 3 ans
0106	Développement de l'enfant : à 4 ans

---

2. Extraite de : Sue Moorhead, Marion Johnson, Meridean L. Maas, Elizabeth Swanson, *Classification des résultats de soins infirmiers. CRSI • NOC*, 2ᵉ éd. fr., Issy-les-Moulineaux, Elsevier Masson, 2014.
3. Les résultats en gras sont développés dans les pages suivantes.

0107	Développement de l'enfant : à 5 ans
0108	Développement de l'enfant : de 6 à 11 ans
0109	Développement de l'adolescent : de 12 à 17 ans
0121	Développement : adulte d'âge avancé
0111	État du fœtus : pendant la grossesse
0112	État du fœtus : pendant l'accouchement
0119	Fonctionnement sexuel
0116	Participation au jeu
0114	Maturation physique féminine
0115	Maturation physique masculine
0117	Organisation comportementale du prématuré
0113	État de vieillissement physique

Domaine I – Santé fonctionnelle (*suite*)
Classe C – Mobilité

Résultats qui décrivent la mobilité d'un individu et les séquelles d'une restriction de mouvement

0212	Coordination des mouvements
0222	Démarche
0201	**Déplacement : fauteuil roulant**
0202	**Équilibre**
0211	Fonction squelettique
0204	**Conséquences de l'immobilité : physiologiques**
0205	Conséquences de l'immobilité : psychocognitives
0200	**Marche**
0208	**Mobilité**
0206	Mouvement articulaire
0213	Mouvement articulaire : cheville
0220	Mouvement articulaire : colonne vertébrale
0218	Mouvement articulaire : cou
0214	Mouvement articulaire : coude
0215	Mouvement articulaire : doigts
0219	Mouvement articulaire : épaule
0217	Mouvement articulaire : genou
0216	Mouvement articulaire : hanche
0207	Mouvement articulaire : passif
0221	Mouvement articulaire : poignet
0203	Positionnement corporel autonome
0210	Aptitude à effectuer des transferts

Domaine I – Santé fonctionnelle (*suite*)

Classe D – Soins personnels

Résultats qui décrivent la capacité d'un individu de réaliser les activités élémentaires et domestiques de la vie quotidienne

0313	Capacité d'effectuer ses soins personnels
0300	**Soins personnels : activités de la vie quotidienne (AVQ)**
0306	**Soins personnels : activités domestiques de la vie quotidienne (ADVQ)**
0303	**Soins personnels : alimentation**
0302	**Soins personnels : habillage**
0305	**Soins personnels : hygiène**
0308	Soins personnels : hygiène buccodentaire
0307	Soins personnels : médication non parentérale
0309	Soins personnels : médication parentérale
0301	**Soins personnels : toilette**
0310	**Soins personnels : utilisation des toilettes**
0312	**Préparation à la sortie : centre d'hébergement et de soins**
0311	**Préparation à la sortie : indépendance**

Domaine II – Santé physiologique

Classe E – Cardiopulmonaire

Résultats qui décrivent l'état cardiaque pulmonaire, circulatoire ou l'état de la perfusion tissulaire d'un individu

0417	Gravité du choc : anaphylactique
0418	Gravité du choc : cardiogénique
0419	Gravité du choc : hypovolémique
0420	Gravité du choc : neurogénique
0421	Gravité du choc : septique
0409	Coagulation sanguine
0400	Efficacité de la pompe cardiaque
0414	État cardiopulmonaire
0401	**État circulatoire**
0415	État respiratoire
0402	État respiratoire : échanges gazeux
0410	État respiratoire : perméabilité des voies aériennes
0403	État respiratoire : ventilation
0422	Perfusion tissulaire
0405	Perfusion tissulaire : cardiaque
0416	Perfusion tissulaire : cellulaire
0406	Perfusion tissulaire : cérébrale
0404	Perfusion tissulaire : organes abdominaux

0407	**Perfusion tissulaire : périphérique**
0408	Perfusion tissulaire : pulmonaire
0413	**Gravité de la perte sanguine**
0411	Réaction à la ventilation assistée : adulte
0412	Réaction au sevrage de la ventilation assistée : adulte

Domaine II – Santé physiologique (*suite*)
Classe F – Élimination

Résultats qui décrivent l'excrétion des déchets, les modes d'élimination d'un individu et leur état

0500	Continence intestinale
0502	Continence urinaire
0501	**Élimination intestinale**
0503	**Élimination urinaire**
0504	Fonction rénale

Domaine II – Santé physiologique (*suite*)
Classe G – Liquides et électrolytes

Résultats qui décrivent l'état hydroélectrolytique d'un individu

0604	Gravité de l'acidose respiratoire aiguë
0619	Gravité de l'acidose métabolique
0605	Gravité de l'alcalose respiratoire aiguë
0620	Gravité de l'alcalose métabolique
0606	Équilibre électrolytique
0600	**Équilibre électrolytique et acidobasique**
0601	Équilibre hydrique
0603	Gravité de l'excès de volume liquidien
0602	Hydratation
0607	Gravité de l'hypercalcémie
0608	Gravité de l'hyperchlorémie
0609	Gravité de l'hyperkaliémie
0610	Gravité de l'hypermagnésémie
0611	Gravité de l'hypernatrémie
0612	Gravité de l'hyperphosphatémie
0613	Gravité de l'hypocalcémie
0614	Gravité de l'hypochlorémie
0615	Gravité de l'hypokaliémie
0616	Gravité de l'hypomagnésémie
0617	Gravité de l'hyponatrémie
0618	Gravité de l'hypophosphatémie

Domaine II – Santé physiologique (*suite*)
Classe H – Réponse immunitaire

Résultats qui décrivent la réaction physiologique d'un individu à des substances étrangères ou perçues comme telles par l'organisme

0702	État immunitaire
0703	**Gravité de l'infection**
0708	**Gravité de l'infection : nouveau-né**
0705	Réaction allergique localisée
0706	Réaction allergique systémique
0707	Réaction d'hypersensibilité immunitaire
0700	Réaction à une transfusion sanguine

Domaine II – Santé physiologique (*suite*)
Classe I – Régulation métabolique

Résultats qui décrivent la capacité d'un individu de réguler son métabolisme corporel

0803	Fonction hépatique
1006	Poids : masse corporelle
0802	État des signes vitaux
0800	Thermorégulation
0801	Thermorégulation : nouveau-né

Domaine II – Santé physiologique (*suite*)
Classe J – Neurocognitif

Résultats qui décrivent l'état cognitif et neurologique d'un individu

0918	Attention portée au côté atteint
0900	Capacités cognitives
0902	**Communication**
0903	Communication : expression
0904	Communication : compréhension
0905	Concentration
0906	Prise de décision
0916	Niveau du délire
0920	Niveau de la démence
0915	Niveau d'hyperactivité
0907	Traitement de l'information
0908	Mémoire
0909	État neurologique
0910	État neurologique : système nerveux autonome
0911	État neurologique : contrôle de la motricité centrale
0912	État neurologique : conscience

0913	État neurologique : fonction sensorimotrice des nerfs crâniens
0914	État neurologique : fonction sensorimotrice des nerfs rachidiens
0917	État neurologique : système nerveux périphérique
0901	Orientation
0919	Pensée abstraite

Domaine II – Santé physiologique (suite)
Classe K – Nutrition et digestion

Résultats qui décrivent le système digestif d'un individu et ses modes d'alimentation

1016	Mise en route de l'alimentation au biberon : nourrisson
1017	Exécution de l'alimentation au biberon
1018	Mise en route de l'alimentation à la tasse : nourrisson
1019	Exécution de l'alimentation à la tasse
1000	Mise en route de l'allaitement maternel : nouveau-né
1001	Mise en route de l'allaitement maternel : mère
1002	Poursuite de l'allaitement maternel
1003	Sevrage de l'allaitement maternel
1014	Appétit
1010	Déglutition
1011	Déglutition : phase œsophagienne
1012	Déglutition : phase orale
1013	Déglutition : phase pharyngée
1015	Fonction gastro-intestinale
1004	**État nutritionnel**
1008	État nutritionnel : aliments et liquides ingérés
1005	État nutritionnel : analyses biochimiques
1009	État nutritionnel : apports nutritionnels
1007	État nutritionnel : capacités énergétiques
1020	État nutritionnel de l'enfant

Domaine II – Santé physiologique (suite)
Classe AA – Réponse thérapeutique

Résultats qui décrivent la réaction systémique d'un individu à une méthode, un traitement ou des moyens curatifs

2302	Épuration systémique des toxines : dialyse
2300	Glycémie
2301	Réaction à un médicament
2303	Rétablissement après une intervention
2304	Rétablissement chirurgical : convalescence
2305	Rétablissement chirurgical : postopératoire immédiat

Domaine II – Santé physiologique (*suite*)

Classe L – Intégrité tissulaire

Résultats qui décrivent l'état et le fonctionnement des tissus corporels d'un individu

1106	Cicatrisation d'une brûlure
1107	Rétablissement après une brûlure
1102	**Cicatrisation : 1re intention**
1103	**Cicatrisation : 2e intention**
1104	Consolidation osseuse
1105	Hémodialyse : accès vasculaire (fistule)
1101	**Intégrité tissulaire : peau et muqueuses**
1100	**Santé buccodentaire**

Domaine II – Santé physiologique (*suite*)

Classe Y – Fonction sensorielle

Résultats qui décrivent la perception et l'utilisation de l'information sensorielle d'un individu

2405	Fonction sensorielle
2401	Fonction sensorielle : audition
2403	Fonction sensorielle : goût et odorat
2402	Fonction sensorielle : proprioception
2400	Fonction sensorielle : toucher
2404	Fonction sensorielle : vision

Domaine III – Santé psychosociale

Résultats qui décrivent le fonctionnement psychologique et social

Classe M – Bien-être psychologique

Résultats qui décrivent la santé émotionnelle d'un individu et la perception qu'il en a

1214	Niveau d'agitation
1211	**Niveau d'anxiété**
1216	Niveau d'anxiété sociale
1215	Conscience de soi
1208	Niveau de l'état dépressif
1206	Élan vital
1201	Espoir
1205	**Estime de soi**
1204	Régulation de l'humeur
1202	Identité
1207	Identité sexuelle
1200	**Image corporelle**

1209	Motivation
1210	Niveau de la peur
1213	Niveau de la peur : enfant
1203	Gravité de la solitude
1212	Niveau de stress

Domaine III – Santé psychosociale (*suite*)
Classe N – Adaptation psychosociale

Résultats qui décrivent l'adaptation psychologique et/ou sociale d'un individu à une altération de sa santé ou aux contraintes de la vie

1308	Adaptation à un handicap physique
1301	**Adaptation de l'enfant à l'hospitalisation**
1305	**Adaptation psychosociale : transition de la vie**
1302	**Stratégies d'adaptation**
1311	Adaptation à un changement d'environnement
1310	Résolution de la culpabilité
1304	Travail de deuil
1307	**Dignité en fin de vie**
1309	Résilience individuelle
1300	Acceptation de son propre état de santé

Domaine III – Santé psychosociale (*suite*)
Classe O – Contrôle de soi

Résultats qui décrivent la capacité d'un individu de maîtriser un comportement qui peut être nuisible émotionnellement ou physiquement pour lui-même ou pour d'autres

1401	Maîtrise de l'agressivité
1402	Autocontrôle de l'anxiété
1406	**Contrôle de l'automutilation**
1410	Maîtrise de la colère
1409	Autocontrôle de la dépression
1405	Autocontrôle des impulsions
1400	Autocontrôle de la maltraitance
1403	Autocontrôle des altérations de la pensée
1404	Autocontrôle de la peur
1408	Autocontrôle des idées suicidaires

Domaine III – Santé psychosociale (*suite*)
Classe P – Interaction sociale

Résultats qui décrivent les relations d'un individu avec les autres

1500	Attachement parent–enfant
1501	Exercice du rôle
1503	Implication sociale

Domaine III – Santé psychosociale (*suite*)

1502	Aptitude aux relations sociales
1504	Soutien social

Domaine IV – Connaissances et comportement relatifs à la santé

Résultats qui décrivent les attitudes, la compréhension et les actions d'un individu concernant la santé et la maladie

Classe Q – Comportement de santé

Résultats qui décrivent les actions d'un individu pour promouvoir, maintenir et rétablir sa santé

1600	Comportement d'adhésion
1621	Comportement d'adhésion : alimentation saine
1629	Arrêt de la consommation d'alcool
1610	Compensation de la perte d'audition
1614	Autonomie
1620	Autocontrôle d'une crise
1605	**Contrôle de la douleur**
1633	Pratique de l'exercice physique
1635	Gestion personnelle du temps
1604	**Participation à des loisirs**
1616	Respect des règles de mécanique corporelle
1618	Contrôle des nausées et des vomissements
1601	**Observance**
1632	Observance : activité prescrite
1623	Observance : médication prescrite
1622	Observance : régime alimentaire prescrit
1606	Participation aux décisions de soins santé
1626	Prise de poids
1627	Perte de poids
1628	Maintien du poids
1602	Comportement de promotion de la santé
1634	Dépistage personnel de santé
1603	Recherche d'un meilleur niveau de santé
1607	Comportement de santé pendant la grossesse
1624	Comportement de santé de la mère en post-partum
1613	Contrôle personnel des soins
1615	Soins personnels lors d'une stomie
1608	Contrôle des symptômes
1625	Arrêt de la consommation de tabac
1630	Arrêt de la toxicomanie
1611	Compensation de la perte de la vision

Domaine IV – Connaissances et comportement relatifs à la santé (suite)
Classe R – Croyances en matière de santé

Résultats qui décrivent les idées et les perceptions d'un individu qui influencent son comportement de santé

1700	Croyances matière de santé
1704	Croyances matière de santé : perception de la menace
1701	Croyances matière de santé : perception des capacités
1703	Croyances matière de santé : perception des ressources
1702	Croyances matière de santé : perception du contrôle
1705	Orientation de santé

Domaine IV – Connaissances et comportement relatifs à la santé (suite)
Classe FF – Gestion de la santé

Résultats qui décrivent les actions d'un individu en vue de gérer une maladie aiguë ou chronique

3105	Autogestion : arythmie
0704	Autogestion : asthme
3103	Autogestion : bronchopneumopathie chronique obstructive
3109	Autogestion : désordres lipidiques
1619	Autogestion : diabète
3107	Autogestion : hypertension
3106	Autogestion : insuffisance cardiaque
3100	Autogestion : maladie aiguë
3111	Autogestion : maladie artérielle périphérique
1617	Autogestion : maladie cardiaque
3102	Autogestion : maladie chronique
3104	Autogestion : maladie coronarienne
3108	Autogestion : maladie rénale
3110	Autogestion : ostéoporose
1631	Autogestion : sclérose en plaques
3101	Autogestion : traitement par anticoagulant

Domaine IV – Connaissances et comportement relatifs à la santé (suite)
Classe S – Connaissance relatives à la santé

Résultats qui décrivent la compréhension de l'information par un individu lors de sa mise en pratique en vue de promouvoir, maintenir et rétablir sa santé

1817	Connaissances : accouchement – travail et délivrance
1811	Connaissances : activités prescrites
1846	Connaissances : alimentation au biberon
1854	Connaissances : alimentation saine
1850	Connaissances : alimentation à la tasse

▶	1800	Connaissances : allaitement maternel
	1805	Connaissances : comportements de santé
	1804	Connaissances : conservation de l'énergie
	1821	Connaissances : contraception
	1842	Connaissances : contrôle de l'infection
	1812	Connaissances : contrôle de la toxicomanie
	1810	Connaissances : déroulement de la grossesse
	1863	Connaissances : gestion de l'accident vasculaire cérébral
	1831	Connaissances : gestion de l'arthrite
	1852	Connaissances : gestion de l'arythmie
	1832	Connaissances : gestion de l'asthme
	1848	Connaissances : gestion de la bronchopneumopathie chronique obstructive
	1833	Connaissances : gestion du cancer
	1834	Connaissances : prévention du cancer
	1851	Connaissances : gestion de la démence
	1836	Connaissances : gestion de la dépression
	1858	Connaissances : gestion des désordres lipidiques
	1820	Connaissances : gestion du diabète
	1843	Connaissances : gestion de la douleur
	1837	Connaissances : gestion de l'hypertension
	1835	Connaissances : gestion de l'insuffisance cardiaque
	1844	Connaissances : gestion de la maladie aiguë
	1860	Connaissances : gestion de la maladie artérielle périphérique
	1830	Connaissances : gestion de la maladie cardiaque
	1847	Connaissances : gestion de la maladie chronique
	1849	Connaissances : gestion de la maladie coronarienne
	1856	Connaissances : gestion de la maladie intestinale inflammatoire
	1857	Connaissances : gestion de la maladie rénale
	1859	Connaissances : gestion de l'ostéoporose
	1861	Connaissances : gestion de la pneumonie
	1841	Connaissances : gestion du poids
	1838	Connaissances : gestion de la sclérose en plaques
	1862	Connaissances : gestion du stress
	1866	Connaissances : gestion du temps
	1845	Connaissances : gestion d'un traitement anticoagulant
	1853	Connaissances : gestion des troubles alimentaires
	1827	Connaissances : mécanique corporelle
	1808	**Connaissances : médication**
	1814	Connaissances : modalités du traitement
	1855	Connaissances : mode de vie sain

1864	Connaissances : prévention de l'accident vasculaire cérébral
1828	Connaissances : prévention des chutes
1865	Connaissances : prévention de la thrombose
1803	Connaissances : processus de la maladie
1813	Connaissances : programme thérapeutique
1816	Connaissances : promotion de la fertilité
1823	Connaissances : promotion de la santé
1802	**Connaissances : régime alimentaire prescrit**
1806	Connaissances : ressources sanitaires
1826	Connaissances : rôle parental
1822	Connaissances : santé de la mère avant la conception
1818	Connaissances : santé de la mère en post-partum
1801	Connaissances : sécurité physique de l'enfant
1809	Connaissances : sécurité personnelle
1815	Connaissances : sexualité
1839	Connaissances : sexualité pendant la grossesse et le post-partum
1819	Connaissances : soins à un enfant
1840	Connaissances : soins au prématuré
1829	Connaissances : soins à une stomie

Domaine IV – Connaissances et comportement relatifs à la santé (*suite*)
Classe T – Contrôle des risques et sécurité

Résultats qui décrivent l'état de sécurité d'un individu et/ou les actions pour éviter, limiter ou contrôler les menaces identifiables pour sa santé

1913	Gravité d'une blessure physique
1912	Fréquence des chutes
1909	Prévention des chutes
1926	Errance sans danger
1918	Prévention des fausses routes
1919	Fréquence des fugues
1920	Risques de propension aux fugues
1921	Préparation à une intervention
1902	**Contrôle des risques**
1931	Contrôle des risques : accident vasculaire cérébral
1917	Contrôle des risques : cancer
1903	Contrôle des risques : consommation d'alcool
1904	Contrôle des risques : consommation de drogues
1906	Contrôle des risques : consommation de tabac
1915	Contrôle des risques : déficience auditive

1916	Contrôle des risques : déficience visuelle
1929	Contrôle des risques : désordres lipidiques
1925	Contrôle des risques : exposition au soleil
1907	Contrôle des risques : grossesse non désirée
1928	Contrôle des risques : hypertension
1922	Contrôle des risques : hyperthermie
1933	Contrôle des risques : hypotension
1923	Contrôle des risques : hypothermie
1924	Contrôle des risques : infection
1914	Contrôle des risques : maladie cardiovasculaire
1905	Contrôle des risques : maladies sexuellement transmissibles (MST)
1930	Contrôle des risques : ostéoporose
1927	Contrôle des risques : sécheresse de l'œil
1932	Contrôle des risques : thrombose
1908	Détection des risques
1934	Sécurité au sein des services de santé
1911	Comportement personnel de sécurité
1910	Sécurité du domicile
1900	Pratique de la vaccination

Domaine V – Santé perçue

Résultats qui décrivent l'impression qu'a un individu de sa santé et des soins de santé

Classe U – Santé et qualité de vie

Résultats qui décrivent la perception d'un individu relative à son état de santé et aux conditions de vie associées

2008	**Bien-être**
2009	Bien-être environnemental
2002	**Bien-être personnel**
2010	Bien-être physique
2011	Bien-être psychospirituel
2012	Bien-être socioculturel
2004	Forme physique
2013	Mode de vie équilibré
2007	Mort paisible
2000	**Qualité de vie**
2005	État de santé de l'élève
2006	État de santé personnel
2001	Santé spirituelle

Domaine V – Santé perçue (*suite*)
Classe V – État des symptômes

Résultats qui décrivent les signes d'une maladie, d'une blessure ou d'une perte chez un individu

2101	**Douleur : effets perturbateurs**
2102	**Niveau de la douleur**
1306	Douleur : réaction psychologique indésirable
2111	Gravité de l'hyperglycémie
2112	Gravité de l'hypertension
2113	Gravité de l'hypoglycémie
2114	Gravité de l'hypotension
2109	Niveau d'inconfort
2115	Gravité de la maladie artérielle périphérique
2107	Gravité des nausées et vomissements
2106	Nausées et vomissements : effets indésirables
2110	Gravité de la sécheresse de l'œil
2003	Gravité de la souffrance
2105	Gravité du syndrome prémenstruel
2103	Gravité des symptômes
2104	Gravité des symptômes : périménopause
2108	Gravité des symptômes lors du sevrage
1407	Conséquences de la toxicomanie

Domaine V – Santé perçue (*suite*)
Classe EE – Satisfaction des soins

Résultats qui décrivent les perceptions d'un individu quant à la qualité et la pertinence des soins de santé reçus

3014	Satisfaction du client
3000	Satisfaction du client : accessibilité aux soins
3013	Satisfaction du client : aspects techniques des soins
3005	Satisfaction du client : assistance fonctionnelle
3004	Satisfaction du client : besoins culturels
3015	Satisfaction du client : *case management*
3002	Satisfaction du client : communication
3003	Satisfaction du client : continuité des soins
3011	Satisfaction du client : contrôle des symptômes
3012	Satisfaction du client : enseignement
3007	Satisfaction du client : environnement physique
3016	Satisfaction du client : gestion de la douleur
3008	Satisfaction du client : respect des droits

3010	Satisfaction du client : sécurité
3006	Satisfaction du client : soins physiques
3001	Satisfaction du client : sollicitude (*caring*)
3009	Satisfaction du client : soutien psychologique

Domaine VI – Santé de la famille

Résultats qui décrivent l'état de santé, les comportements et le fonctionnement d'une famille dans son ensemble ou d'un individu en tant que membre de la famille

Classe W – Performance de l'aidant naturel

Résultats qui décrivent l'adaptation et la compétence d'un membre de la famille pour soigner un adulte ou un enfant dépendant

2200	**Adaptation de l'aidant naturel au placement du patient en institution**
2210	Endurance dans le rôle d'aidant naturel
2208	Facteurs de stress pour l'aidant naturel
2205	Performance de l'aidant naturel : soins directs
2206	Performance de l'aidant naturel : soins indirects
2203	Perturbation du mode de vie de l'aidant naturel
2202	Préparation d'un aidant naturel pour les soins à domicile
2204	Relations patient–aidant naturel

Domaine VI – Santé de la famille (*suite*)

Classe Z – État de santé d'un membre de la famille

Résultats qui décrivent la santé physique, psychologique, sociale, spirituelle d'un membre de la famille

2508	**Bien-être de l'aidant naturel**
2506	Équilibre affectif de l'aidant naturel
2507	Santé physique de l'aidant naturel
2500	Arrêt de la maltraitance
2501	Protection contre la maltraitance
2514	Rétablissement après maltraitance
2505	Rétablissement après maltraitance : abus sexuel
2502	Rétablissement après maltraitance : émotionnel
2503	Rétablissement après maltraitance : exploitation financière
2504	Rétablissement après maltraitance : physique
2513	Arrêt de la négligence
2512	Rétablissement après négligence
2509	État de santé de la mère : pendant la grossesse
2510	État de santé de la mère : pendant l'accouchement
2511	État de santé de la mère : après l'accouchement

Domaine VI – Santé de la famille (*suite*)
Classe X – Bien-être de la famille

Résultats qui décrivent l'état de santé global de la famille dans son environnement et les aptitudes sociales de la famille en tant qu'unité

2600	Stratégies d'adaptation familiales
2602	Fonctionnement de la famille
2603	Intégrité de la famille
2604	Normalisation de la famille
2605	Participation de la famille aux soins dispensés par les professionnels
2608	Résilience familiale
2610	Contrôle des risques au sein de la famille : obésité
2606	État de santé de la famille
2601	Climat social de la famille
2609	Soutien de la famille lors d'un traitement

Domaine VI – Santé de la famille (*suite*)
Classe DD – Rôle parental

Résultats qui décrivent les comportements des parents qui favorisent la croissance et un développement optimal de l'enfant

2211	Exercice du rôle parental
2904	Exercice du rôle parental : nourrisson
2907	Exercice du rôle parental : petit enfant
2906	Exercice du rôle parental : enfant en âge préscolaire
2905	Exercice du rôle parental : enfant de 6 à 11 ans
2903	Exercice du rôle parental : adolescent
2900	Exercice du rôle parental : sécurité physique du nourrisson/jeune enfant
2901	Exercice du rôle parental : sécurité physique de l'enfant
2902	Exercice du rôle parental : sécurité physique de l'adolescent
1901	Exercice du rôle parental : sécurité des relations sociales

Domaine VII – Santé de la collectivité

Résultats qui décrivent la santé, le bien-être, le fonctionnement d'une collectivité ou d'une population

Classe BB – Bien-être de la collectivité

Résultats qui décrivent l'état de santé global et les aptitudes sociales d'une population ou d'une collectivité

2700	Compétence d'une collectivité
2800	État immunitaire d'une collectivité
2701	État de santé d'une collectivité
2702	Niveau de violence au sein de la collectivité
2703	Réaction d'une collectivité face au deuil
2704	Résilience communautaire

Domaine VII – Santé de la collectivité (*suite*)	
Classe CC – Protection de la santé de la collectivité	
Résultats qui décrivent les structures et les programmes de la collectivité en vue d'éliminer ou de réduire les risques liés à la santé ou d'augmenter la résistance aux menaces pour la santé	
2808	Efficacité du programme d'une collectivité
2804	Préparation d'une collectivité à une catastrophe
2806	Réaction d'une collectivité face à une catastrophe
2807	Santé d'une collectivité : efficacité du dépistage
2803	Contrôle des risques au sein de la collectivité : exposition au plomb
2801	Contrôle des risques au sein de la collectivité : maladie chronique
2802	Contrôle des risques au sein de la collectivité : maladie transmissible
2809	Contrôle des risques au sein de la collectivité : obésité
2810	Contrôle des risques au sein de la collectivité : traditions culturelles préjudiciables à la santé
2805	Contrôle des risques au sein de la collectivité : violence

Santé psychosociale

1301

ADAPTATION DE L'ENFANT À L'HOSPITALISATION

Adaptation d'un enfant de 3 à 17 ans à son hospitalisation.

SCORE GLOBAL DU RÉSULTAT

1	2	3	4	5
Jamais démontré	Rarement démontré	Quelquefois démontré	Souvent démontré	Constamment démontré

INDICATEURS
- Interagit avec les parents
- Maintient ses habitudes
- Reconnaît les raisons de l'hospitalisation
- Participe aux prises de décision
- Pose des questions sur la maladie
- Pose des questions sur le traitement
- Décrit la maladie
- Décrit le traitement prescrit
- Garde le contrôle
- Coopère aux procédures

- Est réceptif aux mesures de réconfort
- Réagit aux thérapies de diversion
- Participe aux interactions sociales
- Communique avec les pairs
- Conserve ses aptitudes aux soins personnels antérieurs à l'hospitalisation

SCORE GLOBAL DU RÉSULTAT

1	2	3	4	5
Constamment démontré	Souvent démontré	Quelquefois démontré	Rarement démontré	Jamais démontré

INDICATEURS
- Agitation
- Anxiété suite à la séparation
- Comportement régressif
- Anxiété
- Peur
- Colère
- Repli sur soi
- Comportement agressif

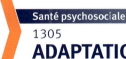

Santé psychosociale

1305
ADAPTATION PSYCHOSOCIALE : TRANSITION DE LA VIE

Adaptation psychosociale d'un individu à un changement significatif de la vie.

SCORE GLOBAL DU RÉSULTAT

1	2	3	4	5
Jamais démontré	Rarement démontré	Quelquefois démontré	Souvent démontré	Constamment démontré

INDICATEURS
- Se fixe des buts réalistes
- Préserve l'estime de soi
- Conserve sa productivité
- Exprime un sentiment d'utilité
- Exprime de l'optimisme concernant le présent
- Exprime de l'optimisme concernant le futur

- Exprime des sentiments de pouvoir
- Identifie plusieurs stratégies d'adaptation
- Utilise des stratégies d'adaptation efficaces
- Utilise des stratégies de gestion financière efficaces
- Utilise le soutien social disponible
- Participe aux activités de loisirs
- Exprime de la satisfaction à propos des décisions prises dans la vie
- Exprime des sentiments d'engagement social

Santé psychosociale

1302
STRATÉGIE D'ADAPTATION

Actions personnelles mises en œuvre pour gérer les facteurs de stress qui mettent à l'épreuve les ressources d'un individu.

SCORE GLOBAL DU RÉSULTAT

1	2	3	4	5
Jamais démontré	Rarement démontré	Quelquefois démontré	Souvent démontré	Constamment démontré

INDICATEURS
- Identifie les modes d'adaptation efficaces
- Identifie les modes d'adaptation inefficaces
- Exprime un sentiment de contrôle
- Signale une diminution du stress
- Verbalise une acceptation de la situation
- Recherche de l'information fiable concernant le diagnostic
- Recherche de l'information fiable concernant le traitement
- Modifie son style de vie pour diminuer le stress
- S'adapte aux changements liés à la situation
- Utilise son réseau de soutien social
- Adopte des comportements afin de réduire le stress
- Identifie plusieurs stratégies d'adaptation
- Utilise des stratégies d'adaptation efficaces
- Évite les situations trop stressantes
- Verbalise le besoin d'aide
- Obtient l'aide d'un professionnel de la santé
- Signale une diminution des symptômes physiques du stress
- Signale une diminution des sentiments négatifs
- Signale une augmentation du bien-être psychologique

État de santé/Famille

2200
ADAPTATION DE L'AIDANT NATUREL AU PLACEMENT DU PATIENT EN INSTITUTION

Adaptation d'un membre de la famille lorsque la personne qu'il soignait est placée en institution.

SCORE GLOBAL DU RÉSULTAT

1	2	3	4	5
Jamais démontré	Rarement démontré	Quelquefois démontré	Souvent démontré	Constamment démontré

INDICATEURS

- A confiance dans le soignant extérieur à la famille
- Maintient le contrôle souhaité sur les soins
- Participe aux soins en fonction des désirs
- Maintient la relation avec la personne soignée
- Collabore avec les professionnels de santé pour le choix des soins
- Exprime une diminution du besoin d'exprimer ses sentiments concernant le changement
- Résout ses sentiments de culpabilité
- Résout ses sentiments de colère
- Utilise des stratégies de gestion des conflits
- Exprime un bien-être quant au changement de rôle
- Donne son consentement pour les traitements
- Fournit des informations sur les habitudes du patient
- Apporte des objets contribuant au bien-être du patient
- Communique les besoins du patient incapable de communiquer

État de santé/Famille

2508
BIEN-ÊTRE DE L'AIDANT NATUREL

Niveau de perception positive de l'aidant naturel à propos de son état de santé.

SCORE GLOBAL DU RÉSULTAT

1	2	3	4	5
Pas du tout satisfait	Peu satisfait	Moyennement satisfait	Très satisfait	Tout à fait satisfait

INDICATEURS
- État de santé physique
- État de santé psychologique
- Mode de vie
- Exercice des rôles habituels
- Soutien social
- Soutien pour les activités domestiques de la vie quotidienne
- Soutien du professionnel de la santé
- Relations sociales
- Partage des responsabilités au sein de la famille quant aux soins donnés
- Disponibilité pour un répit
- Capacité de faire face
- Rôle d'aidant naturel
- Ressources financières pour donner les soins

Santé psychosociale

1211
NIVEAU D'ANXIÉTÉ

Gravité de l'inquiétude, de la tension et du sentiment de malaise de source non identifiable.

SCORE GLOBAL DU RÉSULTAT

1	2	3	4	5
Grave	Important	Modéré	Léger	Aucun

INDICATEURS
- Agitation
- Impatience
- Torsion des mains
- Détresse
- Malaise
- Tension musculaire
- Tension faciale
- Irritabilité
- Indécision
- Accès de colère
- Trouble du comportement
- Difficulté de concentration
- Difficulté d'apprentissage
- Difficulté à résoudre des problèmes

- Accès de panique
- Inquiétude verbalisée
- Anxiété verbalisée
- Inquiétude exagérée concernant les événements de la vie
- Augmentation de la pression sanguine
- Augmentation des pulsations
- Augmentation de la fréquence respiratoire
- Dilatation des pupilles
- Sueurs
- Étourdissements
- Fatigue
- Diminution de la productivité
- Baisse des résultats scolaires
- Repli sur soi
- Perturbation du sommeil
- Modification de l'élimination intestinale
- Modification du comportement alimentaire

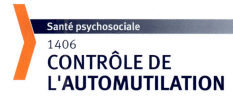

Santé psychosociale

1406
CONTRÔLE DE L'AUTOMUTILATION

Actions personnelles mises en œuvre en vue de s'abstenir de s'infliger intentionnellement des blessures non mortelles.

SCORE GLOBAL DU RÉSULTAT

1	2	3	4	5
Jamais démontré	Rarement démontré	Quelquefois démontré	Souvent démontré	Constamment démontré

INDICATEURS
- S'abstient de rechercher des moyens d'automutilation
- Obtient une assistance quand c'est nécessaire
- Respecte le contrat de ne pas se blesser
- Maintient le contrôle de soi sans supervision
- S'abstient de se blesser
- Utilise les groupes de soutien disponibles
- Respecte la prescription médicamenteuse
- Participe aux activités de promotion de la santé mentale
- Suit le programme thérapeutique
- Utilise des stratégies d'adaptation efficaces

État de santé perçu
2008
BIEN-ÊTRE

Bien-être physique, psychospirituel, socioculturel, environnemental et sécurité d'un individu.

SCORE GLOBAL DU RÉSULTAT

1	2	3	4	5
Extrêmement perturbé	Fortement perturbé	Modérément perturbé	Légèrement perturbé	Non perturbé

INDICATEURS
- Bien-être physique
- Contrôle des symptômes
- Bien-être psychologique
- Environnement physique
- Température ambiante
- Soutien social de la famille
- Soutien social des amis
- Relations sociales
- Vie spirituelle
- Soin en cohérence avec les croyances culturelles
- Soins cohérents par rapport aux besoins
- Capacité de communiquer ses besoins

État de santé perçu
2002
BIEN-ÊTRE PERSONNEL

Degré de perception positive de son état de santé actuel.

SCORE GLOBAL DU RÉSULTAT

1	2	3	4	5
Pas du tout satisfait(e)	Peu satisfait(e)	Moyennement satisfait(e)	Très satisfait(e)	Tout à fait satisfait(e)

INDICATEURS
- Réalisation des activités de la vie quotidienne
- Accomplissement des rôles habituels
- Santé psychologique
- Relations sociales
- Vie spirituelle

- Santé physique
- État cognitif
- Capacité de s'adapter
- Capacité de se relaxer
- Niveau de bonheur
- Capacité d'exprimer des émotions
- Capacité de contrôler ses activités
- Possibilités de choisir pour les soins de santé

Santé physiologique

1102
CICATRISATION : 1RE INTENTION

Importance de la régénération cellulaire et tissulaire d'une plaie intentionnelle fermée.

SCORE GLOBAL DU RÉSULTAT

1	2	3	4	5
Aucune	Faible	Modérée	Importante	Totale

INDICATEURS
- Rapprochement de la peau
- Rapprochement des berges de la plaie
- Formation de la cicatrice

SCORE GLOBAL DU RÉSULTAT

1	2	3	4	5
Sévère	Important(e)	Modéré(e)	Limité(e)	Aucun(e)

INDICATEURS
- Écoulement purulent
- Écoulement séreux
- Écoulement sanguinolent
- Écoulement séro-sanguinolent
- Drainage sanguinolent
- Drainage séro-sanguinolent
- Érythème au pourtour de la plaie
- Contusion au pourtour de la plaie
- Œdème au pourtour de la plaie
- Augmentation de la température cutanée
- Odeur de plaie infectée

Santé physiologique
1103
CICATRISATION : 2ᴇ INTENTION

Régénération cellulaire et tissulaire d'une plaie ouverte.

SCORE GLOBAL DU RÉSULTAT

1	2	3	4	5
Aucune	Faible	Modérée	Importante	Totale

INDICATEURS
- Granulation
- Formation d'une cicatrice
- Diminution de la taille de la plaie

SCORE GLOBAL DU RÉSULTAT

1	2	3	4	5
Sévère	Important(e)	Modéré(e)	Limité(e)	Aucun(e)

INDICATEURS
- Écoulement purulent
- Écoulement séreux
- Drainage sanguinolent
- Drainage séro-sanguinolent
- Érythème au pourtour de la plaie
- Inflammation de la plaie
- Œdème au pourtour de la plaie
- Phlyctène
- Macération de la peau
- Nécrose
- Ulcération
- Fistule
- Excavation
- Formation d'une cavité infectée
- Odeur de plaie infectée

Santé physiologique
0401
ÉTAT CIRCULATOIRE

État du flux sanguin sans obstruction, dans une seule direction, présentant une pression sanguine appropriée dans les gros vaisseaux systémiques et le système pulmonaire.

SCORE GLOBAL DU RÉSULTAT

1	2	3	4	5
Écart majeur par rapport aux normes	Écart important par rapport aux normes	Écart modéré par rapport aux normes	Écart léger par rapport aux normes	Aucun écart par rapport aux normes

INDICATEURS

- Pression systolique
- Pression diastolique
- Pouls
- Pression artérielle moyenne
- Pression veineuse centrale
- Pression capillaire pulmonaire
- Force du pouls carotidien droit
- Force du pouls carotidien gauche
- Force du pouls brachial droit
- Force du pouls brachial gauche
- Force du pouls radial droit
- Force du pouls radial gauche
- Force du pouls fémoral droit
- Force du pouls fémoral gauche
- Force du pouls pédieux droit
- Force du pouls pédieux gauche
- PaO_2 (pression partielle d'oxygène dans le sang artériel)
- $PaCO_2$ (pression partielle de dioxyde de carbone dans le sang artériel)
- Saturation en oxygène
- Différence artérioveineuse en oxygène
- Débit urinaire
- Remplissage capillaire

1	2	3	4	5
Grave(s)	Important(e)(s)	Modéré(e)(s)	Léger(ère)(s)	Aucun(e)

- Hypotension orthostatique
- Bruits respiratoires adventices
- Souffle dans les gros vaisseaux
- Turgescence des veines jugulaires
- Œdème périphérique
- Ascite
- Fatigue
- Prise de poids
- Troubles de la cognition
- Pâleur

- Rougeur des jambes en position dépendante
- Claudication intermittente
- Diminution de la température cutanée
- Paresthésie
- Syncope
- Signe du godet
- Ulcères des extrémités des membres inférieurs
- Engourdissement

Santé physiologique

0902
COMMUNICATION

Réception, interprétation et expression de messages oraux, écrits et non verbaux.

SCORE GLOBAL DU RÉSULTAT

1	2	3	4	5
Extrêmement perturbée	Fortement perturbée	Modérément perturbée	Légèrement perturbée	Non perturbée

INDICATEURS
- Utilisation du langage écrit
- Utilisation du langage parlé
- Utilisation des images et des dessins
- Utilisation du langage des signes
- Utilisation du langage non verbal
- Reconnaissance des messages reçus
- Interprétation correcte des messages reçus
- Transmission des messages au bon destinataire
- Échange avec précision de messages avec d'autres

Comportement et connaissance de l'état de santé

1808
CONNAISSANCES : MÉDICATION

Importance de la compréhension concernant la prise en toute sécurité d'un médicament.

SCORE GLOBAL DU RÉSULTAT

1	2	3	4	5
Aucune connaissance	Connaissances limitées	Connaissances modérées	Connaissances importantes	Connaissances approfondies

INDICATEURS

- Importance d'informer les professionnels de la santé de la prise des médicaments en cours
- Identification du nom exact du médicament
- Apparence du médicament
- Effets thérapeutiques du médicament
- Effets secondaires du médicament
- Effets indésirables du médicament
- Utilisation d'un aide-mémoire
- Interactions médicamenteuses potentielles
- Interactions médicamenteuses potentielles avec d'autres molécules
- Prise correcte du médicament prescrit
- Prise correcte de médicaments en vente libre
- Technique correcte d'auto-injection
- Méthodes d'autosurveillance
- Rangement approprié du médicament
- Élimination appropriée du médicament
- Entretien correct du matériel servant à l'administration des traitements
- Élimination appropriée des seringues et des aiguilles
- Procédures à suivre pour obtenir le médicament ou son renouvellement
- Procédures à suivre pour obtenir le matériel
- Aide financière disponible
- Examens de laboratoire requis pour la surveillance des effets du médicament
- Importance d'utiliser un bracelet ou une carte d'identification d'alerte médicale

Comportement et connaissance de l'état de santé

1802
CONNAISSANCES : RÉGIME ALIMENTAIRE PRESCRIT

Importance de la compréhension concernant un régime alimentaire recommandé par un professionnel de la santé pour une maladie spécifique.

SCORE GLOBAL DU RÉSULTAT

1	2	3	4	5
Aucune connaissance	Connaissances limitées	Connaissances modérées	Connaissances importantes	Connaissances approfondies

INDICATEURS

- Régime alimentaire prescrit
- Bénéfices d'un régime alimentaire
- Bénéfices du régime alimentaire prescrit
- Objectifs du régime
- Relations entre régime, activité physique et poids
- Aliments autorisés dans le régime
- Liquides autorisés dans le régime
- Aliments à éviter dans le régime
- Liquides à éviter dans le régime
- Nourriture correspondant aux croyances culturelles
- Répartition de l'ingestion de nourriture recommandée sur une journée
- Portions de nourriture recommandées
- Interprétation des étiquettes des aliments
- Directives pour la préparation des aliments
- Élaboration de menus fondée sur le régime alimentaire prescrit
- Stratégies pour changer les habitudes alimentaires
- Menus pour des repas pris en société
- Stratégies pour gérer les situations qui influencent l'ingestion d'aliments et de liquides
- Méthodes d'auto-surveillance
- Interactions potentielles entre aliments et médicaments
- Interactions potentielles entre la nourriture et les suppléments à base de plantes
- Stratégies pour augmenter l'observance du régime alimentaire

Santé fonctionnelle

0201
DÉPLACEMENT : FAUTEUIL ROULANT

Actions personnelles en vue de se déplacer d'un endroit à l'autre en fauteuil roulant.

SCORE GLOBAL DU RÉSULTAT

1	2	3	4	5
Extrêmement perturbé	Fortement perturbé	Modérément perturbé	Légèrement perturbé	Non perturbé

INDICATEURS
- Effectue des transferts vers le, ou à partir du fauteuil
- Mobilise le fauteuil roulant en toute sécurité
- Mobilise le fauteuil sur une courte distance
- Mobilise le fauteuil roulant sur une distance moyenne
- Mobilise le fauteuil roulant sur une longue distance
- Effectue des virages en fauteuil
- Franchit des portes en fauteuil
- Utilise des rampes

Santé fonctionnelle

0100
DÉVELOPPEMENT DE L'ENFANT : À 2 MOIS

Stade de développement physique, cognitif et psychosocial d'un enfant de 2 mois.

SCORE GLOBAL DU RÉSULTAT

1	2	3	4	5
Jamais démontré	Rarement démontré	Quelquefois démontré	Souvent démontré	Constamment démontré

INDICATEURS
- Disparition du réflexe de crawl (marche automatique)
- En position ventrale, relève la tête, le cou et la partie supérieure du thorax en s'appuyant sur les bras
- Montre un léger contrôle de la tête en position verticale
- Garde les mains ouvertes fréquemment
- Disparition du réflexe de *grasping*
- Gazouille et vocalise
- Montre de l'intérêt aux stimuli auditifs
- Montre de l'intérêt aux stimuli visuels
- Sourit
- Montre du plaisir aux interactions en particulier vis-vis des soignants principaux

Comportement et connaissance de l'état de santé

1605
CONTRÔLE DE LA DOULEUR

Actions personnelles mises en œuvre pour contrôler la douleur.

SCORE GLOBAL DU RÉSULTAT

1	2	3	4	5
Jamais démontré	Rarement démontré	Quelquefois démontré	Souvent démontré	Constamment démontré

INDICATEURS

- Reconnaît le début de la douleur
- Décrit les facteurs favorisants
- Tient un journal de la douleur pour surveiller les symptômes au fil du temps
- Utilise des mesures préventives
- Utilise des moyens de soulagement non médicamenteux
- Utilise des analgésiques à bon escient
- Signale des changements dans les symptômes de la douleur au professionnel de la santé
- Signale les symptômes non contrôlés au professionnel de la santé
- Utilise les ressources disponibles
- Reconnaît les symptômes associés à la douleur
- Exprime un soulagement de la douleur

État de santé perçu

2101
DOULEUR : EFFETS PERTURBATEURS

Gravité des effets perturbateurs observés ou signalés de la douleur chronique sur le fonctionnement quotidien.

SCORE GLOBAL DU RÉSULTAT

1	2	3	4	5
Graves	Importants	Modérés	Légers	Aucun

INDICATEURS

- Inconfort
- Perturbation des relations interpersonnelles
- Perturbation de l'exercice du rôle
- Perturbation de la concentration

- Perturbation du sentiment de contrôle
- Troubles de l'humeur
- Manque de patience
- Troubles du sommeil
- Perturbation de la routine
- Diminution de la mobilité physique
- Interférence avec les activités de la vie quotidiennes
- Perturbation de la productivité professionnelle
- Perturbation de la productivité scolaire
- Perte d'appétit
- Perturbation de l'élimination urinaire
- Perturbation de l'élimination intestinale
- Absentéisme professionnel
- Absentéisme scolaire
- Difficulté à maintenir son emploi
- Perturbation de la joie de vivre
- Perte d'espoir
- Perturbation de l'activité physique

État de santé perçu

2102
NIVEAU DE LA DOULEUR

Gravité de la douleur signalée ou observée.

SCORE GLOBAL DU RÉSULTAT

1	2	3	4	5
Grave	Important	Modéré	Léger	Aucun

INDICATEURS
- Douleur rapportée
- Durée des épisodes douloureux
- Frottement de la zone affectée
- Gémissements et cris
- Expression faciale de la douleur
- Nervosité
- Agitation
- Irritabilité
- Tressaillement
- Sensation de déchirure
- Diaphorèse
- Marche à pas mesurés

- Rétrécissement pupillaire
- Tension musculaire
- Perte d'appétit
- Nausées
- Intolérance à l'alimentation

SCORE GLOBAL DU RÉSULTAT

1	2	3	4	5
Écart majeur par rapport aux normes	Écart important par rapport aux normes	Écart modéré par rapport aux normes	Écart léger par rapport aux normes	Aucun écart par rapport aux normes

INDICATEURS
- Fréquence respiratoire
- Fréquence cardiaque apicale
- Fréquence du pouls radial
- Pression sanguine
- Perspiration

Santé physiologique

0600
ÉQUILIBRE ÉLECTROLYTIQUE ET ACIDOBASIQUE

Maintien de l'équilibre des électrolytes et des autres composants dans les compartiments intracellulaires et extracellulaires du corps.

SCORE GLOBAL DU RÉSULTAT

1	2	3	4	5
Écart majeur par rapport aux normes	Écart important par rapport aux normes	Écart modéré par rapport aux normes	Écart léger par rapport aux normes	Aucun écart par rapport aux normes

INDICATEURS
- Fréquence cardiaque
- Rythme cardiaque
- Fréquence respiratoire
- Rythme respiratoire
- Sodium sérique
- Potassium sérique
- Chlorures sériques
- Calcium sérique
- Magnésium sérique

- pH sérique
- Albumine sérique
- Créatinine sérique
- Bicarbonates sériques
- Dioxyde de carbone sérique
- Osmolarité sérique
- Glycémie
- Hématocrite
- Urée sérique
- Rapport urée/créatinine
- pH urinaire
- Sodium urinaire
- Chlore urinaire
- Créatinine urinaire
- Osmolarité urinaire
- Densité urinaire
- Absence de signe d'irritabilité neuromusculaire
- Fourmillements aux extrémités

SCORE GLOBAL DU RÉSULTAT

1	2	3	4	5
Grave(s)	Important(e)(s)	Modéré(e)(s)	Léger(ère)(s)	Aucun(e)

INDICATEURS

- Troubles cognitifs
- Fatigue
- Faiblesse musculaire
- Crampes musculaires
- Crampes abdominales
- Nausées
- Dysrythmie
- Agitation
- Paresthésies

Santé physiologique

0501
ÉLIMINATION INTESTINALE

Formation et évacuation de selles.

SCORE GLOBAL DU RÉSULTAT

1	2	3	4	5
Extrêmement perturbée	Fortement perturbée	Modérément perturbée	Légèrement perturbée	Non perturbée

INDICATEURS

- Habitude d'élimination
- Contrôle de l'élimination intestinale
- Couleur des selles
- Quantité de selles proportionnelle à l'alimentation
- Selles molles et moulées
- Défécation facile
- Tonicité des sphincters
- Tonicité des muscles évacuateurs
- Évacuation des selles sans aide
- Bruits intestinaux

1	2	3	4	5
Grave(s)	Important(e)(s)	Modéré(e)(s)	Léger(ère)(s)	Aucun(e)

- Graisses dans les selles
- Sang dans les selles
- Mucus dans les selles
- Constipation
- Diarrhée
- Abus de laxatifs
- Crampes douloureuses

Santé physiologique

0503
ÉLIMINATION URINAIRE

Collection et évacuation des urines.

SCORE GLOBAL DU RÉSULTAT

1	2	3	4	5
Extrêmement perturbée	Fortement perturbée	Modérément perturbée	Légèrement perturbée	Non perturbé

- Mode d'élimination
- Odeur de l'urine
- Quantité d'urine
- Couleur de l'urine
- Clarté de l'urine
- Apport liquidien
- Vidange complète de la vessie
- Reconnaissance de la forte envie d'uriner

SCORE GLOBAL DU RÉSULTAT

1	2	3	4	5
Grave	Importante	Modérée	Légère	Aucune

INDICATEURS

- Présence de particules visibles dans les urines
- Présence de sang visible dans les urines
- Douleur à la miction
- Sensation de brûlure à la miction
- Hésitation à la miction
- Fréquence urinaire
- Miction impérieuse
- Rétention urinaire
- Nycturie
- Incontinence urinaire
- Incontinence due au stress
- Incontinence par besoin impérieux
- Incontinence fonctionnelle

Santé fonctionnelle

0202
ÉQUILIBRE

Capacité de maintenir l'équilibre corporel.

SCORE GLOBAL DU RÉSULTAT

1	2	3	4	5
Extrêmement perturbé	Fortement perturbé	Modérément perturbé	Légèrement perturbé	Non perturbé

INDICATEURS

- Maintient l'équilibre en position assise, sans appui arrière
- Maintient l'équilibre en passant de la position assise à la position debout
- Maintient l'équilibre en station debout
- Maintient l'équilibre à la marche
- Maintient l'équilibre en appui sur un pied
- Maintient l'équilibre en passant d'un pied à l'autre
- Maintient l'équilibre tout en tournant de 360 degrés
- Posture

SCORE GLOBAL DU RÉSULTAT

1	2	3	4	5
Grave	Important	Modéré	Léger	Aucun

INDICATEURS

- Vacillement
- Vertige
- Tremblement
- Trébuchement

Santé psychosociale

1205
ESTIME DE SOI

Jugement personnel sur sa valeur.

SCORE GLOBAL DU RÉSULTAT

1	2	3	4	5
Jamais positive	Rarement positive	Parfois positive	Souvent positive	Toujours positive

INDICATEURS

- Expression d'acceptation de soi
- Acceptation de ses propres limites
- Maintien d'une posture droite
- Maintien du contact visuel
- Description de soi
- Attention aux autres
- Communication ouverte
- Réalisation des rôles personnels importants
- Maintien des soins corporels et de l'hygiène
- Équilibre entre la participation et l'écoute dans un groupe
- Niveau de confiance
- Acceptation des compliments des autres
- Réactions attendues des autres
- Acceptation de la critique constructive
- Volonté de se confronter aux autres
- Description de succès dans le travail
- Description de succès scolaires
- Description de succès dans les groupes sociaux
- Description de la fierté de soi
- Croyances en sa propre valeur

État de santé perçu

1307

DIGNITÉ EN FIN DE VIE

Actions personnelles destinées à maintenir le contrôle quand la fin de vie approche.

SCORE GLOBAL DU RÉSULTAT

1	2	3	4	5
Jamais démontré	Rarement démontré	Quelquefois démontré	Souvent démontré	Constamment démontré

INDICATEURS

- Met ses affaires en ordre
- Exprime de l'espoir
- Participe aux décisions de soins
- Participe aux décisions concernant l'hospitalisation
- Participe aux décisions concernant sa volonté de ne pas être réanimé
- Contrôle les décisions relatives au don d'organe
- Participe à la préparation des funérailles
- Maintient ses dernières volontés
- Maintient les directives anticipées
- Résout des problèmes importants
- Partage ses sentiments à propos de la mort
- Noue des liens de réconciliation
- Atteint des objectifs significatifs
- Contrôle le temps qui reste
- Échange de l'affection avec les autres
- Se dégage progressivement des autres personnes importantes
- Se rappelle des souvenirs de sa vie
- Passe en revue les réussites de sa vie
- Discute des expériences spirituelles
- Discute des préoccupations spirituelles
- Maintient une indépendance physique
- Contrôle le choix des traitements
- Sélectionne l'ingestion de boissons et d'aliments
- Contrôle ses biens personnels
- Exprime être prêt(e) pour mourir

Santé psychosociale

1200
IMAGE CORPORELLE

Perception de son apparence personnelle et de son fonctionnement corporel.

SCORE GLOBAL DU RÉSULTAT

1	2	3	4	5
Jamais positive	Rarement positive	Parfois positive	Souvent positive	Toujours positive

INDICATEURS
- Image interne de soi
- Congruence entre la réalité corporelle, l'idéal corporel et la représentation corporelle
- Description de la partie atteinte du corps
- Volonté de toucher la partie atteinte du corps
- Volonté d'utiliser des stratégies visant à améliorer l'apparence
- Satisfaction de son apparence physique
- Volonté d'utiliser des stratégies visant à améliorer le fonctionnement corporel
- Satisfaction du fonctionnement de l'organisme
- Adaptation aux changements de l'apparence physique
- Adaptation aux changements du fonctionnement de l'organisme
- Adaptation aux changements de l'état de santé
- Adaptation aux changements corporels provoqués par une blessure
- Adaptation aux changements corporels suite à une chirurgie
- Adaptation aux changements corporels liés au vieillissement

Santé fonctionnelle

0204
CONSÉQUENCES DE L'IMMOBILITÉ : PHYSIOLOGIQUES

Gravité des dysfonctionnements physiologiques consécutifs à la diminution de la mobilité physique.

SCORE GLOBAL DU RÉSULTAT

1	2	3	4	5
Graves	Importantes	Modérées	Légères	Aucune

INDICATEURS

- Escarre(s)
- Constipation
- Fécalome
- Transit intestinal ralenti
- Iléus paralytique
- Lithiases urinaires
- Rétention urinaire
- Fièvre
- Infection urinaire
- Fracture
- Raideurs articulaires
- Ankylose articulaire
- Hypotension orthostatique
- Thrombose veineuse
- Congestion pulmonaire
- Pneumonie
- Stase veineuse

SCORE GLOBAL DU RÉSULTAT

1	2	3	4	5
Extrêmement perturbé(e)s	Fortement perturbé(e)s	Modérément perturbé(e)s	Légèrement perturbé(e)s	Non perturbé(e)s

INDICATEURS

- État nutritionnel
- Force musculaire
- Tonus musculaire
- Mouvements articulaires
- Efficacité de la toux
- Capacité vitale

Santé physiologique

0703
GRAVITÉ DE L'INFECTION

Gravité des signes et des symptômes de l'infection.

SCORE GLOBAL DU RÉSULTAT

1	2	3	4	5
Grave	Importante	Modérée	Légère	Aucune

INDICATEURS

- Éruption cutanée
- Vésicules non cicatrisées
- Suppuration nauséabonde
- Expectorations purulentes
- Drainage purulent
- Pyurie
- Fièvre
- Hypothermie
- Instabilité de la température
- Douleur
- Sensibilité
- Symptômes gastro-intestinaux
- Adénopathie
- Malaise
- Frissons
- Diminution inexpliquée des capacités cognitives
- Apathie
- Perte d'appétit
- Infiltrat pulmonaire à la radiographie thoracique
- Présence de germes à l'hémoculture
- Présence de germes dans les dispositifs d'accès vasculaires
- Présence de germes dans la culture des crachats
- Présence de germes dans la culture du liquide céphalorachidien
- Présence de germes dans la culture du prélèvement de plaie
- Présence de germes dans la culture des urines
- Présence de germes à la coproculture
- Élévation du taux de leucocytes
- Diminution du taux de leucocytes

Santé physiologique

0708
GRAVITÉ DE L'INFECTION : NOUVEAU-NÉ

Gravité des signes et des symptômes de l'infection pendant les 28 premiers jours de la vie.

SCORE GLOBAL DU RÉSULTAT

1	2	3	4	5
Grave	Importante	Modérée	Légère	Aucune

INDICATEURS

- Instabilité de la température
- Hypothermie
- Tachypnée
- Tachycardie
- Bradycardie
- Arythmie
- Hypotension
- Hypertension
- Pâleur
- Marbrure cutanée
- Cyanose
- Moiteur de la peau et peau froide
- Vomissement
- Diarrhée
- Distension abdominale
- Intolérance alimentaire
- Apathie
- Irritabilité
- Convulsions
- Nervosité
- Pleurs aigus
- Éruption cutanée
- Vésicules non cicatrisées
- Suppuration nauséabonde
- Drainage purulent
- Conjonctivite
- Infection de l'ombilic
- Présence de germes à l'hémoculture
- Présence de germes dans la culture du prélèvement de plaie
- Présence de germes dans la culture des urines
- Présence de germes à la coproculture
- Infiltrat pulmonaire à la radiographie du thorax
- Présence de germes dans la culture du liquide céphalorachidien
- Élévation du taux des leucocytes
- Diminution du taux de leucocytes

Santé physiologique

1101
INTÉGRITÉ TISSULAIRE : PEAU ET MUQUEUSES

Structure intacte et fonction physiologique normale de la peau et des muqueuses.

SCORE GLOBAL DU RÉSULTAT

1	2	3	4	5
Extrêmement perturbée	Fortement perturbée	Modérément perturbée	Légèrement perturbée	Non perturbée

INDICATEURS
- Température de la peau
- Sensation
- Élasticité
- Hydratation
- Transpiration
- Texture
- Épaisseur
- Perfusion tissulaire
- Pilosité
- Intégrité de la peau

SCORE GLOBAL DU RÉSULTAT

1	2	3	4	5
Grave(s)	Important(e)(s)	Modéré(e)(s)	Léger(ère)(s)	Aucun(e)

INDICATEURS
- Pigmentation anormale
- Lésions de la peau
- Lésions des muqueuses
- Tissu cicatriciel
- Cancer de la peau
- Écaillage de la peau
- Desquamation de la peau
- Érythème
- Blanchiment
- Nécrose
- Induration
- Abrasion cornéenne

Comportement et connaissance de l'état de santé

1604
PARTICIPATION À DES LOISIRS

Recours à des activités de détente, intéressantes et agréables afin de promouvoir le bien-être.

SCORE GLOBAL DU RÉSULTAT

1	2	3	4	5
Jamais démontré	Rarement démontré	Quelquefois démontré	Souvent démontré	Constamment démontré

INDICATEURS

- Participe à des activités en dehors du travail
- Participe à des activités qui exigent un grand effort physique
- Participe à des activités qui exigent peu d'effort physique
- Choisit les activités de loisirs qui l'intéressent
- Exprime la satisfaction procurée par des activités de loisirs
- Utilise un niveau de relations sociales approprié
- Exprime un sentiment de détente procuré par des activités de loisirs
- Apprécie les activités de loisirs
- Fait preuve de créativité lors des activités de loisirs
- Identifie les options récréatives

Santé fonctionnelle

0200
MARCHE

Actions personnelles mises en œuvre pour marcher d'un endroit à un autre de manière indépendante avec ou sans dispositif d'assistance.

SCORE GLOBAL DU RÉSULTAT

1	2	3	4	5
Extrêmement perturbée	Fortement perturbée	Modérément perturbée	Légèrement perturbée	Non perturbée

INDICATEURS

- Supporte le poids du corps
- A une démarche efficace
- Marche à un rythme lent

- Marche à un rythme modéré
- Marche à un rythme rapide
- Monte les escaliers
- Descend les escaliers
- Monte les plans inclinés
- Descend les plans inclinés
- Marche sur une courte distance (< 50 m)
- Marche sur une moyenne distance (> 50 m et < 250 m)
- Marche sur une longue distance (> 250 m)
- Marche dans une pièce
- Marche autour du domicile
- S'adapte aux différents revêtements du sol
- Évite les obstacles

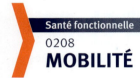

Santé fonctionnelle

0208
MOBILITÉ

Capacité de se mouvoir volontairement dans son propre environnement indépendamment avec ou sans dispositif d'assistance.

SCORE GLOBAL DU RÉSULTAT

1	2	3	4	5
Extrêmement perturbée	Fortement perturbée	Modérément perturbée	Légèrement perturbée	Non perturbée

INDICATEURS
- Équilibre
- Coordination
- Démarche
- Mouvement musculaire
- Mouvement articulaire
- Changement de position
- Transfert
- Courir
- Sauter
- Ramper
- Marcher
- Se mouvoir avec aisance

Santé physiologique

1004
ÉTAT NUTRITIONNEL

Importance des substances nutritives ingérées et absorbées pour répondre aux besoins métaboliques.

SCORE GLOBAL DU RÉSULTAT

1	2	3	4	5
Écart majeur par rapport aux normes	Écart important par rapport aux normes	Écart modéré par rapport aux normes	Écart léger par rapport aux normes	Aucun écart par rapport aux normes

INDICATEURS
- Apports nutritifs
- Apports de nourriture
- Apports de liquides
- Énergie
- Ratio poids/taille
- Hydratation

Comportement et connaissance de l'état de santé

1601
OBSERVANCE

Actions personnelles mises en œuvre pour suivre les recommandations dispensées par un professionnel de la santé pour un état de santé spécifique.

SCORE GLOBAL DU RÉSULTAT

1	2	3	4	5
Jamais démontré	Rarement démontré	Quelquefois démontré	Souvent démontré	Constamment démontré

INDICATEURS
- Accepte le diagnostic
- Recherche des informations fiables au sujet du diagnostic
- Recherche des informations fiables au sujet du traitement
- Discute du programme thérapeutique avec un professionnel de santé

- Suit le programme thérapeutique prescrit
- Respecte les rendez-vous avec un professionnel de santé
- Signale des changements dans les symptômes au professionnel de santé
- Modifie son traitement selon l'avis du professionnel de la santé
- Surveille la réaction au traitement
- Surveille les effets du traitement médicamenteux
- Réalise les auto-examens quand c'est exigé
- Réalise les activités de la vie quotidienne recommandées
- Recherche du soutien extérieur pour la réalisation des comportements de santé

Santé physiologique

0407

PERFUSION TISSULAIRE : PÉRIPHÉRIQUE

Circulation sanguine suffisante dans les petits vaisseaux des extrémités pour maintenir la fonction tissulaire.

SCORE GLOBAL DU RÉSULTAT

1	2	3	4	5
Écart majeur par rapport aux normes	Écart important par rapport aux normes	Écart modéré par rapport aux normes	Écart léger par rapport aux normes	Aucun écart par rapport aux normes

INDICATEURS
- Remplissage capillaire des doigts
- Remplissage capillaire des orteils
- Température de la peau aux extrémités
- Force du pouls carotidien (droit)
- Force de du pouls carotidien (gauche)
- Force du pouls huméral (droit)
- Force du pouls huméral (gauche)
- Force du pouls radial (droit)
- Force du pouls radial (gauche)
- Force du pouls fémoral (droit)
- Force du pouls fémoral (gauche)

- Force du pouls pédieux (droit)
- Force du pouls pédieux (gauche)
- Pression artérielle systolique
- Pression artérielle diastolique
- Pression artérielle moyenne

SCORE GLOBAL DU RÉSULTAT

1	2	3	4	5
Grave(s)	Important(e)(s)	Modéré(e)(s)	Léger(ère)(s)	Aucun(e)

INDICATEURS
- Souffle aux extrémités
- Œdème périphérique
- Douleur localisée aux extrémités
- Nécrose
- Engourdissement
- Picotement
- Pâleur
- Faiblesse musculaire
- Crampes musculaires
- Lésions de la peau
- Rougeur
- Paresthésie

Santé physiologique

0413
GRAVITÉ DE LA PERTE SANGUINE

Gravité des signes et des symptômes lors d'un saignement interne ou externe.

SCORE GLOBAL DU RÉSULTAT

1	2	3	4	5
Grave	Importante	Modérée	Légère	Aucune

INDICATEURS
- Perte de sang visible
- Hématurie
- Sang frais par l'anus
- Hémoptysie

- Hématémèse
- Distension abdominale
- Saignement vaginal
- Saignement postchirurgical
- Baisse de la pression systolique
- Baisse de la pression diastolique
- Augmentation du rythme cardiaque apical
- Chute de la température corporelle
- Pâleur de la peau et des muqueuses
- Anxiété
- Diminution des capacités cognitives
- Diminution de l'hémoglobine
- Diminution de l'hématocrite

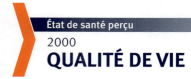

État de santé perçu
2000
QUALITÉ DE VIE

Degré de perception positive d'un individu à propos des événements de la vie courante.

SCORE GLOBAL DU RÉSULTAT

1	2	3	4	5
Pas du tout satisfait(e)	Peu satisfait(e)	Moyennement satisfait(e)	Très satisfait(e)	Tout à fait satisfait(e)

INDICATEURS
- État de santé
- Situation sociale
- Situation environnementale
- Vie privée
- Dignité
- Autonomie
- Statut économique
- Niveau d'éducation
- Emploi
- Relations intimes
- Réussite des projets de vie
- Capacité d'adaptation
- Concept de soi
- Influence de l'humeur
- Indépendance dans les activités de la vie quotidienne

Santé fonctionnelle

0003
REPOS

Quantité et mode de réduction des activités pour une récupération physique et psychologique.

SCORE GLOBAL DU RÉSULTAT

1	2	3	4	5
Extrêmement perturbé	Fortement perturbé	Modérément perturbé	Légèrement perturbé	Non perturbé

INDICATEURS
- Quantité de repos
- Mode de repos
- Qualité de repos
- Repos physique
- Repos mental
- Repos émotionnel
- Énergie récupérée après le repos
- Apparence reposée

Comportement et connaissance de l'état de santé

1902
CONTRÔLE DES RISQUES

Actions personnelles mises en œuvre pour comprendre, prévenir, éliminer ou réduire des menaces réversibles qui pèsent sur la santé.

SCORE GLOBAL DU RÉSULTAT

1	2	3	4	5
Jamais démontré	Rarement démontré	Quelquefois démontré	Souvent démontré	Constamment démontré

INDICATEURS
- Cherche des informations actuelles sur les risques pour la santé
- Identifie les facteurs de risque
- Reconnaît les facteurs de risque personnels
- Reconnaît sa capacité de changer de comportement
- Surveille les facteurs de risque environnementaux
- Surveille les facteurs de risque personnels
- Développe des stratégies efficaces de contrôle du risque

- Ajuste les stratégies de contrôle du risque
- S'engage dans des stratégies de contrôle du risque
- Suit les stratégies de contrôle du risque choisies
- Modifie le mode de vie pour réduire le risque
- Évite de s'exposer à des menaces pour la santé
- Participe au dépistage des problèmes de santé
- Participe au dépistage pour les risques identifiés
- Effectue les vaccinations recommandées
- Utilise les services de soins de santé adaptés à ses besoins
- Utilise les systèmes de soutien personnel pour réduire le risque
- Utilise les ressources de la collectivité pour réduire le risque
- Reconnaît les changements de l'état de santé
- Surveille les changements de l'état de santé général

Santé physiologique

1100
SANTÉ BUCCODENTAIRE

État de la bouche, des dents, des gencives et de la langue.

SCORE GLOBAL DU RÉSULTAT

1	2	3	4	5
Extrêmement perturbée	Fortement perturbée	Modérément perturbée	Légèrement perturbée	Non perturbée

INDICATEURS
- Propreté de la bouche
- Propreté des dents
- Propreté des gencives
- Propreté de la langue
- Propreté des prothèses dentaires
- Propreté de l'appareil dentaire
- Problèmes des prothèses dentaires
- Problème d'appareil dentaire
- Humidité des lèvres
- Humidité des muqueuses et de la langue
- Couleur des muqueuses
- Intégrité de la muqueuse buccale
- Intégrité de la langue
- Intégrité des gencives

SCORE GLOBAL DU RÉSULTAT

1	2	3	4	5
Grave(s)	Important(e)(s)	Modéré(e)(s)	Léger(ère)(s)	Aucun(e)

INDICATEURS

- Absence de dent
- Érosion de l'émail
- Halitose
- Saignements
- Douleur
- Mal de dent
- Fracture des dents
- Lésions de la mucueuse
- Caries
- Gingivite
- Maladie parodontale

Santé fonctionnelle

0300
SOINS PERSONNELS : ACTIVITÉS DE LA VIE QUOTIDIENNE (AVQ)

Actions personnelles mises en œuvre pour réaliser la plupart des activités physiques et les soins personnels de manière indépendante avec ou sans aide technique.

SCORE GLOBAL DU RÉSULTAT

1	2	3	4	5
Extrêmement perturbés	Fortement perturbés	Modérément perturbés	Légèrement perturbés	Non perturbés

INDICATEURS

- Alimentation
- Habillage
- Utilisation des toilettes
- Bain
- Soins de l'apparence
- Hygiène
- Hygiène buccodentaire
- Marche
- Déplacement en fauteuil roulant
- Réalisation d'un transfert
- Capacité de se positionner soi-même

Santé fonctionnelle

0306
SOINS PERSONNELS : ACTIVITÉS DOMESTIQUES DE LA VIE QUOTIDIENNE (ADVQ)

Actions personnelles mises en œuvre pour réaliser les activités requises pour vivre à domicile ou en collectivité de manière indépendante avec ou sans aide technique.

SCORE GLOBAL DU RÉSULTAT

1	2	3	4	5
Extrêmement perturbés	Fortement perturbés	Modérément perturbés	Légèrement perturbés	Non perturbés

INDICATEURS
- Fait les courses à l'épicerie
- Achète des vêtements
- Fait les courses pour le ménage
- Prépare les repas
- Sert les repas
- Téléphone
- Tient une correspondance
- Ouvre les récipients
- Réalise les travaux ménagers
- Réalise les réparations de l'habitation
- Jardine
- Gère son argent
- Gère ses affaires professionnelles
- Prend les transports en commun
- Conduit sa voiture
- Fait sa lessive
- Gère sa médication non parentérale
- Gère sa médication parentérale

Santé fonctionnelle

0303
SOINS PERSONNELS : ALIMENTATION

Actions personnelles mises en œuvre pour préparer ses repas et s'alimenter de manière indépendante avec ou sans aide technique.

SCORE GLOBAL DU RÉSULTAT

1	2	3	4	5
Extrêmement perturbés	Fortement perturbés	Modérément perturbés	Légèrement perturbés	Non perturbés

INDICATEURS

- Prépare ses repas
- Ouvre les récipients
- Coupe la nourriture
- Utilise des couverts
- Prend ses aliments avec ses couverts
- Prend la tasse ou le verre
- Porte les aliments à la bouche avec les doigts
- Porte les aliments à la bouche avec un récipient
- Porte les aliments à la bouche avec un couvert
- Boit à l'aide d'une tasse ou d'un verre
- Place les aliments dans la bouche
- Déplace les aliments dans la bouche
- Mâche les aliments
- Avale les aliments
- Avale les liquides
- Termine le repas

Santé fonctionnelle

0302
SOINS PERSONNELS : HABILLAGE

Actions personnelles mises en œuvre pour s'habiller de manière indépendante avec ou sans aide technique.

SCORE GLOBAL DU RÉSULTAT

1	2	3	4	5
Extrêmement perturbés	Fortement perturbés	Modérément perturbés	Légèrement perturbés	Non perturbés

INDICATEURS

- Choisit ses vêtements
- Prend ses vêtements dans le tiroir
- Prend ses vêtements dans l'armoire
- Ramasse ses vêtements
- S'habille le haut du corps
- S'habille le bas du corps
- Boutonne ses vêtements
- Utilise les attaches, fermetures des habits
- Utilise les fermetures éclairs
- Enfile ses chaussettes
- Met ses chaussures
- Noue ses lacets
- Enlève ses vêtements du haut du corps
- Enlève ses vêtements du bas du corps

Santé fonctionnelle

0305
SOINS PERSONNELS : HYGIÈNE

Actions personnelles mises en œuvre pour maintenir son hygiène personnelle et son apparence de manière indépendante, avec ou sans aide technique.

SCORE GLOBAL DU RÉSULTAT

1	2	3	4	5
Extrêmement perturbés	Fortement perturbés	Modérément perturbés	Légèrement perturbés	Non perturbés

INDICATEURS

- Se lave les mains
- Fait sa toilette périnéale
- Porte des protections
- Se nettoie les oreilles
- Garde le nez dégagé et propre
- Conserve une hygiène buccodentaire
- Se lave les cheveux
- Se peigne ou se brosse les cheveux
- Se rase
- Se maquille
- Prend soin des ongles des mains
- Prend soin des ongles des pieds
- Utilise un miroir
- Maintient une apparence soignée
- Maintient une hygiène corporelle

Santé fonctionnelle

0301
SOINS PERSONNELS : TOILETTE

Actions personnelles mises en œuvre pour faire sa toilette complète de manière indépendante avec ou sans aide technique.

SCORE GLOBAL DU RÉSULTAT

1	2	3	4	5
Extrêmement perturbés	Fortement perturbés	Modérément perturbés	Légèrement perturbés	Non perturbés

INDICATEURS
- Entre et sort de la salle de bains
- Prend le nécessaire de toilette
- Accède aux robinets
- Ouvre les robinets
- Règle la température de l'eau
- Règle le débit de l'eau
- Se lave au lavabo
- Prend un bain
- Prend une douche
- Se lave le visage
- Se lave la partie supérieure du corps
- Se lave la partie inférieure du corps
- Fait sa toilette périnéale
- S'essuie le corps

Santé fonctionnelle

0310
SOINS PERSONNELS : UTILISATION DES TOILETTES

Actions personnelles mises en œuvre pour utiliser les toilettes de manière indépendante avec ou sans aides techniques.

SCORE GLOBAL DU RÉSULTAT

1	2	3	4	5
Extrêmement perturbés	Fortement perturbés	Modérément perturbés	Légèrement perturbés	Non perturbés

INDICATEURS
- Réagit à une envie d'uriner de façon opportune
- Réagit à un besoin urgent d'aller à la selle de manière opportune
- Va aux toilettes et en revient
- Enlève ses vêtements
- S'installe seul(e) sur les toilettes (ou la chaise percée)
- Arrive aux toilettes entre le besoin urgent d'uriner et la miction
- Arrive aux toilettes entre le besoin urgent d'aller à selles et la défécation
- Urine
- Va à la selle
- S'essuie après avoir uriné
- S'essuie après avoir été à la selle
- Se relève des toilettes ou de la chaise percée
- Réajuste ses vêtements après être allé aux toilettes

Santé fonctionnelle

0004
SOMMEIL

Suspension périodique et naturelle de la conscience durant laquelle le corps est régénéré.

SCORE GLOBAL DU RÉSULTAT

1	2	3	4	5
Extrêmement perturbé	Fortement perturbé	Modérément perturbé	Légèrement perturbé	Non perturbé

INDICATEURS
- Heures de sommeil
- Heures de sommeil observées
- Mode de sommeil
- Qualité du sommeil
- Efficacité du sommeil
- Routines du sommeil
- Sommeil systématique toute la nuit
- Sensation de récupération suite au sommeil
- Réveils aux moments adéquats
- Lit confortable
- Température de la chambre confortable
- Résultats de l'électroencéphalogramme
- Résultats de l'électromyogramme
- Résultats de l'électro-oculogramme

SCORE GLOBAL DU RÉSULTAT

1	2	3	4	5
Grave(s)	Important(e)(s)	Modéré(e)(s)	Léger(ère)(s)	Aucun(e)

INDICATEURS

- Difficulté à trouver le sommeil
- Sommeil interrompu
- Assoupissement à des moments inopportuns
- Apnée du sommeil
- Dépendance aux somnifères
- Cauchemars
- Nycturie
- Ronflement
- Douleur

Santé fonctionnelle

0312
PRÉPARATION À LA **SORTIE** : CENTRE D'HÉBERGEMENT ET DE SOINS

État de préparation d'un patient qui va être transféré d'une institution hospitalière vers un établissement d'hébergement et de soins.

SCORE GLOBAL DU RÉSULTAT

1	2	3	4	5
Jamais démontré	Rarement démontré	Quelquefois démontré	Souvent démontré	Constamment démontré

INDICATEURS

- Les besoins du patient sont compatibles avec l'assistance du personnel
- Les besoins du patient sont compatibles avec l'assistance de la famille
- Est orienté vers les soins proposés par la nouvelle résidence
- Accepte le transfert vers la nouvelle résidence
- Décrit ses besoins spécifiques
- Décrit le plan à court terme
- Décrit le plan à long terme
- Décrit le plan pour assurer la continuité des soins
- Participe au plan de sortie

Santé fonctionnelle

0311

PRÉPARATION À LA SORTIE : INDÉPENDANCE

État de préparation d'un patient à quitter une institution de soins pour vivre de manière indépendante.

SCORE GLOBAL DU RÉSULTAT

1	2	3	4	5
Jamais démontré	Rarement démontré	Quelquefois démontré	Souvent démontré	Constamment démontré

INDICATEURS

- Obtient l'aide nécessaire
- Utilise son réseau personnel de soutien
- Décrit les signes et symptômes au professionnel de la santé
- Décrit les traitements prescrits
- Décrit les risques de complications
- Gère sa médication non parentérale
- Gère sa médication parentérale
- Réalise les activités de la vie quotidienne (AVQ) de manière indépendante
- Réalise les activités domestiques de la vie quotidienne (ADVQ) de manière indépendante
- Émet des jugements appropriés
- Participe à la réalisation du plan de sortie

SCORE GLOBAL DU RÉSULTAT

1	2	3	4	5
Constamment démontré	Souvent démontré	Quelquefois démontré	Rarement démontré	Jamais démontré

INDICATEURS

- Fièvre
- Infection
- Confusion

Partie V
Cas concrets et retour d'expérience

Cette partie a pour objectif d'appréhender l'application pratique des classifications de soins infirmiers.

Pour ce faire, cette partie s'articule autour d'illustrations, d'expériences de terrain ou bien de propositions d'outils.

Dans un premier temps, trois cas concrets sont décrits ainsi que la démarche clinique conduite par des équipes soignantes.

Ensuite, un retour d'expérience d'une équipe pluridisciplinaire de chirurgie sur l'utilisation du raisonnement clinique permet de montrer l'appropriation des classifications par les infirmières et les professionnels de santé.

Enfin, une présentation sous forme de tableau apporte une vision synoptique des diagnostics infirmiers dans la taxonomie DIR (Diagnostics, Interventions, Résultats) de la pratique des soins infirmiers et le lien avec les 14 besoins issus du modèle conceptuel de Virginia Henderson.

CAS CONCRETS

Les cas concrets décrits ici ont pour objectif d'illustrer les liens possibles entre les diagnostics infirmiers, les interventions et les résultats.

Le dossier de soins est le support de la démarche écrite. L'organisation préalable peut s'appuyer sur l'élaboration de fiches qui faciliteront la rédaction des observations. Ces documents servent de guide et facilitent l'appropriation des différents concepts. Ils sont indissociables d'un raisonnement infirmier et d'une connaissance globale des patients.

Ces outils ne sont pas une fin en soi. Ils s'intègrent dans une démarche d'organisation et ont une visée opérationnelle.

LA DÉMARCHE ET LES OUTILS MIS EN ŒUVRE

Dans un premier temps, l'analyse des dossiers a posteriori doit permettre l'identification des diagnostics infirmiers le plus souvent posés dans la structure de soins. Ensuite, il est utile de réaliser des plans de soins guides qui orienteront les plans de soins individualisés (voir la première partie sur les diagnostics infirmiers). Voici un exemple :

Référent :
Date :
Nom, Prénom :

Diagnostic infirmier :
Caractéristiques :
Facteurs favorisants :

Objectifs :
Court terme :
Long terme :
Spécifique :

Interventions :
…

Résultats :
…

Les interventions ne sont pas développées dans les plans de soins. Cependant, il est illusoire de vouloir les utiliser sans un travail préalable de réflexion et de définition au sein des équipes. Chaque intervention ainsi validée sert de référence et est mise à la disposition des soignants.

De la même manière, après analyse des résultats prioritaires à évaluer dans la pratique quotidienne, des fiches outils sont à définir.

En regard de chaque indicateur, un indice permet de suivre l'évolution, selon une période définie (date).

NOM :				
INTITULÉ DU RÉSULTAT :		Définition :		
1	2	3	4	5

SCORE GLOBAL DU RÉSULTAT	Date	Date	Date	Date	Date
(Autres à préciser)					

CAS CONCRET : MONSIEUR JEAN

Il y a 5 ans, M. Jean était âgé de 80 ans lorsqu'il a décidé d'entrer dans une institution de long séjour près de son domicile. Après un épisode de bronchopneumopathie sévère et une hospitalisation de 3 semaines, son retour à domicile n'a pas pu être organisé. En effet, M. Jean est célibataire et vit seul dans un petit pavillon isolé. Ses deux nièces habitent en Italie et peuvent difficilement lui rendre visite.

Il souffre d'une maladie de Parkinson évoluant depuis 20 ans. Son traitement antiparkinsonien semble stabilisé. Malgré tout, M. Jean éprouve des difficultés pour effectuer ses transferts lit–fauteuil seul et doit demander de l'aide afin de se déplacer.

M. Jean était horticulteur-fleuriste et pratiquait le vélo et le football.

Il est en chambre individuelle, mais converse avec les autres résidents, lors des repas ou des activités. Pendant la journée, il reste assis de longues heures et somnole dans son fauteuil. De rares amis viennent lui rendre visite, assez régulièrement. Parfois, il veille tard, afin de regarder un match à la télévision.

Quelque temps après son entrée dans l'unité, l'équipe soignante pose le diagnostic infirmier suivant : Activités de loisirs déficientes. Ce diagnostic est validé par les propos de M. Jean : « Si l'on ne vient pas me chercher, je ne peux rien faire, à part attendre... Je m'ennuie beaucoup, les journées sont longues. »

Le plan de soins, relié au diagnostic infirmier : Activités de loisirs déficientes, développé dans la deuxième partie de l'ouvrage (1), sert de base à l'équipe soignante afin d'élaborer un plan de soins guide (2). À partir de ce dernier, il est possible de rédiger un plan de soins personnalisé (3) qui sera inséré dans le dossier de soins.

Les résultats

Afin de faciliter l'évaluation et le suivi de la démarche soignante, les résultats peuvent se présenter sous la forme suivante. De fait, chaque équipe peut construire des formulaires préétablis (fiches outils) en fonction du projet de service et des diagnostics infirmiers prévalents dans la structure de soins.

NOM : Monsieur Jean		Date : le 3 juin 2015		
Intitulé du résultat : PARTICIPATION À DES LOISIRS		Définition : Recours à des activités de détente, intéressantes et agréables afin de promouvoir le bien-être		
Jamais démontrée	Rarement démontré	Quelquefois démontré	Souvent démontré	Constamment démontré
1	2	3	4	5
SCORE GLOBAL DU RÉSULTAT :		3/6/15		
Participe à des activités en dehors du travail				
Participe à des activités qui exigent un grand effort physique				
Participe à des activités qui exigent peu d'effort physique				
Choisit les activités de loisirs qui l'intéressent	2			
Exprime la satisfaction procurée par des activités de loisirs	2			
Utilise un niveau de relations sociales approprié		3		
Exprime un sentiment de détente procuré par des activités de loisirs		3		
Apprécie les activités de loisirs	1			
Fait preuve de créativité lors des activités de loisirs	2			
Identifie les options récréatives	2			

NOM : Monsieur Jean		Date : le 3 juin 2015		
Intitulé du résultat : IMPLICATION SOCIALE		Définition : Interactions sociales avec des personnes, des groupes ou des organisations		
Jamais démontrée	Rarement démontré	Quelquefois démontré	Souvent démontré	Constamment démontré
SCORE GLOBAL DU RÉSULTAT :		3/6/15		
Interagit avec des amis proches	2			
Interagit avec des voisins	2			
Interagit avec les membres de la famille	1			
Interagit avec les collègues de travail				
Participe en tant que membre d'une église				
Participe activement au travail paroissial				
Participe à une activité organisée	2			

V. Cas concrets et retour d'expérience

Participe en tant que responsable d'une organisation				
Participe en tant que bénévole				
Participe à des activités de loisirs avec les autres	2			
Fait partie d'une équipe sportive				

L'évaluation régulière des résultats incite le cas échéant à réajuster les interventions ou bien à revoir la pertinence des données recueillies.

Le plan de soins guide

Référent :
Date : le ....
Nom, Prénom :

Diagnostic infirmier : activités de loisirs déficientes
Caractéristiques déterminantes
Ennui ; environnement actuel qui ne permet pas d'avoir des activités.
Facteurs favorisants
Hospitalisation prolongée.

Objectifs
– Court terme : verbaliser une volonté de participer à des activités de loisirs.
– Long terme : exprimer moins d'ennui et participer chaque jour avec plaisir à des activités de loisir.

Interventions
– Soins relationnels
• Aide à la responsabilisation.
• Amélioration de l'estime de soi.
• Art-thérapie.
• Détermination d'objectifs communs.
• Éducation individuelle.
• Exploitation du milieu.
• Groupe de soutien.
• Médiation par la présence d'un animal.
• Musicothérapie.
• Négociation d'un contrat avec le patient.
• Thérapie occupationnelle.
• Thérapie par la réminiscence.
• Thérapie par le jeu.
• Thérapie récréactionnelle.
– Système de santé
• Facilitation des visites.
• Organisation d'une permission.
– Soins de base
• Conduite à tenir face à la douleur.
• Incitation à faire de l'exercice.
• Limitation de la dépense énergétique.
– Soins de sécurité
• Aménagement du milieu ambiant.

Résultats
– Participation à des loisirs.
– Implication sociale.

Le plan de soins personnalisé

Référent : Monsieur P. (infirmier)
Date : le 3 juin 2015
Nom : Monsieur Jean

Diagnostic infirmier : activités de loisirs déficientes
Caractéristiques
Plaintes d'ennui (aimerait avoir quelque chose à faire, etc.).
Impossibilité de s'adonner à son passe-temps favori habituel, le jardinage à cause des lieux et de son handicap physique.
Facteurs favorisants
Milieu offrant peu de possibilités de loisirs : long séjour.
Mobilité réduite et « peur de tomber ».

Objectifs
– Court terme : verbaliser une volonté de participer à des activités de loisirs.
– Long terme : exprimer moins d'ennui et participer chaque jour avec plaisir à des activités de loisir.

Interventions
– Soins relationnels
• Amélioration de l'estime de soi.
• Détermination d'objectifs communs.
– Système de santé
• Facilitation des visites.
• Organisation d'une permission.
– Soins de base
• Incitation à faire de l'exercice.
• Limitation de la dépense énergétique.
– Soins de sécurité
• Aménagement du milieu ambiant.

Résultats
– Participation à des loisirs.
– Implication sociale

CAS CONCRET : MADAME NOÉMIE

Mme Noémie est admise à la maison de retraite de A. le 2 mars 2015. Après une intervention chirurgicale (prothèse totale de hanche [PTH] à gauche) réalisée le 8 janvier, elle poursuit sa rééducation pendant environ 1 mois et demi. Dans ses antécédents, on note une PTH à droite.

Elle poursuit un traitement contre la douleur, l'anxiété et les troubles du transit.

Avant son hospitalisation, elle vivait chez sa fille et elle est veuve. Elle a deux enfants qui sont très présents. Elle n'a pas d'aversions alimentaires et est autonome pour manger. Elle marche avec un déambulateur ou une canne. Elle assure elle-même ses soins d'hygiène et de confort. Elle dort peu : 4 à 5 heures par nuit, et prie pour ses enfants avant de s'endormir. Elle porte des lunettes et dit ne pas très bien entendre.

Elle est souriante et dit avoir le moral. Elle semble être satisfaite.

Au fur et à mesure que les jours passent, les professionnelles notent des refus de s'alimenter : elle ne veut plus prendre ses repas en commun avec les autres résidents. Elle n'accepte pas d'aller déjeuner chez ses enfants ou en permission le dimanche. Ils sont désemparés face à l'accueil glacial de Mme Noémie.

Un mois après l'admission, l'équipe soignante pose le diagnostic Syndrome d'inadaptation à un changement de milieu.

Le plan de soins est développé dans la deuxième partie de l'ouvrage. Il permet d'élaborer un plan de soins personnalisé qui est intégré dans le dossier de soins.

L'identification du niveau de dépendance est réalisée par le résultat Stratégie d'adaptation.

Identification du niveau de dépendance

NOM : Madame Noémie				
Intitulé du résultat : STRATÉGIE D'ADAPTATION		Définition : Actions personnelles mises en œuvre pour gérer les facteurs de stress qui mettent à l'épreuve les ressources d'un individu.		
Jamais démontré	Rarement démontré	Quelquefois démontré	Souvent démontré	Constamment démontré
1	2	3	4	5
SCORE GOBAL DU RÉSULTAT :		4 avril 2015	Date	Date
Identifie les modes d'adaptation efficaces				
Identifie les modes d'adaptation inefficaces	1			
Exprime un sentiment de contrôle				
Signale une diminution du stress				
Verbalise une acceptation de la situation	1			
Recherche de l'information fiable concernant le diagnostic				
Recherche de l'information fiable concernant le traitement	1			
Modifie son style de vie pour diminuer le stress	1			
S'adapte aux changements liés à la situation	1			
Utilise son réseau de soutien social	1			
Adopte des comportements afin de réduire le stress				
Identifie plusieurs stratégies d'adaptation				
Utilise des stratégies d'adaptation efficaces				
Évite les situations trop stressantes				

Verbalise le besoin d'aide	1
Obtient l'aide d'un professionnel de la santé	1
Signale une diminution des symptômes physiques du stress	
Signale une diminution des sentiments négatifs	1
Signale une augmentation du bien-être psychologique	1

Le plan de soins personnalisé

Référent : Madame D.
Date : le 4 avril 2015
Nom : Madame Noémie

Diagnostic infirmier : syndrome d'inadaptation à un changement de milieu
Caractéristiques déterminantes
Anxiété ; augmentation de symptômes physiques/de la maladie [marche avec un déambulateur] ; dépendance ; isolement ; repli sur soi [refuse les invitations de ses enfants].
Facteurs favorisants
Caractère imprévisible de l'expérience [a quitté le domicile de sa fille suite à une intervention chirurgicale] ; changement de milieu.

Objectifs
– Court terme : verbaliser son ressenti vis-à-vis de son entrée en maison de retraite
– Long terme : participer avec plaisir aux activités du quotidien et retrouver des relations agréables avec sa famille

Interventions
– Soins relationnels
• Amélioration de la capacité d'adaptation (*coping*)
• Écoute active
– Soins à la famille
• Mise à contribution de la famille
• Soutien de la famille
– Soins de base
• Amélioration du sommeil
• Surveillance de l'état nutritionnel

Résultats
– Stratégie d'adaptation
– Qualité de vie

CAS CONCRET : MADAME MATHILDE

Mme Mathilde, 53 ans, est entrée le 17 mai 2015 en gynécologie pour mastectomie gauche plus curage. Célibataire, elle vit seule dans son appartement. Elle a une sœur et des parents assez âgés. Elle est autonome pour les actes de la vie quotidienne. Elle retournera à domicile après l'hospitalisation. Elle connaît son problème de santé. À l'arrivée, elle pleure beaucoup, elle est triste. Elle est opérée le 18 mai ; la douleur est un problème rapidement géré. Mme Mathilde verbalise assez bien la suite de l'intervention : chimiothérapie, prothèse, perte des cheveux. Au cours des différents entretiens réalisés avec les infirmières, elle confie à une infirmière que «tous ses projets n'aboutissent jamais…; tout se solde par un échec sauf dans sa vie professionnelle…» Elle a «53 ans et n'a rien fait de sa vie». Elle se qualifie de «nature pessimiste». Elle souhaite rencontrer un psychologue dès le lundi suivant.

L'équipe propose l'hypothèse de diagnostic suivante : Diminution chronique de l'estime de soi, et utilise le résultat : Estime de soi, pour identifier le niveau de dépendance.

Identification du niveau de dépendance

NOM : Madame Mathilde				
Intitulé du résultat : ESTIME DE SOI		Définition : Jugement personnel sur sa valeur		
Jamais positive	Rarement positive	Quelquefois positive	Souvent positive	Constamment positive
1	2	3	4	5
SCORE GLOBAL DU RÉSULTAT		19 mai 2015	Date	Date
Expression d'acceptation de soi		1		
Acceptation de ses propres limites		1		
Maintien d'une posture droite				
Maintien du contact visuel				
Description de soi		1		
Attention aux autres		2		
Communication ouverte		4		
Réalisation des rôles personnels importants				
Maintien des soins corporels et de l'hygiène		3		
Équilibre entre la participation et l'écoute dans un groupe				
Niveau de confiance		1		
Acceptation des compliments des autres		1		
Réactions attendues des autres		1		
Acceptation de la critique constructive		3		
Volonté de se confronter aux autres		2		
Description de succès dans le travail		5		
Description de succès scolaires				
Description de succès dans les groupes sociaux		2		
Description de la fierté de soi		1		
Croyances en sa propre valeur		1		

Le plan de soins personnalisé

Référent : Madame D. (infirmière)
Référent : Mademoiselle V. (aide-soignante)
Date : le 19 mai 2015
Nom : Madame Mathilde

Diagnostic infirmier : Diminution chronique de l'estime de soi
Caractéristiques déterminantes
Amplification des remarques négatives à son égard ; sentiment d'être incapable de faire face aux événements ; échecs répétés dans sa vie

Objectifs
Court terme : exprimer une meilleure acceptation d'elle-même

Interventions
– Soins relationnels
- Amélioration de l'estime de soi
- Écoute active
- Soutien psychologique
- Aide au travail de deuil
– Soins de base
- Conduite à tenir face à la douleur
- Soins d'une plaie
– Système de santé
- Aide à la prise de décisions

Résultat
Estime de soi

Les interventions sont annotées dans le diagramme d'activités.

RETOUR D'EXPÉRIENCE

Les transmissions ciblées, la démarche clinique et le raisonnement clinique sont au cœur des préoccupations des centres de formation, notamment dans le domaine de l'apprentissage. Les professionnels des secteurs de soins comme les directeurs de soins et les cadres de santé appellent de leurs vœux une pratique intégrée et formalisée. Année après année, les plans de formation continue des différents établissements comportent inlassablement les mêmes thématiques, traduisant ainsi que le raisonnement clinique est une compétence centrale « au cœur du métier » de l'ensemble des professionnels de la santé, mais également qu'il est difficile de pérenniser cette compétence de façon naturelle. Les échanges avec les nouveaux diplômés nous conduisent à penser qu'ils ne perçoivent toujours pas le raisonnement clinique au sein des équipes infirmières. Les professionnels expérimentés effectuent sans doute dans la majorité des cas des opérations mentales qui les conduisent vers une prise en charge des patients, mais s'ils ont conscience du raisonnement clinique, ils ne le mettent pas en valeur.

Cette section a pour objectif de rendre lisible le cheminement d'une équipe à propos du raisonnement clinique dans et par l'action. Il s'agira d'aborder les motivations et la méthodologie d'une équipe pluridisciplinaire pour se saisir de cette méthode afin d'améliorer sa pratique professionnelle.

LES MOTIVATIONS

L'équipe concernée est composée de chirurgiens, d'anesthésistes, d'un cadre de santé et d'infirmières.

Certaines infirmières de l'équipe sont expérimentées, d'autres novices. Elles doivent savoir agir rapidement dans toutes les situations, et ce dans un contexte où le tutorat des nouveaux et nouvelles recruté(e)s a quelquefois du mal à s'organiser. Elles souhaitent donc mobiliser des savoirs et des situations concrètes à travers le raisonnement clinique, dans l'objectif d'amplifier l'efficacité de la prise en charge du patient et de limiter l'incertitude dans les pratiques.

Les chirurgiens souhaitent exercer avec des infirmières rapidement compétentes, tout comme les anesthésistes qui attendent des infirmières qu'elles fassent appel à eux de façon pertinente. Ils sont à la recherche de professionnels autonomes.

Le cadre de santé a une identité professionnelle forte de clinicienne. Elle priorise le questionnement dans la pratique, la recherche de sens et le plaisir à travailler.

Ensemble, ils sont déjà engagés dans des réflexions d'équipe afin d'avoir des consensus autour des prises en charge, des pratiques, etc.

MÉTHODOLOGIE

Un groupe s'est constitué autour du cadre de santé avec les infirmières les plus expérimentées. Le premier travail a consisté à réaliser la cartographie des patients accueillis par le service.

Groupe homogène et analyse des cibles : une analyse réflexive

Plusieurs éléments sont recherchés sur un panel de dossiers : la macrocible d'entrée, les différentes explorations invasives (bilans sanguins, etc.) et non invasives (échographie abdominale, etc.), les différents traitements chirurgicaux (exérèse, greffe, drainage, etc.), les traitements médicamenteux (antalgique, corticoïdes, antiseptiques, etc.), la complexité de la situation (âge, pathologies associées, problèmes sociaux) et enfin le type d'alimentation. L'ensemble de ces données permettra de réaliser une cartographie des groupes de malades (décrit par le classement en groupe homogène de malades) pour les séjours réalisés dans l'unité de soins. Ces données peuvent être présentées sous forme de tableau comme ci-dessous. Ce dernier est volontairement incomplet ; il est à adapter et à construire par chaque équipe.

Cartographie du service

Service de chirurgie Groupes de malades + DMS + explorations + thérapeutiques + âges					
Bariatrie	**Infectieux**	**Inflammatoire**	**Néoplasique**	**Vasculaire**	**Autres**
Ex. : obésité morbide	Ex. : péritonite	Ex. : sigmoïdite	Ex. : néoplasie intestin grêle	Ex. : artériel (thrombose)	Ex. : hernies
Moyennes d'âge :			Occupation des lits : en hospitalisation complète x jours		Difficultés de gestion : prise en charge avec approche de la pathologie cancéreuse, etc.
Explorations invasives : – Biopsie – Bilans sanguins, etc. Explorations non invasives : TDM, etc.	Traitements chirurgicaux : – Exérèse, etc. Traitements médicaux : – Anti-inflammatoire, etc. Traitements associés : – Alimentation parentérale, etc. Suivi psychologique : – Annonce diagnostic sévère – Atteinte image corporelle (amputation, stomies), etc.				Complexité de la situation de soins : – Âge – Complications postopératoires, etc.

DMS : durée moyenne de séjour ; TDM : tomodensitométrie.

L'équipe a dégagé à partir de cette cartographie les problèmes prévalents des patients de l'unité de soins. Les plans de soins guides sont élaborés à partir des classifications existantes. À travers cette étape se construisent des connaissances pour les infirmières à partir d'un socle de base validé et reconnu. C'est une étape de développement et de consolidation des savoirs au service de la surveillance et de la sécurité du patient.

Extraits de problèmes à traiter en collaboration et prévalents en chirurgie

Un tableau récapitulatif permet d'identifier les problèmes en regard des situations des patients : problèmes infectieux, vasculaires, inflammatoires, etc. On reprendra les cibles et les problèmes notés dans les dossiers de soins. La fréquence est identifiée en regard des problèmes rencontrés et ne seront retenus que les problèmes récurrents en priorité.

		Bariatrie	Infectieux	Inflammatoire	Néoplasique	Vasculaire	Autres
		Obésité morbide	Péritonite	Sigmoïdite	Néoplasie intestin grêle	Sténose/ thrombose	Hernies
Risque d'infection	5/6	+	+	+	+	+	
Risque d'hémorragie	5/6	+	+		+	+	+
Douleur	6/6	+	+	+	+	+	+
Douleur chronique	1/6					+	
Anxiété	6/6	+	+	+	+	+	+
Etc.							

Extraits de diagnostics infirmiers prévalents en chirurgie

		Bariatrie	Infectieux	Inflammatoire	Néoplasie	Vasculaire	Autres
		Obésité morbide	Péritonite	Sigmoïdite	Néoplasie intestin grêle	Sténose/ thrombose	Hernies
Image corporelle perturbée	2/6	+			+		
Rétablissement postopératoire retardé	6/6	+	+	+	+	+	+

DONNER DU SENS AUX OUTILS UTILISÉS DANS LES PRATIQUES DE SOINS

Il s'agira ensuite de s'approprier les outils à travers le raisonnement clinique et les plans de soins. Dans les échanges entre les différents membres de l'équipe médicale et paramédicale, il sera nécessaire : pour les infirmières novices, d'acquérir les fondamentaux des prises en charge, de découvrir de nouvelles notions ; pour les plus expérimentées, de réfléchir à de nouvelles pratiques ; mais aussi pour l'ensemble de l'équipe, d'évaluer leurs connaissances. À terme, il s'agit d'améliorer les pratiques professionnelles et d'enrichir les pratiques de soins.

SYNTHÈSE

Dans les paragraphes ci-dessus, nous avons décrit comment une équipe pluridisciplinaire s'est appropriée le raisonnement clinique. Celui-ci peut se concevoir comme une compétence qui consiste à savoir construire les problèmes de santé des personnes soignées dans le cadre de situations de soins. La compétence « raisonnement clinique » est étroitement liée à l'activité, aux situations de travail. Les connaissances se construisent à travers les professionnels qui recherchent le sens et la pertinence de leurs actions pour des raisons différentes mais complémentaires, comme nous l'avons vu précédemment. C'est bien par l'analyse des situations de travail représentatives de l'unité de soins et non par l'application de connaissances ou de protocoles que le cadre a pu conduire son équipe vers le raisonnement clinique. Le cadre de santé, qui a des capacités de leadership au sein de son équipe pluridisciplinaire, permet à l'équipe de clarifier les notions élémentaires et indispensables en lien avec les parcours de prise en charge de la patientèle : groupe homogène de malades, analyse de processus, raisonnement clinique partagé. Ainsi, l'équipe au complet donne du sens aux méthodes et outils utilisés dans ses pratiques. Nous en arrivons également à la conclusion que le raisonnement clinique ne peut se développer que dans et par l'action. Enfin, si une équipe peut développer une attitude réflexive, toutes les équipes ne sont pas prêtes à adopter cette posture.

DIAGNOSTICS INFIRMIERS DE LA TAXONOMIE II EN LIEN AVEC LES 14 BESOINS DE V. HENDERSON

Le tableau qui suit reprend les diagnostics infirmiers de la Taxonomie II[1] avec ses trois niveaux : domaines, classes et diagnostics infirmiers. Cette structuration permet d'envisager la place des diagnostics infirmiers dans la taxonomie DIR (Diagnostics, Interventions, Résultats) de la pratique des soins infirmiers. À cette présentation est ajouté le lien avec les 14 besoins fondamentaux définis par Virginia Henderson. L'objectif est de faciliter la recherche des diagnostics infirmiers selon le recueil d'informations cliniques réalisé auprès du patient. Il s'agit d'un cadre pour organiser le recueil, en référence aux postulats et valeurs[2] qui sous-tendent le modèle conceptuel. En d'autres termes, le modèle conceptuel décrit par Virginia Henderson ne se limite pas à l'énumération de 14 besoins ; c'est une conception spécifique de la personne soignée, des soins, de l'environnement de soins, de la santé.

Pour rappel, les 14 besoins fondamentaux sont :

1. Respirer.
2. Boire et manger.
3. Éliminer.
4. Se mouvoir, et maintenir une bonne posture et maintenir une circulation sanguine adéquate.
5. Dormir, se reposer.
6. Se vêtir et se dévêtir.
7. Maintenir sa température corporelle dans la limite de la normale.
8. Être propre, soigné et protéger ses téguments.
9. Éviter les dangers.
10. Communiquer avec ses semblables.
11. Agir selon ses croyances et ses valeurs.
12. S'occuper en vue de se réaliser.
13. Se divertir, se récréer.
14. Apprendre.

---

1. NANDA International, *Diagnostics infirmiers. Définitions et classifications 2015–2017*, Elsevier Masson, 2016.
2. Selon V. Henderson, les postulats sont les suivants : « Tout être humain tend vers l'indépendance et la désire. L'individu forme un tout caractérisé par ses besoins fondamentaux. Lorsqu'un besoin demeure insatisfait, l'individu n'est pas complet, entier, indépendant ». Concernant les valeurs, elle indique : « L'infirmière possède des fonctions qui lui sont propres. Lorsque l'infirmière usurpe le rôle du médecin, elle cède à son tour ses fonctions à une personne non qualifiée. La société attend un service particulier de la part de l'infirmière qu'aucun autre travailleur ne peut lui rendre ».

CLASSIFICATION DES DIAGNOSTICS INFIRMIERS SELON LES 14 BESOINS DE VIRGINIA HENDERSON

Code	Taxonomie NANDA-I – Domaines/Classes/Diagnostics infirmiers	Besoins
Domaine 1. Promotion de la santé		
CLASSE 1. CONNAISSANCE DE L'ÉTAT DE SANTÉ		
00097	Activités de loisirs déficientes	13
00168	Mode de vie sédentaire	4
CLASSE 2. PRISE EN CHARGE DE LA SANTÉ		
00188	Comportement à risque pour la santé	9
00099	Maintien inefficace de l'état de santé	9
00043	Mécanismes de protection inefficaces	9
00079	Non-observance	9
00078	Prise en charge inefficace de la santé	9
00162	Motivation à améliorer la prise en charge de la santé	9
00080	Prise en charge inefficace de la santé par la famille	9
00215	Santé d'une collectivité déficiente	9
00257	Syndrome de fragilité chez la personne âgée	9
00231	Risque de syndrome de fragilité chez la personne âgée	9
Domaine 2. Nutrition		
CLASSE 1. INGESTION		
00002	Alimentation déficiente	2
00163	Motivation à améliorer son alimentation	2
00107	Mode d'alimentation inefficace chez le nouveau-né/nourrisson	2
00104	Allaitement maternel inefficace	2
00105	Allaitement maternel interrompu	2
00106	Motivation à améliorer l'allaitement maternel	2
00103	Troubles de la déglutition	2
00216	Lait maternel insuffisant	2
00232	Obésité	2
00233	Surpoids	2
00234	Risque de surpoids	2
CLASSE 2. DIGESTION		
Aucun actuellement		
CLASSE 3. ABSORPTION		
Aucun actuellement		
CLASSE 4. MÉTABOLISME		
00178	Risque d'altération de la fonction hépatique	2
00179	Risque de déséquilibre de la glycémie	2
00194	Ictère néonatal	2
00230	Risque d'ictère néonatal	2

Code	Taxonomie NANDA-I – Domaines/Classes/Diagnostics infirmiers	Besoins
	CLASSE 5. HYDRATATION	
00195	Risque de déséquilibre électrolytique	2
00160	Motivation à améliorer son équilibre hydrique	2
00027	Déficit de volume liquidien	2
00028	Risque de déficit de volume liquidien	2
00026	Excès de volume liquidien	2
00025	Risque de déséquilibre de volume liquidien	2
	Domaine 3. Élimination/échange	
	CLASSE 1. FONCTION URINAIRE	
00016	Élimination urinaire altérée	3
00166	Motivation à améliorer son élimination urinaire	3
00017	Incontinence urinaire à l'effort	3
00020	Incontinence urinaire fonctionnelle	3
00019	Incontinence urinaire par besoin impérieux	3
00022	Risque d'incontinence urinaire par besoin impérieux	3
00176	Incontinence urinaire par regorgement	3
00018	Incontinence urinaire réflexe	3
00023	Rétention urinaire	3
	CLASSE 2. FONCTION GASTRO-INTESTINALE	
00011	Constipation	3
00012	Pseudo-constipation	3
00015	Risque de constipation	3
00235	Constipation fonctionnelle chronique	3
00236	Risque de constipation fonctionnelle chronique	3
00013	Diarrhée	3
00014	Incontinence fécale	3
00196	Motilité gastro-intestinale dysfonctionnelle	3
00197	Risque de dysfonctionnement de la motilité gastro-intestinale	3
	CLASSE 3. FONCTION TÉGUMENTAIRE	
Aucun actuellement		
	CLASSE 4. FONCTION RESPIRATOIRE	
00030	Échanges gazeux perturbés	1
	Domaine 4. Activité/repos	
	CLASSE 1. SOMMEIL/REPOS	
00095	Insomnie	5
00198	Habitudes de sommeil perturbées	5
00096	Privation de sommeil	5
00165	Motivation à améliorer son sommeil	5

Code	Taxonomie NANDA-I – Domaines/Classes/Diagnostics infirmiers	Besoins
CLASSE 2. ACTIVITÉ/EXERCICE		
00088	Difficultés à la marche	4
00085	Mobilité physique réduite	4
00091	Mobilité réduite au lit	4
00089	Mobilité réduite en fauteuil roulant	4
00237	Position assise altérée	4
00238	Position debout altérée	4
00040	Risque de syndrome d'immobilité	4
00090	Difficultés lors d'un transfert	4
CLASSE 3. ÉQUILIBRE ÉNERGÉTIQUE		
00154	Errance	14
00093	Fatigue	4
CLASSE 4. RÉPONSES CARDIOVASCULAIRES/RESPIRATOIRES		
00092	Intolérance à l'activité	4
00094	Risque d'intolérance à l'activité	4
00029	Débit cardiaque diminué	4
00240	Risque de diminution du débit cardiaque	4
00239	Risque d'altération de la fonction cardiovasculaire	4
00200	Risque de diminution de l'irrigation cardiaque	4
00201	Risque d'altération de l'irrigation cérébrale	4
00202	Risque d'altération de l'irrigation gastro-intestinale	4
00203	Risque d'altération de l'irrigation rénale	4
00228	Irrigation tissulaire périphérique inefficace	4
00204	Risque d'irrigation tissulaire périphérique inefficace	4
00032	Mode de respiration inefficace	1
00033	Respiration spontanée altérée	1
00034	Intolérance au sevrage de la ventilation assistée	1
CLASSE 5. SOINS PERSONNELS		
00193	Auto-négligence	8
00098	Entretien inefficace du domicile	9
00102	Déficit des soins personnels : s'alimenter	2
00108	Déficit des soins personnels : se laver	8
00109	Déficit des soins personnels : se vêtir	6
00110	Déficit des soins personnels : utiliser les toilettes	3
00182	Motivation à améliorer ses soins personnels	4
Domaine 5. Perception/cognition		
CLASSE 1. ATTENTION		
00123	Négligence de l'hémicorps	9

Code	Taxonomie NANDA-I – Domaines/Classes/Diagnostics infirmiers	Besoins
CLASSE 2. ORIENTATION		
Aucun actuellement		
CLASSE 3. SENSATION/PERCEPTION		
Aucun actuellement		
CLASSE 4. COGNITION		
00128	Confusion aiguë	14
00173	Risque de confusion aiguë	14
00129	Confusion chronique	14
00126	Connaissances insuffisantes	14
00161	Motivation à améliorer ses connaissances	14
00251	Contrôle émotionnel instable	14
00222	Contrôle des impulsions inefficace	14
00131	Troubles de la mémoire	14
CLASSE 5. COMMUNICATION		
00051	Communication verbale altérée	10
00157	Motivation à améliorer sa communication	10
Domaine 6. Perception de soi		
CLASSE 1. CONCEPT DE SOI		
00167	Motivation à améliorer le concept de soi	9
00174	Risque d'atteinte à la dignité humaine	11
00124	Perte d'espoir	11
00185	Motivation à accroître son espoir	14
00121	Identité personnelle perturbée	9
00225	Risque de perturbation de l'identité personnelle	9
CLASSE 2. ESTIME DE SOI		
00119	Diminution chronique de l'estime de soi	12
00224	Risque de diminution chronique de l'estime de soi	12
00120	Diminution situationnelle de l'estime de soi	12
00153	Risque de diminution situationnelle de l'estime de soi	12
CLASSE 3. IMAGE CORPORELLE		
00118	Image corporelle perturbée	9
Domaine 7. Relations et rôles		
CLASSE 1. RÔLES DE L'AIDANT NATUREL		
00061	Tension dans l'exercice du rôle de l'aidant naturel	12
00062	Risque de tension dans l'exercice du rôle de l'aidant naturel	12
00056	Exercice rôle parental perturbé	12
00057	Risque de perturbation dans l'exercice rôle parental	12
00164	Motivation à améliorer l'exercice du rôle parental	12

Code	Taxonomie NANDA-I – Domaines/Classes/Diagnostics infirmiers	Besoins
	CLASSE 2. RELATIONS FAMILIALES	
00058	Risque de perturbation de l'attachement	12
00063	Dynamique familiale dysfonctionnelle	12
00060	Dynamique familiale perturbée	12
00159	Motivation à améliorer la dynamique familiale	12
	CLASSE 3. PERFORMANCE DANS L'EXERCICE DU RÔLE	
00052	Interactions sociales perturbées	10
00223	Relation entre partenaires infructueuse	10
00229	Risque de relation entre partenaires infructueuse	10
00207	Motivation à améliorer la relation entre partenaires	10
00055	Exercice inefficace du rôle	12
00064	Conflit face au rôle parental	12
	Domaine 8. Sexualité	
	CLASSE 1. IDENTITÉ SEXUELLE	
	Aucun actuellement	
	CLASSE 2. FONCTION SEXUELLE	
00059	Dysfonctionnement sexuel	10
00065	Habitudes sexuelles perturbées	10
	CLASSE 3. REPRODUCTION	
00209	Risque de perturbation du lien mère–fœtus	10
00221	Processus de la maternité inefficace	10
00227	Risque de processus de la maternité inefficace	10
00208	Motivation à améliorer sa maternité	10
	Domaine 9. Adaptation/tolérance au stress	
	CLASSE 1. RÉACTIONS POST-TRAUMATIQUES	
00114	Syndrome d'inadaptation à un changement de milieu	9
00149	Risque de syndrome d'inadaptation à un changement de milieu	9
00141	Syndrome post-traumatique	9
00145	Risque de syndrome post-traumatique	9
00142	Syndrome du traumatisme de viol	10
	CLASSE 2. STRATÉGIES D'ADAPTATION	
00199	Planification inefficace d'une activité	14
00226	Risque de planification inefficace d'une activité	14
00071	Stratégies d'adaptation défensives	12
00074	Stratégies d'adaptation familiales compromises	12
00073	Stratégies d'adaptation familiales invalidantes	12
00069	Stratégies d'adaptation inefficaces	12
00077	Stratégies d'adaptation inefficaces d'une collectivité	12
00158	Motivation à améliorer ses stratégies d'adaptation	12

V. Cas concrets et retour d'expérience

Code	Taxonomie NANDA-I – Domaines/Classes/Diagnostics infirmiers	Besoins
00076	Motivation d'une collectivité à améliorer ses stratégies d'adaptation	12
00075	Motivation d'une famille à améliorer ses stratégies d'adaptation	12
00147	Angoisse face à la mort	11
00146	Anxiété	9
00137	Chagrin chronique	9
00072	Déni non constructif	9
00136	Deuil	9
00135	Deuil problématique	9
00172	Risque de deuil problématique	9
00148	Peur	9
00187	Motivation à améliorer son pouvoir d'action	11
00241	Régulation de l'humeur perturbée	10
00210	Résilience réduite	9
00211	Risque de résilience réduite	9
00212	Motivation à accroître sa résilience	9
00125	Sentiment d'impuissance	11
00152	Risque de sentiment d'impuissance	11
00177	Excès de stress	9
CLASSE 3. RÉACTIONS NEUROCOMPORTEMENTALES AU STRESS		
00049	Capacité adaptative intracrânienne diminuée	4
00009	Dysréflexie autonome	9
00010	Risque de dysréflexie autonome	9
00116	Désorganisation comportementale chez le nouveau-né/nourrisson	4
00115	Risque de désorganisation comportementale chez le nouveau-né/nourrisson	4
00117	Réceptivité du nouveau-né/nourrisson à progresser dans son organisation comportementale	4
Domaine 10. Principes de vie		
CLASSE 1. VALEURS		
Aucun actuellement		
CLASSE 2. CROYANCES		
00068	Motivation à améliorer son bien-être spirituel	11
CLASSE 3. CONGRUENCE ENTRE LES VALEURS/CROYANCES/ACTES		
00083	Conflit décisionnel	11
00175	Détresse morale	11
00066	Détresse spirituelle	11
00067	Risque de détresse spirituelle	11
00169	Pratique religieuse perturbée	11
00170	Risque de perturbation de la pratique religieuse	11
00171	Motivation à améliorer sa pratique religieuse	11

Code	Taxonomie NANDA-I – Domaines/Classes/Diagnostics infirmiers	Besoins
00184	Motivation à améliorer sa prise de décision	14
00242	Prise de décision émancipée perturbée	11
00244	Risque de prise de décision émancipée perturbée	11
00243	Motivation à améliorer une prise de décision émancipée	14
Domaine 11. Sécurité/protection		
CLASSE 1. INFECTION		
00004	Risque d'infection	9
CLASSE 2. LÉSIONS		
00035	Risque de blessure	9
00245	Risque de blessure de la cornée	9
00087	Risque de blessure en péri-opératoire	9
00250	Risque de blessure des voies urinaires	9
00220	Risque de brûlure thermique	9
00205	Risque de choc	9
00155	Risque de chutes	9
00048	Dentition altérée	8
00249	Risque d'escarre	9
00039	Risque de fausse route (d'aspiration)	1
00206	Risque d'hémorragie	9
00045	Atteinte de la muqueuse buccale	8
00247	Risque d'atteinte de la muqueuse buccale	8
00086	Risque de dysfonctionnement neurovasculaire périphérique	4
00046	Atteinte à l'intégrité de la peau	8
00047	Risque d'atteinte à l'intégrité de la peau	8
00100	Rétablissement postopératoire retardé	9
00246	Risque de rétablissement postopératoire retardé	4
00219	Risque de sécheresse de l'œil	9
00036	Risque de suffocation	1
00156	Risque de syndrome de mort subite du nourrisson	9
00044	Atteinte à l'intégrité des tissus	8
00248	Risque d'atteinte à l'intégrité des tissus	8
00038	Risque de traumatisme	9
00213	Risque de traumatisme vasculaire	9
00031	Dégagement inefficace des voies respiratoires	1
CLASSE 3. VIOLENCE		
00151	Automutilation	9
00139	Risque d'automutilation	9
00150	Risque de suicide	9
00138	Risque de violence envers les autres	9

V. Cas concrets et retour d'expérience

Code	Taxonomie NANDA-I – Domaines/Classes/Diagnostics infirmiers	Besoins
00140	Risque de violence envers soi	9
CLASSE 4. DANGERS ENVIRONNEMENTAUX		
00181	Contamination	9
00180	Risque de contamination	9
00037	Risque d'intoxication	9
CLASSE 5. PROCESSUS DÉFENSIFS		
00217	Risque de réaction allergique	9
00041	Réaction allergique au latex	9
00042	Risque de réaction allergique au latex	9
00218	Risque de réaction indésirable à un produit de contraste iodé	9
CLASSE 6. THERMORÉGULATION		
00007	Hyperthermie	7
00006	Hypothermie	7
00253	Risque d'hypothermie	7
00254	Risque d'hypothermie péri-opératoire	7
00005	Risque de température corporelle anormale	7
00008	Thermorégulation inefficace	7
Domaine 12. Bien-être		
CLASSE 1. BIEN-ÊTRE PHYSIQUE		
00214	Bien-être altéré	13
00183	Motivation à améliorer son bien-être	13
00132	Douleur aiguë	9
00256	Douleur lors de l'accouchement	9
00133	Douleur chronique	9
00255	Syndrome de douleur chronique	9
00134	Nausée	2
CLASSE 2. BIEN-ÊTRE DANS L'ENVIRONNEMENT		
00214	Bien-être altéré	13
00183	Motivation à améliorer son bien-être	13
CLASSE 3. BIEN-ÊTRE AU SEIN DE LA SOCIÉTÉ		
00214	Bien-être altéré	13
00183	Motivation à améliorer son bien-être	13
00053	Isolement social	10
00054	Risque de sentiment de solitude	10
Domaine 13. Croissance/développement		
CLASSE 1. CROISSANCE		
00113	Risque de croissance anormale	4
CLASSE 2. DÉVELOPPEMENT		
00112	Risque de retard du développement	4

BIBLIOGRAPHIE

SOURCES PRINCIPALES

Bulechek GM, Butcher HK, McCloskey Dochterman J. Classification des interventions de soins infirmiers. CISI/NIC. Traduction française par l'AFEDI. Paris : Masson ; 2010.

Carpenito LJ, Lefebvre M, Déchanoz G. Manuel de diagnostics infirmiers. Paris : Masson ; 2009.

Carpenito-Moyet LJ. Manuel de diagnostics infirmiers. Paris : Elsevier Masson ; 2012.

Celis M.-T. http://www.infirmiers.com/ressources-infirmieres/documentation/les-classifications-de-la-pratique-des-soins-infirmiers.html.

Charrier J, Ritter B. Le plan de soins guide. Paris : Masson ; 1999.

Duboys Fresney C. Le résumé de soins infirmiers. Paris : Maloine ; 1995.

Fieschi M. La gouvernance de l'interopérabilité sémantique est au cœur du développement des systèmes d'information en santé. Rapport à la ministre de la santé et des sports ; 9 juin 2009.

Maas M, Johnson M. Classification des résultats de soins infirmiers (NOC/CRSI). Traduction française par l'ANFIIDE et l'AFEDI. Paris : Masson ; 1999.

Moorhead S, Jonhson M, Maas ML, et al. Classification des résultats de soins infirmiers. Mesure des résultats de santé. In : Traduction française par l'AFEDI. 2ᵉ éd. Paris : Elsevier Masson ; 2014.

International NANDA. Diagnostics infirmiers. Définitions et classifications 2015–2017. Traduction française par l'AFEDI. Paris : Elsevier Masson ; 2016.

Pavé F. L'illusion informaticienne. Paris : L'Harmattan ; 1989.

AUTRES OUVRAGES

Aguilera DC. Intervention en situation de crise. Paris : InterEditions ; 1995.

Alfaro R. Démarche de soins : mode d'emploi. Paris : Lamarre ; 1990.

Allin-Pfister AC. Quels savoirs pour soigner et comment l'enseigner. Nice : Z'Éditions ; 1995.

ANADI. Diagnostics infirmiers. Définitions et classification, 1995-1996. Traduction française par l'AFEDI. Paris : InterEditions ; 1996.

ANAP (Agence nationale d'appui à la performance), Alain D, Le Gloan C. Création de valeur par les technologies de l'information et de la communication pour les structures de santé. Synthèse des connaissances ; avril 2010.

Beck U. La société du risque. Sur la voie d'une autre modernité. Paris : Flammarion, Champs ; 2003.

Benjamin A. Pratique de la relation d'aide et de la communication. Paris : ESF ; 1978.

Berger L, Poirier Mailhoux D. Soins gériatriques, problèmes complexes et interventions autonomes. Montréal : Études Vivantes ; 1991.

Carpenito LJ. Diagnostics infirmiers, applications cliniques. In : Lefebvre M, editor. Adapté de l'américain par. 5ᵉ édition. Paris : InterEditions ; 1995.

Chalifour J. La relation d'aide en soins infirmiers, une perspective holistique-humaniste. Paris : Lamarre ; 1989.

Collière M-F. Promouvoir la vie. De la pratique des femmes soignantes aux soins infirmiers. Paris : InterEditions ; 1996.

De Vito A, Tremblay R. Les fondements de la communication humaine. Paris–Boucherville : Lamarre–Gaëtan Morin ; 1993.

Dictionnaire médical. Paris : Masson ; 1997.

Doenges ME, Lefebvre M, Moorhouse MF. Diagnostics infirmiers et interventions, guide pratique. 3ᵉ éd. Paris–Saint-Laurent : Seli Arslan–ERPI ; 1996.

Doenges ME, Moorhouse MF, Burley JT. Applications de la démarche de soins et des diagnostics infirmiers. Paris : Maloine ; 1995.

Eliopoulous C. Guide de planification des soins infirmiers, soins prolongés. In : Mathieu P, editor. Trad. fr. par. Montréal : Lidec ; 1990.

Everstine DS. L. Des gens en crise, l'intervention psychologique d'urgence. Paris–Marseille : Desclée de Brouwer–Hommes et Perspectives ; 1993.

Frey VC, Hockett C, Moist G. Guide pratique de diagnostics infirmiers. Diagnostics infirmiers et plan de soins. Montréal : Lidec ; 1990.

Gebbie KM. In : Summary of the second National Conference, The clearinghouse ; St-Louis : National Group for Classification of Nursing Diagnoses ; 1976.

Gebbie KM, Lavin M. Classification of nursing diagnoses : proceesings of the First National Conference. St. Louis : Mosby-Year Book ; 1975.

Gordon M. Diagnostic infirmier. Méthodes et applications. Paris : MEDSI ; 1989.

Haute Autorité de Santé (HAS). La sécurité des patients. Mettre en œuvre la gestion des risques associés aux soins en établissement de santé. Des concepts à la pratique ; Mars 2012.

Houssaye J. La pédagogie, une encyclopédie pour aujourd'hui. Paris : ESF Éditeur ; 1994.

Hugerot A, Devillard A, Monneret T, et al. Perception du risque : exploration des définitions et des représentations chez les personnels hospitaliers. Risques et Qualité, vol. VII ; 2010. p. 107–14. n° 2.

Institut de recherche et documentation en économie de la santé (IRDES). Enquête sur la santé et la protection sociale 2010 ; Juillet 2012.

Kérouac S, Pepin J, Du Charme F, et al. La pensée infirmière. Conceptions et stratégies. Paris : Maloine ; 1994.

Kim MJ, McFarland GK, McLane AM. Guide pratique des diagnostics infirmiers. In : Trad. fr. par Brenda Dutil. 4ᵉ éd. Bourcheville : Gaëtan Morin ; 1991.

Lauzon S, Adam E. La personne âgée et ses besoins, Interventions infirmières. Paris–Saint-Laurent : Seli Arslan–ERPI ; 1996.

Lazure H. Vivre la relation d'aide. Approche théorique et pratique d'un critère de compétence de l'infirmière. Mont-Royal–Paris : Décarie Inc.–Maloine ; 1988.

Lefevre M, Dupuis A. Le jugement clinique en soins infirmiers. Paris : InterEditions ; 1993.

Leng MC, Duquesne F. Stratégies de soins du diagnostic infirmier au plan de soins. Paris : Pradel ; 1991.

Marchal A, Psiuk T. Le diagnostic infirmier. Du raisonnement à la pratique. Paris : Lamarre ; 1995.

McCloskey JC, Bulechek GM. Classification des interventions infirmières. Paris : Maloine ; 1996.

McFarland G, Wasli EL, Gerety EK. Diagnostics infirmiers et démarche de soins en santé mentale. Paris : InterEditions ; 1996.

McFarland GK, McFarlane E. Traité de diagnostic infirmier. Paris : InterEditions ; 1995.

Ministère des Affaires Sociales. Protocole de soins infirmiers. Guide du service infirmier. Série Organisation et gestion du service infirmier. 1992. n° 4 (84-27 bis), Paris.

Peplau HE. Les relations interpersonnelles en soins infirmiers. Paris : InterEditions ; 1995.

Phaneuf M. La démarche scientifique. Montréal : McGraw-Hill ; 1986.

Phaneuf M. La planification des soins, un système intégré et personnalisé. Montréal : Chenelière, McGraw-Hill ; 1996.

Potter PA, Perry AG. Soins infirmiers, théorie et pratique. Montréal : Renouveau Pédagogique ; 1990.

Reighley JW. Guide de la planification des soins infirmiers en santé mentale. In : Tremblay JP, Tremblay LL, editors. Trad. fr. par. Montréal : Lidec ; 1992.

Riopelle L, Grondin L, Phaneuf M. Soins infirmiers : un modèle centré sur les besoins de la personne. Montréal : McGraw-Hill ; 1984.

Rioufol M-O. Fiches de soins. La règle d'ORR de l'aide-soignant. Montréal : Masson ; 1996.

Roy C. Introduction aux soins infirmiers : un modèle de l'adaptation. Bourcheville–Paris : Gaëtan Morin–Lamarre ; 1986.

Savatofski J, Prayez P. Le toucher apprivoisé. Paris : Lamarre ; 1989.

Taylor CM, Sparks SM. Diagnostics infirmiers. Guide pour le plan de soins. In : Rahal L, Schmouth Valois D, editors. Trad. fr. et adaptation par. 3ᵉ éd. Montréal–Paris : Décarie–Maloine ; 1993.

Ulrich M, Chagnon-Lamarche M. Les soins d'urgence. Perspective infirmière. Paris : InterEditions ; 1994.

Wright B. La crise, manuel d'intervention à l'usage des infirmières. Paris : Edisem–Maloine ; 1987.

ANNEXES

NANDA International

LISTE ALPHABÉTIQUE COMPLÈTE DES DIAGNOSTICS

- **Activités de loisirs** déficientes
- **Alimentation** déficiente
- Motivation à améliorer son **alimentation**
- **Allaitement** maternel inefficace
- **Allaitement** maternel interrompu
- Motivation à améliorer l'**allaitement** maternel
- **Angoisse face à la mort**
- **Anxiété**
- Risque de perturbation de l'**attachement**
- **Automutilation**
- Risque d'**automutilation**
- **Auto-négligence**
- **Bien-être altéré**
- Motivation à améliorer son **bien-être**
- Motivation à améliorer son **bien-être spirituel**
- Risque de **blessure**
- Risque de **blessure** de la cornée
- Risque de **blessure** en péri-opératoire
- Risque de **blessure** des voies urinaires
- Risque de **brûlure thermique**
- **Capacité adaptative** intracrânienne diminuée
- **Chagrin** chronique
- Risque de **choc**
- Risque de **chutes**
- **Communication** verbale altérée
- Motivation à améliorer sa **communication**
- **Comportement** à risque **pour la santé**
- **Désorganisation comportementale** chez le nouveau-né/nourrisson
- Risque de **désorganisation comportementale** chez le nouveau-né/nourrisson
- Réceptivité du nouveau-né/nourrisson à progresser dans son **organisation comportementale**
- Motivation à améliorer le **concept de soi**
- **Conflit décisionnel**
- **Conflit** face au **rôle parental**
- **Confusion** aiguë
- Risque de **confusion** aiguë
- **Confusion** chronique
- **Connaissances** insuffisantes

- Motivation à améliorer ses **connaissances**
- **Constipation**
- Pseudo-**constipation**
- Risque de **constipation**
- **Constipation** fonctionnelle chronique
- Risque de **constipation** fonctionnelle chronique
- **Contamination**
- Risque de **contamination**
- **Contrôle émotionnel** instable
- **Contrôle des impulsions** inefficace
- Risque de **croissance** anormale
- **Débit cardiaque** diminué
- Risque de diminution du **débit cardiaque**
- **Dégagement** inefficace des **voies respiratoires**
- Trouble de la **déglutition**
- **Déni** non constructif
- **Dentition** altérée
- Risque de **déséquilibre électrolytique**
- **Détresse morale**
- **Détresse spirituelle**
- Risque de **détresse spirituelle**
- **Deuil**
- **Deuil** problématique
- Risque de **deuil problématique**
- Risque de retard du **développement**
- **Diarrhée**
- Risque d'atteinte à la **dignité humaine**
- **Douleur** aiguë
- **Douleur** lors de l'accouchement
- **Douleur** chronique
- **Dynamique familiale** dysfonctionnelle
- **Dynamique familiale** perturbée
- Motivation à améliorer la **dynamique familiale**
- Risque de **dysfonctionnement neurovasculaire périphérique**
- **Dysfonctionnement sexuel**
- **Dysréflexie autonome**
- Risque de **dysréflexie autonome**
- **Échanges gazeux** perturbés
- **Élimination** urinaire altérée
- Motivation à améliorer son **élimination urinaire**
- **Entretien** inefficace **du domicile**
- Motivation à améliorer son **équilibre hydrique**
- **Errance**
- Risque d'**escarre**
- Perte d'**espoir**
- Motivation à accroître son **espoir**

- Diminution chronique de l'**estime de soi**
- Risque de diminution chronique de l'**estime de soi**
- Diminution situationnelle de l'**estime de soi**
- Risque de diminution situationnelle de l'**estime de soi**
- **Exercice** inefficace **du rôle**
- **Exercice du rôle parental** perturbé
- Risque de perturbation dans l'**exercice du rôle parental**
- Motivation à améliorer l'**exercice du rôle parental**
- **Fatigue**
- Risque de **fausse route** (d'aspiration)
- Risque d'altération de la **fonction cardiovasculaire**
- Risque d'altération de la **fonction hépatique**
- Risque de déséquilibre de la **glycémie**
- **Habitudes de sommeil** perturbées
- **Habitudes sexuelles** perturbées
- Risque d'**hémorragie**
- **Hyperthermie**
- **Hypothermie**
- Risque d'**hypothermie**
- Risque d'**hypothermie** péri-opératoire
- **Ictère** néonatal
- Risque d'**ictère néonatal**
- **Identité personnelle** perturbée
- Risque de perturbation de l'**identité personnelle**
- **Image corporelle** perturbée
- **Incontinence** fécale
- **Incontinence** urinaire à l'effort
- **Incontinence** urinaire fonctionnelle
- **Incontinence** urinaire par besoin impérieux
- Risque d'**incontinence** urinaire par besoin impérieux
- **Incontinence** urinaire par regorgement
- **Incontinence** urinaire réflexe
- Risque d'**infection**
- **Insomnie**
- Atteinte à l'**intégrité de la peau**
- Risque d'atteinte à l'**intégrité de la peau**
- Atteinte à l'**intégrité des tissus**
- Risque d'atteinte à l'**intégrité des tissus**
- **Interactions sociales** perturbées
- **Intolérance** à l'**activité**
- Risque d'**intolérance** à l'**activité**
- Risque d'**intoxication**
- Risque de diminution de l'**irrigation cardiaque**
- Risque d'altération de l'**irrigation cérébrale**
- Risque d'altération de l'**irrigation gastro-intestinale**
- Risque d'altération de l'**irrigation rénale**

- **Irrigation tissulaire** périphérique inefficace
- Risque d'**irrigation tissulaire** périphérique inefficace
- **Isolement social**
- **Lait maternel** insuffisant
- Risque de perturbation du **lien mère–fœtus**
- **Maintien** inefficace de l'**état de santé**
- Difficulté à la **marche**
- Processus de la **maternité** inefficace
- Risque de processus de la **maternité** inefficace
- Motivation à améliorer sa **maternité**
- **Mécanismes de protection** inefficaces
- Troubles de la **mémoire**
- **Mobilité** physique réduite
- **Mobilité** réduite au lit
- **Mobilité** réduite en fauteuil roulant
- **Mode d'alimentation** inefficace chez le nouveau-né/nourrisson
- **Mode de respiration** inefficace
- **Mode de vie** sédentaire
- **Motilité gastro-intestinale** dysfonctionnelle
- Risque de dysfonctionnement de la **motilité gastro-intestinale**
- Atteinte de la **muqueuse buccale**
- Risque d'atteinte de la **muqueuse buccale**
- **Nausée**
- **Négligence de l'hémicorps**
- **Obésité**
- Non-**observance**
- **Peur**
- **Planification** inefficace **d'une activité**
- Risque de **planification** inefficace **d'une activité**
- **Position assise** altérée
- **Position debout** altérée
- Motivation à améliorer son **pouvoir d'action**
- **Pratique religieuse** perturbée
- Risque de perturbation dans la **pratique religieuse**
- Motivation à améliorer sa **pratique religieuse**
- Motivation à améliorer sa **prise de décision**
- **Prise de décision émancipée** perturbée
- Risque de **prise de décision émancipée** perturbée
- Motivation à améliorer une **prise de décision émancipée**
- **Prise en charge** inefficace **de la santé**
- Motivation à améliorer la **prise en charge de la santé**
- **Prise en charge** inefficace **de la santé** par la famille
- Risque de **réaction allergique**
- **Réaction allergique au latex**
- Risque de **réaction allergique au latex**

- Risque de **réaction** indésirable **à un produit de contraste iodé**
- **Régulation de l'humeur** perturbée
- **Relation entre partenaires** infructueuse
- Risque de **relation entre partenaires** infructueuse
- Motivation à améliorer la **relation entre partenaires**
- **Résilience** réduite
- Risque de **résilience réduite**
- Motivation à accroître sa **résilience**
- **Respiration spontanée** altérée
- **Rétablissement postopératoire** retardé
- Risque de **rétablissement postopératoire** retardé
- **Rétention urinaire**
- **Santé** d'une collectivité déficiente
- Risque de **sécheresse de l'œil**
- Risque de **sentiment de solitude**
- **Sentiment d'impuissance**
- Risque de **sentiment d'impuissance**
- Intolérance au **sevrage de la ventilation assistée**
- Déficit de **soins personnels** : s'alimenter
- Déficit de **soins personnels** : se laver
- Déficit de **soins personnels** : se vêtir
- Déficit de **soins personnels** : utiliser les toilettes
- Motivation à améliorer ses **soins personnels**
- Privation de **sommeil**
- Motivation à améliorer son **sommeil**
- **Stratégies d'adaptation** défensives
- **Stratégies d'adaptation** familiales compromises
- **Stratégies d'adaptation** familiales invalidantes
- **Stratégies d'adaptation** inefficaces
- **Stratégies d'adaptation** inefficaces d'une collectivité
- Motivation à améliorer ses **stratégies d'adaptation**
- Motivation d'une collectivité à améliorer ses **stratégies d'adaptation**
- Motivation d'une famille à améliorer ses **stratégies d'adaptation**
- Excès de **stress**
- Risque de **suffocation**
- Risque de **suicide**
- **Surpoids**
- Risque de **surpoids**
- **Syndrome de douleur** chronique
- **Syndrome de fragilité chez la personne âgée**
- Risque de **syndrome de fragilité chez la personne âgée**
- Risque de **syndrome de mort subite du nourrisson**
- Risque de **syndrome d'immobilité**
- **Syndrome d'inadaptation à un changement de milieu**

- Risque de **syndrome d'inadaptation à un changement de milieu**
- **Syndrome du traumatisme de viol**
- **Syndrome post-traumatique**
- Risque de **syndrome post-traumatique**
- Risque de **température corporelle anormale**
- **Tension** dans l'**exercice du rôle** de l'aidant naturel
- Risque de **tension** dans l'**exercice du rôle** de l'aidant naturel
- **Thermorégulation** inefficace
- Difficulté lors d'un **transfert**
- Risque de **traumatisme**
- Risque de **traumatisme vasculaire**
- Risque de **violence** envers les autres
- Risque de **violence** envers soi
- Déficit de **volume liquidien**
- Risque de déficit de **volume liquidien**
- Excès de **volume liquidien**
- Risque de déséquilibre de **volume liquidien**

Annexes

NIC-CISI

LISTE ALPHABÉTIQUE COMPLÈTE DES INTERVENTIONS

- Accès veineux / Entretien d'un cathéter central inséré en périphérie
- Accès veineux / Entretien d'un cathéter ombilical
- Accès veineux / Gestion d'un dispositif d'accès veineux central
- Accès veineux / Mise en place d'une intraveineuse
- Accompagnement / Accompagnement d'un étudiant
- Accompagnement / Accompagnement d'un nouvel employé
- Accouchement / Accouchement
- Accouchement / Accouchement par césarienne
- Accouchement / Conduite à tenir en cas d'accouchement à risque
- Accouchement / Déclenchement du travail
- Accouchement / Interruption du travail
- Accouchement / Préparation à l'accouchement
- Accouchement / Soins durant le travail et l'accouchement
- Accueil / Accueil dans un établissement de soins
- Acupression / Acupression
- Affirmation de soi / Entraînement à l'affirmation de soi
- Aidant naturel / Remplacement temporaire de l'aidant naturel
- Aidant naturel / Soutien à un aidant naturel
- Aide opératoire / Aide opératoire
- Alimentation / Alimentation
- Alimentation / Alimentation à la tasse : nouveau-né
- Alimentation / Alimentation entérale par sonde
- Alimentation / Alimentation parentérale totale
- Alité (soins à un patient) / Soins à un patient alité
- Allaitement / Allaitement au biberon
- Allaitement / Conseils relatifs à la conduite d'un allaitement
- Allaitement / Interruption artificielle de la lactation
- Allergies / Traitement des allergies
- Amputation (soins consécutifs à une) / Soins consécutifs à une amputation
- Analgésie contrôlée par le patient (autocontrôle de l'administration d'analgésiques) / Aide à l'analgésie contrôlée par le patient (PCA)
- Analgésiques / Administration d'analgésiques
- Analgésique / Administration d'un analgésique par voie intrathécale
- Analyse des pratiques / Analyse des pratiques par les pairs
- Anesthésiques / Administration d'anesthésiques
- Anxiété / Diminution de l'anxiété

- Anxiété / Technique d'apaisement
- Appareil d'assistance circulatoire / Soins circulatoires : appareil d'assistance mécanique
- Application de chaleur ou de froid / Application de chaleur ou de froid
- Asthme / Conduite à tenir face à l'état asthmatique
- Attelle / Pose d'une attelle
- Autohypnose / Facilitation de l'autohypnose
- Biofeedback / Biofeedback (rétroaction)
- Bioterrorisme / Préparation pour faire face au bioterrorisme
- Buccodentaire (hygiène) / Hygiène buccodentaire
- Buccodentaire (santé) / Rétablissement de la santé buccodentaire
- Buccodentaires (soins) / Soins buccodentaires
- Capacité d'adaptation (*coping*) / Amélioration de la capacité d'adaptation (*coping*)
- Cardiaque (arythmie) / Traitement de l'arythmie cardiaque
- Cardiaques (soins) / Gestion du risque cardiaque
- Cardiaques (soins) / Soins à un patient cardiaque
- Cardiaques (soins) / Soins en phase aiguë d'une dysfonction cardiaque
- Cardiaques (soins) / Soins cardiaques : réadaptation
- *Case management / Case management*
- Catastrophe / Préparation d'une collectivité à une catastrophe
- Cathétérisme vésical / Cathétérisme vésical
- Cathétérisme vésical / Cathétérisme vésical intermittent
- Cellules souches / Perfusion de cellules souches
- Chariot d'urgence / Vérification du chariot d'urgence
- Chemin clinique / Développement d'un chemin clinique
- Chimiothérapie / Conduite à tenir en cas de traitement par chimiothérapie
- Chirurgie / Gestion de l'instrumentation chirurgicale
- Chirurgie / Précautions à prendre lors d'une intervention chirurgicale
- Chirurgie / Préparation à la chirurgie
- Choc (état de) / Conduite à tenir en présence d'un état de choc
- Choc (état de) / Conduite à tenir en présence d'un état de choc anaphylactique
- Choc (état de) / Conduite à tenir en présence d'un état de choc cardiogénique
- Choc (état de) / Conduite à tenir en présence d'un état de choc hypovolémique
- Choc (état de) / Conduite à tenir en présence d'un état de choc vasoplégique
- Choc (état de) / Prévention des états de choc
- Chutes / Prévention des chutes
- Circoncision / Soins lors d'une circoncision

- Circulation sanguine / Soins circulatoires : insuffisance artérielle
- Circulation sanguine / Soins circulatoires : insuffisance veineuse
- Cognitive (restructuration) / Restructuration cognitive
- Cognitive (stimulation) / Stimulation cognitive
- Colère / Aide à la maîtrise de la colère
- Communication / Amélioration de la communication : déficience auditive
- Communication / Amélioration de la communication : déficience visuelle
- Communication / Amélioration de la communication : déficit du langage, de la parole
- Comportement / Conduite à tenir face à un comportement d'automutilation
- Comportement / Conduite à tenir face à un comportement de suractivité/inattention
- Comportement / Gestion du comportement : sexuel
- Comportement / Maîtrise du comportement
- Comportement / Marketing social/amélioration des comportements de santé d'une population ciblée
- Comportement / Modification du comportement
- Comportement / Modification du comportement : aptitudes sociales
- Conduites alimentaires / Conduite à tenir en cas de troubles des conduites alimentaires
- Conférence de soins multidisciplinaire / Conférence de soins multidisciplinaire
- Conscience de soi / Amélioration de la conscience de soi
- Constipation / Conduite à tenir en présence de constipation ou d'un fécalome
- Consultation / Consultation auprès d'un expert
- Consultation / Consultation de diététique
- Consultation / Consultation de génétique
- Consultation / Consultation en matière de sexualité
- Consultation / Consultation psychosociale
- Consultation / Consultation réalisée avant la conception
- Consultation / Consultation téléphonique
- Contagieuse (maladie) / Conduite à tenir face aux maladies contagieuses
- Contention / Contention chimique
- Contention physique / Contention physique
- Contrôle des impulsions / Entraînement au contrôle des impulsions
- Coordination préopératoire / Coordination préopératoire
- Coûts / Maîtrise des coûts
- Crise / Intervention en situation de crise
- Crise convulsive / Conduite à tenir en cas de crise convulsive

- Crise convulsive / Précautions en cas de crise convulsive
- Cutanée (stimulation) / Stimulation cutanée
- Décisions (prise de) / Aide à la prise de décisions
- Déclaration d'un incident / Déclaration d'un incident
- Déculpabilisation / Aide à la déculpabilisation
- Défibrillation / Conduite à tenir en cas de défibrillation externe
- Défibrillation / Conduite à tenir en cas de défibrillation interne
- Délégation / Délégation
- Delirium / Conduite à tenir en cas de delirium
- Démence / Aide aux soins d'hygiène d'une personne présentant une démence
- Démence / Conduite à tenir face à une démence
- Démence / Conduite à tenir face à une démence : errance
- Dépistage / Dépistage des problèmes de santé
- Déposition / Déposition/témoignage
- Déséquilibre acidobasique / Traitement d'un déséquilibre acidobasique
- Déséquilibre acidobasique / Traitement d'un déséquilibre acidobasique : acidose métabolique
- Déséquilibre acidobasique / Traitement d'un déséquilibre acidobasique : acidose respiratoire
- Déséquilibre acidobasique / Traitement d'un déséquilibre acidobasique : alcalose métabolique
- Déséquilibre acidobasique / Traitement d'un déséquilibre acidobasique : alcalose respiratoire
- Déséquilibre électrolytique / Traitement d'un déséquilibre électrolytique
- Déséquilibre électrolytique / Traitement d'un déséquilibre électrolytique : hypercalcémie
- Déséquilibre électrolytique / Traitement d'un déséquilibre électrolytique : hyperkaliémie
- Déséquilibre électrolytique / Traitement d'un déséquilibre électrolytique : hypermagnésémie
- Déséquilibre électrolytique / Traitement d'un déséquilibre électrolytique : hypernatrémie
- Déséquilibre électrolytique / Traitement d'un déséquilibre électrolytique : hyperphosphatémie
- Déséquilibre électrolytique / Traitement d'un déséquilibre électrolytique : hypocalcémie
- Déséquilibre électrolytique / Traitement d'un déséquilibre électrolytique : hypokaliémie
- Déséquilibre électrolytique / Traitement d'un déséquilibre électrolytique : hypomagnésémie
- Déséquilibre électrolytique / Traitement d'un déséquilibre électrolytique : hyponatrémie

Annexes

- Déséquilibre électrolytique / Traitement d'un déséquilibre électrolytique : hypophosphatémie
- Déséquilibre hydrique / Traitement d'un déséquilibre hydrique
- Déséquilibre hydroélectrolytique / Traitement d'un déséquilibre hydroélectrolytique
- Deuil / Aide au travail de deuil
- Deuil / Facilitation du travail de deuil : décès périnatal
- Développement / Stimulation du développement : nourrisson
- Développement / Stimulation du développement : enfant
- Développement / Stimulation du développement : adolescent
- Dialyse péritonéale / Traitement par dialyse péritonéale
- Diarrhée / Traitement de la diarrhée
- Distraction / Distraction
- Domicile / Aide dans l'organisation et l'entretien du domicile
- Domicile / Aménagement du milieu ambiant : préparation du retour à domicile
- Don d'organes / Don d'organes
- Douleur / Conduite à tenir devant la douleur
- Drain / Entretien d'un drain
- Drain / Entretien d'un drain de ventriculostomie ou lombaire
- Drain / Entretien d'un drain thoracique
- Dysréflexie / Conduite à tenir en cas de dysréflexie
- Échographie obstétricale / Échographie obstétricale
- Écoute active / Écoute active
- Éducation / Augmentation du degré d'instruction en matière de santé
- Éducation / Éducation à la santé
- Éducation / Éducation : apprentissage de la propreté
- Éducation / Éducation des parents d'un adolescent
- Éducation / Éducation des parents qui élèvent un enfant
- Éducation / Éducation des parents qui élèvent un nourrisson
- Éducation / Éducation individuelle
- Éducation / Éducation sexuelle
- Éducation / Éducation : exercices prescrits
- Éducation / Éducation : habileté psychomotrice
- Éducation / Éducation : médication prescrite
- Éducation / Éducation : rapports sexuels sans risque
- Éducation / Éducation : régime alimentaire prescrit
- Éducation / Éducation : soins aux pieds
- Éducation / Enseignement à un groupe
- Éducation / Enseignement : nutrition du nourrisson de 0 à 3 mois
- Éducation / Enseignement : nutrition du nourrisson de 4 à 6 mois
- Éducation / Enseignement : nutrition du nourrisson de 7 à 9 mois
- Éducation / Enseignement : nutrition du nourrisson de 10 à 12 mois

- Éducation / Enseignement : nutrition de l'enfant de 13 à 18 mois
- Éducation / Enseignement : nutrition de l'enfant de 19 à 24 mois
- Éducation / Enseignement : nutrition de l'enfant de 25 à 36 mois
- Éducation / Enseignement : processus de la maladie
- Éducation / Enseignement : sécurité du nourrisson de 0 à 3 mois
- Éducation / Enseignement : sécurité du nourrisson de 4 à 6 mois
- Éducation / Enseignement : sécurité du nourrisson de 7 à 9 mois
- Éducation / Enseignement : sécurité du nourrisson de 10 à 12 mois
- Éducation / Enseignement : sécurité de l'enfant de 13 à 18 mois
- Éducation / Enseignement : sécurité de l'enfant de 19 à 24 mois
- Éducation / Enseignement : sécurité de l'enfant de 25 à 36 mois
- Éducation / Enseignement : stimulation du nourrisson de 0 à 4 mois
- Éducation / Enseignement : stimulation du nourrisson de 5 à 8 mois
- Éducation / Enseignement : stimulation du nourrisson de 9 à 12 mois
- Éducation / Enseignement des règles de la mécanique corporelle
- Éducation / Facilitation de l'apprentissage
- Efficacité personnelle / Augmentation du sentiment d'efficacité personnelle
- Électroconvulsivothérapie / Conduite à tenir lors d'une électroconvulsivothérapie (ECT)
- Électrostimulation transcutanée / Électrostimulation transcutanée
- Embolie / Prévention de l'embolie
- Embolie / Traitement de l'embolie périphérique
- Embolie / Traitement de l'embolie pulmonaire
- Encouragements / Encouragements
- Énergétique (dépense) / Limitation de la dépense énergétique
- Équilibre acidobasique / Surveillance de l'équilibre acidobasique
- Équilibre électrolytique / Surveillance de l'équilibre électrolytique
- Équilibre hydrique / Rétablissement d'urgence de l'équilibre hydrique

Annexes

- Équilibre hydrique / Surveillance de l'équilibre hydrique
- Équipe / Développement des compétences d'une équipe
- Équipe / Supervision d'une équipe
- Escarres de décubitus / Prévention des escarres de décubitus
- Escarres de décubitus (soins des) / Soins des escarres de décubitus
- Espoir / Insufflation d'espoir
- Estime de soi / Amélioration de l'estime de soi
- Évaluation d'un produit / Évaluation d'un produit
- Examen / Aide à la réalisation d'un examen
- Exercice / Incitation à faire de l'exercice
- Exercice / Incitation à faire de l'exercice : étirement
- Exercice / Incitation à faire de l'exercice : renforcement musculaire
- Exercice (thérapie par l') / Thérapie par l'exercice : équilibre
- Exercice (thérapie par l') / Thérapie par l'exercice : maîtrise musculaire
- Exercice (thérapie par l') / Thérapie par l'exercice : marche
- Exercice (thérapie par l') / Thérapie par l'exercice : souplesse articulaire
- Famille / Aide à la préservation de l'intégrité familiale
- Famille / Aide à la préservation de l'intégrité familiale : famille qui attend un enfant
- Famille / Facilitation de la présence de la famille
- Famille / Mise à contribution de la famille
- Famille / Mobilisation des ressources familiales
- Famille / Protection de la dynamique familiale
- Famille / Soutien à la famille
- Famille / Soutien aux frères et sœurs
- Fausses routes / Prévention des fausses routes
- Fertilité / Préservation de la fertilité
- Fièvre / Traitement de la fièvre
- Finances / Assistance à la gestion des ressources financières
- Finances / Gestion des budgets
- Flatulence / Diminution de la flatulence
- Garrot pneumatique / Précautions liées à l'utilisation d'un garrot pneumatique
- Grossesse / Conduite à tenir face à une grossesse à risque
- Grossesse / Surveillance d'une grossesse avancée
- Groupe de soutien / Groupe de soutien
- Hallucinations / Conduite à tenir en présence d'hallucinations
- Hémodialyse / Entretien des sites d'accès de la dialyse
- Hémodialyse / Traitement par hémodialyse
- Hémofiltration / Traitement par hémofiltration
- Hémorragie / Précautions en cas d'hémorragie sous-arachnoïdienne

- Hormonothérapie / Hormonothérapie de substitution
- Humeur / Gestion de l'humeur
- Humour / Humour
- Hygiène / Bain
- Hygiène / Soins des cheveux et du cuir chevelu
- Hygiène / Soins des ongles
- Hygiène / Soins des oreilles
- Hygiène / Soins des pieds
- Hygiène / Soins des yeux
- Hygiène / Soins périnéaux
- Hyperglycémie / Traitement de l'hyperglycémie
- Hyperthermie / Traitement de l'hyperthermie
- Hyperthermie maligne / Conduite à tenir en cas de survenue d'une hyperthermie maligne
- Hypervolémie / Traitement de l'hypervolémie
- Hypnose / Hypnose
- Hypoglycémie / Traitement de l'hypoglycémie
- Hypothermie / Induction d'une hypothermie
- Hypothermie / Traitement de l'hypothermie
- Hypovolémie / Traitement de l'hypovolémie
- Idée délirante / Conduite à tenir en cas de persistance d'une idée délirante
- Image corporelle / Amélioration de l'image corporelle
- Immunisation/vaccination / Immunisation/vaccination
- Incision (soins d'une) / Soins d'une incision
- Incontinence fécale / Traitement de l'incontinence fécale
- Incontinence fécale / Traitement de l'incontinence fécale : encoprésie
- Incontinence urinaire / Traitement de l'incontinence urinaire
- Incontinence urinaire / Traitement de l'incontinence urinaire : énurésie
- Infection / Contrôle de l'infection
- Infection / Contrôle de l'infection : période peropératoire
- Infections / Protection contre les infections
- Information / Information : intervention ou traitement
- Information / Information préopératoire
- Information (échange d') / Échange d'informations relatives aux soins de santé
- Information sensorielle / Information sensorielle préparatoire
- Installation peropératoire / Installation peropératoire
- Interruption de grossesse / Soins à une patiente venant pour une interruption de grossesse
- Intestinal (fonctionnement) / Contrôle du fonctionnement intestinal
- Intraveineuse / Thérapie intraveineuse (traitement intraveineux)
- Intubation gastro-intestinale / Intubation gastro-intestinale
- Irrigation d'une plaie / Irrigation d'une plaie

Annexes

- Irrigation nasale / Irrigation nasale
- Irrigation vésicale / Irrigation vésicale
- Isolement / Isolement
- Kinésithérapie respiratoire / Kinésithérapie respiratoire
- Laboratoire / Interprétation de valeurs de laboratoire
- Laboratoire / Manipulation d'un échantillon biologique
- Laboratoire / Réalisation de tests de laboratoire au chevet du malade
- Laser / Précautions à prendre lors de l'utilisation d'un laser
- Latex / Précautions lors de l'emploi de dérivés du latex
- Lavement / Administration d'un lavement
- Lentilles cornéennes / Entretien des lentilles cornéennes
- Lésions / Prévention des lésions sportives chez les jeunes
- Limites / Établissement de limites
- Massage / Massage
- Matériel / Gestion de l'équipement technique
- Matériel / Gestion du matériel
- Médecin / Aide apportée au médecin
- Médecine légale / Recueil de données pour un service médicolégal
- Médiation / Médiation
- Médiation / Médiation culturelle
- Médicaments / Administration de médicaments
- Médicaments / Administration de médicaments par inhalation (aérosol)
- Médicaments / Administration de médicaments par voie auriculaire
- Médicaments / Administration de médicaments par voie cutanée
- Médicaments / Administration de médicaments par voie entérale
- Médicaments / Administration de médicaments par voie intradermique
- Médicaments / Administration de médicaments par voie intramusculaire
- Médicaments / Administration de médicaments par voie intra-osseuse
- Médicaments / Administration de médicaments par voie intrapleurale
- Médicaments / Administration de médicaments par voie intraveineuse (IV)
- Médicaments / Administration de médicaments par voie nasale
- Médicaments / Administration de médicaments par voie oculaire
- Médicaments / Administration de medicaments par voie orale

- Médicaments / Administration de médicaments par voie péridurale ou intrathécale
- Médicaments / Administration de médicaments par voie rectale
- Médicaments / Administration de médicaments par voie sous-cutanée
- Médicaments / Administration de médicaments par voie vaginale
- Médicaments / Administration de médicaments : réservoir ventriculaire
- Médicaments / Coordination (conciliation) du traitement médicamenteux
- Médicaments / Prescription médicamenteuse
- Médication / Gestion de la médication
- Méditation / Méditation
- Membres inférieurs / Surveillance des membres inférieurs
- Mémoire / Entraînement de la mémoire
- Milieu ambiant / Aménagement du milieu ambiant
- Milieu ambiant / Aménagement du milieu ambiant : bien-être
- Milieu ambiant / Aménagement du milieu ambiant : communauté
- Milieu ambiant / Aménagement du milieu ambiant : prévention de la violence
- Milieu ambiant / Aménagement du milieu ambiant : sécurité
- Milieu ambiant / Aménagement du milieu ambiant : sécurité de l'homme au travail
- Milieu ambiant / Exploitation du milieu
- Monitorage fœtal / Monitorage fœtal durant l'accouchement
- Monitorage fœtal / Monitorage fœtal durant la grossesse
- Monitorage hémodynamique / Monitorage hémodynamique invasif
- Mourant (soins à un) / Soins à un mourant
- Nausées / Conduite à tenir lors de nausées
- Négligence de l'hémicorps / Conduite à tenir en cas de négligence de l'hémicorps
- Neurologique (état) / Surveillance de l'état neurologique
- Normalisation / Aide à la normalisation
- Nourrisson / Soins au nourrisson
- Nouveau-né / Photothérapie : nouveau-né
- Nouveau-né / Réanimation d'un nouveau-né
- Nouveau-né / Satisfaction du besoin de succion
- Nouveau-né / Soins à un enfant : nouveau-né
- Nouveau-né / Soins kangourou
- Nutrition / Assistance nutritionnelle
- Nutrition / Surveillance de l'état nutritionnel
- Nutrition / Thérapie nutritionnelle
- Objectifs communs / Détermination d'objectifs communs

- Œdème cérébral / Conduite à tenir en présence d'un œdème cérébral
- Orientation / Orientation dans le réseau de la santé et de la sécurité sociale
- Orientation / Orientation vers un autre soignant ou un autre établissement
- Oxygénothérapie / Oxygénothérapie
- Pacemaker / Soins au patient porteur d'un pacemaker permanent
- Pacemaker / Soins au patient porteur d'un pacemaker provisoire
- Pardon / Facilitation du pardon
- Parents / Développement de la parentalité
- Patient / Aide au changement souhaité par le patient
- Patient / Conduite à tenir en cas de fugue d'un patient
- Patient / Identification du patient
- Patient / Négociation d'un contrat avec le patient
- Patient / Protection des droits du patient
- Peau / Soins de la peau : site donneur
- Peau / Soins de la peau : site greffé
- Peau / Soins de la peau : traitements topiques
- Peau / Surveillance de l'état de la peau
- Perfusion amniotique / Perfusion amniotique
- Perfusion cérébrale / Amélioration de la perfusion cérébrale
- Permission / Organisation d'une permission
- Pertes sanguines / Limitation des pertes sanguines
- Pertes sanguines / Limitation des pertes sanguines : saignement d'une plaie
- Pertes sanguines / Limitation des pertes sanguines : saignement gastro-intestinal
- Pertes sanguines / Limitation des pertes sanguines : saignement nasal
- Pertes sanguines / Limitation des pertes sanguines : utérus en post-partum
- Pertes sanguines / Limitation des pertes sanguines : utérus gravide
- Pertes sanguines / Prévention des saignements
- Pessaire / Conduite à tenir pour les patientes porteuses d'un pessaire
- Phlébotomie / Phlébotomie : cathéter veineux tunnellisé
- Phlébotomie / Phlébotomie : collecte d'une unité de sang
- Phlébotomie / Phlébotomie : prélèvement de sang artériel
- Phlébotomie / Phlébotomie : prélèvement de sang veineux
- Plaie (soins d'une) / Soins d'une plaie
- Plaie (soins d'une) / Soins d'une plaie : absence de cicatrisation
- Plaie (soins d'une) / Soins d'une plaie : brûlures

- Plaie (soins d'une) / Soins d'une plaie : drainage en circuit fermé
- Planning familial / Contraception
- Planning familial / Grossesse non prévue
- Planning familial / Infertilité
- Plâtre / Entretien d'un plâtre
- Plâtre / Entretien d'un plâtre humide
- Poids / Aide à la perte de poids
- Poids / Aide à la prise de poids
- Poids / Gestion du poids
- Positionnement / Positionnement
- Positionnement / Positionnement en cas de lésion cervicale
- Positionnement / Positionnement en fauteuil roulant
- Post mortem (soins) / Soins post mortem
- Postanesthésiques (soins) / Soins postanesthésiques
- Postnatals (soins) / Soins postnatals
- Prélèvement de sang / Prélèvement de sang capillaire
- Prématuré / Soins à un enfant : prématuré
- Prénatals (soins) / Soins prénatals
- Prescription / Prescription : examen diagnostique
- Prescription / Prescription : traitement non pharmacologique
- Prescription / Programmation d'une prescription
- Présence / Présence
- Pression intracrânienne / Monitorage de la pression intracrânienne
- Pressions sur le corps / Limitation des pressions sur le corps
- Prise en charge / Autorisation de prise en charge
- Procréation médicalement assistée / Conduite à tenir en cas de procréation médicalement assistée
- Prolapsus rectal / Traitement d'un prolapsus rectal
- Prurit / Conduite à tenir en cas de prurit
- Qualité (surveillance) / Surveillance qualité
- Radiothérapie (soins consécutifs à la) / Soins consécutifs à la radiothérapie
- Réaction d'anticipation / Conduite à tenir devant une réaction d'anticipation
- Réalité / Orientation dans la réalité
- Réanimation / Réanimation
- Réanimation cardiaque / Coordination des mesures de réanimation cardiaque
- Réanimation (fœtus) / Réanimation du fœtus
- Recherche / Recueil de données de recherche
- Récit de vie / Rédaction d'un récit de vie/journal intime
- Rééducation / Rééducation de la déglutition
- Rééducation / Rééducation intestinale
- Rééducation / Rééducation périnéale

- Régime alimentaire / Établissement d'un régime alimentaire progressif
- Régime alimentaire / Établissement d'un régime alimentaire progressif : postchirurgie bariatrique
- Réglementation sanitaire / Surveillance de la réglementation sanitaire
- Régulation hémodynamique / Régulation hémodynamique
- Reiki / Reiki
- Relation complexe / Établissement d'une relation complexe
- Relation parent-enfant / Aide au développement de la relation parent-enfant
- Relaxation / Relaxation musculaire progressive
- Relaxation / Thérapie par la relaxation
- Relaxation / Visualisation
- Religion / Amélioration des rituels religieux
- Religion / Prévention de l'addiction religieuse
- Réseau de soutien / Élargissement du réseau de soutien
- Résilience / Développement de la résilience
- Respiratoire (état) / Surveillance de l'état respiratoire
- Responsabilités / Aide à la responsabilisation
- Rétention urinaire / Traitement de la rétention urinaire
- Risque incendiaire / Précautions face au risque incendiaire
- Risques / Identification des risques
- Risques / Identification des risques : famille ayant de jeunes enfants
- Risques / Identification des risques génétiques
- Risques / Prévention des risques de l'environnement
- Rôle / Amélioration du rôle
- Sangsues / Thérapie par les sangsues
- Santé communautaire / Développement d'un programme de santé communautaire
- Santé communautaire / Promotion de la santé communautaire
- Sécheresse oculaire / Prévention de la sécheresse oculaire
- Sécurité / Amélioration du sentiment de sécurité
- Sécurité / Promotion de la sécurité routière
- Sédation / Gestion de la sédation
- Seins / Examen des seins
- Sensibilité périphérique / Conduite à tenir en cas d'altération de la sensibilité périphérique
- Sevrage tabagique / Aide au sevrage tabagique
- Signes vitaux / Surveillance des signes vitaux
- Socialisation / Amélioration de la socialisation
- Soins / Premiers soins
- Soins personnels / Aide aux soins personnels
- Soins personnels / Aide aux soins personnels : alimentation
- Soins personnels / Aide aux soins personnels : AVQ

- Soins personnels / Aide aux soins personnels : bain et soins d'hygiène
- Soins personnels / Aide aux soins personnels : habillage et mise personnelle
- Soins personnels / Aide aux soins personnels : transfert
- Soins personnels / Aide aux soins personnels : utilisation des toilettes
- Soins personnels / Habillage
- Sommeil / Amélioration du sommeil
- Sonde / Entretien d'une sonde gastro-intestinale
- Sonde / Entretien d'une sonde urinaire
- Sortie / Planification de la sortie
- Soutien / Soutien psychologique
- Soutien / Soutien spirituel
- Spiritualité / Aide à la croissance spirituelle
- Stomie (soins d'une) / Soins d'une stomie
- Stress / Réduction du stress lié au déménagement
- Subsistance / Aide à la subsistance
- Substances réglementées / Vérification des substances réglementées
- Suicide / Prévention du suicide
- Suivi par téléphone / Suivi par téléphone
- Surveillance / Surveillance
- Surveillance / Surveillance : collectivité
- Surveillance / Surveillance par support électronique
- Suture / Suture
- Syndrome prémenstruel / Conduite à tenir face à un syndrome prémenstruel
- Température / Régulation de la température
- Température / Régulation de la température peropératoire
- Territoire / Limitation du territoire
- Thérapie / Aromathérapie
- Thérapie / Art-thérapie
- Thérapie / Bibliothérapie
- Thérapie / Médiation par la présence d'un animal
- Thérapie / Musicothérapie
- Thérapie / Photothérapie (luminothérapie) : régulation de l'humeur et du sommeil
- Thérapie / Thérapie chez un enfant ayant subi un traumatisme
- Thérapie / Thérapie de groupe
- Thérapie / Thérapie de validation
- Thérapie / Thérapie familiale
- Thérapie / Thérapie occupationnelle
- Thérapie / Thérapie par la réminiscence
- Thérapie / Thérapie par le jeu
- Thérapie / Thérapie récréationnelle

Annexes

- Thrombolyse / Conduite à tenir lors d'un traitement thrombolytique
- Toucher / Toucher
- Toucher énergétique / Toucher énergétique
- Toucher thérapeutique / Toucher thérapeutique
- Toux / Stimulation de la toux
- Toxicomanie / Prévention de la toxicomanie
- Toxicomanie / Traitement de la toxicomanie
- Toxicomanie / Traitement de la toxicomanie : sevrage de la drogue
- Toxicomanie / Traitement de la toxicomanie : sevrage de l'alcool
- Toxicomanie / Traitement de la toxicomanie : surdosage
- Traction (soins à un patient en) / Soins à un patient en traction ou immobilisé
- Training autogène / Training autogène
- Transfert / Transfert
- Transfusion / Administration de produits sanguins
- Transfusion / Autotransfusion
- Transmissions / Rédaction de transmissions
- Transmissions / Transmissions inter-équipes
- Transport / Transport inter-établissements
- Transport / Transport intra-établissement
- Triage / Triage : catastrophe
- Triage / Triage dans un service d'urgences
- Triage / Triage par téléphone
- Troubles circulatoires / Prévention des troubles circulatoires locaux
- Urgence (soins d') / Soins d'urgence
- Urinaire (élimination) / Entraînement en vue d'acquérir des habitudes d'élimination urinaire
- Urinaire (élimination) / Incitation à l'élimination urinaire
- Urinaire (élimination) / Régularisation de l'élimination urinaire
- Valeurs / Clarification des valeurs
- Ventilation / Amélioration de la ventilation
- Ventilation / Aspiration des sécrétions des voies respiratoires
- Ventilation / Conduite à tenir en cas de ventilation mécanique invasive
- Ventilation / Conduite à tenir en cas de ventilation mécanique non invasive
- Ventilation / Conduite à tenir en cas de ventilation mécanique non invasive : prévention des pneumopathies
- Ventilation / Extubation
- Ventilation / Intubation des voies respiratoires
- Ventilation / Sevrage de la ventilation mécanique
- Ventilation / Soins à un patient intubé
- Ventilation / Soins des voies respiratoires
- Vérité / Annonce de la vérité
- Vessie / Entraînement de la vessie

- Vie quotidienne / Amélioration des connaissances pratiques de la vie quotidienne
- Viol / Conduite à tenir en cas de traumatisme de viol
- Violence / Soutien protecteur contre les violences
- Violence / Soutien protecteur contre les violences : enfant
- Violence / Soutien protecteur contre les violences : partenaire intime
- Violence / Soutien protecteur contre les violences : personne âgée
- Violence / Soutien protecteur contre les violences : spirituelles ou religieuses
- Visites / Facilitation des visites
- Visites d'écoute / Visites d'écoute
- Volonté d'apprendre / Stimulation de la volonté d'apprendre
- Vomissements / Conduite à tenir lors des vomissements

Annexes

NOC-CRSI

LISTE ALPHABÉTIQUE COMPLÈTE DES RÉSULTATS

- Gravité de l'acidose métabolique
- Gravité de l'acidose respiratoire aiguë
- Tolérance à l'activité
- Adaptation à un handicap physique
- Adaptation de l'enfant à l'hospitalisation
- Adaptation du nouveau-né
- Adaptation psychosociale : transition de la vie
- Stratégies d'adaptation
- Stratégies d'adaptation familiales
- Comportement d'adhésion
- Comportement d'adhésion : alimentation saine
- Niveau d'agitation
- Maîtrise de l'agressivité
- Adaptation de l'aidant naturel au placement du patient en institution
- Bien-être de l'aidant naturel
- Endurance dans le rôle d'aidant naturel
- Équilibre affectif de l'aidant naturel
- Facteurs de stress pour l'aidant naturel
- Performance de l'aidant naturel : soins directs
- Performance de l'aidant naturel : soins indirects
- Perturbation du mode de vie de l'aidant naturel
- Préparation d'un aidant naturel pour les soins à domicile
- Relation patient–aidant naturel
- Santé physique de l'aidant naturel
- Gravité de l'alcalose métabolique
- Gravité de l'alcalose respiratoire aiguë
- Arrêt de la consommation d'alcool
- Autocontrôle des troubles alimentaires
- Exécution de l'alimentation à la tasse
- Mise en route de l'alimentation à la tasse : nourrisson
- Exécution de l'alimentation au biberon
- Mise en route de l'alimentation au biberon : nourrisson
- Mise en route de l'allaitement maternel : mère
- Mise en route de l'allaitement maternel : nouveau-né
- Poursuite de l'allaitement maternel
- Sevrage de l'allaitement maternel
- Réaction allergique localisée
- Réaction allergique systémique
- Autocontrôle de l'anxiété

- Niveau d'anxiété
- Niveau d'anxiété sociale
- Appétit
- Attachement parent–enfant
- Compensation de la perte d'audition
- Autogestion : arythmie
- Autogestion : asthme
- Autogestion : bronchopneumopathie chronique obstructive
- Autogestion : désordres lipidiques
- Autogestion : diabète
- Autogestion : hypertension
- Autogestion : insuffisance cardiaque
- Autogestion : maladie aiguë
- Autogestion : maladie artérielle périphérique
- Autogestion : maladie cardiaque
- Autogestion : maladie chronique
- Autogestion : maladie coronarienne
- Autogestion : maladie rénale
- Autogestion : ostéoporose
- Autogestion : sclérose en plaques
- Autogestion : traitement anticoagulant
- Contrôle de l'automutilation
- Autonomie
- Bien-être
- Bien-être environnemental
- Bien-être personnel
- Bien-être physique
- Bien-être psychospirituel
- Bien-être socioculturel
- Gravité d'une blessure physique
- Cicatrisation d'une brûlure
- Rétablissement après une brûlure
- Capacités cognitives
- Efficacité de la pompe cardiaque
- État cardiopulmonaire
- Adaptation à un changement d'environnement
- Rétablissement chirurgical : convalescence
- Rétablissement chirurgical : postopératoire immédiat
- Gravité du choc : anaphylactique
- Gravité du choc : cardiogénique
- Gravité du choc : hypovolémique
- Gravité du choc : neurogénique
- Gravité du choc : septique
- Fréquence des chutes
- Prévention des chutes
- Cicatrisation : 1re intention

Annexes

- Cicatrisation : 2ᵉ intention
- État circulatoire
- Coagulation sanguine
- Maîtrise de la colère
- Compétence d'une collectivité
- Efficacité du programme d'une collectivité
- État de santé d'une collectivité
- État immunitaire d'une collectivité
- Niveau de violence au sein de la collectivité
- Préparation d'une collectivité à une catastrophe
- Réaction d'une collectivité face à une catastrophe
- Réaction d'une collectivité face au deuil
- Santé d'une collectivité : efficacité du dépistage
- Contrôle des risques au sein de la collectivité : exposition au plomb
- Contrôle des risques au sein de la collectivité : maladie chronique
- Contrôle des risques au sein de la collectivité : maladie transmissible
- Contrôle des risques au sein de la collectivité : obésité
- Contrôle des risques au sein de la collectivité : traditions culturelles préjudiciables à la santé
- Contrôle des risques au sein de la collectivité : violence
- Communication
- Communication : compréhension
- Communication : expression
- Concentration
- Connaissances : accouchement − travail et délivrance
- Connaissances : activités prescrites
- Connaissances : alimentation à la tasse
- Connaissances : alimentation au biberon
- Connaissances : alimentation saine
- Connaissances : allaitement maternel
- Connaissances : comportements de santé
- Connaissances : conservation de l'énergie
- Connaissances : contraception
- Connaissances : contrôle de la toxicomanie
- Connaissances : contrôle de l'infection
- Connaissances : déroulement de la grossesse
- Connaissances : gestion de l'accident vasculaire cérébral
- Connaissances : gestion de l'arthrite
- Connaissances : gestion de l'arythmie
- Connaissances : gestion de l'asthme
- Connaissances : gestion de la bronchopneumopathie chronique obstructive
- Connaissances : gestion de la démence

- Connaissances : gestion de la dépression
- Connaissances : gestion de la douleur
- Connaissances : gestion de l'hypertension
- Connaissances : gestion de l'insuffisance cardiaque
- Connaissances : gestion de la maladie aiguë
- Connaissances : gestion de la maladie artérielle périphérique
- Connaissances : gestion de la maladie cardiaque
- Connaissances : gestion de la maladie chronique
- Connaissances : gestion de la maladie coronarienne
- Connaissances : gestion de la maladie intestinale inflammatoire
- Connaissances : gestion de la maladie rénale
- Connaissances : gestion de la pneumonie
- Connaissances : gestion de la sclérose en plaques
- Connaissances : gestion de l'ostéoporose
- Connaissances : gestion des désordres lipidiques
- Connaissances : gestion des troubles alimentaires
- Connaissances : gestion du cancer
- Connaissances : gestion du diabète
- Connaissances : gestion du poids
- Connaissances : gestion du stress
- Connaissances : gestion d'un traitement anticoagulant
- Connaissances : gestion du temps
- Connaissances : mécanique corporelle
- Connaissances : médication
- Connaissances : modalités du traitement
- Connaissances : mode de vie sain
- Connaissances : prévention de l'accident vasculaire cérébral
- Connaissances : prévention de la thrombose
- Connaissances : prévention des chutes
- Connaissances : prévention du cancer
- Connaissances : processus de la maladie
- Connaissances : programme thérapeutique
- Connaissances : promotion de la fertilité
- Connaissances : promotion de la santé
- Connaissances : régime alimentaire prescrit
- Connaissances : ressources sanitaires
- Connaissances : rôle parental
- Connaissances : santé de la mère avant la conception
- Connaissances : santé de la mère en post-partum
- Connaissances : sécurité personnelle
- Connaissances : sécurité physique de l'enfant
- Connaissances : sexualité
- Connaissances : sexualité pendant la grossesse et en post-partum
- Connaissances : soins à un enfant
- Connaissances : soins à une stomie
- Connaissances : soins au prématuré

- Conscience de soi
- Continence intestinale
- Continence urinaire
- Attention portée au côté atteint
- Autocontrôle d'une crise
- Croissance
- Résolution de la culpabilité
- Prise de décision
- Déglutition
- Déglutition : phase œsophagienne
- Déglutition : phase orale
- Déglutition : phase pharyngée
- Niveau du délire
- Démarche
- Niveau de la démence
- Déplacement : fauteuil roulant
- Niveau de l'état dépressif
- Autocontrôle de la dépression
- Travail de deuil
- Développement de l'enfant : à 1 mois
- Développement de l'enfant : à 2 mois
- Développement de l'enfant : à 4 mois
- Développement de l'enfant : à 6 mois
- Développement de l'enfant : à 12 mois
- Développement de l'enfant : à 2 ans
- Développement de l'enfant : à 3 ans
- Développement de l'enfant : à 4 ans
- Développement de l'enfant : à 5 ans
- Développement de l'enfant : de 6 à 11 ans
- Développement de l'adolescent : de 12 à 17 ans
- Développement : jeune adulte
- Développement : adulte d'âge moyen
- Développement : adulte d'âge avancé
- Épuration systémique des toxines : dialyse
- Contrôle de la douleur
- Douleur : effets perturbateurs
- Niveau de la douleur
- Douleur : réaction psychologique indésirable
- Élan vital
- Équilibre électrolytique
- Équilibre électrolytique et acidobasique
- Élimination intestinale
- Élimination urinaire
- Endurance
- Conservation de l'énergie
- Énergie psychomotrice

- Équilibre
- Errance sans danger
- Espoir
- Estime de soi
- Pratique de l'exercice physique
- Climat social de la famille
- État de santé de la famille
- Fonctionnement de la famille
- Intégrité de la famille
- Normalisation de la famille
- Participation de la famille aux soins dispensés par un professionnel
- Soutien de la famille lors d'un traitement
- Contrôle des risques au sein de la famille : obésité
- Fatigue : effets perturbateurs
- Niveau de la fatigue
- Prévention des fausses routes
- Dignité en fin de vie
- État du fœtus pendant la grossesse
- État du fœtus pendant l'accouchement
- Forme physique
- Fréquence des fugues
- Risque de propension aux fugues
- Fonction gastro-intestinale
- Gestion personnelle du temps
- Glycémie
- Hémodialyse : accès vasculaire (fistule)
- Fonction hépatique
- Régulation de l'humeur
- Hydratation
- Équilibre hydrique
- Niveau d'hyperactivité
- Gravité de l'hypercalcémie
- Gravité de l'hyperchlorémie
- Gravité de l'hyperglycémie
- Gravité de l'hyperkaliémie
- Gravité de l'hypermagnésémie
- Gravité de l'hypernatrémie
- Gravité de l'hyperphosphatémie
- Gravité de l'hypertension
- Gravité de l'hypocalcémie
- Gravité de l'hypochlorémie
- Gravité de l'hypoglycémie
- Gravité de l'hypokaliémie
- Gravité de l'hypomagnésémie
- Gravité de l'hyponatrémie

- Gravité de l'hypophosphatémie
- Gravité de l'hypotension
- Identité
- Identité sexuelle
- Image corporelle
- Conséquences de l'immobilité : physiologiques
- Conséquences de l'immobilité : psychocognitives
- État immunitaire
- Réaction d'hypersensibilité immunitaire
- Autocontrôle des impulsions
- Niveau d'inconfort
- Gravité de l'infection
- Gravité de l'infection : nouveau-né
- Traitement de l'information
- Intégrité tissulaire : peau et muqueuses
- Préparation à une intervention
- Rétablissement après une intervention
- Participation au jeu
- Participation à des loisirs
- Gravité de la maladie artérielle périphérique
- Arrêt de la maltraitance
- Autocontrôle de la maltraitance
- Protection contre la maltraitance
- Rétablissement après maltraitance
- Rétablissement après maltraitance : abus sexuel
- Rétablissement après maltraitance : émotionnel
- Rétablissement après maltraitance : exploitation financière
- Rétablissement physique après maltraitance : physique
- Marche
- Maturation physique féminine
- Maturation physique masculine
- Respect des règles de mécanique corporelle
- Réaction à un médicament
- Mémoire
- Mobilité
- Mode de vie équilibré
- Mort paisible
- Motivation
- Coordination des mouvements
- Mouvement articulaire
- Mouvement articulaire : cheville
- Mouvement articulaire : colonne vertébrale
- Mouvement articulaire : cou
- Mouvement articulaire : coude
- Mouvement articulaire : doigts
- Mouvement articulaire : épaule

- Mouvement articulaire : genou
- Mouvement articulaire : hanche
- Mouvement articulaire : passif
- Mouvement articulaire : poignet
- Contrôle des nausées et des vomissements
- Nausées et vomissements : effets indésirables
- Gravité des nausées et vomissements
- Arrêt de la négligence (incurie)
- Rétablissement après négligence (incurie)
- État neurologique
- État neurologique : conscience
- État neurologique : contrôle central de la motricité
- État neurologique : fonction sensorimotrice des nerfs crâniens
- État neurologique : fonction sensorimotrice des nerfs rachidiens
- État neurologique : système nerveux autonome
- État neurologique : système nerveux périphérique
- État nutritionnel
- État nutritionnel : aliments et liquides ingérés
- État nutritionnel : analyses biochimiques
- État nutritionnel : apports nutritifs
- État nutritionnel : capacités énergétiques
- État nutritionnel de l'enfant
- Observance
- Observance : activité prescrite
- Observance : médication prescrite
- Observance : régime alimentaire prescrit
- Gravité de la sécheresse de l'œil
- Orientation
- Consolidation osseuse
- Autocontrôle des altérations de la pensée
- Pensée abstraite
- Perfusion tissulaire
- Perfusion tissulaire : cardiaque
- Perfusion tissulaire : cellulaire
- Perfusion tissulaire : cérébrale
- Perfusion tissulaire : organes abdominaux
- Perfusion tissulaire : périphérique
- Perfusion tissulaire : pulmonaire
- Gravité des symptômes : périménopause
- Gravité de la perte sanguine
- Autocontrôle de la peur
- Niveau de la peur
- Niveau de la peur chez l'enfant
- Maintien du poids
- Poids : masse corporelle
- Perte de poids

Annexes

- Prise de poids
- Positionnement corporel autonome
- Organisation comportementale du prématuré
- Qualité de vie
- Fonction rénale
- Repos
- Résilience communautaire
- Résilience familiale
- Résilience individuelle
- État respiratoire
- État respiratoire : échanges gazeux
- État respiratoire : perméabilité des voies respiratoires
- État respiratoire : ventilation
- Contrôle des risques
- Contrôle des risques : accident vasculaire cérébral
- Contrôle des risques : cancer
- Contrôle des risques : consommation d'alcool
- Contrôle des risques : consommation de drogues
- Contrôle des risques : consommation de tabac
- Contrôle des risques : déficience auditive
- Contrôle des risques : déficience visuelle
- Contrôle des risques : désordres lipidiques
- Contrôle des risques : exposition au soleil
- Contrôle des risques : grossesse non désirée
- Contrôle des risques : hypertension
- Contrôle des risques : hyperthermie
- Contrôle des risques : hypotension
- Contrôle des risques : hypothermie
- Contrôle des risques : infection
- Contrôle des risques : maladie cardiovasculaire
- Contrôle des risques : maladies sexuellement transmissibles (MST)
- Contrôle des risques : ostéoporose
- Contrôle des risques : sécheresse de l'œil
- Contrôle des risques : thrombose
- Détection des risques
- Exercice du rôle
- Exercice du rôle parental
- Exercice du rôle parental : nourrisson
- Exercice du rôle parental : petit enfant
- Exercice du rôle parental : enfant en âge préscolaire
- Exercice du rôle parental : enfant de 6 à 11 ans
- Exercice du rôle parental : adolescent
- Exercice du rôle parental : sécurité physique du nourrisson/jeune enfant
- Exercice du rôle parental : sécurité physique de l'enfant

- Exercice du rôle parental : sécurité physique de l'adolescent
- Exercice du rôle parental : sécurité des relations sociales
- Acceptation de son propre état de santé
- Santé buccodentaire
- Comportement de promotion de la santé
- Dépistage personnel de santé
- Orientation de santé
- Participation aux décisions de soins de santé
- Recherche d'un meilleur niveau de santé
- Comportement de santé pendant la grossesse
- Comportement de santé de la mère en post-partum
- Croyances en matière de santé
- Croyances en matière de santé : perception de la menace
- Croyances en matière de santé : perception des capacités
- Croyances en matière de santé : perception des ressources
- Croyances en matière de santé : perception du contrôle
- État de santé de la mère : pendant la grossesse
- État de santé de la mère : pendant l'accouchement
- État de santé de la mère : après l'accouchement
- État de santé de l'élève
- État de santé personnel
- Santé spirituelle
- Satisfaction du client
- Satisfaction du client : accessibilité aux soins
- Satisfaction du client : aspect technique des soins
- Satisfaction du client : assistance fonctionnelle
- Satisfaction du client : besoins culturels
- Satisfaction du client : *case-management*
- Satisfaction du client : communication
- Satisfaction du client : continuité des soins
- Satisfaction du client : contrôle des symptômes
- Satisfaction du client : enseignement
- Satisfaction du client : environnement physique
- Satisfaction du client : gestion de la douleur
- Satisfaction du client : respect des droits
- Satisfaction du client : sécurité
- Satisfaction du client : soins physiques
- Satisfaction du client : sollicitude (*caring*)
- Satisfaction du client : soutien psychologique
- Sécurité au sein des services de santé
- Sécurité du domicile
- Comportement personnel de sécurité
- Fonction sensorielle
- Fonction sensorielle : audition
- Fonction sensorielle : goût et odorat
- Fonction sensorielle : proprioception

Annexes

- Fonction sensorielle : toucher
- Fonction sensorielle : vision
- Gravité des symptômes lors du sevrage
- Fonctionnement sexuel
- État des signes vitaux
- Soutien social
- Implication sociale
- Aptitudes aux relations sociales
- Contrôle personnel des soins
- Capacité d'effectuer ses soins personnels
- Soins personnels : activités de la vie quotidienne (AVQ)
- Soins personnels : activités domestiques de la vie quotidienne (ADVQ)
- Soins personnels : alimentation
- Soins personnels : habillage
- Soins personnels : hygiène
- Soins personnels : hygiène buccodentaire
- Soins personnels : médication non parentérale
- Soins personnels : médication parentérale
- Soins personnels : toilette
- Soins personnels : utilisation des toilettes
- Gravité de la solitude
- Sommeil
- Préparation à la sortie : centre d'hébergement et de soins
- Préparation à la sortie : indépendance
- Gravité de la souffrance
- Fonction squelettique
- Soins personnels lors d'une stomie
- Niveau de stress
- Autocontrôle des idées suicidaires
- Contrôle des symptômes
- Gravité des symptômes
- Gravité du syndrome prémenstruel (SPM)
- Arrêt de la consommation de tabac
- Thermorégulation
- Thermorégulation : nouveau-né
- Arrêt de la toxicomanie
- Conséquences de la toxicomanie
- Aptitude à effectuer des transferts
- Réaction à une transfusion sanguine
- Pratique de la vaccination
- Réaction à la ventilation assistée : adulte
- Réaction au sevrage de la ventilation assistée : adulte
- État de vieillissement physique
- Compensation de la perte de la vision
- Gravité de l'excès de volume liquidien

INDEX GÉNÉRAL

A

Accouchement, **douleur** lors de l', 203
Accueil dans un établissement de soins, 534
Activité, intolérance à l', 309
Activité, intolérance à l', risque d', 312
Activité, planification inefficace **d'une**, 376
Activité, planification inefficace **d'une**, risque de, 377
Activités de loisirs déficientes, 73
Adaptation de l'**aidant naturel** au placement du patient en institution, 639
Adaptation de l'enfant à l'hospitalisation, 636
Adaptation psychosociale, transition de la vie, 637
Adaptation, stratégie d', 638
Adaptation, stratégies d', défensives, 432
Adaptation, stratégies d', familiales compromises, 433
Adaptation, stratégies d', familiales invalidantes, 436
Adaptation, stratégies d', inefficaces, 438
Adaptation, stratégies d', inefficaces d'une collectivité, 442
Adaptation, stratégies d', motivation à améliorer ses, 444
Adaptation, stratégies d', motivation d'une collectivité à améliorer ses, 445
Adaptation, stratégies d', motivation d'une famille à améliorer ses, 447
Administration de **médicaments**, 576
Administration de **médicaments** par voie cutanée, 578
Administration de **médicaments** par voie entérale, 579
Administration de **médicaments** par voie orale, 581
Aidant naturel, adaptation de l', au placement du patient en institution, 639
Aidant naturel, bien-être de l', 639
Aidant naturel, soutien à un, 536
Aidant naturel, **tension** dans l'**exercice du rôle** de l', 478
Aidant naturel, **tension** dans l'**exercice du rôle** de l', risque de, 483
Aide aux **soins personnels**, 600
Aide aux **soins personnels**, alimentation, 601
Aide aux **soins personnels**, bain et soins d'hygiène, 603
Aide aux **soins personnels**, habillage et mise personnelle, 604
Aide aux **soins personnels**, utilisation des toilettes, 605
Alimentation, 537
Alimentation déficiente, 74
Alimentation entérale par sonde, 539

Annexes

Alimentation, mode d', inefficace chez le nouveau-né/nourrisson, 353
Alimentation, motivation à améliorer son, 77
Allaitement au biberon, 543
Allaitement maternel inefficace, 78
Allaitement maternel interrompu, 80
Allaitement maternel, motivation à améliorer l', 82
Amélioration du sentiment de **sécurité**, 598
Amélioration du **sommeil**, 607
Aménagement du **milieu ambiant**, sécurité, 584
Angoisse face à la mort, 84
Anxiété, 86
Anxiété, diminution de l', 544
Anxiété, niveau d', 640
Application de chaleur ou de froid, 545
Attachement, risque de perturbation de l', 91
Atteinte à l'**intégrité de la peau**, 299
Atteinte à l'**intégrité des tissus**, 304
Atteinte de la **muqueuse buccale**, 361
Automutilation, 93
Automutilation, contrôle de l', 641
Automutilation, risque d', 96
Auto-négligence, 98

B

Bain, hygiène, 568
Bien-être, 642
Bien-être altéré, 99
Bien-être, motivation à améliorer son, 100
Bien-être de l'**aidant naturel**, 639
Bien-être personnel, 642
Bien-être spirituel, motivation à améliorer son, 102
Blessure de la cornée, risque de, 107
Blessure des voies urinaires, risque de, 109
Blessure en péri-opératoire, risque de, 108
Blessure, risque de, 104
Brûlure thermique, risque de, 110
Buccodentaire, **santé**, 670
Buccodentaires, soins, 547

C

Capacité adaptative intracrânienne diminuée, 110
Cardiovasculaire, fonction, risque d'altération de la, 264
Chagrin chronique, 112
Choc, risque de, 114
Chutes, prévention des, 548

Chutes, risque de, 115
Cicatrisation, 1ʳᵉ intention, 643
Cicatrisation, 2ᵉ intention, 644
Circulatoire, état, 644
Communication, 646
Communication, motivation à améliorer sa, 120
Communication verbale altérée, 118
Comportement à risque **pour la santé**, 121
Comportementale, désorganisation, chez le nouveau-né/ nourrisson, 123
Comportementale, désorganisation, chez le nouveau-né/ nourrisson, risque de, 126
Comportementale, organisation, réceptivité du nouveau-nourrisson né/ à progresser dans son, 128
Concept de soi, motivation à améliorer le, 130
Conduite à tenir devant la **douleur**, 554
Conduite à tenir en présence de **constipation** ou d'un **fécalome**, 551
Conflit décisionnel, 131
Conflit face au **rôle parental**, 134
Confusion aiguë, 136
Confusion aiguë, risque de, 137
Confusion chronique, 139
Connaissances, médication, 646
Connaissances, motivation à améliorer ses, 145
Connaissances, régime alimentaire prescrit, 647
Connaissances insuffisantes, 141
Conséquences de l'**immobilité**, physiologiques, 658
Constipation, 148
Constipation, conduite à tenir en présence de, ou d'un **fécalome**, 551
Constipation, pseudo-, 151
Constipation, risque de, 152
Constipation fonctionnelle chronique, 154
Constipation fonctionnelle chronique, risque de, 156
Contamination, 157
Contamination, risque de, 160
Contrôle de la **douleur**, 650
Contrôle de l'**automutilation**, 641
Contrôle des impulsions inefficace, 163
Contrôle des **risques**, 669
Contrôle émotionnel instable, 162
Cornée, risque de **blessure** de la, 107
Croissance anormale, risque de, 164

D

Débit cardiaque diminué, 166
Débit cardiaque, risque de diminution du, 169

Déficit de **soins personnels**, s'alimenter, 418
Déficit de **soins personnels**, se laver, 420
Déficit de **soins personnels**, se vêtir, 422
Déficit de **soins personnels**, utiliser les toilettes, 424
Déficit de **volume liquidien**, 499
Dégagement inefficace **des voies respiratoires**, 170
Déglutition, trouble de la, 172
Déni non constructif, 175
Dentition altérée, 177
Déplacement, fauteuil roulant, 648
Déséquilibre de la **glycémie**, risque de, 265
Déséquilibre électrolytique, risque de, 179
Désorganisation comportementale chez le nouveau-né/nourrisson, 123
Désorganisation comportementale chez le nouveau-né/nourrisson, risque de, 126
Détresse morale, 180
Détresse spirituelle, 181
Détresse spirituelle, risque de, 184
Deuil, 186
Deuil problématique, 189
Deuil problématique, risque de, 191
Développement, risque de retard du, 193
Développement de l'enfant, à 2 mois, 649
Diarrhée, 196
Diarrhée, traitement de la, 553
Difficulté à la **marche**, 336
Difficulté lors d'un **transfert**, 488
Dignité en **fin de vie**, 657
Dignité humaine, risque d'atteinte à la, 198
Diminution chronique de l'**estime de soi**, 239
Diminution de l'**anxiété**, 544
Diminution situationnelle de l'**estime de soi**, 242
Domicile, entretien inefficace **du**, 229
Douleur aiguë, 200
Douleur chronique, 204
Douleur chronique, **syndrome de**, 458
Douleur, conduite à tenir devant la, 554
Douleur, contrôle de la, 650
Douleur, effets perturbateurs, 650
Douleur, niveau de la, 651
Douleur lors de l'accouchement, 203
Dynamique familiale dysfonctionnelle, 207
Dynamique familiale perturbée, 211
Dynamique familiale, motivation à améliorer la, 214
Dysfonctionnement sexuel, 217

Dysréflexie autonome, 219
Dysréflexie autonome, risque de, 221

E

Échange d'**informations** relatives aux soins de santé, 573
Échanges gazeux perturbés, 224
Écoute active, 557
Éducation individuelle, 558
Électrolytique et acidobasique, équilibre, 652
Élimination intestinale, 653
Élimination urinaire, 654
Élimination urinaire altérée, 226
Élimination urinaire, motivation à améliorer son, 228
Enfant, **adaptation** de l', à l'hospitalisation, 636
Enfant, développement de l', à 2 mois, 649
Enseignement à un groupe, 560
Entretien inefficace **du domicile**, 229
Équilibre, 655
Équilibre **électrolytique et acidobasique**, 652
Équilibre **hydrique**, motivation à améliorer son, 231
Errance, 232
Escarre, risque d', 234
Escarres de décubitus, prévention des, 561
Escarres de décubitus, soins des, 563
Espoir, motivation à accroître son, 237
Espoir, perte d', 235
Estime de soi, 656
Estime de soi, diminution chronique de l', 239
Estime de soi, diminution chronique de l', risque de, 241
Estime de soi, diminution situationnelle de l', 242
Estime de soi, diminution situationnelle de l', risque de, 243
État **circulatoire**, 644
État nutritionnel, 665
Excès de **stress**, 449
Excès de **volume liquidien**, 504
Exercice du rôle parental perturbé, 249
Exercice inefficace **du rôle**, 246

F

Facilitation des **visites**, 614
Famille, soutien à la, 565
Fatigue, 259
Fausse route (d'aspiration), risque de, 262
Fausses routes (prévention), 567
Fécalome, conduite à tenir en présence de **constipation** ou d'un, 551

Fin de vie, dignité en, 657
Fonction hépatique, risque d'altération de la, 264

G

Gazeux, échanges, perturbés, 224
Glycémie, risque de déséquilibre de la, 265
Gravité de l'**infection**, 659
Gravité de l'**infection**, nouveau-né, 660
Gravité de la **perte sanguine**, 667

H

Habillage, soins personnels, 606
Habitudes de sommeil perturbées, 267
Habitudes sexuelles perturbées, 268
Hémicorps, négligence de l', 367
Hémorragie, risque d', 270
Hygiène, **bain**, 568
Hygiène, soins des **pieds**, 569
Hyperthermie, 271
Hypothermie, 272
Hypothermie, risque d', 275
Hypothermie péri-opératoire, risque d', 276

I

Ictère néonatal, 277
Ictère néonatal, risque d', 277
Identité personnelle perturbée, 278
Identité personnelle, risque de perturbation de l', 280
Image corporelle, 658
Image corporelle perturbée, 281
Immobilité, conséquences de l', physiologiques, 658
Impuissance, sentiment d', 411
Impuissance, sentiment d', risque de, 413
Impulsions, contrôle des, inefficace, 163
Incontinence fécale, 283
Incontinence urinaire à l'effort, 285
Incontinence urinaire fonctionnelle, 287
Incontinence urinaire par besoin impérieux, 288
Incontinence urinaire par besoin impérieux, risque d', 290
Incontinence urinaire par regorgement, 291
Incontinence urinaire réflexe, 292
Incontinence urinaire, traitement de l', 570
Infection, gravité de l', 659
Infection, gravité de l', nouveau-né, 660
Infection, risque d', 293
Information (intervention ou traitement), 572

Informations relatives aux soins de santé, échange d', 573
Insomnie, 296
Intégrité de la peau, atteinte à l', 299
Intégrité de la peau, risque d'atteinte à l', 302
Intégrité des tissus, atteinte à l', 304
Intégrité des tissus, risque d'atteinte à l', 306
Intégrité tissulaire, peau et muqueuses, 662
Interactions sociales perturbées, 307
Intolérance à l'**activité**, 309
Intolérance au **sevrage de la ventilation assistée**, 415
Intoxication, risque d', 314
Irrigation cardiaque, risque de diminution de l', 315
Irrigation cérébrale, risque d'altération de l', 318
Irrigation gastro-intestinale, risque d'altération de l', 321
Irrigation rénale, risque d'altération de l', 324
Irrigation tissulaire périphérique inefficace, 326
Irrigation tissulaire périphérique inefficace, risque d', 330
Isolement social, 330

L

Lait maternel insuffisant, 333
Latex, réaction allergique au, 392
Latex, réaction allergique au, risque de, 394
Lien mère–fœtus, risque de perturbation du, 334
Limitation des **pressions sur le corps**, 596
Loisirs, activités de, déficientes, 73
Loisirs, participation à des, 663

M

Maintien inefficace de **l'état de santé**, 334
Marche, 663
Marche, difficulté à la, 336
Marche, thérapie par l'exercice, 564
Massage, 574
Maternité, motivation à améliorer sa, 340
Maternité, processus de la, inefficace, 338
Maternité, processus de la, inefficace, risque de, 340
Mécanismes de protection inefficaces, 341
Médicamenteux, coordination (conciliation) du traitement, 583
Médicaments, administration de, 576
Médicaments, administration de, par voie cutanée, 578
Médicaments, administration de, par voie entérale, 579
Médicaments, administration de, par voie orale, 581
Mémoire, troubles de la, 344
Milieu ambiant, aménagement du, sécurité, 584
Milieu, syndrome d'inadaptation à un changement de, 464

Milieu, syndrome d'inadaptation à un changement de, risque de, 467
Mobilité, 664
Mobilité physique réduite, 346
Mobilité réduite au lit, 349
Mobilité réduite en fauteuil roulant, 351
Mode d'alimentation inefficace chez le nouveau-né/nourrisson, 353
Mode de respiration inefficace, 355
Mode de vie sédentaire, 358
Mort, angoisse face à la, 84
Motilité gastro-intestinale dysfonctionnelle, 359
Motilité gastro-intestinale, risque de dysfonctionnement de la, 360
Motivation à accroître sa **résilience**, 400
Motivation à accroître son **espoir**, 237
Motivation à améliorer l'**allaitement** maternel, 82
Motivation à améliorer l'**exercice du rôle parental**, 257
Motivation à améliorer la **dynamique familiale**, 214
Motivation à améliorer la **prise en charge de la santé**, 389
Motivation à améliorer la **relation entre partenaires**, 398
Motivation à améliorer le **concept de soi**, 130
Motivation à améliorer sa **communication**, 120
Motivation à améliorer sa **maternité**, 340
Motivation à améliorer sa **pratique religieuse**, 381
Motivation à améliorer sa **prise de décision**, 382
Motivation à améliorer ses **connaissances**, 145
Motivation à améliorer ses **soins personnels**, 426
Motivation à améliorer ses **stratégies d'adaptation**, 444
Motivation à améliorer son **alimentation**, 77
Motivation à améliorer son **bien-être**, 100
Motivation à améliorer son **bien-être spirituel**, 102
Motivation à améliorer son **élimination** urinaire, 228
Motivation à améliorer son **équilibre hydrique**, 231
Motivation à améliorer son **pouvoir d'action**, 379
Motivation à améliorer son **sommeil**, 431
Motivation à améliorer une **prise de décision émancipée**, 384
Motivation d'une collectivité à améliorer ses **stratégies d'adaptation**, 445
Motivation d'une famille à améliorer ses **stratégies d'adaptation**, 447
Mourant, soins à un, 585
Muqueuse buccale, atteinte de la, 361
Muqueuse buccale, atteinte de la, risque d', 363

N

Nausée, 364
Négligence de l'hémicorps, 367
Neurovasculaire périphérique, dysfonctionnement, risque de, 216

Niveau d'**anxiété**, 640
Niveau de la **douleur**, 651
Non-**observance**, 370
Nourrisson, soins au, 586
Nouveau-né/nourrisson, **désorganisation comportementale** chez le, 123
Nouveau-né/nourrisson, **mode d'alimentation** inefficace chez le, 353
Nutritionnel, état, 665

O

Obésité, 369
Observance, 665
Œil, sécheresse de l', risque de, 409
Organisation comportementale, réceptivité du nouveau-né/nourrisson à progresser dans son, 128
Orientation vers un autre soignant ou un autre établissement, 587
Oxygénothérapie, 588

P

Participation à des **loisirs**, 663
Peau, intégrité de la, atteinte à l', 299
Peau, intégrité de la, atteinte à l', risque d', 302
Peau, surveillance de l'état de la, 590
Perfusion tissulaire, périphérique, 666
Perte d'**espoir**, 235
Perte sanguine, gravité de la, 667
Peur, 373
Phlébotomie (prélèvement de sang veineux), 591
Pieds, soins des, 569
Planification de la **sortie**, 609
Planification inefficace **d'une activité**, 376
Position assise altérée, 377
Position debout altérée, 378
Positionnement, 592
Positionnement en fauteuil roulant, 594
Pouvoir d'action, motivation à améliorer son, 379
Pratique religieuse perturbée, 380
Pratique religieuse, motivation à améliorer sa, 381
Pratique religieuse, risque de perturbation dans la, 381
Prélèvement de sang veineux (**phlébotomie**), 591
Préparation à la **sortie**, centre d'hébergement et de soins, 677
Préparation à la **sortie**, indépendance, 678
Présence, 595
Pressions sur le corps, limitation des, 596
Prévention des **chutes**, 548

Prévention des **escarres de décubitus**, 561
Prise de décision, motivation à améliorer sa, 382
Prise de décision émancipée perturbée, 383
Prise de décision émancipée perturbée, risque de, 384
Prise de décision émancipée, motivation à améliorer une, 384
Prise en charge inefficace **de la santé**, 385
Prise en charge inefficace **de la santé** par la famille, 390
Privation de **sommeil**, 428
Processus de la **maternité** inefficace, 338
Processus de la **maternité** inefficace, risque de, 340
Produit de contraste iodé, risque de **réaction** indésirable **à un**, 395
Protection, mécanismes de, inefficaces, 341
Pseudo-**constipation**, 151
Psychosociale, **adaptation**, transition de la vie, 637

Q
Qualité de vie, 668

R
Réaction allergique, risque de, 391
Réaction allergique au latex, 392
Réaction allergique au latex, risque de, 394
Réaction indésirable **à un produit de contraste iodé**, risque de, 395
Réceptivité du nouveau-né/nourrisson à progresser dans son **organisation comportementale**, 128
Régulation de l'humeur perturbée, 396
Relation entre partenaires infructueuse, 397
Relation entre partenaires infructueuse, risque de, 398
Relation entre partenaires, motivation à améliorer la, 398
Repos, 669
Résilience réduite, 399
Résilience réduite, risque de, 400
Résilience, motivation à accroître sa, 400
Respiration spontanée altérée, 401
Respiration, mode de, inefficace, 355
Rétablissement postopératoire retardé, 403
Rétablissement postopératoire retardé, risque de, 406
Rétention urinaire, 407
Risque d'altération de l'**irrigation gastro-intestinale**, 321
Risque d'altération de l'**irrigation cérébrale**, 318
Risque d'altération de l'**irrigation rénale**, 324
Risque d'altération de la **fonction cardiovasculaire**, 264
Risque d'altération de la **fonction hépatique**, 264
Risque d'atteinte à l'**intégrité de la peau**, 302
Risque d'atteinte à l'**intégrité des tissus**, 306
Risque d'atteinte à la **dignité humaine**, 198

Risque d'atteinte de la **muqueuse buccale**, 363
Risque d'**automutilation**, 96
Risque d'**escarre**, 234
Risque d'**hémorragie**, 270
Risque d'**hypothermie**, 275
Risque d'**hypothermie** péri-opératoire, 276
Risque d'**ictère** néonatal, 277
Risque d'**incontinence** urinaire par besoin impérieux, 290
Risque d'**infection**, 293
Risque d'**intolérance** à l'**activité**, 312
Risque d'**intoxication**, 314
Risque d'**irrigation tissulaire** périphérique inefficace, 330
Risque de **blessure**, 104
Risque de **blessure** de la cornée, 107
Risque de **blessure** des voies urinaires, 109
Risque de **blessure** en péri-opératoire, 108
Risque de **brûlure thermique**, 110
Risque de **choc**, 114
Risque de **chutes**, 115
Risque de **confusion** aiguë, 137
Risque de **constipation**, 152
Risque de **constipation** fonctionnelle chronique, 156
Risque de **contamination**, 160
Risque de **croissance** anormale, 164
Risque de déficit de **volume liquidien**, 502
Risque de déséquilibre de la **glycémie**, 265
Risque de déséquilibre de **volume liquidien**, 507
Risque de **déséquilibre électrolytique**, 179
Risque de **désorganisation comportementale** chez le nouveau-né/nourrisson, 126
Risque de **détresse spirituelle**, 184
Risque de **deuil** problématique, 191
Risque de diminution chronique de l'**estime de soi**, 241
Risque de diminution de l'**irrigation cardiaque**, 315
Risque de diminution du **débit cardiaque**, 169
Risque de diminution situationnelle de l'**estime de soi**, 243
Risque de dysfonctionnement de la **motilité gastro-intestinale**, 360
Risque de **dysfonctionnement neurovasculaire périphérique**, 216
Risque de **dysréflexie autonome**, 221
Risque de **fausse route** (d'aspiration), 262
Risque de perturbation dans l'**exercice du rôle parental**, 253
Risque de perturbation dans la **pratique religieuse**, 381
Risque de perturbation de l'**attachement**, 91
Risque de perturbation de l'**identité personnelle**, 280
Risque de perturbation du **lien mère–fœtus**, 334
Risque de **planification** inefficace **d'une activité**, 377

Risque de **prise de décision émancipée** perturbée, 384
Risque de processus de la **maternité** inefficace, 340
Risque de **réaction allergique**, 391
Risque de **réaction allergique au latex**, 394
Risque de **réaction** indésirable **à un produit de contraste iodé**, 395
Risque de **relation entre partenaires** infructueuse, 398
Risque de **résilience réduite**, 400
Risque de **rétablissement postopératoire** retardé, 406
Risque de retard du **développement**, 193
Risque de **sécheresse de l'œil**, 409
Risque de **sentiment d'impuissance**, 413
Risque de **sentiment de solitude**, 410
Risque de **suffocation**, 451
Risque de **suicide**, 452
Risque de **surpoids**, 457
Risque de **syndrome d'immobilité**, 463
Risque de **syndrome d'inadaptation à un changement de milieu**, 467
Risque de **syndrome de fragilité chez la personne âgée**, 460
Risque de **syndrome de mort subite du nourrisson**, 461
Risque de **syndrome post-traumatique**, 475
Risque de **température corporelle** anormale, 477
Risque de **tension** dans l'**exercice du rôle** de l'aidant naturel, 483
Risque de **traumatisme** vasculaire, 493
Risque de **traumatisme**, 490
Risque de **violence** envers les autres, 494
Risque de **violence** envers soi, 496
Risques (identification), 597
Risques, contrôle des, 669
Rôle parental, conflit face au, 134
Rôle parental, exercice du, motivation à améliorer l', 257
Rôle parental, exercice du, perturbé, 249
Rôle parental, exercice du, risque de perturbation dans l', 253
Rôle, exercice inefficace **du**, 246

S

Santé, comportement à risque pour la, 121
Santé, maintien inefficace de **l'état de**, 334
Santé, motivation à améliorer la **prise en charge de la**, 389
Santé, prise en charge inefficace, 385
Santé, prise en charge inefficace, par la famille, 390
Santé buccodentaire, 670
Santé d'une collectivité déficiente, 408
Sécurité, amélioration du sentiment de, 598
Sentiment d'impuissance, 411
Sentiment d'impuissance, risque de, 413
Sentiment de solitude, risque de, 410

Sevrage de la ventilation assistée, intolérance au, 415
Sexuelles, habitudes, perturbées, 268
Signes vitaux, surveillance des, 599
Soins à un **mourant**, 585
Soins à un patient **alité**, 541
Soins au **nourrisson**, 586
Soins **buccodentaires**, 547
Soins des **escarres de décubitus**, 563
Soins personnels, activités de la vie quotidienne (AVQ), 671
Soins personnels, activités domestiques de la vie quotidienne (ADVQ), 672
Soins personnels, aide aux, 600
Soins personnels, aide aux, alimentation, 601
Soins personnels, aide aux, bain et soins d'hygiène, 603
Soins personnels, aide aux, habillage et mise personnelle, 604
Soins personnels, aide aux, utilisation des toilettes, 605
Soins personnels, alimentation, 673
Soins personnels, déficit de, s'alimenter, 418
Soins personnels, déficit de, se laver, 420
Soins personnels, déficit de, se vêtir, 422
Soins personnels, déficit de, utiliser les toilettes, 424
Soins personnels, habillage, 606, 673
Soins personnels, hygiène, 674
Soins personnels, motivation à améliorer ses, 426
Soins personnels, toilette, 675
Soins personnels, utilisation des toilettes, 675
Sommeil, 676
Sommeil, amélioration du, 607
Sommeil, habitudes de, perturbées, 267
Sommeil, motivation à améliorer son, 431
Sommeil, privation de, 428
Sortie, planification de la, 609
Sortie, préparation à la, centre d'hébergement et de soins, 677
Sortie, préparation à la, indépendance, 678
Soutien à la **famille**, 565
Soutien à un **aidant naturel**, 536
Soutien psychologique, 610
Stratégie d'**adaptation**, 638
Stratégies d'adaptation défensives, 432
Stratégies d'adaptation familiales compromises, 433
Stratégies d'adaptation familiales invalidantes, 436
Stratégies d'adaptation inefficaces, 438
Stratégies d'adaptation inefficaces d'une collectivité, 442
Stress, excès de, 449
Substances réglementées, vérification des, 611

Suffocation, risque de, 451
Suicide, risque de, 452
Surpoids, 455
Surpoids, risque de, 457
Surveillance, 612
Surveillance de l'état de la **peau**, 590
Surveillance des **signes vitaux**, 599
Syndrome d'immobilité, risque de, 463
Syndrome d'inadaptation à un changement de milieu, 464
Syndrome de douleur chronique, 458
Syndrome de fragilité chez la personne âgée, 459
Syndrome de fragilité chez la personne âgée, risque de, 460
Syndrome de mort subite du nourrisson, risque de, 461
Syndrome du traumatisme de viol, 469
Syndrome post-traumatique, 472
Syndrome post-traumatique, risque de, 475

T

Température corporelle anormale, risque de, 477
Tension dans l'**exercice du rôle** de l'aidant naturel, 478
Thérapie par l'exercice, **marche**, 564
Thermorégulation inefficace, 486
Tissus, intégrité des, atteinte à l', 304
Tissus, intégrité des, risque d'atteinte à l', 306
Traitement de l'**incontinence urinaire**, 570
Traitement de la **diarrhée**, 553
Transfert, difficulté lors d'un, 488
Traumatisme, risque de, 490
Traumatisme vasculaire, risque de, 493
Trouble de la **déglutition**, 172
Troubles de la **mémoire**, 344

V

Ventilation assistée, sevrage de la, intolérance au, 415
Vérification des **substances réglementées**, 611
Vie, mode de, sédentaire, 358
Viol, syndrome du traumatisme de, 469
Violence envers les autres, risque de, 494
Violence envers soi, risque de, 496
Visites, facilitation des, 614
Voies respiratoires, dégagement inefficace **des**, 170
Voies urinaires, risque de **blessure** des, 109
Volume liquidien, déficit de, 499
Volume liquidien, excès de, 504
Volume liquidien, risque de déficit de, 502
Volume liquidien, risque de déséquilibre de, 507

474758 – (I) – (10) – CSB70 – SPI

Elsevier Masson SAS
62, rue Camille-Desmoulins
92442 Issy-les-Moulineaux Cedex
Dépôt légal : septembre 2016

Imprimé en Pologne par Dimograf